Fink/Goblirsch/Schumacher

Die Prüfung der Zahnmedizinischen Fachangestellten

Prüfungstraining für die Zwischen- und Abschlussprüfung

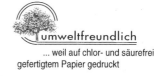

... weil auf chlor- und säurefrei
gefertigtem Papier gedruckt

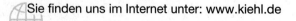

Sie finden uns im Internet unter: www.kiehl.de

Prüfungsbücher für Gesundheitsberufe

Die Prüfung der Zahnmedizinischen Fachangestellten

Von Dr. Nicolette Fink, Sylvia Goblirsch und
Diplom-Kaufmann Bernt Schumacher

13., aktualisierte Auflage

Zur Herstellung dieses Buches wurde chlor- und säurefrei gefertigtes Recyclingpapier, zur Umschlagkaschierung eine Folie verwendet, die bei der Entsorgung keine Schadstoffe entstehen lässt. Mit diesem Weg wollen wir einen aktiven Beitrag zum Schutz unserer Umwelt leisten.

978-3-470-**58833**-9 · 13., aktualisierte Auflage 2011

© NWB Verlag GmbH & Co. KG, Herne, 1990

Kiehl ist eine Marke des NWB Verlags.

Alle Rechte vorbehalten. Das Werk und seine Teile sind urheberrechtlich geschützt. Jede Nutzung in anderen als den gesetzlich zugelassenen Fällen bedarf der vorherigen schriftlichen Einwilligung des Verlages. Hinweis zu § 52 a UrhG: Weder das Werk noch seine Teile dürfen ohne eine solche Einwilligung eingescannt und in ein Netzwerk eingestellt werden. Dies gilt auch für Intranets von Schulen und sonstigen Bildungseinrichtungen.

Satz: wycom GmbH & Co. KG, Essen
Druck: medienHaus Plump, Rheinbreitbach

Vorwort

Bevor Sie nach erfolgreicher Ausbildung Ihr Prüfungszeugnis in Ihren Händen halten können, müssen Sie zahlreiche Hürden in Form von Klassenarbeiten und Prüfungen überwinden. In der eigentlichen Prüfungssituation sind Sie auf sich allein gestellt, aber bei der Prüfungsvorbereitung wird Ihnen dieses Buch eine wertvolle Hilfe sein.

Es wurde so konzipiert, dass Sie es vom ersten Arbeitstag an bis zur Abschlussprüfung ausbildungsbegleitend benützen können. Das heißt, Sie können es heranziehen zur Wiederholung und Vorbereitung auf

- Tests oder
- Klassenarbeiten in der Berufsschule,
- die Zwischenprüfung und
- die Abschlussprüfung vor der Zahnärztekammer.

Schließlich kann es Ihnen auch nach Ihrer Prüfung noch als Nachschlagewerk von Nutzen sein.

Der Aufbau und die Stofffolge orientieren sich am Rahmenlehrplan der Kultusministerkonferenz für die Berufsschulen und der bundeseinheitlichen Ausbildungsordnung für den Ausbildungsberuf Zahnmedizinische Fachangestellte.

Das Buch behandelt umfassend den gesamten Stoff der Prüfungsfächer

- Behandlungsassistenz,
- Praxisorganisation und -verwaltung,
- Abrechnungswesen sowie
- Wirtschafts- und Sozialkunde.

Um den unterschiedlichen Prüfungstechniken in den einzelnen Bundesländern Rechnung zu tragen, sind in den verschiedenen Lerngebieten neben herkömmlichen Textfragen auch programmierte Fragen gestellt. Im Fach Abrechnungswesen muss das Wissen sowohl in Formulare umgesetzt als auch verbal erläutert werden. Auch diese Tatsache versucht das Buch zu berücksichtigen.

Durch den farblich abgesetzten Lösungsteil können Sie jederzeit Ihre Kenntnisse rasch kontrollieren und Ihren Lernfortschritt messen.

Wir haben uns bemüht, das Buch so zu gestalten, dass es Ihnen die Auseinandersetzung mit dem Stoff erleichtert und Ihre Vorbereitungsarbeit unterstützt. Wenn Sie Lust haben, können Sie uns gerne Ihre Erfahrungen, Verbesserungsvorschläge und Ihre Kritik mitteilen. Wir würden uns darüber freuen und wünschen Ihnen eine erfolgreiche Arbeit.

Herne, im Februar 2011　　　　　　　　　　　　　　　　　　　　　*Verfasser und Verlag*

Benutzerhinweis

Das Buch gliedert sich in die in § 8 der Ausbildungsordnung genannten Prüfungsfächer Behandlungsassistenz, Praxisorganisation und -verwaltung, Abrechnungswesen und Wirtschafts- und Sozialkunde. Innerhalb dieser Kapitel sind die Fragen – wo immer möglich und sinnvoll – lernfeldorientiert angeordnet.

Das Zahnsymbol (🦷) weist auf besonders wichtige Fragen hin, die in den Prüfungen immer wieder vorkommen.

Inhaltsverzeichnis

Vorwort 5
Inhaltsverzeichnis 7

1. Einführung 13
    1.1   Der Berufsausbildungsvertrag 13
    1.2   Die Ausbildungsordnung 13
    1.3   Die Zwischenprüfung 15
    1.4   Die Abschlussprüfung 15

A. Behandlungsassistenz

1. Patientenbegleitung 17
    1.1   Zahnkennzeichnungssysteme 17
    1.2   Anatomie von Zahn und Zahnbett 17
    1.3   Anatomie der Mundhöhle 19
        1.3.1   Mundhöhle 19
        1.3.2   Speicheldrüsen 20
        1.3.3   Zunge 21
    1.4   Anamnese 22

2. Hygiene, Vorbeugung und erste Hilfe 22
    2.1   Praxishygiene organisieren 22
        2.1.1   Zelle, Gewebe und Gewebearten 22
        2.1.2   Mikroorganismen 24
        2.1.3   Infektion 24
        2.1.4   Immunisierung 25
        2.1.5   Hygiene 25
        2.1.6   Desinfektion und Sterilisation 26
        2.1.7   Praxisabfallentsorgung 29
    2.2   Zwischenfällen vorbeugen und in Notfallsituationen Hilfe leisten 29
        2.2.1   Präventivmaßnahmen 29
        2.2.2   Risikopatient 30
        2.2.3   Zwischenfälle 30
        2.2.4   Blut, Herz und Blutkreislauf 32
        2.2.5   Atmungssystem 32

3. Konservierende Behandlung 33
    3.1   Kariestherapie begleiten 33
        3.1.1   Dentition 33
        3.1.2   Histologie des Zahnes und Zahnbetts 33
        3.1.3   Karies 34
        3.1.4   Instrumente für Zahnerhaltung 35
        3.1.5   Füllungstherapie und -materialien 36
    3.2   Endodontische Behandlungen begleiten 39
        3.2.1   Anatomie des Schädels und des Knochens 39
        3.2.2   Das Nervensystem 43
        3.2.3   Instrumente zur Schmerzausschaltung 44
        3.2.4   Mittel zur Schmerzausschaltung 44
        3.2.5   Anästhesieverfahren 44
        3.2.6   Erkrankungen der Pulpa und des apikalen Parodontiums 45
        3.2.7   Endodontie 46
        3.2.8   Endodontische Behandlungsmaßnahmen 47

4. Chirurgische Behandlungen begleiten 48
- 4.1 Allgemeine Pathologie 48
- 4.2 Chirurgische Instrumente 49
- 4.3 Chirurgische Behandlungsmaßnahmen... 51
  - 4.3.1 Zahnentfernung 51
  - 4.3.2 Operative Eingriffe 51
  - 4.3.3 Präprothetische Chirurgie und Implantologie 52
  - 4.3.4 Chirurgische Kieferorthopädie 53
  - 4.3.5 Postoperative Beratung und Komplikationen 54
- 4.4 Arzneimittellehre 54
  - 4.4.1 Allgemeines, Formen und Anwendung von Arzneimitteln 54
  - 4.4.2 Arzneimittelgruppen 55
  - 4.4.3 Das Rezept 56
- 4.5 Psychodontie 57

5. Parodontologische Behandlung 58
- 5.1 Behandlungen von Erkrankungen der Mundhöhle und des Zahnhalteapparates begleiten 58
  - 5.1.1 Erkrankungen des Zahnhalteapparates 58
  - 5.1.2 Vorbereitungen zur Behandlung von Parodontopathien (Zahnbetterkrankungen) 59
  - 5.1.3 Parodontalstatus 60
  - 5.1.4 Parodontologische Behandlungsmaßnahmen 61
  - 5.1.5 Erkrankungen der Mundschleimhaut 62
- 5.2 Röntgen- und Strahlenschutzmaßnahmen vorbereiten 62
  - 5.2.1 Physikalische Grundlagen 62
  - 5.2.2 Strahlenschutz (Röntgenverordnung) 63
  - 5.2.3 Röntgenaufnahmeverfahren 64
  - 5.2.4 Verarbeitung der Röntgenfilme 67
  - 5.2.5 Strahlentherapie 68

6. Prophylaxemaßnahmen planen und durchführen 68
- 6.1 Allgemeines zur Prophylaxe 68
- 6.2 Jüngere Patienten 70
- 6.3 Ursachen der Parodontalerkrankungen, Zahnbeläge und Prophylaxemaßnahmen 72
- 6.4 Ernährungsberatung und Zuckerersatzstoffe 74
  - 6.4.1 Verdauungsapparat und Ernährung 74
  - 6.4.2 Hormonsystem 75
  - 6.4.3 Ernährungsberatung und Zuckerersatzstoffe 75
- 6.5 Hilfsmittel bei der Zahnreinigung 76
- 6.6 Zahnputztechniken 78
- 6.7 Fluoridierungsmaßnahmen, Wirkungsweise und Versiegelung 80
- 6.8 Kieferorthopädie 82
  - 6.8.1 Diagnostik der Kieferorthopädie 82
  - 6.8.2 Missbildungen und Anomalien im Kieferbereich 82
  - 6.8.3 Kieferorthopädische Therapiemöglichkeiten 84

7. Prothetische Behandlungen begleiten 84
- 7.1 Ältere Patienten 84
- 7.2 Abformmaterialien und Abformtechniken 85
- 7.3 Zahnersatz, Wiederherstellung und Erweiterung 87
  - 7.3.1 Allgemeines 87
  - 7.3.2 Festsitzender Zahnersatz 87
  - 7.3.3 Herausnehmbarer Zahnersatz 89

B. Abrechnungswesen

1. Offene Fragen 91
- 1.1 Allgemeine Leistungen und Individualprophylaxe 91
- 1.2 Konservierende Behandlung mit Röntgenleistungen 94

1.3 Endodontische Behandlung und Anästhesien 97
1.4 Chirurgische Behandlung 99
1.5 Zahnersatzleistungen 103

2. Konservierend/chirurgische Behandlungsabläufe für gesetzlich Versicherte 105

3. Zahnersatzfälle für beide Patientengruppen 125

4. Behandlungsabläufe für Privatpatienten 136

C. Wirtschafts- und Sozialkunde

1. Im Beruf und Gesundheitswesen orientieren 149
1.1 Formelle und informelle Organisation, Führungsstile, Kompetenzen 149
1.2 Berufe und Zweige des Gesundheitswesens 149
1.3 Arbeitssicherheit (Unfallverhütungsvorschriften) 150
1.4 Berufsbildungsgesetz 151
1.5 Jugendarbeitsschutzgesetz 152
1.6 Arbeitsvertrag 155
1.7 Arbeitsgerichtsbarkeit 158
1.8 Sozialversicherung, private Absicherung 159
1.9 Gehaltsabrechnung 164
1.10 Kommunikationstechnik 170

2. Patienten empfangen und begleiten 170
2.1 Gestaltung des Empfangs- und Wartebereiches 170
2.2 Verbale und nonverbale Kommunikation 171
2.3 Grundlagen des Vertragsrechts 171
2.4 Computeranlagen, Standardsoftware 172
2.5 Datensicherung, Datenschutz 176
2.6 Telekommunikation 177

3. Praxisabläufe organisieren 180
3.1 Ablauforganisation 180
3.2 Praxisteam 181
3.3 Konfliktmanagement 182
3.4 Telefonnotiz, Praxisinformationen 183
3.5 Schriftgutablage 186
3.6 Besondere Versendungsarten 187

4. Waren beschaffen und verwalten 189
4.1 Bezugsquellenermittlung 189
4.2 Informationsbeschaffung, Anfrage 191
4.3 Angebotsvergleich – Lieferungs- und Zahlungsbedingungen 193
4.4 Wareneingang 199
4.5 Zahlungsverkehr 199
4.6 Skontoberechnung und Zinsrechnung 204
4.7 Kaufvertrag 208
4.8 Mangelhafte Lieferung, Lieferungsverzug, Zahlungsverzug 213
4.9 Umgang mit Belegen 217
4.10 Grundsätze der Lagerhaltung 217

5. Prothetische Behandlung begleiten 220
5.1 Vertragsbeziehungen zum Labor 220
5.2 Gewährleistung 220
5.3 Außergerichtliches und gerichtliches Mahnverfahren 221
5.4 Verjährung 221

6. Praxisprozesse mitgestalten ... 222
- 6.1 Haftung und strafrechtliche Verantwortung ... 222
- 6.2 Mitarbeiterführung ... 223
- 6.3 Dienstplan, Urlaubsplan ... 224
- 6.4 Arbeitsschutzgesetze ... 225
- 6.5 Bewerbungsgespräch ... 225

D. Lösungen Behandlungsassistenz

1. Patientenbegleitung ... 231
- 1.1 Zahnkennzeichnungssysteme ... 231
- 1.2 Anatomie von Zahn und Zahnbett ... 232
- 1.3 Anatomie der Mundhöhle ... 235
  - 1.3.1 Mundhöhle ... 235
  - 1.3.2 Speicheldrüsen ... 236
  - 1.3.3 Zunge ... 237
- 1.4 Anamnese ... 238

2. Hygiene, Vorbeugung und erste Hilfe ... 239
- 2.1 Praxishygiene organisieren ... 239
  - 2.1.1 Zelle, Gewebe und Gewebearten ... 239
  - 2.1.2 Mikroorganismen ... 243
  - 2.1.3 Infektion ... 245
  - 2.1.4 Immunisierung ... 247
  - 2.1.5 Hygiene ... 249
  - 2.1.6 Desinfektion und Sterilisation ... 251
  - 2.1.7 Praxisabfallentsorgung ... 266
- 2.2 Zwischenfällen vorbeugen und in Notfallsituationen Hilfe leisten ... 267
  - 2.2.1 Präventivmaßnahmen ... 267
  - 2.2.2 Risikopatient ... 268
  - 2.2.3 Zwischenfälle ... 270
  - 2.2.4 Blut, Herz und Blutkreislauf ... 275
  - 2.2.5 Atmungssystem ... 277

3. Konservierende Behandlung ... 279
- 3.1 Kariestherapie begleiten ... 279
  - 3.1.1 Dentition ... 279
  - 3.1.2 Histologie des Zahnes und des Zahnbetts ... 279
  - 3.1.3 Karies ... 281
  - 3.1.4 Instrumente für die Zahnerhaltung ... 284
  - 3.1.5 Füllungstherapie und -materialien ... 287
- 3.2 Endodontische Behandlungen begleiten ... 296
  - 3.2.1 Anatomie des Schädels und des Knochens ... 296
  - 3.2.2 Das Nervensystem ... 301
  - 3.2.3 Instrumente zur Schmerzausschaltung ... 303
  - 3.2.4 Mittel zur Schmerzausschaltung ... 304
  - 3.2.5 Anästhesieverfahren ... 304
  - 3.2.6 Erkrankungen der Pulpa und des apikalen Parodontiums ... 308
  - 3.2.7 Endodontie ... 310
  - 3.2.8 Endodontische Behandlungsmaßnahmen ... 312

4. Chirurgische Behandlungen begleiten ... 317
- 4.1 Allgemeine Pathologie ... 317
- 4.2 Chirurgische Instrumente ... 319
- 4.3 Chirurgische Behandlungsmaßnahmen ... 321
  - 4.3.1 Zahnentfernung ... 321
  - 4.3.2 Operative Eingriffe ... 322
  - 4.3.3 Präprothetische Chirurgie und Implantologie ... 325

Inhaltsverzeichnis 11

    4.3.4 Chirurgische Kieferorthopädie 328
    4.3.5 Postoperative Beratung und Komplikationen 329
  4.4 Arzneimittellehre 331
    4.4.1 Allgemeines, Formen und Anwendung von Arzneimitteln 331
    4.4.2 Arzneimittelgruppen 333
    4.4.3 Das Rezept 335
  4.5 Psychodontie 337

5. Parodontologische Behandlung 342
  5.1 Behandlungen von Erkrankungen der Mundhöhle und des Zahnhalteapparates begleiten ..342
    5.1.1 Erkrankungen des Zahnhalteapparates 342
    5.1.2 Vorbereitung zur Behandlung von Parodontopathien (Zahnbetterkrankungen) 346
    5.1.3 Parodontalstatus 348
    5.1.4 Parodontologische Behandlungsmaßnahmen 352
    5.1.5 Erkrankungen der Mundschleimhaut 354
  5.2 Röntgen- und Strahlenschutzmaßnahmen vorbereiten 355
    5.2.1 Physikalische Grundlagen 355
    5.2.2 Strahlenschutz (Röntgenverordnung) 358
    5.2.3 Röntgenaufnahmeverfahren 363
    5.2.4 Verarbeitung der Röntgenfilme 370
    5.2.5 Strahlentherapie 374

6. Prophylaxemaßnahmen planen und durchführen 376
  6.1 Allgemeines zur Prophylaxe 376
  6.2 Jüngere Patienten 379
  6.3 Ursachen der Parodontalerkrankungen, Zahnbeläge und Prophylaxemaßnahmen 386
  6.4 Ernährungsberatung und Zuckerersatzstoffe 392
    6.4.1 Verdauungsapparat und Ernährung 392
    6.4.2 Hormonsystem 394
    6.4.3 Ernährungsberatung und Zuckerersatzstoffe 395
  6.5 Hilfsmittel bei der Zahnreinigung 398
  6.6 Zahnputztechniken 403
  6.7 Fluoridierungsmaßnahmen, Wirkungsweise und Versiegelung 408
  6.8 Kieferorthopädie 411
    6.8.1 Diagnostik der Kieferorthopädie 411
    6.8.2 Missbildungen und Anomalien im Kieferbereich 413
    6.8.3 Kieferorthopädische Therapiemöglichkeiten 417

7. Prothetische Behandlungen begleiten 418
  7.1 Ältere Patienten 418
  7.2 Abformmaterialien und Abformtechniken 420
  7.3 Zahnersatz, Wiederherstellung und Erweiterung 425
    7.3.1 Allgemeines 425
    7.3.2 Festsitzender Zahnersatz 426
    7.3.3 Herausnehmbarer Zahnersatz 430

E. Lösungen Abrechnungswesen

1. Antworten auf die offenen Fragen 437
  1.1 Allgemeine Leistungen und Individualprophylaxe 437
  1.2 Konservierende Behandlung mit Röntgenleistungen 441
  1.3 Endodontische Behandlung und Anästhesien 448
  1.4 Chirurgische Behandlung 451
  1.5 Zahnersatzleistungen 463

2. Konservierend/chirurgische Behandlungsabläufe für gesetzlich Versicherte 465

3. Zahnersatzfälle für beide Patientengruppen 503

4. Behandlungsabläufe für Privatpatienten 542

F. Lösungen Wirtschafts- und Sozialkunde

1. Im Beruf und Gesundheitswesen orientieren...................559
   1.1 Formelle und informelle Organisation, Führungsstile, Kompetenzen 559
   1.2 Berufe und Zweige des Gesundheitswesens 561
   1.3 Arbeitssicherheit (Unfallverhütungsvorschriften) 563
   1.4 Berufsbildungsgesetz 564
   1.5 Jugendarbeitsschutzgesetz 564
   1.6 Arbeitsvertrag 564
   1.7 Arbeitsgerichtsbarkeit 567
   1.8 Sozialversicherung, private Absicherung 567
   1.9 Gehaltsabrechnung 569
   1.10 Kommunikationstechnik 575

2. Patienten empfangen und begleiten...................575
   2.1 Gestaltung des Empfangs- und Wartebereiches 575
   2.2 Verbale und nonverbale Kommunikation 577
   2.3 Grundlagen des Vertragsrechts 578
   2.4 Computeranlagen, Standardsoftware 579
   2.5 Datensicherung, Datenschutz 579
   2.6 Telekommunikation 580

3. Praxisabläufe organisieren 580
   3.1 Ablauforganisation 580
   3.2 Praxisteam 581
   3.3 Konfliktmanagement 581
   3.4 Telefonnotiz, Praxisinformationen 582
   3.5 Schriftgutablage 585
   3.6 Besondere Versendungsarten 586

4. Waren beschaffen und verwalten...................587
   4.1 Bezugsquellenermittlung 587
   4.2 Informationsbeschaffung, Anfrage 587
   4.3 Angebotsvergleich – Lieferungs- und Zahlungsbedingungen 588
   4.4 Wareneingang 591
   4.5 Zahlungsverkehr 592
   4.6 Skontoberechnung und Zinsrechnung 594
   4.7 Kaufvertrag 596
   4.8 Mangelhafte Lieferung, Lieferungsverzug, Zahlungsverzug 598
   4.9 Umgang mit Belegen 601
   4.10 Grundsätze der Lagerhaltung 602

5. Prothetische Behandlung begleiten...................602
   5.1 Vertragsbeziehungen zum Labor 602
   5.2 Gewährleistung 603
   5.3 Außergerichtliches und gerichtliches Mahnverfahren 604
   5.4 Verjährung 604

6. Praxisprozesse mitgestalten...................606
   6.1 Haftung und strafrechtliche Verfolgung 606
   6.2 Mitarbeiterführung 607
   6.3 Dienstplan, Urlaubsplan 608
   6.4 Arbeitsschutzgesetze 610
   6.5 Bewerbungsgespräch 612

Stichwortverzeichnis 615

1. Einführung

Für die Ausbildung zur Zahnmedizinischen Fachangestellten gelten die Bestimmungen des Berufsbildungsgesetzes (BBiG, vom 1.9.1969), der Verordnung über die Berufsausbildung zum Zahnmedizinischen Fachangestellten/zur Zahnmedizinischen Fachangestellten vom 4. Juli 2001, des KMK-Rahmenlehrplanes für den Ausbildungsberuf Zahnmedizinische Fachangestellte vom 11. Mai 2001, der Lehrpläne der einzelnen Bundesländer sowie des Berufsausbildungsvertrages. Die Zuständigkeit für das Ausbildungswesen liegt bei den Zahnärztekammern.

1.1 Der Berufsausbildungsvertrag

Der Berufsausbildungsvertrag, der zwischen dem Ausbildenden (Zahnarzt) und dem Auszubildenden (zukünftige Zahnmedizinische Fachangestellte) geschlossen wird und spätestens vor Beginn des Ausbildungsverhältnisses schriftlich niederzulegen ist, muss mindestens folgende Angaben enthalten:

- Art, sachliche und zeitliche Gliederung sowie Ziel der Berufsausbildung, insbesondere die Berufstätigkeit, für die ausgebildet werden soll,
- Beginn und Dauer der Berufsausbildung,
- Ausbildungsmaßnahmen außerhalb der Ausbildungsstätte,
- Dauer der regelmäßigen täglichen Ausbildungszeit,
- Dauer der Probezeit,
- Zahlung und Höhe der Vergütung,
- Dauer des Urlaubs,
- Voraussetzungen, unter denen der Berufsausbildungsvertrag gekündigt werden kann.

Es liegt in der Natur eines Ausbildungsverhältnisses, dass beide Vertragspartner Verpflichtungen übernehmen. Der Ausbildende hat dafür zu sorgen, dass dem Auszubildenden Fertigkeiten und Kenntnisse vermittelt werden, die zum Erreichen des Ausbildungszieles nach der Ausbildungsordnung erforderlich sind. Der Auszubildende muss sich bemühen, solche Fertigkeiten und Kenntnisse zu erwerben.

1.2 Die Ausbildungsordnung

Die Verordnung über die Berufsausbildung zum/zur Zahnmedizinischen Fachangestellten trat am 1.8.2001 in Kraft. Sie gilt daher für alle nach diesem Termin geschlossenen Ausbildungsverträge. Die staatliche Anerkennung des Ausbildungsberufs stellt sicher, dass im Rahmen einer dualen Ausbildung (Praxis und Berufsschule) nur nach der geltenden Ausbildungsverordnung ausgebildet werden darf. Jugendliche unter 18 Jahren dürfen nicht in anderen als anerkannten Berufen ausgebildet werden.

Laut § 2 Ausbildungsordnung dauert die Ausbildung 3 Jahre. Die Zahnärztekammer als zuständige Stelle kann auf Antrag im Einzelfall die Ausbildungszeit kürzen, wenn anzunehmen ist, dass der Auszubildende auch in einer kürzeren Zeit das Ausbildungsziel erreichen wird (§ 29 Abs. 2 BBiG). Die Entscheidung über eine kürzere Ausbildungszeit muss in jedem Fall die Zahnärztekammer treffen; eine Vereinbarung zwischen Zahnarzt (Ausbildender) und Auszubildendem genügt hierfür nicht. Wird die Ausbildungszeit verkürzt, ändert sich der Ausbildungsinhalt nicht, d. h. die im Ausbildungsrahmenplan aufgeführten Kenntnisse und Fertigkeiten sind alle zu vermitteln.

Eine weitere Möglichkeit zur Verkürzung der Ausbildung bietet § 40 Abs. 1 BBiG. Danach kann der Auszubildende vorzeitig zur Abschlussprüfung zugelassen werden, wenn seine Leistungen dies rechtfertigen und wenn der ausbildende Zahnarzt und die Berufsschule einverstanden sind. Die vorzeitige Zulassung zur Abschlussprüfung ist jedoch ein Ausnahmefall.

Das Ausbildungsberufsbild (§ 3) der neuen Ausbildungsordnung legt die Stoffgebiete fest, in denen innerhalb der dreijährigen Ausbildung **Fertigkeiten und Kenntnisse** von Praxis und Schule zu vermitteln sind. Es sind dies im Einzelnen:

1. Der Ausbildungsbetrieb,
   1.1 Stellung der Zahnarztpraxis im Gesundheitswesen,
   1.2 Organisation, Aufgaben, Funktionsbereiche und Ausstattung des Ausbildungsbetriebes,
   1.3 Gesetzliche und vertragliche Regelungen der zahnmedizinischen Versorgung,
   1.4 Berufsbildung, Arbeits- und Tarifrecht,
   1.5 Sicherheit und Gesundheitsschutz am Arbeitsplatz,
   1.6 Umweltschutz,
2. Durchführen von Hygienemaßnahmen,
   2.1 Infektionskrankheiten,
   2.2 Maßnahmen der Arbeits- und Praxishygiene,
3. Arbeitsorganisation, Qualitätsmanagement,
   3.1 Arbeiten im Team,
   3.2 Qualitäts- und Zeitmanagement,
4. Kommunikation, Information und Datenschutz,
   4.1 Kommunikationsformen und -methoden,
   4.2 Verhalten in Konfliktsituationen,
   4.3 Informations- und Kommunikationssysteme,
   4.4 Datenschutz und Datensicherheit,
5. Patientenbetreuung,
6. Grundlagen der Prophylaxe,
7. Durchführen begleitender Maßnahmen bei der Diagnostik und Therapie unter Anleitung und Aufsicht des Zahnarztes,
   7.1 Assistenz bei der zahnärztlichen Behandlung,
   7.2 Röntgen und Strahlenschutz,
8. Hilfeleistungen bei Zwischenfällen und Unfällen,
9. Praxisorganisation und -verwaltung,
   9.1 Praxisabläufe,
   9.2 Verwaltungsarbeiten,
   9.3 Rechnungswesen,
   9.4 Materialbeschaffung und -verwaltung,
10. Abrechnung von Leistungen.

Bei der Festlegung der Ausbildungsinhalte sind berufsbezogene naturwissenschaftliche Grundlagen zu berücksichtigen. Dem Auszubildenden soll außerdem seine Position innerhalb der Zahnarzt-Patienten-Beziehung im Gesundheitswesen vermittelt werden. Psychologische Ausbildungsinhalte sollen praxisorientiert und anwenderbezogen vermittelt werden.

Die Berufsbildung soll auch die Vermittlung allgemeiner Kenntnisse der sozialen Sicherung, des Rechts und der Organisation des Gesundheitswesens umfassen. Gegenstand der Berufsausbildung ist ferner die Vermittlung notwendiger Inhalte der Anatomie sowie Kenntnisse der allgemeinen und für bestimmte Bereiche spezifischen diagnostischen und therapeutischen Verfahren sowie des vorbeugenden Gesundheitsschutzes. Bei der Verabschiedung der Ausbildungsordnung ging man davon aus, dass inhaltlich die Lernziele für Auszubildende mit

Die Abschlussprüfung

Hauptschulabschluss erreichbar bleiben müssen, obwohl heute schon ein erheblicher Anteil der Azubis über die Mittlere Reife als Eingangsqualifikation verfügt. Bei der Gewichtung des gesundheitsbezogenen Ausbildungsbereichs und des bürowirtschaftlichen bzw. kaufmännisch-verwaltenden Sektors soll ein Verhältnis von 50 : 50 angestrebt werden.

1.3 Die Zwischenprüfung

Zur Ermittlung des Ausbildungsstandes schreibt § 7 der Ausbildungsordnung vor dem Ende des zweiten Ausbildungsjahres eine Zwischenprüfung vor. Gegenstand dieser Prüfung sind die für die ersten 18 Monate der Ausbildung vorgesehenen Kenntnisse und Fertigkeiten, die sich aus dem Ausbildungsrahmenplan ergeben sowie der im Berufsschulunterricht entsprechend dem Rahmenlehrplan zu vermittelnde Stoff. Der Zeitpunkt der Zwischenprüfung ist so gewählt, dass einerseits die Ausbildung so weit fortgeschritten ist, dass hinreichend Kenntnisse und Fertigkeiten abprüfbar sind und andererseits evtl. notwendige Korrekturen in der Ausbildung noch möglich sind.

Die **Zwischenprüfung** ist schriftlich anhand praxisbezogener Aufgaben in höchstens 120 Minuten in folgenden **Prüfungsgebieten** durchzuführen: *Durchführen von Hygienemaßnahmen, Hilfeleistungen bei Zwischenfällen und Unfällen, Assistenz bei konservierenden und chirurgischen Behandlungsmaßnahmen, Anwenden von Gebührenordnungen und Vertragsbestimmungen.*

1.4 Die Abschlussprüfung

Die Ausbildung schließt mit einer Abschlussprüfung vor Prüfungsausschüssen der Zahnärztekammern ab. Der Zahnarzt muss den Auszubildenden zur Abschlussprüfung freistellen und zum Prüfungstermin mit dessen Zustimmung rechtzeitig anmelden.

Zur Abschlussprüfung muss zugelassen werden,
- wer die vorgeschriebene Ausbildungszeit zurückgelegt hat oder
- wer die Ausbildungszeit nicht später als zwei Monate nach dem Prüfungstermin beendet,
- wer an der Zwischenprüfung teilgenommen und
- wer das Berichtsheft geführt hat.

Durch die Abschlussprüfung muss festgestellt werden, ob der Prüfling die erforderlichen Fertigkeiten beherrscht, die notwendigen praktischen und theoretischen Kenntnisse besitzt und mit dem ihm im Berufsschulunterricht vermittelten, für die Berufsausbildung wesentlichen Lehrstoff vertraut ist. Einzelheiten können den von den Zahnärztekammern erlassenen Prüfungsordnungen entnommen werden.

Inhaltlich erstreckt sich die Abschlussprüfung auf die im Ausbildungsrahmenplan bzw. dem Lehrplan der Berufsschule genannten Stoffinhalte. Sie wird in vier Prüfungsfächern durchgeführt. Die **schriftlichen Prüfungsbereiche** sind

1. Bereich Behandlungsassistenz

- Arbeitsorganisation, qualitätssichernde Maßnahmen,
- Kommunikation, Information und Patientenbetreuung,
- Grundlagen der Prophylaxe,
- Arzneimittel, Werkstoffe, Materialien, Instrumente,

- Dokumentation,
- Diagnose- und Therapiegeräte,
- Röntgen und Strahlenschutz,
- Hilfeleistungen bei Zwischenfällen und Unfällen;

2. Bereich Praxisorganisation und -verwaltung

- Gesetzliche und vertragliche Regelungen der zahnmedizinischen Versorgung,
- Arbeiten im Team,
- Kommunikation, Information und Datenschutz,
- Patientenbetreuung,
- Verwaltungsarbeiten,
- Zahlungsverkehr,
- Materialbeschaffung und -verwaltung,
- Dokumentation,
- Abrechnung von Leistungen;

3. Bereich Abrechnungswesen

- Gebührenordnungen und Vertragsbestimmungen,
- Heil- und Kostenpläne,
- Vorschriften der Sozialgesetzgebung,
- Anwendung von Informations- und Kommunikationssystemen,
- Datenschutz und Datensicherheit,
- Patientenbetreuung,
- Behandlungsdokumentation;

4. Bereich Wirtschafts- und Sozialkunde

Der Prüfling soll praxisbezogene Aufgaben aus der Berufs- und Arbeitswelt bearbeiten und dabei zeigen, dass er allgemeine wirtschaftliche und gesellschaftliche Zusammenhänge darstellen kann.

Im praktischen Teil der Prüfung soll der Prüfling zeigen, dass er Patienten vor, während und nach der Behandlung betreuen, Patienten über Behandlungsabläufe und über Möglichkeiten der Prophylaxe informieren und zur Kooperation motivieren kann. Er soll nachweisen, dass er Behandlungsabläufe organisieren, Verwaltungsarbeiten durchführen sowie bei der Behandlung assistieren kann. Dabei soll der Prüfling Sicherheit und Gesundheitsschutz bei der Arbeit, Belange des Umweltschutzes und Hygienevorschriften berücksichtigen. Der Prüfling soll in höchstens 60 Minuten eine komplexe Prüfungsaufgabe bearbeiten und in einem Prüfungsgespräch erläutern. Dabei soll er praxisbezogene Arbeitsabläufe simulieren, demonstrieren, dokumentieren und präsentieren. Innerhalb der Prüfungsaufgabe sollen höchstens 30 Minuten auf das Gespräch entfallen. Dem Prüfling ist eine angemessene Vorbereitungszeit einzuräumen. Für die praktische Aufgabe kommen insbesondere in Betracht:

1. Patientengespräche personenorientiert und situationsgerecht führen,
2. Prophylaxemaßnahmen demonstrieren oder
3. Materialien, Werkstoffe und Arzneimittel vorbereiten und verarbeiten; den Einsatz von Geräten und Instrumenten demonstrieren.

A. Behandlungsassistenz

1. Patientenbegleitung

1.1 Zahnkennzeichnungssysteme

Lösungen ab Seite 231

01. Welche **Zahnkennzeichnungssysteme** kennen Sie? Geben Sie kurz, aber prägnant, eine Beschreibung mit jeweils einem Beispiel!

02. Wie sind folgende Zähne, jeweils nach den vier Kennzeichnungssystemen **Winkelzeichen, Haderup, Nato** und **FDI** zu kennzeichnen?

    5 links oben   7 links unten
    II links unten   IV rechts oben
    8 rechts oben

1.2 Anatomie von Zahn und Zahnbett

Lösungen ab Seite 232

01. Arbeitsgebiet des Zahnarztes ist der **Kauapparat**. Man versteht darunter alle Elemente, die der Kautätigkeit dienen. Dazu gehören:

    - **Weichteile**, vor allem Kaumuskeln,
    - **Kiefergelenk**,
    - **Zahnsystem** mit Zähnen *(dentes)* und Zahnhalteapparat *(Parodontium)*.

    Wir unterscheiden am menschlichen Gebiss:

    das **Milchgebiss** mit den <u>Milch</u>zähnen *(dentes <u>decidui</u>)* und
    das **bleibende Gebiss** mit den <u>bleibenden</u> Zähnen *(dentes <u>permanentes</u>)*.

    Wie viele **Zähne** hat das **Milchgebiss** insgesamt und aufgeteilt nach Anzahl der einzelnen Zahnarten, die in Deutsch und in der Fachsprache anzugeben sind?

02. **Wie viele Zähne** hat das **bleibende** (permanente) **Gebiss** insgesamt und aufgeteilt nach Anzahl der verschiedenen Zahnarten, anzugeben in Deutsch und in der Fachsprache?

03. Um sich im Gebiss orientieren zu können, benötigt man bestimmte Lage- und Richtungsbezeichnungen.

    Übersetzen Sie bitte folgende Flächen- und Richtungsangaben:

    | *bukkal* | *approximal* | *vestibulär* | *bilateral* |
    | *mesial* | *apikal* | *vertikal* | *intraoral* |
    | *incisal* | *gingival* | *sagittal* | *facial* |

04. Um welche Flächen und Richtungen handelt es sich bei den mit Buchstaben gekennzeichneten Partien an den **UK-Seitenzähnen**? (Deutsch und in der Fachsprache)

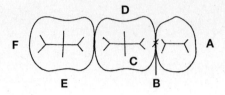
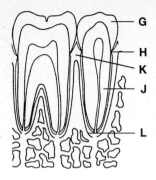

05. Wie viele **Wurzeln** haben in der Regel: oberer Vierer, unterer Prämolar, oberer Molar, unterer Molar, oberer Milchmolar und wie liegen sie?

06. Beschreiben Sie den **anatomischen Aufbau** eines **Schneidezahnes** (*incisivus*) und eines **mehrwurzeligen Zahnes**!

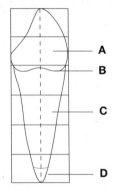
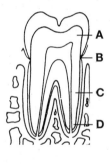

07. Welche **anatomischen Details** von **Zahn und Zahnhalteapparat** sind in der schematischen Darstellung mit Buchstaben gekennzeichnet?

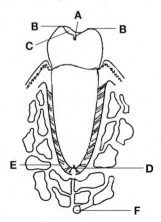

1. Patientenbegleitung 19

08. Welche **histologischen Einzelteile** von **Zahn (A – C)** und **Zahnhalteapparat (D – G)** sind in der schematischen Darstellung mit Buchstaben herausgehoben?

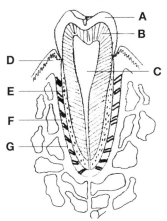

09. Benennen Sie die **Zähne** in der folgenden Abbildung!

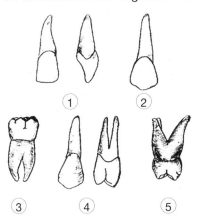

10. Zur genauen Bestimmung der einzelnen Zähne gibt es charakteristische Merkmale. Beschreiben Sie diese!

1.3 Anatomie der Mundhöhle

Lösungen ab Seite 235

1.3.1 Mundhöhle

01. Die **Mundhöhle** (*cavum oris*) ist Eintrittspforte und Bestandteil des Verdauungsapparates. Hier wird die Nahrung aufgenommen, durch die Zähne zerkleinert, mit Speichel vermischt und zu einem schluckfertigen Brei verarbeitet.

Geben Sie die **Begrenzungen der Mundhöhle** an!

02. Benennen Sie bitte in **Deutsch und in der Fachsprache** die mit Buchstaben bezeichneten anatomischen Einzelheiten bei einem Blick in die **geöffnete Mundhöhle**.

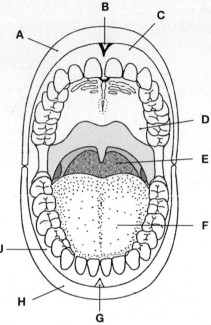
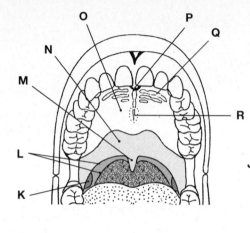

03. Erklären Sie in diesem Zusammenhang die Begriffe *vestibulum*, *Ah-Linie* und *torus palatinus*!

04. Wie bezeichnet man in der **Fachsprache**:

lippenwärts	*waagerecht*
von der Zahnbogenmitte weg (also nach hinten)	*im Zahnhalsbereich*
im Bereich der Kaufläche	*seitlich*
den gesamten Raum zwischen zwei Zähnen	*am Rande gelegen, zum Rande gehörend*
im Kronenbereich	*unterhalb*
unter der Zunge	*um, herum*
gaumenwärts	*außerhalb?*

1.3.2 Speicheldrüsen

01. Der Mensch besitzt **zahllose kleine Speicheldrüsen** in der Mundschleimhaut (Becherzellen) und außerdem **drei große Speicheldrüsen**.

Wie heißen diese (Deutsch und in der Fachsprache), wo liegen sie und ihre Ausführungsgänge?

02. Ordnen Sie den Zahlen in der Zeichnung die **Namen der drei großen Speicheldrüsen** zu!

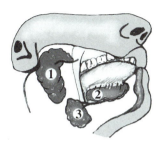

03. Die **Produktion** einer täglichen Speichelmenge von 1 – 1,5 l ist notwendig, damit der **Speichel** seine Funktionen erfüllen kann. Welche **Aufgaben** hat der Speichel?

04. Erläutern Sie bitte, was man unter **pH-Wert** zu verstehen hat?

05. Welchen **pH-Wert** haben: **Speichel, Blut, Urin, Magensaft** und **Galle**?

1.3.3 Zunge

01. Die **Zunge** *(lingua oder glossa)* ist ein schleimhautüberzogener **Muskelkörper** mit in verschiedenen Richtungen verlaufenden Muskeln (*Binnenmuskulatur*), der mit dem Mundboden beweglich verwachsen ist. Die Zungenoberfläche weist ein charakteristisches **Schleimhautrelief** auf.

Welche **Aufgaben** hat die **Zunge** zu erfüllen?

02. Aus welcher **Art von Muskeln** besteht die Zunge?

03. Die Zunge besitzt verschiedene **Papillenarten** zur Geschmacks- und Tastempfindung. **Wofür** sind **welche Papillen** zuständig?

04. Nennen Sie die vier verschiedenen **Geschmacksempfindungen der Zunge** und ordnen Sie diese den Buchstaben zu:

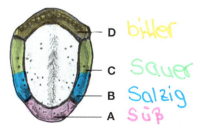

D – bitter
C – sauer
B – salzig
A – süß

05. Übersetzen Sie bitte folgende Fachausdrücke:

glandula, frenulum, glossa, labium, papilla, Pharynx, palatum, vestibulum.

1.4 Anamnese

Lösungen ab Seite 238

01. Was verstehen Sie unter einer **Anamnese**?

02. Worin **gliedert** sich die Anamnese?

03. Welche **Fragen** stellen Sie, wenn Sie den Anamnesebogen auf den <u>neuesten Stand</u> bringen wollen?

04. Welche **Fragen** könnten Sie zur **Medikamenteneinnahme** stellen?

05. Muss der Anamnesebogen **unterschrieben** werden?

2. Hygiene, Vorbeugung und erste Hilfe

2.1 Praxishygiene organisieren

Lösungen ab Seite 239

2.1.1 Zelle, Gewebe und Gewebearten

01. Die kleinste lebensfähige Einheit des menschlichen Organismus ist wie bei allen Lebewesen die <u>Zelle</u>. Schildern Sie, zu welchen Leistungen und Funktionen die Zellen fähig sind.

02. Beschreiben Sie anhand der schematischen Darstellung einer Zelle in groben Zügen ihren **feingeweblichen** <u>Aufbau</u> und nennen Sie kurz Aufgaben und Funktionen.

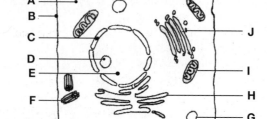

2. Hygiene, Vorbeugung und erste Hilfe

03. Was versteht man unter **Zelldifferenzierung**?

04. Unter einem **Gewebe** versteht man einen **Verband gleichartiger Zellen mit gemeinsamen Aufgaben** und **Funktionen**.

Nennen Sie die wichtigsten *Gewebearten* mit Untergruppen und Aufgaben.

Geben Sie bitte hierbei eine **Übersicht** über die vielfältigen **Aufgaben** der **Haut**!

05. Aus welchen drei **Hauptschichten** ist die Haut aufgebaut?

06. Welche Buchstaben bezeichnen die in der **schematischen Abbildung** dargestellten **Einzelheiten** der Haut?

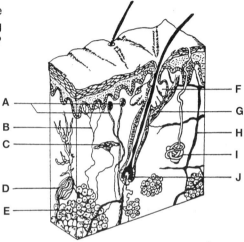

07. Was versteht man unter einer **Schleimhaut**?

08. Erklären Sie die Begriffe **Organ** und **Organsystem** und nennen Sie jeweils ein Beispiel.

09. Ergänzen Sie den folgenden **Lückentext**!

Die kleinste Einheit des **menschlichen Organismus** ist die ....
Der Organismus besteht aus ca. .... Ursprung und Beginn des menschlichen Lebens ist die .... Sie beginnt sich rasch und fortgesetzt zu teilen. Den Vorgang nennt man in der Fachsprache ....
Die einzelnen Zellen lagern sich eng aneinander und bilden so ....
Im Verlauf der ständigen Zellvermehrungen beginnen sich .... und .... entsprechend ihren späteren .... und .... zu verändern. Man bezeichnet diesen Vorgang als .... Aufgrund dieser .... entstehen verschiedene ...., z. B. .... oder ....
Mehrere dieser .... bilden dann ein....................., z. B. ....
oder .... Mehrere .... bilden dann zusammen .... z. B.
.....................oder ....

2.1.2 Mikroorganismen

01. Was versteht man unter **Mikrobiologie**?

02. Was versteht man unter **Mikroorganismen**?

 03. Nennen Sie bitte die vier wichtigsten **Hauptgruppen der Mikroorganismen**!

04. Was hat man unter **Pathogenität** zu verstehen?

05. Was sind **Kokken**, welche *Formen* gibt es und nennen Sie bitte Beispiele von *Krankheiten*, die durch sie hervorgerufen werden!

06. Welche **Bakterienform** (*A*) und welche **Zelle** (*B*) sind in den Abbildungen dargestellt?

A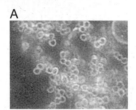

B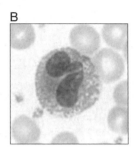

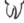 **07.** Nennen Sie bitte zwei **Pilzerkrankungen** (*Mykosen*)!

 08. Was sind **Viren**? Wodurch **unterscheiden** sie sich **von anderen Mikroorganismen**? Nennen Sie einige **Erkrankungen**, die **durch Viren** verursacht werden?

 09. Was macht den **Tetanusbazillus**, den Erreger des Wundstarrkrampfes, so gefährlich?

2.1.3 Infektion

 01. Erklären Sie bitte die Begriffe: **Infektion** und **Kontamination**.

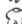 **02. Definieren Sie** bitte die Begriffe:
Krankheit – Virulenz – Inkubationszeit – Konstitution und *Disposition*

03. Nennen Sie bitte die wichtigsten **Eintrittspforten** von Erregern **in den Organismus** mit Beispielen!

 04. Auf welche grundsätzliche Weise können **Krankheitskeime übertragen** werden (= **Infektionswege**). Geben Sie bitte dazu auch Beispiele an!

05. Der **Beruf einer ZFA** ist interessant und schön. Er vermag einen aufgeschlossenen hilfsbereiten Menschen voll auszufüllen. Allerdings stellt die berufliche Tätigkeit ganz erhebliche **Anforderungen physischer und psychischer Art**. Bei der Eigenart zahnärztlicher Berufsausübung in der Mundhöhle, der Haupteintrittspforte vieler Infektionskrankheiten, muss mit vielfältigen Gefährdungen gerechnet werden.

Führen Sie bitte solche **Gefahrenquellen** an! (= **Infektionsquellen**)

06. An der Spitze zahnärztlicher **Berufsrisiken** steht die **Gefahr einer Infektion**. Vor Infektionen kann man sich aber wirkungsvoll schützen. **Wie schützt man sich vor Infektionen?**

07. Wie wirksam und segensreich Schutzimpfungen zur Bekämpfung von Infektionskrankheiten sind, beweisen eindeutig epidemiologische Statistiken der WHO (*Weltgesundheitsorganisation*), wonach acht Infektionskrankheiten vollständig gebannt oder doch zur Unbedeutsamkeit zurückgedrängt wurden, acht weitere Infektionskrankheiten bei uns unverändert endemisch (örtlich begrenzt über einen längeren Zeitraum hinweg) auftreten, aber zehn Infektionskrankheiten neu in Erscheinung getreten sind oder sich immer weiter ausbreiten.

Um welche **Infektionskrankheiten** handelt es sich Ihrer Ansicht nach jeweils in den drei Gruppen?

2.1.4 Immunisierung

01. Was versteht man unter **Immunität**. Nennen Sie bitte die Möglichkeiten, wie ein Organismus immun werden kann!

02. Den besten Schutz gegen Infektionen bieten **Schutzimpfungen**. Beschreiben Sie bitte das Prinzip einer **aktiven und passiven Impfung**!

03. Schildern Sie bitte **Vor- und Nachteile** der *aktiven, passiven* und *Simultan*impfart!

04. Was versteht man unter **Postexpositionsprophylaxe**?

2.1.5 Hygiene

01. Erklären Sie bitte umfassend den Begriff **Hygiene**!

02. Führen Sie bitte einige **Aufgaben der Hygiene** an!

03. Der enge **Kontakt zwischen Patienten und Praxispersonal** einerseits und zum eigenen **Schutz vor Infektionen** andererseits macht eine optimale persönliche Hygiene zwingend notwendig.

Nennen Sie bitte einige **Gesichtspunkte der persönlichen Hygiene**!

04. Führen Sie bitte Gründe an, warum es notwendig und **zweckmäßig** ist, **Schmuckstücke** abzulegen?

05. Durch die **Unfallverhütungsvorschriften** für zahnärztliche Praxen ist der Zahnarzt verpflichtet, nach einem aufgestellten **Hygieneplan** vorzugehen. Bundeszahnärztekammer und Landeszahnärztekammern haben entsprechende Empfehlungen herausgegeben.
Welche Punkte müssen in einem Hygieneplan enthalten sein?

06. Welche **Personen** werden namentlich im **Hygieneplan** angegeben? Müssen auch Stellvertreter genannt werden?

07. Dürfen **Instrumente** von **Auszubildenden** aufbereitet (sterilisiert) werden?

08. Wer **kontrolliert** die **Umsetzung** der neuen Hygieneempfehlungen?

09. Erstellen Sie eine Liste von **Hygieneempfehlungen bei hochinfektiösen Patienten**!

2.1.6 Desinfektion und Sterilisation

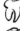
01. Definieren Sie bitte die Begriffe **Desinfektion, Sterilisation** und **Sepsis**!

02. Zahlreich sind die *Desinfektionsmittel*, die in der Zahnheilkunde für die laufende Desinfektion benötigt werden. Welche **Grundforderungen** müssen **an** ein **Desinfektionsmittel** gestellt werden?

03. Desinfizientien und Antiseptika lassen sich alle auf bestimmte **Grundstoffe** zurückführen. Welche **Desinfektionsmittel*gruppen*** kennen Sie unter Benennung eines **Beispiels**?

04. Definieren Sie bitte kurz aber prägnant, was man unter **Chemie** zu verstehen hat!

05. Was versteht man unter einer **Säure** und wie heißen die beiden **Hauptgruppen**?

06. Nennen Sie bitte drei **Beispiele** aus den beiden Hauptgruppen, die **für** die **Zahnheilkunde Bedeutung** haben!

07. Was versteht man unter **Alkalien** und in welche drei Hauptgruppen werden sie unterteilt mit je einem Beispiel?

08. Erklären Sie den **pH-Wert**!

09. Wie sieht die **hygienische Händedesinfektion**, die nichts mit der **chirurgischen Händedesinfektion** zu tun hat, wie sie vor chirurgischen Eingriffen gefordert wird, in praxi aus?

10. **Wann** muss eine **hygienische Händedesinfektion** unbedingt vorgenommen werden?

11. Vergleichen Sie **hygienische und chirurgische Händedesinfektion**!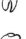

12. Welche **grundsätzlichen Sterilisationsverfahren** gibt es und welche sind **in der zahnärztlichen Praxis** gebräuchlich?

13. Welche grundsätzlichen **Nachteile** sind bei der **_Heißluft_sterilisation** zu nennen?

14. Welche **Instrumente** können im Autoklaven und welche im Heißluftsterilisator **sterilisiert** werden?

15. In welche **Einzelphasen** gliedert sich ein **Sterilisationsvorgang** und welche Bedeutung haben sie?

16. Nennen Sie bitte die wichtigsten **Bauteile eines _Autoklaven_**!

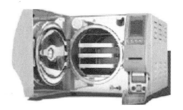

17. **Wie funktioniert** ein **Autoklav**?

    Beschreiben Sie bitte umfassend das Arbeitsprinzip eines Autoklaven! Was ist dabei zu beachten?

18. Welche **Sterilisationszyklen** unterscheidet man?

19. Was versteht man unter: - fraktioniertes Verfahren,
    - Dampfinjektionsverfahren,
    - Strömungs- oder Gravitationsverfahren?

    Welche Sterilisatoren erfüllen die Anforderungen für alle Medizinprodukte?

20. Was beeinflusst entscheidend die Wirksamkeit des Sterilisationsverfahrens und die Trocknung?

21. **Klarsichtsterilisierverpackungen, Textilien, Instrumente oder Sterilisierbehälter**: Was gehört im Sterilisator wohin?

22. Wie **dokumentiert** man bei der Sterilisation?

23. Was bedeutet **validieren**?

24. Wer entscheidet über die **Freigabe**? Wofür ist sie erforderlich?

25. Was bedeutet a) Freigabe des Verfahrens,
    b) Chargen-Freigabe,
    c) Freigabe des Sterilguts?

26. Sterilisationsgeräte müssen regelmäßig, immer nach einer Reparatur, auf technische **Betriebssicherheit** und **biologische Funktionstüchtigkeit** überprüft werden.

    Wie wird eine **Funktionskontrolle** der **Sterilisatoren** durchgeführt?

27. Wie heißt der **Prüfkörper für Sterilisatoren der Klasse B**? Beschreiben Sie ihn!

28. In welche **Risikoklassen** werden die Medizinprodukte unterteilt?

29. Was bedeutet in diesem Zusammenhang: **unkritisch, semikritisch, kritisch**?

30. Nennen Sie **Beispiele** für unkritische, semikritische und kritische Medizinprodukte!

31. Bei semikritischen und kritischen Medizinprodukten wird zusätzlich eine Unterteilung in **Gruppe A und B** gefordert. Was ist damit gemeint?

32. Auf welche Weise können **Bohrer und Schleifkörper** desinfiziert und sterilisiert werden?

33. In welcher Weise erfolgt die **hygienische Versorgung benützter Instrumente**?

34. Womit wird die **thermische Desinfektion** durchgeführt? Nennen Sie die *Vorteile* dieser Desinfektionsart und was Sie hierbei zu *beachten* haben!

35. Was bedeutet **chemische Desinfektion**? Überlegen Sie einige Regeln!

36. **Einschweißen** von Instrumenten: Wann? Warum? Lagerungsdauer? Indikatorstreifen?

37. Auf welche Weise können **Hand- und Winkelstücke keimfrei** gemacht werden?

38. In den zahnärztlichen Behandlungsräumen müssen die gleichen hygienischen Verhältnisse herrschen, wie sie für Räume der Krankenanstalten gefordert werden. Gemeint ist vor allem die **Flächendesinfektion**.

    Was muss alles von der Flächendesinfektion erfasst werden? Wie soll dabei vorgegangen werden?

39. Da beim Absaugen Zahnsubstanz, Füllungspartikelchen, Blut, Eiter, Speichel und Kühlflüssigkeit aus der keimbeladenen Mundhöhle des Patienten in die Absauganlage gelangen und somit ein guter Nährboden für Mikroorganismen entsteht, bedarf die **Absauganlage** wegen **erhöhter Infektionsgefahr** und **Geruchsbelästigung** einer ganz **besonderen hygienischen Wartung**.

    Führen Sie bitte an, welche hygienischen Maßnahmen durchzuführen sind!

40. Welche Besonderheiten sind bei den Hygienemaßnahmen der **Endoinstrumente** zu beachten? Wie gehen Sie vor?

41. Wie kann man **maschinell** gebrauchte **Endoinstrumente** am besten kennzeichnen?

2.1.7 Praxisabfallentsorgung

01. Abfall ist zu einem ernst zu nehmenden ökologischen und wirtschaftlichen Problem geworden. Die Entsorgung ärztlichen und zahnärztlichen Praxisabfalles muss im Sinne der gesetzlichen Bestimmungen bzw. unter strikter Einhaltung der verschiedenen Verordnungen erfolgen.

Auf welche Weise kann die **korrekte Entsorgung** von Praxismüll vorgenommen werden?

02. Nennen Sie bitte Abfälle, die zum **Praxismüll** gehören und deshalb einer speziellen Entsorgung zugeführt werden müssen.

03. Was hat man unter so genannten **Reststoffen** zu verstehen?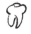

04. Besondere Sorgfalt und Gewissenhaftigkeit verlangt die **Entsorgung von Amalgam**. In welcher Form fällt Amalgam zur Entsorgung an?

05. Einer besonderen Beachtung bedürfen auch **Glasabfälle** oder andere verletzungsgefährdende Abfälle wie Nadeln, Kanülen, Einweg-Skalpelle etc. Wie werden sie entsorgt?

06. Wie können überlagerte **Medikamente**, alte Chemikalien, alte Batterien, leere Amalgamkapseln, alte Flaschen und Altpapier entsorgt werden?

07. Nennen Sie bitte die wichtigsten Richtlinien bzw. „Sicherheitsregeln", die für das Einsammeln, Befördern und die Lagerung von Abfällen aus ärztlichen und zahnärztlichen Praxen vorgeschrieben sind.

08. Genauso wichtig wie die Frage einer werkstoffgerechten Entsorgung ist die Frage einer **Abfallvermeidung** oder einer Abfallreduzierung.

Was kann zahnärztlicherseits, auch vonseiten der Zahnmedizinischen Fachangestellten, zur Abfallvermeidung getan werden?

2.2 Zwischenfällen vorbeugen und in Notfallsituationen Hilfe leisten

Lösungen ab Seite 267

2.2.1 Präventivmaßnahmen

01. Was kann von vornherein zur Verhinderung von **Allgemein-Zwischenfällen** getan werden?

02. Was kann **prophylaktisch** zur **Verhütung von Zwischenfällen** bei Risikopatienten getan werden?

2.2.2 Risikopatient

01. Unserer besonderen Beachtung und Betreuung bedürfen **Problempatienten**, denen neben überängstlichen Patienten, vor allem Risikopatienten zuzurechnen sind. Die Behandlung von Risikopatienten erfordert nicht nur vom Zahnarzt, sondern auch von seiner ZFA, Kenntnisse in der Beherrschung von Zwischenfällen, sodass sachgemäße Gegenmaßnahmen ergriffen und lebensbedrohliche Zustände abgewehrt werden können.
Was versteht man unter einem **Risikopatienten**?

02. Bei welchem Patientenkreis besteht ein **erhöhtes Behandlungsrisiko**?

03. Zu den wichtigsten Risikopatienten gehört der „**Marcumarpatient**". Was hat man darunter zu verstehen? Was bedeutet dies für die Behandlung?

04. Es gibt zahlreiche Patienten, z. B. Infarktpatienten, die unter einer Dauerbehandlung mit **Antikoagulantien** *(Blutgerinnungshemmende Mittel, wie* **Marcumar**, **Hepa**rin*präparaten oder* **Aspirin***)* stehen. Bei diesem Personenkreis muss vor jedem blutigen Eingriff, wozu auch schon eine Zahnsteinentfernung gehört, nach ihrem **Quickwert** gefragt werden.

a) Was versteht man unter Quickwert?
b) Was hat es zu bedeuten, wenn ein Patient seinen Quickwert mit 20 % angibt?

05. Was ist bei der **Behandlung von schwangeren Frauen** besonders zu beachten?

2.2.3 Zwischenfälle

01. Welche **Angaben** muss eine präzise **Notfallmeldung**, die in aller Regel von der ZFA abgegeben werden muss, da sich der Zahnarzt um den Patienten zu kümmern hat, enthalten?

02. Wenn auch schwere lebensbedrohliche Zwischenfälle in der Sprechstunde einer zahnärztlichen Praxis gottlob zu den seltenen Ereignissen gehören, muss das Praxisteam mit **Kenntnissen** und **Techniken** der **Erstversorgung** von Vitalstörungen vertraut sein. Was bedeutet das?

03. Mit welchen **Zwischenfällen** muss bei dem **Einsatz von** *Lokalanästhetika* gerechnet werden?

04. Was versteht man unter *Ohnmacht*, was unter einem *Kollaps*?

05. Woran kann man eine **nahende Ohnmacht** erkennen?

06. Was sind die **häufigsten Ursachen** einer Ohnmacht?

2. Hygiene, Vorbeugung und erste Hilfe

07. Welche **grundsätzlichen Maßnahmen** sind bei Eintritt einer Ohnmacht **vonseiten der Helferin** zu ergreifen?

08. Auf welche Weise kann in zahnärztlichen Praxen eine **künstliche Beatmung** vorgenommen werden?

09. Atemspende ist bei vielen Notfällen unerlässlich. Sie ist ein wesentlicher Bestandteil der Reanimation (Wiederbelebung). Dazu gibt es mehrere **Beatmungstechniken**. Welche kennen Sie?

10. Von größter Wichtigkeit nach Eintritt einer Notfallsituation ist die richtige Lagerung des Patienten. Abgesehen von den verschiedenen Varianten der Rückenlagerung mit Anheben der Beine, auf harter flacher Unterlage oder mit leichtem Anheben des Kopfes oder des Oberkörpers, muss der Patient in die stabile Seitenlagerung – auch Natolagerung – gebracht werden.

    Bei welchen Notfallsituationen trifft das zu?

11. Die Atemspende ist ein wichtiger Bestandteil der **Reanimation** (Wiederbelebung). Die einzelnen Schritte der Reanimation werden aus **mnemotechnischen Gründen** (Mnemotechnik ist die Kunst, das Einprägen von Gedächtnisstoff durch besondere Lernhilfen zu erleichtern) mit den Anfangsbuchstaben des Alphabets gekennzeichnet.

    Was bedeuten demnach die Buchstaben **A, B, C, D**?

12. Notfallsituationen treten meistens nicht schlagartig auf, sondern kündigen sich meist durch so genannte Prodrome (Vorboten) an. **Anzeichen lebensbedrohlicher Zustände**, die ein rasches und gezieltes Eingreifen erfordern, sind?

13. Mit zu den schlimmsten Ereignissen in einer zahnärztlichen Praxis gehört es, wenn ein Patient einen *Herzinfarkt* erleidet. Welche **Sofortmaßnahmen** sind zu ergreifen?

14. Welche **Blutungsarten** hat man zu unterscheiden und wodurch sind sie gekennzeichnet?

15. *Nachblutungen* gehören zu den häufigsten **Komplikationen** bei der zahnärztlichen Behandlung. Es gibt zahlreiche Untersuchungen, die beweisen, dass die Hälfte aller Nachblutungen ihre Ursachen im falschen Verhalten der Patienten unter grober Missachtung der zahnärztlichen Empfehlungen hat.

    Welche Gründe können zu Nachblutungen führen?

16. Nennen Sie bitte die zahnärztlichen Möglichkeiten zur wirkungsvollen **Bekämpfung von Nachblutungen**!

17. Narkosen – und sei es auch nur eine Rauschnarkose – können in einer zahnärztlichen Praxis nur dort durchgeführt werden, wo die unerlässlichen apparativen und

personellen Voraussetzungen gegeben sind. Dazu gehört auch das Vorhandensein eines **Narkose-Zwischenfallbesteckes**.

Welche **Instrumente** müssen in einem solchen Besteck enthalten sein?

2.2.4 Blut, Herz und Blutkreislauf

01. Welche **Organe** gehören zum **Kreislaufsystem**?

02. Das **Blut** besteht aus flüssigen (*Blutplasma*) und geformten (*Blutkörperchen*) Bestandteilen. Nennen Sie bitte in Deutsch und in der Fachsprache die **drei wichtigsten Formen der Blutkörperchen** mit Angabe von Menge, Bildungsstätte und Aufgaben!

03. Die **Blutgerinnung** ist ein komplizierter Vorgang, der in mehreren Phasen und Zwischenschritten abläuft. Schildern Sie bitte in knapper Form **den Ablauf der Blutgerinnung**!

04. Wie heißt der **flüssige Bestandteil** des Blutes? Woraus besteht er?

05. Beschreiben Sie bitte stichwortartig in Deutsch und in der Fachsprache den **Aufbau des Herzens**!

06. Welche **Gefäßtypen** kennen Sie?

07. Was verstehen Sie unter dem **großen** und dem **kleinen** Kreislauf? Beschreiben Sie jeweils seinen Verlauf!

08. Neben dem **Blutkreislauf** verfügt der Organismus noch über ein weiteres Netz flüssigkeitsführender Röhrchen mit dazwischen geschalteten Knoten. Es sind dies die **Lymphgefäße und Lymphknoten**. In ihnen zirkuliert Lymphe (*Gewebswasser*), eine dem Blutplasma ähnliche Flüssigkeit ohne zellige Bestandteile.

Welche **Bedeutung haben Lymphe und Lymphknoten**?

09. Was wissen Sie über die **Pfortader**?

2.2.5 Atmungssystem

01. Im **Rachen** (*Pharynx*), einem mit Schleimhaut ausgekleideten Muskelschlauch, kreuzen sich Atmungs- und Verdauungsapparat. Vom Rachen aus gelangt man in fünf verschiedene Räume. Welche sind das?

02. Mit dem **Nasenraum** stehen weitere Höhlen im Schädel, die so genannten **Nasennebenhöhlen**, in Verbindung. Wie heißen sie und welche Aufgaben haben sie zu erfüllen?

03. Die schematische Abbildung zeigt die verschiedenen Abschnitte der menschlichen **Luftwege**, die der Versorgung des Organismus mit Sauerstoff und Abgabe von Kohlendioxid dienen.

Welche **Einzelteile** bezeichnen die Buchstaben **A – O**?

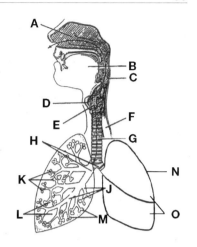

04. Erklären Sie bitte den **Vorgang der Atmung**!

3. Konservierende Behandlung

3.1 Kariestherapie begleiten

Lösungen ab Seite 279

3.1.1 Dentition

01. Was versteht man unter **Dentition**?

02. In welchem **Zeitraum** brechen folgende Zähne durch:

    1. Milchmolar, seitlicher Schneidezahn, Eckzahn, 1. Prämolar, 2. Molar?

03. In welchem Alter sind die **Milchzähne vollständig durchgebrochen**?

04. Wie werden die *ersten* bleibenden *Zähne* genannt?

05. Wie heißen die *ersten* bleibenden **Zähne** des *Wechsel*gebisses?

06. **Wechselgebiss = ?**

3.1.2 Histologie des Zahnes und Zahnbetts

01. Beschreiben Sie bitte den *histologischen Aufbau* eines **Zahnes** *(dens)* (Deutsch und in der Fachsprache):

    Unterscheiden Sie hierbei zwischen Zahn**weich**- und Zahn**hart**substanzen!

02. Wodurch ist das Dentin schmerzempfindlich?

03. Beschreiben Sie bitte in Deutsch und in der Fachsprache die Zusammensetzung des *Zahnhalteapparates* bzw. *Zahnbettes (Parodontiums)*!

04. Welche *Bestandteile* gehören zum **Parodontium**?

3.1.3 Karies

01. Was versteht man unter **Karies**?

02. Die **Karies ist** nach den heutigen Erkenntnissen eine durch *komplexe Ursachen* hervorgerufene unspezifische, atypische **Infektionskrankheit der Zahnhartsubstanzen**, an deren Zustandekommen **vier Faktoren** zusammenwirken müssen. Fehlt einer, entsteht keine Karies!

Nennen Sie bitte die vier **Grundvoraussetzungen**, die zur **Entstehung** und Entwicklung der **Karies** notwendig sind!

03. **Plaques** sind Feind Nr. 1 in der Zahnheilkunde: sie wirken erwiesenermaßen nicht nur **kariogen**, sondern sind **auch Hauptursache der Zahnbetterkrankungen**.

Welche *weichen Beläge* kennen Sie und woraus bestehen diese?

04. Welche **praktische Bedeutung** haben Plaques?

05. Die **Zahnkaries** hat keine Einzelursache, sondern einen **Multikausalkomplex** (vielseitig zusammenwirkende Faktoren). Durch welche *Faktoren* wird eine kariöse Entwicklung wesentlich *gefördert*?

06. Was versteht man unter **Prädilektionsstellen der Karies**? Nennen Sie Beispiele!

07. Es gibt mehrere Möglichkeiten der **Karieseinteilung**; von praktisch/klinischer Bedeutung ist die Klassifikation nach dem *Zerstörungsgrad* bzw. hinsichtlich der *Tiefenausdehnung*. Welche **Kariesformen** unterscheidet man nach dieser Klassifikation?

Ordnen Sie die Abbildungen den verschiedenen Formen zu:

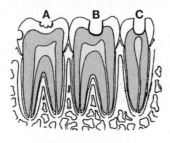

3. Konservierende Behandlung

08. Im Ablauf des kariösen Geschehens der Zähne differenziert man zwischen einer **Primär-** (*Erst-*) und einer **Sekundär-** (*Zweit-*) karies.

    Erläutern Sie bitte den Begriff **Sekundärkaries**!

09. Erklären Sie Ihrem Patienten kurz und mit einfachen Worten die **Entstehung der Karies**!

10. Was eignet sich zur **Kariesdiagnostik**?

3.1.4 Instrumente für die Zahnerhaltung

01. Welche Instrumente zählt man zum **einfachen Untersuchungsbesteck = Grundbesteck**?

02. Um welche **Pinzettenarten** mit Verwendungszweck handelt es sich in der Abbildung?

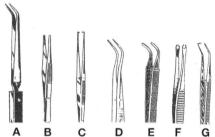

03. Woran erkennt man eine **chirurgische Pinzette**?

04. Um welche **Bohrertypen** handelt es sich in der Abbildung und wozu werden Sie verwendet?

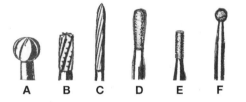
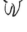

05. Welche **Antriebsmittel für Bohr- und Schleifkörper** finden heute in der modernen Zahnarztpraxis Verwendung?

06. Es besteht überhaupt kein Zweifel daran, dass die **Turbinenanwendung** große Vorteile mitsichbringt. Groß sind aber auch die Gefahren bei unsachgemäßem Umgang mit der Turbine.

    Worin bestehen diese **Gefahren**?

07. So groß die Vorteile der **Turbinenanwendung** auch sind, z. B. zum Entfernen alter Füllungen, bei der Kronenpräparation oder zum Trepanieren pulpentoter Zähne, so gibt es doch auch Verrichtungen, bei denen ein Turbineneinsatz infolge der hohen Umdrehungszahlen ungeeignet ist.

    Nennen Sie bitte **Kontraindikationen** (*Gegenanzeigen*) der Turbinenanwendung!

08. Was versteht man unter einem **Tray**?

09. Welche grundsätzlichen **Vorteile** bietet das **Traysystem**?

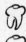 10. Welche **Möglichkeiten des Trockenlegens** gibt es?

11. Was versteht man unter einer **Matrize** und welche **Haupttypen** kennen Sie?

12. Welche **Matrizen** zeigt die Abbildung?

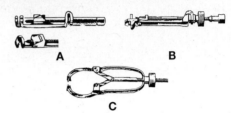

13. Welche **Möglichkeiten zum vorübergehenden Auseinanderdrängen** von Zähnen gibt es?

14. Welche besonderen **Vorteile** bieten **mechanische Anmischgeräte** mit Kapseln zur Bereitung von Füllungsmaterialien?

3.1.5 Füllungstherapie und -materialien

01. Unter einer **Kavität** versteht man die *präparierte Höhlung zur Aufnahme einer Füllung*. Der Altmeister der Zahnheilkunde **Black** hat schon vor Jahren eine heute noch gültige **Einteilung der Kavitäten** in fünf Klassen gegeben; wie lautet sie?

02. Wozu dient die **Unterfüllung**?

 03. Welche Präparate finden, abgesehen vom **Phosphatzement,** noch zu **Unterfüllungen** Verwendung?

04. Wozu werden **Phosphatzemente** benötigt?

05. Wodurch kann verhindert werden, dass Phosphatzement zu schnell erhärtet?

06. Welche **Grundforderungen** müssen an ein **temporäres** bzw. **provisorisches Verschlussmaterial** gestellt werden?

07. Nennen Sie bitte **Materialiengruppen für** *provisorische* **Verschlüsse**!

08. Was sollten Sie über **Zinkoxid-Eugenol-Zemente** wissen?

09. Welche Eigenschaften müssen von einem *definitiven* **Füllungsmaterial** verlangt werden?

3. Konservierende Behandlung

10. In welche **zwei** großen **Hauptgruppen** werden die **definitiven Füllungsmaterialien** eingeteilt und wodurch sind sie charakterisiert?

11. Nennen Sie bitte die drei **Hauptgruppen** *plastischer* **Füllungsmaterialien**!

12. Was versteht man unter *Composite*-**Materialien** und wozu finden sie Verwendung?

13. Wie nennt man den *Verfestigungsvorgang* bei **Kunststoffen** und wie erreicht man die Aushärtung?

14. Beschreiben Sie die *Behandlungsschritte* beim Legen einer **Kunststofffüllung** mit Säure-Ätz-Technik – getrennt in Tätigkeit der **ZFA** und des **ZA**!

15. Warum *könnten* **Composite-Füllungen** im Seitenzahnbereich als begrenzt einsetzbar angesehen werden?

16. Was versteht man unter einem *Edelamalgam*?

17. Führen Sie bitte die wichtigsten Vor- und Nachteile einer Amalgamfüllung an!

18. Wovon hängt im Wesentlichen die **Qualität** einer Amalgamfüllung ab?

19. Seit Einführung des Amalgams vor ca. 150 Jahren hat es immer wieder heftige kontrovers geführte Diskussionen, die auch in der Öffentlichkeit Beachtung fanden, über mögliche Gesundheitsschädigungen gegeben. Heute sind im Zeichen des Umweltschutzes und eines gestiegenen Gesundheitsbewusstseins die Fragen akut geworden:
    - Sind Amalgame gesundheitsschädlich?
    - Können Amalgamfüllungen überhaupt noch verantwortet werden?
    - Welche gesicherten Einwände gegen das Amalgam sind vom Standpunkt der Wissenschaft und aus praktischen Erfahrungen der Zahnheilkunde vorzubringen?

20. Übrigens ist es nicht das Quecksilber allein, das im zahnärztlichen Bereich **allergische** Reaktionen auslösen kann. Groß ist vielmehr die Zahl potenzieller Allergene. Nennen Sie bitte allergisierende *Medikamente* und *Werkstoffe* auf zahnärztlichem Sektor!

21. Bei welchen Arbeitsgängen der Amalgamverarbeitung bestehen **Gefahrenquellen** für **Patient** und **Praxispersonal**?

22. Bei strenger Einhaltung der Vorschriften über Quecksilberverarbeitung und Wahrung einer „**Quecksilber-Hygiene**" lassen sich Gesundheitsschäden für Patient und Praxispersonal mit an Sicherheit grenzender Wahrscheinlichkeit vermeiden. Nennen Sie bitte Richtlinien für eine sinnvolle „**Quecksilberhygiene**"!

23. Warum darf **Amalgam** nicht mit **ungeschützten** Fingern berührt werden?

24. Warum darf heute keine **Kupferamalgamfüllung** mehr Verwendung finden, weder zur Milchzahnfüllung noch zur retrograden Wurzelfüllung?

25. Der potenzielle gesundheitsschädliche Bestandteil der Amalgamfüllung ist toxikologisch gesehen unbestritten das Quecksilber. Warum ist Quecksilber so gefährlich?

26. Nach den Empfehlungen des BIAM (Bundesinstitut für Arzneimittel und Medizinprodukte) als Nachfolgeinstitut des ehemaligen BGA (Bundesgesundheitsamtes) sollen Amalgamfüllungen nicht mehr gelegt werden bei?

27. Bewiesen ist, dass Amalgamfüllungen zur durchschnittlichen Quecksilberbelastung der Bevölkerung beitragen. Groß sind deshalb die Bestrebungen der modernen Zahnheilkunde, durch Verbesserungen und Entwicklung neuer Füllungswerkstoffe, auf Amalgam verzichten zu können.

    Welche **alternativen Füllungsmaterialien zum Amalgam** gibt es?

28. Was versteht man
    a) unter einem **Inlay**,
    b) unter einem **Onlay**?

29. Aus welchen **Materialien** lassen sich *Einlage*füllungen (Inlays) herstellen?

30. Welche Vorteile bieten die **Goldgussfüllungen** (*Metallinlay*)?

31. Schildern Sie bitte den Ablauf einer **Inlayherstellung** nach der **indirekten Methode** – getrennt nach Tätigkeit der **ZFA** und des **ZA**!

32. Eine neue Möglichkeit zur Herstellung von Füllungen im Seitenzahnbereich sind computergefräste Keramikinlays. Dabei wird mithilfe des Computers aus einem vorgefertigten Keramikblock ein Inlay herausgefräst, das dann mit einem Composite eingesetzt wird. Es gibt diverse Verfahren zur Herstellung von Keramikinlays, wie Cerec.

    Welche Vor- und Nachteile haben solche **Keramikinlays**?

3.2 Endodontische Behandlungen begleiten

> Lösungen ab Seite 296

3.2.1 Anatomie des Schädels und des Knochens

01. Der **Schädel** des Menschen ist aus zahlreichen Knochen, die einzeln (1) oder paarig (2) angelegt sind, zusammengesetzt. Man unterscheidet Hirn- und Gesichtsschädel.

Welche *Knochen* (Deutsch und in der Fachsprache) gehören in welcher Anzahl zum **Hirnschädel**?

Benennen Sie die **Hirnschädel**knochen in der folgenden *Seitenansicht* des Schädels:

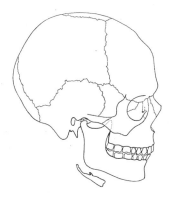

02. Welche **Knochen** (Deutsch und in der Fachsprache) gehören in welcher Anzahl zum **Gesichtsschädel**?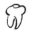

Benennen Sie die Gesichtsschädelknochen in der folgenden Ansicht des Schädels von *vorne*:

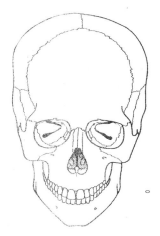

03. Benennen Sie in Deutsch und in der Fachsprache die mit Buchstaben gekennzeichneten **Knochen** und andere anatomische Besonderheiten in der *Seitenansicht* des Schädels!

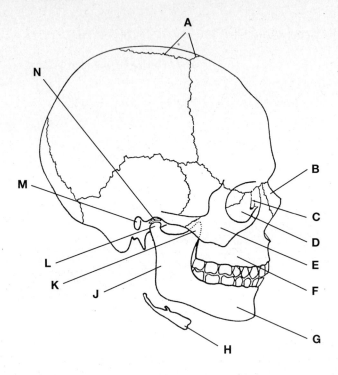

04. Benennen Sie die gekennzeichneten Stellen des Schädels *von unten* (Deutsch und in der Fachsprache!)

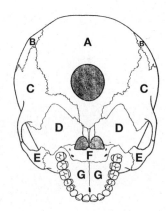

3. Konservierende Behandlung

05. Der **Unterkiefer** (*Mandibula*), der mit der Schädelbasis gelenkig verbunden ist, besteht im Wesentlichen aus einem **kompakten, hufeisenförmig gebogenen Körper** mit zwei **aufsteigenden Ästen**, die von einem Kanal durchzogen werden.

Benennen Sie in Deutsch und in der Fachsprache die in der schematischen Darstellung mit Buchstaben bezeichneten **anatomischen Besonderheiten**!

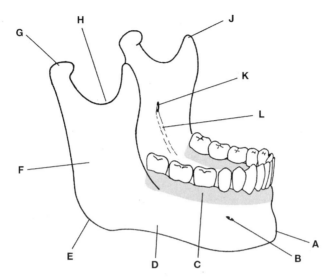

06. Der paarig angelegte **Oberkiefer** (*Maxilla*), besteht im Wesentlichen aus dem **Oberkieferkörper**, mit einem pyramidenförmigen Hohlraum, der **Kieferhöhle** (*sinus maxillaris* oder *Antrum maxillare*), die zu den **Nasennebenhöhlen** gehört. Vier Fortsätze (*Stirnfortsatz, Jochbeinfortsatz, Gaumenfortsatz und Zahnfächerfortsatz*) stellen die enge Verbindung mit dem Gesichtsschädel her.

Benennen Sie in Deutsch und in der Fachsprache die in der Vorder- und Seitenansicht mit Buchstaben bezeichneten **anatomischen Einzelheiten**.

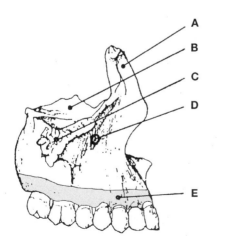
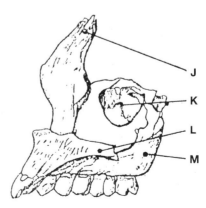

07. Nennen Sie die verschiedenen **Löcher des Schädels** und geben Sie an, in welchen Knochen sie sich befinden!

08. Beschreiben Sie den **Aufbau des Kiefergelenks** (siehe Skizzen)!

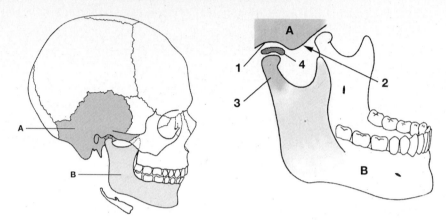

09. Welche **Art von Gelenk** finden Sie hier (siehe Skizzen 08?

10. Nennen Sie *Ursprung und Ansatz der* **Kaumuskeln**, welche den **Mundschluss** bewirken. Zu welcher **Art von Muskeln** gehören die Kaumuskeln allgemein?

11. Welche **Kaumuskeln** sind in den Abbildungen dargestellt und welche **Funktion** haben sie?

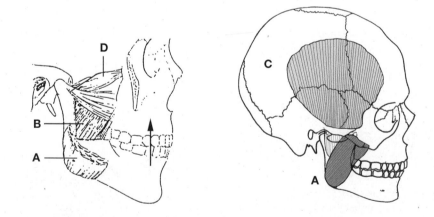

12. Knirschen: Welcher Muskel ist dabei vergrößert? Was bedeutet hier Abrasion? Aufbissschiene = ?

13. Nennen Sie die **Mundöffner**!

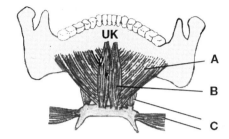

14. Neben den *Kaumuskeln* kennen wir in der Kopfmuskulatur auch noch die **mimische Muskulatur**, die der Kundgabe und Darstellung von Ausdruck und Stimmungen dient.

Nennen Sie wenigstens drei mimische Muskeln!

15. Übersetzen Sie bitte folgende Fachausdrücke aus dem Bereich der Anatomie:

Skelett, Extremitäten, processus, foramen, Tuber, sinus, discus, cranium.

16. Aus welchen **Schichten** ist der **Knochen** aufgebaut?

3.2.2 Das Nervensystem

01. Erläutern Sie kurz die **Gliederung des Nervensystems** und skizzieren Sie *Aufgaben* und *Funktionen*.

02. Welche Bestandteile gehören zum **Zentralnervensystem** (ZNS) und welche *Hauptfunktionen* haben sie zu erfüllen?

03. Beschreiben Sie Herkunft und Gliederung des *nervus trigeminus*.

04. Die Abbildung zeigt den Verlauf des **Trigeminus** mit seinen wichtigen **Nebenästen**.

Benennen Sie die mit Buchstaben bezeichneten **Nervenäste** und **anatomischen Besonderheiten**!

05. Wird der n. mandibularis verletzt, treten welche Symptome auf?

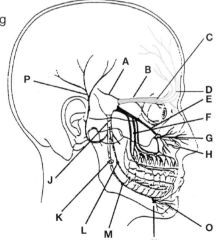

06. Der **n. facialis** versorgt motorisch die *mimische* Muskulatur. Nennen Sie die drei sichtbaren Krankheitssymptome der „Facialis-Parese".

07. Nennen Sie einige Aufgaben des n. trigeminus und n. facialis!

3.2.3 Instrumente zur Schmerzausschaltung

01. Welche grundsätzlichen Spritzensysteme kennen Sie?

02. Erklären Sie bitte anhand der Abbildung den Wirkungsmechanismus einer Carpulenspritze mit Aspirationsmöglichkeit!

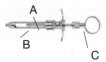

03. Was hat die Helferin bei der **verantwortungsvollen Tätigkeit des Aufziehens** einer Spritze zu beachten?

04. Nennen Sie beide Bedeutungen des Fachwortes „Aspiration"!

3.2.4 Mittel zur Schmerzausschaltung

01. Mittel, die zur Ausschaltung der Reizleitung sensibler Nerven dienen, nennt man **Anästhetika**: welche **Zusammensetzung** weisen sie zu welchem Zweck auf?

02. Welche Substanzen finden als **Vasokonstriktoren** Verwendung?

03. Welche Bedeutung hat der **vasokonstriktorische Zusatz**?

3.2.5 Anästhesieverfahren

01. Welche Möglichkeiten der **Schmerzausschaltung** gibt es grundsätzlich in der *Zahnheilkunde*?

02. Nennen Sie bitte **Behandlungsmaßnahmen**, bei denen **Infiltrations**- oder **Leitungsanästhesien** indiziert (*angezeigt*) sind?

03. Welche Möglichkeiten der **lokalen Schmerzausschaltung** kennen Sie?

04. Wann kann **Oberflächenanästhesie** in Form von *Salben, Lösungen* oder *Sprays* zur Anwendung gelangen?

3. Konservierende Behandlung   45

05. Bei einer Leitungsanästhesie wird die *Reizleitung eines ganzen Nervstranges* an seiner Ein- oder Austrittsstelle in/aus dem Knochen *blockiert*. An welchen Stellen kann im zahnärztlichen Bereich eine **Leitung** zur **Ausschaltung welcher Nerven** gelegt werden?

06. Was versteht man unter einer **extraoralen Leitungsanästhesie** und wann wird sie notwendig?

07. Welche Bereiche werden bei einer Leitungsanästhesie im UK (rechts) taub? (Begründung!)

08. Was versteht man unter einer **intraligamentären Injektion** bzw. **Intraligamentalanästhesie**?

09. Eine zentrale Schmerzausschaltung durch **Narkose** darf nur von einem Facharzt (*Anästhesist*) durchgeführt werden, der über ausreichende Kenntnisse und praktische Erfahrungen in Narkose, sowie Beherrschung von Narkosezwischenfällen verfügt.

Welche Narkotika finden heute allgemein Verwendung?

10. Zur zentralen Schmerzausschaltung gibt es verschiedene Möglichkeiten. Welche **Narkosearten** gibt es mit kurzer Typisierung?

11. Eine **Narkose** läuft in mehreren **Phasen** ab. Wie heißen in Deutsch und in der Fachsprache die verschiedenen **Narkosestadien** und wodurch sind sie gekennzeichnet?

12. Welche Medikamente und Materialien sollten im **Narkosezwischenfallbesteck** enthalten sein?

3.2.6 Erkrankungen der Pulpa und des apikalen Parodontiums

01. **Pulpenentzündungen** können sich in vielseitigen histologischen Zustandsbildern zeigen. Welche **Formen** von **akuten Pulpitiden** (*Zahnmarkentzündungen*) kennen Sie hinsichtlich Ausdehnung und Beschaffenheit des entzündlichen Exsudates (*Entzündungsflüssigkeit*)?

02. Welche **klassischen Symptome** trifft man bei einer **Pulpitis acuta serosa totalis** (*Entzündung der gesamten Pulpa mit einem wässrigen Erguss*) an?

03. Welche **Folgen** können **unbehandelte Pulpitiden** nach sich ziehen?

04. Welche **Formen** der **chronisch periapikalen Parodontitiden** kennen Sie?

05. Welche Arten von **Eiteransammlungen** kennen Sie?

06. Die chronisch periapikalen Parodontitiden haben eine große Bedeutung im Zusammenhang mit der **Fokalinfektion**. Erklären Sie bitte, was man unter Fokal- bzw. Herdinfektion zu verstehen hat?

07. Durch **welche Zahnherde** können welche **Sekundärleiden an welchen Organen** ausgelöst werden?

08. Erklären Sie: **Fistel/Osteomyelitis/Sequester**!

09. Bringen Sie die **Folgen unbehandelter Karies** in die richtige Reihenfolge:

Hyperämie – Pulpitis totalis – Pulpengangrän – Ostitis – submuköser Abszess – apicale Parodontitis – caries profunda – subperiostaler Abszess – Pulpennekrose – Pulpitis partialis

10. Was bedeutet: nekrotisch, purulent, ulzerös, gangränös?

3.2.7 Endodontie

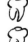
01. Erklären Sie bitte, was man unter **Endodontie** zu verstehen hat!

02. Welche **Behandlungsmaßnahmen** kennen Sie zur **Vitalerhaltung** (*Lebenderhaltung*) **der Pulpa**?

03. Was versteht man unter einer **direkten Überkappung** und was soll damit erreicht werden?

04. Mit welchen **Instrumenten** können **Wurzelkanäle aufbereitet** werden?

05. Welche Wurzelkanalinstrumente sind in der Abbildung dargestellt? Wozu werden sie verwendet?

06. Welche **Farben der Handgriffe** der Wurzelkanalinstrumente entsprechen den aufsteigenden ISO-Nummern ab 15?

3. Konservierende Behandlung

07. Tragen Sie zu den einzelnen **Instrumentenbegriffen** die entsprechenden **ISO-Symbole** ein!

	Beutelrockbohrer
	Exstirpationsnadel
	Reamer = Kerrbohrer
	Kerrfeile
	Hedströmfeile
	Rattenschwanzfeile
	Lentulo = Förderspirale

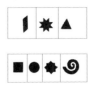

08. Welche **Sicherheitsvorkehrungen** müssen zum Schutze der Patienten **vor Verschlucken oder Aspiration** *(Einatmung)* von Wurzelkanalkleininstrumenten getroffen werden?

09. Stellen Sie eine Tabelle mit Aufbereitungs- und Wurzelkanalfüllinstrumenten auf!

10. Was ist eine **Sensibilitätsprüfung/Vitalitätsprüfung**? Wie wird sie durchgeführt?

11. Wann ist eine Vitalitätsprüfung positiv, wann negativ? Nennen Sie Beispiele!

3.2.8 Endodontische Behandlungsmaßnahmen

01. Welche **Chemikalien** finden zur **Devitalisation der Pulpa** Verwendung? Nennen Sie jeweils ein Beispiel!

02. Welche **Wurzelbehandlungsmethoden zur Entfernung** einer total entzündeten, nicht mehr erhaltungsfähigen und erhaltungswürdigen **Pulpa** kennen Sie?

03. Welche generellen **Vorteile** bietet die **Vitalexstirpation**?

04. Schildern Sie bitte den **Ablauf** einer **Vitalexstirpation** in ihren einzelnen Phasen!

05. Welche **Instrumente** werden in welcher Reihenfolge bei einer **Vitalexstirpation** zu welchem Zweck benötigt?

06. Was versteht man unter einer **Gangränbehandlung**?

07. In **wie viel Sitzungen** mit welchen Verrichtungen wird eine **Gangränbehandlung** durchgeführt?

08. An der **Gangränbehandlung** ist schon immer heftige Kritik geübt worden. Da bei der Gangrän eine weitgehende bakteriell-toxische Verseuchung des Wurzelkanalgebietes vorliegt, wird eine ausreichende **Desinfektion der infizierten Dentinka-**

nälchen und der **apikalen Verzweigungen** als absolute **Voraussetzung für** einen dauerhaften **Behandlungserfolg** infrage gestellt.

Unter welchen **Bedingungen** ist von einer **Gangränbehandlung Abstand** zu nehmen?

09. Vergleichen Sie die Merkmale einer **Pulpitis-** mit einer **Gangränbehandlung**!

10. Welche **Wurzelbehandlungsmethoden** finden mit einer **Wurzelfüllung** ihren Abschluss?

11. Welche **Grundforderungen** sind an ein **Wurzelfüllmaterial** zu stellen?

12. Was soll mit einer **Wurzelfüllung bezweckt** werden?

13. Erklären Sie: **Pulpotomie** und **Mortalamputation**!

14. Wie lassen sich **Wurzelfüllmaterialien** einteilen? Nennen Sie jeweils ein Beispiel dazu!

15. Mit welchen **Komplikationen** muss nach einer **Wurzelbehandlung** gerechnet werden?

16. Warum werden Nickel-Titan-Instrumente in der Endodontie eingesetzt?

4. Chirurgische Behandlungen begleiten

4.1 Allgemeine Pathologie

Lösungen ab Seite 317

01. Übersetzen Sie bitte die folgenden **Begriffe** aus dem Bereich der *Pathologie*:

pathologisch – pathogen – Anamnese – Symptom – Diagnose – Therapie – Prognose – Pathogenese – Ätiologie – Noxe – Prophylaxe – Rezidiv – Resistenz – Rekonvaleszenz – Trauma – endogen.

02. Nach ihrer **Entstehung** unterscheidet man bei Krankheiten, die im *Inneren* des Organismus ihre Ursache haben (= **endo**gene Erkrankungen) und Krankheiten, die von *außen* an den Körper herantreten (= **exo**gene Erkrankungen).

Nennen Sie bitte aus beiden Gruppen **je drei Beispiele**!

4. Chirurgische Behandlungen begleiten

03. Bezüglich des Krankheitsverlaufes spricht man von **akuten, chronischen** und **subakuten** Erkrankungen.

Definieren Sie bitte, wodurch akute und chronische Krankheiten gekennzeichnet sind und nennen Sie bitte **je drei Beispiele**!

04. Nennen Sie bitte in Deutsch und in der Fachsprache die fünf **Kardinalsymptome** einer **akuten Entzündung**!

05. Wie heißt der **Fachausdruck für Eiter** und woraus **besteht** dieser?

Nennen Sie die **drei Formen** einer purulenten Entzündung!

06. Was ist ein **Tumor**? Welche zwei grundsätzlichen **Arten** gibt es und **wodurch unterscheiden** sie sich?

Nennen Sie **drei Beispiele** für gutartige Tumore!

07. Was verstehen Sie unter einem **Karzinom** und einem **Sarkom**?

08. Was ist eine **Epulis**?

09. Trauma = ?

10. Nennen Sie alle Bedeutungen von **Luxation** in unserem Fachgebiet!

4.2 Chirurgische Instrumente

Lösungen ab Seite 319

01. Welche Instrumente haben eine **Arretierung** (*Sperrvorrichtung*)?

02. Welche **Extraktionszangen** sind in der Abbildung dargestellt und welche Zähne werden damit entfernt?

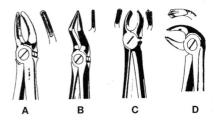

A B C D

03. Zur Entfernung der Zähne gibt es verschiedene **Zahnzangen** und **Hebel**. Welche **Instrumente** benötigt der Zahnarzt **zur Entfernung der Zähne 11, 27 und 36** in der Situation, dass beim Extraktionsversuch mit der Zange der Zahn **36 abgebrochen** und in der mesialen Alveole ein Wurzelrest zurückgeblieben ist?

04. Welche Instrumente sind in der **Abbildung** dargestellt und wann kommen sie zur Anwendung?

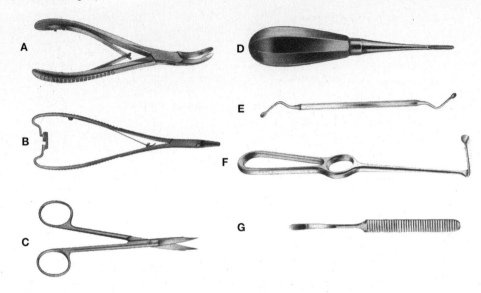

05. Welche Instrumente verbinden Sie mit folgenden Namen:

Bein – Langenbeck – Luer – Lindemann – Luniatschek – Miller – Müller – Heister?

06. Wozu finden folgende **Instrumente** Verwendung:

Küretten – Raspatorium – kugelförmige Knochenfräse – Rabenschnabelzange – scharfer Löffel?

 07. Mit welchen **Instrumenten** können **Knochenabtragungen** vorgenommen werden?

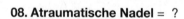 **08. Atraumatische Nadel** = ?

09. Welche **Instrumente** werden in welcher Reihenfolge zu welchem Zweck bei einer **Wurzelspitzenresektion** (Apektomie) benötigt?

10. Welche Instrumente benötigt man **zu folgenden Behandlungen?**
- Entfernung von Wurzelresten im Oberkiefer
- Bildung eines Schleimhaut-Periostlappens
- Eröffnung eines Abszesses

 11. Was unterscheidet **resorbierbare von nicht resorbierbaren Fäden?**

4.3 Chirurgische Behandlungsmaßnahmen

Lösungen ab Seite 321

4.3.1 Zahnentfernung

01. Der Bereich der chirurgischen Zahn-, Mund- und Kieferheilkunde ist umfangreich und geht über die in der täglichen Allgemeinpraxis anwendbaren Behandlungen und Operationsmethoden weit hinaus.
Welche **Teilgebiete** umfasst die **zahnärztliche Chirurgie**?

02. Der häufigste **chirurgische Eingriff** in der täglichen Praxis ist die **Zahnentfernung**. Welche **grundsätzlichen Möglichkeiten** gibt es hierzu?

03. Welche **Aufgaben** hat die **ZFA bei einer Zahnentfernung**?

4.3.2 Operative Eingriffe

01. Welche Tätigkeiten und Verrichtungen gehören zu den **Aufgaben einer ZFA vor** und **während eines chirurgischen Eingriffes**?

02. Worin besteht der Unterschied zwischen **Inzision** und **Exzision**?

03. Nennen Sie bitte **Beispiele** von **Exzisionen**!

04. Wann führt der Zahnarzt eine **Inzision** durch?

05. Nennen Sie bitte die **verschiedenen Arbeitsgänge** bei einer **Wurzelspitzenresektion** (Apektomie)!

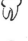

06. Erklären Sie – kurz und verständlich – einem Patienten den Ablauf einer Wurzelspitzenresektion!

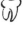

07. Schildern Sie bitte stichwortartig die einzelnen **Behandlungsschritte** einer **operativen Wurzelrestentfernung** durch **Osteotomie**!

08. Erklären sie kurz, für den Patienten verständlich, diese Art von Osteotomie!

09. Um **welchen operativen Eingriff** handelt es sich in der schematischen Abbildung?

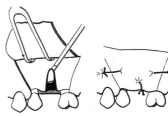

10. Wann und wozu wird eine **retrograde Wurzelfüllung** gelegt?

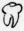
11. Welcher **operative Eingriff** ist in der Abbildung schematisch dargestellt?

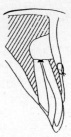

12. Was können Sie hinsichtlich der **Indikation** bei den **Operationstechniken** sagen?

13. **Kieferhöhlentrepanationen** sind auch bei einwandfreier Extraktionstechnik möglich. Sie müssen jedoch erkannt werden:

   Wie heißt der **Fachausdruck** hierfür?
   Wann und **bei welchen Zähnen** kann dies passieren?
   Wie kann man **feststellen, ob** eine **Kieferhöhle eröffnet** wurde?

14. Wie funktioniert der **Nasenblasversuch**?

15. Um **welchen operativen Eingriff** handelt es sich in der Abbildung?

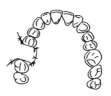

16. Worauf muss man den *Patienten hinweisen*, wenn ein plastischer Verschluss der Kieferhöhle durchgeführt worden ist?

17. Erklären Sie die Begriffe:

Alveolotomie	
Germektomie	
Hemisektion	
Implantation	
Sequestrotomie	

4.3.3 Präprothetische Chirurgie und Implantologie

01. Was versteht man unter **präprothetischer Chirurgie** und welche zwei **grundsätzlichen Möglichkeiten** gibt es, den Halt von Prothesen zu verbessern?

4. Chirurgische Behandlungen begleiten　　　　　　　　　　　　　　　　53

02. Nennen Sie bitte **chirurgische Eingriffe** zur **Verbesserung des Prothesenlagers!**

03. Die **zahnärztliche Implantologie** hat in den letzten Jahren einen ungeheuren Aufschwung genommen. Die orale Implantologie ist ein neuer Zweig der modernen Zahnheilkunde, deren Entwicklung noch nicht abgeschlossen ist und wo immer noch mit Neuerungen und Verbesserungen zu rechnen ist, was vor allem neue gewebsverträgliche Materialien und Implantationsformen betrifft. Hinsichtlich ihrer Verankerungsart unterscheidet man *grundsätzlich* zwei verschiedene Implantationssysteme. Welche?

04. Welche **verschiedenen Implantatformen** gibt es?

05. Als Erfolg einer implantatorischen Maßnahme gilt ein Zustand, bei dem ein reizlos eingeheiltes Implantat durch eine prothetische Suprakonstruktion über Jahre hinweg funktionsgerecht belastet werden kann.

Welche Voraussetzungen müssen für die Erfolgssicherheit einer oralen Implantation gegeben sein?

06. Nennen Sie bitte die **Hauptindikationen** zur oralen **Implantationsbehandlung!**

07. Bei implantatorischen Maßnahmen erfordert die Aufklärung eine besondere Sorgfaltspflicht und eine gesicherte Dokumentation, damit in einem evtl. Streitfall eine einwandfreie Beweisführung möglich ist.

Auf welche Punkte muss in einem unerlässlichen **Aufklärungsgespräch** eingegangen werden?

08. Biokompatibel = ? Nennen Sie ein Implantatmaterial als Beispiel!

4.3.4 Chirurgische Kieferorthopädie

01. Nennen Sie bitte Beispiele aus der **chirurgischen Kieferorthopädie!**

02. Erklären Sie bitte die Begriffe **Retention** und **Verlagerung!**

03. Was versteht man unter einer **dentitio tarda** und welche **Ursachen** kann sie haben?

04. Was versteht man unter einer **dentitio difficilis** und welche erhebliche **Beschwerden** kann sie verursachen?

4.3.5 Postoperative Beratung und Komplikationen

01. Nach **Extraktionen** und operativen Eingriffen müssen den Patienten entsprechende Anweisungen erteilt und sie auf mögliche **Komplikationen** aufmerksam gemacht werden. Da es im Routinebetrieb einer florierenden Praxis kaum möglich ist, die Patienten ausreichend aufzuklären, zumal sie sich nach operativen Eingriffen in einem erregten und wenig ansprechbaren Zustand befinden, werden sie die mündlichen Anweisungen nur unvollkommen aufnehmen. Deshalb ist die Aushändigung eines Merkblattes unerlässlich.

Nennen Sie bitte die wichtigsten **Verhaltensregeln nach Extraktionen** und **operativen Eingriffen**!

02. Bei **geringer Nachblutung**: Was sollte der Patient tun?

03. Mit welchen **Komplikationen** muss nach **Extraktionen** und operativen Eingriffen gerechnet werden?

04. Was versteht man unter **dolor post** und welche **Ursachen** kommen dafür in Betracht?

05. Durch welche **allgemeinen** und **lokalen Faktoren** kann die **Wundheilung gestört** sein?

06. Was versteht man unter einer **Kieferklemme** und was sind die häufigsten **Ursachen**, die zu einer Kieferklemme führen?

Was ist eine **Kiefersperre**?

4.4 Arzneimittellehre

> *Lösungen ab Seite 331*

4.4.1 Allgemeines, Formen und Anwendung von Arzneimitteln

01. Übersetzen Sie bitte folgende **Fachausdrücke** aus dem Bereich der Pharmakologie:

    Pharmakologie – Toxikologie – Applikation – Tagesdosis – Infusion – Innunktion – Injektion – Inhalation – Prämedikation – Rezept – causal – palliativ – symptomatisch – substituierend – toxisch

02. Was hat man im rechtsmedizinischen Sinn überhaupt unter einem **Arzneimittel** zu verstehen?

03. Alle Flaschen und Behälter müssen klar und unmissverständlich beschriftet sein und ihren Verwendungszweck zweifelsfrei erkennen lassen. Die **verschiedenen Etiket-**

4. Chirurgische Behandlung begleiten   55

ten (*Aufklebezettel*) müssen sicher und fest haften; unleserliche oder abgefallene Aufkleber müssen sogleich erneuert werden. Dies gilt für äußerlich und innerlich anzuwendende Arzneimittel ebenso wie für Gifte und Kaustica (*Ätzmittel*).

Wie sind **feuergefährliche Mittel** zu kennzeichnen und nennen Sie bitte **Beispiele aus der Zahnarztpraxis**!

04. Ordnen Sie drei weiteren Gefahrenstoffen ihre Eigenschaften und Beispiele zu!

05. Wie sollten **Arzneimittel aufbewahrt** werden? Nennen Sie ein paar Beispiele!

06. Worum handelt es sich bei den folgenden **Arzneimittelzubereitungen**:
Tablette – Dragee – Kapsel – Suppositorium – Tinktur – Aerosol?

07. Auf welche Weise können *Medikamente*
a) über den Verdauungsweg (= **enteral**),
b) unter Umgehung des Verdauungsweges (= **parenteral**) in den Körper gebracht werden?

08. Welche Injektionsarten kennen Sie?

09. An welchen Stellen des menschlichen Körpers können **intramuskuläre Injektionen** vorgenommen werden? Wie lautet die Abkürzung für intramuskulär?

10. In welcher Form können **Antibiotika appliziert** (*verabreicht*) und wie angewendet werden?

11. Erklären Sie Ihrem Patienten folgende Darreichungsformen: intramuskulär, rektal, intravenös, peroral, sublingual und perkutan!

4.4.2 Arzneimittelgruppen

01. Es gibt eine ganze Reihe von **Arzneimitteln**, die in der Zahnarztpraxis zur Anwendung kommen, wodurch die Reaktionsgeschwindigkeit und das Kritikvermögen nachhaltig vermindert wird, sodass die **Fahrtüchtigkeit erheblich eingeschränkt** oder gar ausgeschlossen ist. Die eindringliche Mahnung an die Patienten, nach operativen Eingriffen und Einnahme entsprechender Medikamente, kein Fahrzeug mehr zu führen, gehört zur **Aufklärungspflicht**; das betrifft auch die **ZFA**.

Nennen Sie bitte mindestens **sechs Arzneimittelgruppen**, welche die Verkehrssicherheit und Fahrtüchtigkeit einschränken oder ausschließen!

02. Warum ist **Alkohol** in Verbindung mit **Arzneimitteleinnahme** so besonders **gefährlich**?

03. Wie wirken **Blutstillungsmittel** (*Hämostyptika*)?

04. In welcher **Form** können **Hämostyptika** zur Anwendung kommen?

05. Zu welcher **Arzneimittelgruppe** gehören folgende Medikamente (Deutsch und in der Fachsprache):

Arsen – Clauden – Fluorid – Marcumar – Isocillin oder Neomycin – N 2 – Suprarenin – Valium – Wasserstoffperoxid – Ultracain oder Xylestesin – Zinkoxid/Nelkenöl?

06. Wie heißen folgende **Medikamentengruppen** in der Fachsprache:

Ätzmittel – Blutstillungsmittel – Blutgerinnungshemmende Mittel – Blutdruck senkende Mittel – Entzündungshemmende Mittel – Fieber senkende Mittel – Mittel gegen Vergiftungen – Gewebszusammenziehende Mittel – Herzmittel – Kreislaufmittel – Krampflösende Mittel – Mittel gegen Überempfindlichkeitserscheinungen – Schmerzmittel?

07. Was sind die **wirksamsten Medikamente zur Bekämpfung von Krankheitserregern** im Organismus und warum?

08. Gegen welche Mikroorganismen sind **Antibiotika** wirksam?

09. Welche entscheidenden **Nachteile** haben **Antibiotika**?

4.4.3 Das Rezept

01. Welche Arten von **Rezeptformularen** gibt es?

02. Was ist ein **Rezept**?

03. Das Rezept hat eine festgelegte Form und muss in einer bestimmten **Gliederung** welche **Eintragungen** aufweisen?

04. Welche **Angaben** werden auf Rezepten **im Arzneimittelfeld** aufgeführt?

05. Was bedeuten folgende **Angaben** auf **Rezepten**:

Rp – Drag. – Tbl. – Supp. – OP – N1 / N2 / N3 – p.c. – ad man.med. – ad us.propr. – noctu – S.?

06. Welche **Abgabegruppen der Arzneimittel** kennen Sie?

07. Bereiten Sie ein Kassenrezept für den bei der BEK Freising versicherten Hugo Zahn, Flughafenstr. 3, 85356 Freising (geb. 08.10.65, Versichertenstatus: Mitglied, Abrechnungsgebiet: alte Bundesländer, Gültigkeitsdauer der Karte: 03/06, Kassennr. 8380007, Versichertennr. 165836393, Vertragsarztnr. 6404587), vor. Herr Zahn soll die kleinste Packungsgröße des Analgetikums Ibuprofen und des Antibiotikums Isocillin erhalten.

08. Was bedeuten die Bezeichnungen N1/N2/N3 auf einem Rezept?

4. Chirurgische Behandlung begleiten

4.5 Psychodontie

Lösungen ab Seite 337

01. Eine qualifizierte ZFA muss nicht nur eine zuverlässige Kraft in allen fachlichen und sachlichen Belangen sein, sondern auch über ausreichende Kenntnisse und Fähigkeiten auf psychologischem Gebiet verfügen.

    In Wahrnehmung dieser Aufgaben nimmt die ZFA eine absolute Schlüsselstellung ein. Denn eine aufgeschlossene kontaktfreudige ZFA kann, wie sonst niemand, als Mittlerin zwischen Zahnarzt und Patient fungieren, mit Einfühlungsvermögen und Hilfsbereitschaft einen günstigen Einfluss auf die Psyche des Patienten ausüben und ihm eine echte Hilfe sein bei der Überwindung von Angst und Schrecken vor dem „Zahnarztmilieu".

    Zunächst sollen einmal wichtige Begriffe der psychologischen Terminologie definiert werden. Was versteht man unter

    a) Psycho*dontie*
    b) Psycho*logie*
    c) Psycha*gogik*
    d) Psycho*somatik*?

02. Um sich auf Patienten richtig einstellen und sich ihnen gegenüber korrekt und hilfsbereit verhalten zu können, ist es gut, Patienten psychologisch richtig einordnen und einschätzen zu können. Zur Vermittlung der hohen Kunst des behutsamen Umganges mit Patienten und zur Bereicherung der Menschenkenntnis, kann eine Patiententypologie beitragen.

    Nach welchen unterschiedlichen Kriterien lassen sich Patienten zusammenfassen, wobei natürlich Übergänge und Abstufungen möglich sind?

03. Um welchen **Körperbautyp** handelt es sich in der Abbildung nach der *Kretschmer'schen Konstitutionstypologie*, die auch im zahnärztlichen Bereich Bedeutung hat, da nach ihr auch **Zahnformenbestimmung** vorgenommen wird.

    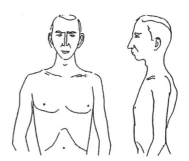

04. Groß ist die Zahl der **Problempatienten** = Sammelbegriff für *alle schwierig zu behandelnden* Patienten, nicht zu verwechseln mit Risikopatienten, die eine Untergruppe davon sind.

    Welche Patienten, die einer besonderen psychologischen Führung und Betreuung durch die ZFA bedürfen, rechnet man zu den Problempatienten?

05. Welche **Verhaltensweisen** sind im Umgang mit Patienten unbedingt zu vermeiden?

06. **Ängste** mit psychischer Unruhe oder doch „Ängstlichkeiten", die in extremen Fällen zu Herzklopfen, Atemnot, Schweißausbrüchen, Magenschmerzen, Diarrhoe (Durchfall) etc. führen können, plagen viele Patienten, oft schon Tage vor einem Zahnarztbesuch. Die Ängste vor dem Zahnarzt können viele Ursachen haben.

Nennen Sie bitte die wichtigsten!

07. Die Rolle der ZFA bei der **Kinderbehandlung** als Mittlerin zwischen Zahnarzt und Kind/Eltern kann gar nicht hoch genug eingeschätzt werden.

Nennen Sie bitte einige *Grundvoraussetzungen* für eine erfolgversprechende Kinderbehandlung!

08. Eine ZFA, die effektiv an der Kinderbehandlung mitwirken und dabei ihrem Chef die Arbeit wesentlich erleichtern kann, muss bestimmte *Eigenschaften* besitzen.

Nennen Sie bitte welche!

09. Auch bei der Behandlung **Schwangerer** sind einige Besonderheiten zu beachten. Welche?

10. Einer besonders verständnisvollen fürsorglichen Betreuung und liebevollen, jedoch nicht aufdringlichen Zuwendung, bedürfen **Behinderte**. Zunächst die Frage: Was versteht man unter einer Behinderung?

11. Bei der Behandlung von Behinderten ist u. a. vonseiten der ZFA auf Folgendes zu achten?

5. Parodontologische Behandlung

5.1 Behandlungen von Erkrankungen der Mundhöhle und des Zahnhalteapparates begleiten

Lösungen ab Seite 342

5.1.1 Erkrankungen des Zahnhalteapparates

01. Nennen Sie die *Merkmale* gesunder Gingiva!

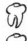

02. Nennen und beschreiben Sie die **Teile der Gingiva und der Mundschleimhaut**!

03. Aus **welchem Gewebe** besteht die Mundschleimhaut?

04. Übersetzen Sie folgende Fachwörter:
Gingivitis, Gingivitis ulcerosa, Gingivahyperplasie und **Gingivahypertrophie, Stomatitis!**

05. Erklären Sie folgende Begriffe:
Parodontium, Parodontologie, Parodontopathie, Parodontitis!

06. Was gehört zum **Parodontium**?

07. Wie heißt der Index zur Früherkennung der Parodontitis?

08. Nennen Sie bitte die **vier** für den PAR-Status *wichtigsten* **Formen von Parodontalerkrankungen** mit einer kurzen Typisierung!

09. Wie lassen sich **gingivale Erkrankungen** unterscheiden?

10. Was versteht man unter den Abkürzungen **NUG** und **NUP**?

11. Welche *Unterteilung* kennen Sie bei **entwicklungsbedingten bzw. erworbenen Deformationen oder Zuständen**?

12. Zahlreich sind die **Ursachen**, die zu einer **Parodontopathie** führen. Nennen Sie bitte die drei großen **Ursachenkomplexe**!

13. Hauptursache aller Zahnbetterkrankungen sind **lokale Reizfaktoren**, die unmittelbar am **Zahnfleischrand** angreifen.
Nennen Sie bitte die **exogenen Reizfaktoren**, die zur **Entstehung** einer **Parodontopathie** beitragen!

14. Worin bestehen die wesentlichen **Unterschiede** zwischen **Zahnstein** und **Konkrementen**?

5.1.2 Vorbereitungen zur Behandlung von Parodontopathien (Zahnbetterkrankungen)

01. Entgegen der Meinung, Zahnbetterkrankungen seien ein schicksalhaftes Ereignis, gegen das man so gut wie nichts unternehmen könne, lassen sich die verschiedenen Formen **einer Parodontitis** mit einer **systematischen PAR-Behandlung** mit Erfolgsaussichten behandeln.
Was versteht man unter einer **systematischen PAR-Behandlung**?

02. Welche einzelnen **Abschnitte** umfasst die **systematische PAR-Behandlung**?

03. Eine systematische *PAR-Behandlung* wird auf Dauer nur erfolgreich sein, wenn der *Patient* kräftig *mitarbeitet* und eine *vorbildliche Mundhygiene* betreibt. Die

Überprüfung, ob ein Patient dazu bereit und fähig ist, ist mit ein Grund für die **Vorbehandlung**.

Welchen **Zweck** hat darüber hinaus die auch von allen Krankenkassen vor der eigentlichen PAR-Behandlung zwingend geforderte Vorbehandlung, die sich über mehrere Sitzungen erstreckt und viel Zeit in Anspruch nimmt?

04. Auf welche Weise kann **Zahnsteinentfernung** vorgenommen werden?

05. Welche grundsätzlichen **Vorteile** bieten **Ultraschallgeräte** zur **Entfernung weicher** und **harter Zahnbeläge**?

06. Aus welchen Gründen muss **zwischen Vorbehandlung** und **Hauptbehandlung** bei der systematischen PAR-Behandlung eine **Wartezeit** von 3 – 4 Wochen eingelegt werden?

07. Welche **Aufgaben** kann und darf auch eine **ZFA** im Rahmen der **Vorbehandlung** übernehmen?

5.1.3 Parodontalstatus

01. Welche **Unterlagen** müssen vor der Durchführung einer **systematischen PAR-Behandlung** erstellt werden?

02. Der **Parodontalstatus** hat mehrere **Funktionen** zu erfüllen. Wozu dient er?

03. Der **Parodontalstatus** enthält mehrere **Abschnitte**. Welche **Gliederung** weist er auf?

04. Was sind auf einem Parodontalstatus **MUSS-Angaben**? Wie werden sie eingetragen?

05. In der Anleitung zum Ausfüllen des deutschen **Parodontalstatus** sind die wichtigsten Befunde mit den einzutragenden **Zeichen** und **Symbolen** aufgeführt.

Interpretieren Sie bitte die in der Abbildung eingetragenen **Zahlenwerte**!

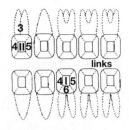

06. Ab welcher **Taschentiefe** ist ein Parodontium **behandlungsbedürftig**?

07. Wie viele **Lockerungsgrade** mit welcher Bedeutung kennt der deutsche Parodontalstatus?

08. Unterscheiden Sie **Muss**- und **Kann-Befunde** auf dem PAR-Status, z. B. fehlende Zähne, vorhandene Karies, Füllungen, Kronen und Brücken, marktote Zähne, Taschentiefen, Bi- und Trifurkationen sowie Lockerungsgrad!

5. Parodontologische Behandlung

09. Erklären Sie folgende Fachbegriffe des PAR-Status:

Abrasion, endodontale Läsion, Furkation, Furkationsbefall, Rezession, Taschentherapie, geschlossenes und offenes Vorgehen, Debridement!

10. Was kann eine Therapieergänzung sein?

11. Bei den meisten Patienten herrschen oft falsche Vorstellungen über die Möglichkeiten parodontaltherapeutischer Maßnahmen. So meinen nicht wenige „da kann man gar nichts machen", wieder andere erwarten Wunderdinge.
Was soll und kann **mit einer systematischen PAR-Behandlung erreicht werden?**

12. Was versteht man unter einem **reattachment?**

5.1.4 Parodontologische Behandlungsmaßnahmen

01. Welche speziellen Instrumente finden zu welchem Verwendungszweck in der **PAR-Behandlung** (= Behandlung von **Parodontopathien** = Sammelbegriff für alle **Zahnbetterkrankungen**) Verwendung?

Vergleichen Sie Scaler und Kürette!

02. Zur **Taschentherapie** mit dem Ziel der Beseitigung oder doch weitgehenden Abflachung **pathologischer Taschen** und Ausschaltung der entzündlichen Faktoren gibt es verschiedene Behandlungsarten.

Nennen Sie die wichtigsten!

03. Die **Kürettage** gehört zu den wichtigsten parodontal-therapeutischen Eingriffen. Was versteht man unter einer Kürettage, welche Ziele werden damit verfolgt und wie wird sie durchgeführt?

04. Die Methode der Wahl zur Beseitigung tiefer Taschen ist die **Lappenoperation**. Was versteht man darunter?

05. Schildern Sie bitte den Ablauf einer Lappenoperation in den einzelnen **Phasen!**

06. Ein wichtiger Bestandteil im Rahmen einer systematischen PA-Behandlung ist die **Funktionstherapie.**

Welche Verrichtungen gehören zu **funktionsverbessernden Maßnahmen?**

07. Wozu dienen **Einschleifmaßnahmen**, die nach ganz bestimmten Regeln vorgenommen werden müssen?

5.1.5 Erkrankungen der Mundschleimhaut

01. Führen Sie bitte die wichtigsten **krankhaften Veränderungen** an, die sich an der **Mundschleimhaut** manifestieren!

02. Was sind **Aphthen**?

03. Was hat man unter **Herpes** zu verstehen?

5.2 Röntgen- und Strahlenschutzmaßnahmen vorbereiten

> *Lösungen ab Seite 355*

5.2.1 Physikalische Grundlagen

01. Röntgenstrahlen, im deutschsprachigen Raum nach ihrem Entdecker, dem *Physiker* Wilhelm Konrad *Röntgen,* benannt, sind *elektromagnetische Strahlen* sehr **kurzer Wellenlänge** mit besonderen Eigenschaften.

Nennen Sie bitte Eigenschaften der Röntgenstrahlen!

02. Es gibt noch eine Reihe **anderer Bezeichnungen für Röntgenstrahlen**.

Wie werden sie noch genannt?

03. Wie entstehen Röntgenstrahlen?

04. Wozu werden **Röntgenstrahlen in der Medizin** angewendet?

05. Röntgenaufnahmen sind zu einem unentbehrlichen **diagnostischen Hilfsmittel** geworden.

Nennen Sie bitte einige **Beispiele** aus dem breiten Indikations- (Anwendungs-) bereich der **Zahnheilkunde**!

06. Die Abbildung zeigt den **schematischen Aufbau einer Röntgenröhre**.

Welche **Bestandteile** sind mit den Buchstaben A – I gekennzeichnet?

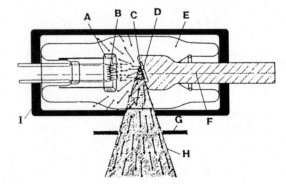

07. Woraus besteht ein Röntgenapparat?

08. Welche Funktion hat die **Blende**?

09. Welche Funktion hat der **Filter**?

5.2.2 Strahlenschutz (Röntgenverordnung)

01. Der **Strahlenschutz** ist per Gesetz geregelt in der Verordnung über den Schutz vor Röntgenstrahlen (RöV). Das umfassende Gesetzeswerk zum Schutze von Patient und Praxispersonal enthält in mehreren Abschnitten mit zahlreichen Paragrafen alle Bestimmungen und Richtlinien im Umgang mit Röntgengeräten.

    Führen Sie bitte die **einzelnen Abschnitte** der RöV auf!

02. Der **Umgang** mit **Röntgenstrahlen** ist nicht ungefährlich, da sie imstande sind, **lebendes Gewebe zu zerstören** (*somatische Schädigung*) und die **Erbmasse zu verändern** (*genetischer Schaden*). Deshalb ist im Gebrauch von Röntgenstrahlen größte Vorsicht geboten.

    Welche Organe und Gewebe sind **im besonderen Maße von Strahlung** bedroht?

03. **Für Sie als ZFA** ist der **§ 35 der RöV** von **besonderer Bedeutung**. Was schreibt der § 35 vor?

04. Rechtfertigende Indikation =?

05. Nennen Sie bitte die wichtigsten **Grundregeln des Strahlenschutzes** für Patienten!

06. Allein schon von der **Aufnahmetechnik** her kann vieles getan werden, **um die Strahlenbelastung** von vornherein möglichst **niedrig zu halten**. Nennen Sie Beispiele!

07. Was besagt das **Abstands-Quadrat-Gesetz**?

08. Die RöV verpflichtet den Zahnarzt zu umfangreichen **Aufzeichnungen**. Man unterscheidet *Standarddaten* und *variable Daten*. Was hat man darunter zu verstehen?

09. Warum muss **die Belichtungszeit veränderbar** sein?

10. **Wovon** ist die **Belichtungszeit** abhängig?

11. Streng sind die Vorschriften hinsichtlich der **Röntgenindikation Gravider**. Was muss bei der Röntgennotwendigkeit **Schwangerer** beachtet werden?

12. Ein wesentlicher Begriff, der durch die RöV neu geschaffen wurde, betrifft den **Kontrollbereich**. Welche Angaben können Sie zum Kontrollbereich machen?

13. Was versteht man unter **Äquivalentdosis**, was unter Summationseffekt?

 14. Unter welchen **Voraussetzungen** darf der **Kontrollbereich betreten** werden?

 15. Nennen Sie bitte die **Maßnahmen**, die **zum *eigenen* Schutz** notwendig sind, sodass der Umgang mit Röntgenstrahlen bei der Röntgendiagnostik völlig gefahrlos ist!

 16. **Wer** darf Röntgenaufnahmen **anordnen**? Wer darf **röntgen**?

17. Ein Patient mit Zahnschmerzen wünscht gleich an der **Rezeption** die Anfertigung einer **Röntgenaufnahme**. Wie reagieren Sie?

 18. Nennen Sie die verschiedenen **Aufbewahrungsfristen**?

19. **Was** sind **Prüfkörperaufnahmen** und **wozu** dienen sie?

20. Was bedeuten die Begriffe **optische Dichte** und **Nutzstrahlenfeld** beim Röntgen?

21. Beschriften Sie die vorliegende Abbildung eines Prüfkörpers!

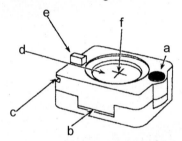

22. Was muss **vor** der wöchentlichen Konstanzprüfung kontrolliert werden?

23. Nennen Sie alle zur **Qualitätssicherung** vorgeschriebenen Maßnahmen in der **Röntgendiagnostik**!

 24. Was versteht man unter **Abnahmeprüfung**?

25. Wie erfolgt eine **Dunkelkammerprüfung**?

 26. Was wissen Sie über den **Filmschleier**?

5.2.3 Röntgenaufnahmeverfahren

 01. In der zahnärztlichen Röntgenologie wird unterschieden zwischen *intra***oralen** und *extra***oralen Aufnahmearten**.

Definieren Sie bitte kurz die beiden verschiedenartigen Aufnahmetechniken!

5. Parodontologische Behandlung

02. Welche *intra*oralen **Aufnahmetechniken** gibt es?

03. Erklären Sie bitte die Begriffe **Halbwinkel- und Paralleltechnik**!

04. Um **welche Aufnahmetechnik** handelt es sich in der schematischen Abbildung, **wann ist sie indiziert** und welche **Vorteile** bietet sie?

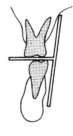
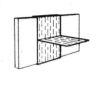

05. Was sind **Aufbissaufnahmen? Wofür** dienen sie?

06. Erklären Sie die **exzentrische Aufnahmetechnik**! **Wozu** wird sie verwendet?

07. Zur Darstellung größerer Abschnitte von Gebiss und Kiefer benötigt man **extraorale Filmlagen**. Welches sind die wichtigsten extraoralen Aufnahmearten in der Zahnheilkunde?

08. Was wissen Sie über **Verstärkerfolien**?

09. Benennen Sie die **Aufnahmetechniken** in den folgenden Abbildungen:

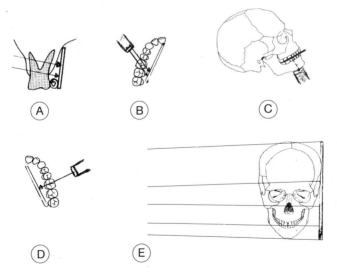

10. Was versteht man unter **Panoramaaufnahme**?

11. **Erklären** Sie die Begriffe **Aufhellung** und **Verschattung** und geben Sie **Beispiele**!

12. In welcher Reihenfolge sinkt bzw. nimmt die **Durchlässigkeit für Röntgenstrahlen** ab?

   Ordnen Sie die Begriffe:

   Gold – Zahnschmelz – Pulpagewebe – Luft – Dentin;
   Zahnhartsubstanz – Knochen – Schleimhaut – Gold.

13. Welche **Vorbereitungsmaßnahmen** sind am Patienten **vor Anfertigung** einer **Röntgenaufnahme** zu treffen?

14. Nennen Sie die Gründe für **zu helle und zu dunkle** Röntgenaufnahmen!

15. Wodurch werden **helle Flecken** auf Röntgenaufnahmen verursacht?

16. Was geschieht mit **filmnahen Objekten** auf einer Röntgenaufnahme?

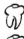
17. Warum werden **Zahnwurzeln** deutlich **zu lang oder zu kurz** abgebildet?

18. Artefakt = ?

19. Schauen Sie sich die **wichtigsten fehlerhaften Röntgenbilder** an und erklären Sie die **Ursachen**!

20. Zu den unangenehmsten Ereignissen bei Anfertigung einer **intraoralen** Röntgenaufnahme gehört der **Würgereiz**. Was kann dagegen unternommen werden?

21. Viel zu wenig wird bedacht, dass auch **beim Röntgen Infektionsgefahr** besteht, weswegen sowohl zum Schutz des Patienten als auch zur eigenen Sicherheit systematische **Hygienemaßnahmen** erforderlich sind.

   Nennen Sie bitte die wichtigsten Grundsätze einer effektiven „Strahlenhygiene"!

22. Was versteht man unter **digitalem Röntgen**?

23. Welche wesentlichen **Vor- und Nachteile** bietet das **digitale Röntgen**?

24. Nennen Sie die Faktoren der **Qualitätssicherung beim digitalen Röntgen**!

25. Was wird beim **Niedrigkontrast** bewertet?

26. Was wird beim **Hochkontrast** bewertet?

27. Wie wird der **Grauwert** überprüft?

28. Wie wird der **Befundmonitor** geprüft?

29. Warum wird die Konstanzaufnahme zur Prüfung des PSA-Gerätes eingeschnitten bzw. ein Streifen abgeschnitten?

5.2.4 Verarbeitung der Röntgenfilme

01. Wie ist ein **Röntgenfilm** für **Zahneinzelaufnahmen** verpackt?

02. Aus welchen **sieben Schichten** besteht ein **Zahnfilm**?

03. Bleifolien: Wo und **wozu?**

04. Was wissen sie über **Streustrahlen**?

05. Wo liegt die **Delle** eines Zahnfilms? Ihr Zweck?

06. Wie sind *unbelichtete* **Röntgenfilme** zu **lagern**?

07. Worauf ist beim **Auspacken** belichteter Röntgenfilme **zu achten**?

08. Welche **grundsätzlichen Methoden** gibt es für die **Verarbeitung** belichteter Röntgenfilme?

09. Der belichtete Film muss entsprechend bearbeitet werden, damit das durch die Röntgenstrahlen erzeugte **latente** (*verborgene*) unsichtbare **Bild in** ein sichtbares **Negativbild verwandelt** wird.

In welcher Reihenfolge läuft die Bearbeitung der belichteten Filme ab?

10. Schildern Sie bitte in allen Einzelheiten **Ablauf und Geschehen** einer **Filmverarbeitung** in den verschiedenen Phasen!

11. Um **welches Gerät** handelt es sich in der Abbildung und **wie funktioniert es**?

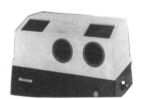

12. Zahlreich sind die **Fehlerquellen bei** der **Bearbeitung belichteter Röntgenfilme**, die die Qualität eines Röntgenbildes bis zur Unbrauchbarkeit beeinträchtigen können.

Nennen Sie bitte wenigstens fünf mögliche Verarbeitungsfehler!

13. Die beste Korrektur eines technisch minderwertigen Röntgenbildes ist die Neuanfertigung.

- Filme, die infolge **Unterbelichtung** zu hell geraten sind, sind unbrauchbar und in jedem Falle zu erneuern.
- Filme, die infolge **Überbelichtung** zu dunkel geworden sind, können dagegen in einem Abschwächerbad brauchbar aufgehellt werden.

Wie wird ein solches **Abschwächerbad** bereitet?

14. Geben Sie bitte stichwortartig, aber prägnant, eine zusammenfassende Übersicht über den **chronologischen Ablauf der Bearbeitung von Zahnröntgenfilmen**!

15. Beschreiben Sie kurz die **Abfallentsorgung beim Röntgen**!

5.2.5 Strahlentherapie

01. Wozu finden **Röntgenstrahlen** noch **Verwendung**?

02. Welche **Strahlenarten** werden neben den Röntgenstrahlen in der Zahnheilkunde noch eingesetzt?

03. Wann sind **Kurzwellenbestrahlungen** angezeigt?

04. Welche **Grundregeln** sind bei einer **Kurzwellenapplikation** zu beachten?

05. Während in der Allgemeinmedizin Lasergeräte seit ihrer Entwicklung weiteste Verbreitung gefunden haben, wie z. B. in der Augenheilkunde (Ophthalmologie), fehlt es in der Zahnheilkunde, abgesehen von umfangreicher Grundlagenforschung, noch an ausreichend klinischen Erfahrungen und Anwendungen.

Was versteht man unter **Laserstrahlen**?

06. Es gibt verschiedene **Lasersysteme**. Welches sind die **bekanntesten**?

07. Nennen Sie bitte **Anwendungsmöglichkeiten** der **Lasertechnik** in der Zahnheilkunde.

08. Nennen Sie bitte mögliche **Anwendungen** in der **Kieferchirurgie** im Einzelnen?

09. Nennen Sie **Anwendungsbereiche** der Lasertechnik in der **Zahnerhaltung**.

10. Im Umgang mit Laserstrahlen müssen bestimmte **Sicherheitsvorkehrungen** befolgt werden. Welche sind das?

6. Prophylaxemaßnahmen planen und durchführen

6.1 Allgemeines zur Prophylaxe

> Lösungen ab Seite 376

01. Was versteht man unter **Prophylaxe**?

6. Prophylaxemaßnahmen planen und durchführen

02. Damit prophylaktische Maßnahmen von den Patienten akzeptiert werden und voll zum Tragen kommen können, bedarf es zunächst einmal einer **intensiven Förderung des Gesundheitsbewusstseins** der gesamten Bevölkerung. Gesundheitserziehung ist aber eine Gemeinschaftsaufgabe im Rahmen der Gruppenprophylaxe.

Welche Gremien und **Organisationen sind für die Gesundheitserziehung** zuständig?

03. Wie sollte eine **systematische Gesundheitserziehung** aufgebaut sein und in welchen **Phasen** sollte sie ablaufen?

04. Noch ist die Gesundheitserziehung unbefriedigend. Worin bestehen die großen Probleme und Schwierigkeiten bzw. was muss zur **individuellen Gesundheitsmotivation** vermieden und was getan werden?

05. Prophylaktische Maßnahmen werden nur dann zu einem vollen Erfolg, wenn sie in einer Breitenwirkung möglichst viele Personen erfassen. Ausgehend von den Zielgruppen lassen sich welche drei **großen Prophylaxebereiche** unterscheiden?

06. Welchem **Prophylaxebereich** kommt warum die **größte Bedeutung** zu?

07. Wann sind die **Voraussetzungen für** den **Erfolg** prophylaktischer Maßnahmen ganz besonders günstig?

08. Die Möglichkeit zur Verhütung von Krankheiten ergibt sich aus der Kenntnis ihrer Ursachen, sodass sie kausal (*ursächlich*) angegangen werden können.

Welche Erkrankungen auf zahnärztlichem Sektor verlangen **prophylaktische Maßnahmen**?

09. Welche großen **Ziele** werden mit **Präventivmaßnahmen** in der Zahnheilkunde verfolgt?

10. Allgemein könnte man sagen, dass die **präventive Zahnheilkunde** zur Erzielung gesunder Zähne und eines gesunden Zahnhalteapparates **auf vier Säulen** ruht. Welche sind das?

11. Karies und **Zahnbetterkrankungen** sind keine schicksalhaften Leiden, die man mit fatalistischer Einstellung hinnehmen muss. Man kennt ihre **Hauptursachen**, die in mangelhafter Zahn- und Mundpflege, sowie einer ungesunden Ernährung liegen. Sie sind durch vorbeugende Maßnahmen weitgehend vermeidbar.

Für **welche Personengruppen** sind **Vorbeugungsmaßnahmen** im ganz besonderen Maße angezeigt?

12. Prophylaxebehandlungen sind nur dann effektiv, wenn sie nach einem gezielten Programm ablaufen. Schildern Sie bitte den grundsätzlichen **Ablauf einer systematischen Prophylaxebehandlung** in den wichtigsten Phasen!

13. Worauf sollten sich die **theoretischen Unterweisungen, praktischen Demonstrationen** und **Übungen** erstrecken?

14. Erfahrungsgemäß vergessen oder verdrängen die meisten Patienten mündliche Informationen und Anweisungen. Um die Patienten wirkungsvoll zu unterrichten und einen höheren Lerneffekt zu erzielen, stehen uns vielfach bewährte Hilfsmittel zur Verfügung.

    Nennen Sie **Hilfsmittel für die Prophylaxedemonstration!**

6.2 Jüngere Patienten

Lösungen ab Seite 379

01. Erwiesenermaßen spielt die **Ernährung** für Entstehung und Fortschreiten von **Karies** und **Parodontopathien** eine große Rolle. Es gibt zwar keine spezifische Kost oder Spezialdiät, die Karies und Zahnbetterkrankungen verhindern kann, aber durch eine **zweckmäßige Zusammensetzung der** täglichen **Nahrung** und Beachtung entsprechender **Essgewohnheiten** kann Entstehung und Ausbreitung von Karies und Parodontopathien weitgehend vorgebeugt werden.

    Die Ernährungsprophylaxe beginnt schon während der Schwangerschaft. Die Zähne benötigen nämlich zu ihrer optimalen Entwicklung bestimmte Aufbaustoffe, die ihnen mit der Nahrung in ausreichendem Maße zugeführt werden müssen.

    Um **welche Aufbaustoffe** handelt es sich dabei?

02. In **welchen Nahrungsmitteln** sind diese **Aufbaustoffe** besonders reichlich vorhanden?

03. Die unbestreitbar vollwertigste Nahrung für den Säugling ist trotz bester handelsüblicher Säuglingsnahrung die **Muttermilch**. Es ist für das Kind von unschätzbarem Vorteil, wenn möglichst lange gestillt wird.

    Führen Sie bitte die enormen **Vorzüge des Stillens** an!

04. Welche **Verhaltensweisen** insbesondere im Hinblick auf **Ernährungsfragen** können Sie **einer Schwangeren** geben?

05. Eine Fluoridzufuhr kann während der Schwangerschaft, im Kleinkindalter und bei älteren Kindern/Jugendlichen erfolgen.

    Welche Punkte sind hier zu beachten?

06. Welche praktischen **Ratschläge** werden Sie **einer Patientin** geben, die als richtiges Naschkätzchen **auf Süßigkeiten nicht verzichten kann** und **will**?

07. Wie erklären Sie einem Patienten, warum es so **gefährlich** ist, den ganzen Tag hinweg **kleine Süßigkeitsmengen** zu sich zu nehmen?

6. Prophylaxemaßnahmen planen und durchführen 71

08. Eine sinnvolle Ernährungsberatung und -lenkung durch Ärzte und Zahnärzte mit ihren Mitarbeitern, sowie durch Erzieher in Kindergärten und Schulen ist unerlässlich im Zusammenhang mit einer effektiven Gesundheitserziehung.

Welche **grundsätzlichen praktischen Ratschläge** einer **zweckmäßigen Ernährung zur Verhütung von Zahn- und Gebissschäden** können Sie einem Patienten geben?

09. Eine immer wieder diskutierte Frage ist, **wann** mit der **Zahnpflege** begonnen werden soll. Man ist heute der Auffassung, dass damit so früh wie möglich begonnen wird, um schon das **Kleinstkind** zu Sauberkeit und Gepflegtsein im Munde zu erziehen, damit ihm Zahnpflege genauso selbstverständlich wird wie Waschen und Baden des Körpers.

Versuchen Sie bitte einen **Stufenplan für Kinder zur Mundhygiene** nach Altersklassen aufzustellen!

10. Besonders bedeutungsvoll wird die **Zahnpflege ab dem 6. Lebensjahr**. In diesem Alter beginnt nämlich der **Zahnwechsel**. Hinter den letzten Milchmolaren bricht zu diesem Zeitpunkt der 1. bleibende Zahn, der so genannte **6-Jahr-Molar**, durch. Dieser Zahn nimmt eine fundamentale **Sonderstellung** im menschlichen Gebiss ein, **warum**?

11. Warum sind gerade die **6-Jahr-Molaren** als **wichtigste Pfeiler** der gesamten Gebissentwicklung besonders gefährdet?

12. Als ein weiteres probates Verfahren der Kariesvorbeugung hat sich die **Versiegelung von Zähnen** erwiesen. Fissurenversiegelungen finden in zunehmendem Maße als prophylaxeorientierte Methode Eingang in die zahnärztlichen Praxen. Korrekt gelegte Versiegelungen sind eine wichtige Ergänzung und Erweiterung der präventiven Zahnheilkunde.

Was versteht man unter einer **Versiegelung**?

13. Schildern Sie bitte den praktischen **Ablauf einer prophylaktischen Fissurenversiegelung**!

14. Was versteht man unter einer <u>erweiterten</u> Fissurenversiegelung?

15. Ein interessierter Vater erkundigt sich bei Ihnen, ob er bei seinem **12-jährigen Kind** eine **Versiegelung** der Zähne machen lassen soll.
a) Wozu werden Sie ihm raten?
b) Wie werden Sie ihre Auskünfte unter Anführung von **Vor- und Nachteilen** einer Fissurenversiegelung begründen?

6.3 Ursachen der Parodontalerkrankungen, Zahnbeläge und Prophylaxemaßnahmen

Lösungen ab Seite 386

01. Die **Mundhygiene** hat eine überragende Bedeutung für die dauerhafte Erhaltung der oralen Gesundheit und damit natürlich auch für die allgemeine Gesundheit.

Alle zahnärztlichen Bemühungen werden bei mangelnder Mundhygiene auf Dauer zum Scheitern verurteilt sein. Zahn- und Zahnbetterkrankungen sind weitgehendst vom Verhalten des Patienten abhängig. Der entscheidende Schwerpunkt prophylaktischer Maßnahmen ist die unerschütterliche Bereitschaft des Patienten zur Selbsthilfe bzw. zu einer intensiven Mitarbeit und Gebisspflege.

Was soll mit **mundhygienischen Maßnahmen bezweckt** werden?

02. Eine entscheidende Bedeutung für Entstehung und Ausbreitung von Karies und Zahnbetterkrankungen haben **harte und weiche Beläge**, vor allem die **Plaques**.

Welche Bedeutung haben Plaques?

03. Geben Sie bitte eine genaue **Definition**, was man unter **Plaque** zu verstehen hat!

04. Plaque ist nicht gleich Plaque und Zahnstein nicht gleich Zahnstein. Geben Sie bitte eine **Einteilung und exakte Begriffsbestimmung der** verschiedenen **pathologischen Zahnauflagerungen**!

05. In der **ersten Prophylaxesitzung** geht es zunächst einmal darum, beim Patienten Verständnis zu wecken für die Ursachen der bestehenden Erkrankung, deren Behandlung und Prophylaxe.

Außerdem muss durch Schaffung eines Vertrauensverhältnisses die aktive Mitarbeit des Patienten in Therapie und Prophylaxe gefördert und eine optimale Kommunikation erreicht werden.

Welche **Grundsätze** haben Sie als **ZFA** dabei zu beachten?

06. Um den Patienten den Verschmutzungsgrad ihrer Zähne und der Mundhöhle deutlich vor Augen zu führen und damit ihre Aktivitäten zur Belagentfernung anzuregen, hat sich eine Objektivierung des Belagzustandes bestens bewährt. Dies ist gut möglich durch **Anfärben der Beläge** und regelmäßige Erstellung von **Plaqueindices**.

Plaqueerkennung und Plaquekontrolle wird mit so genannten Revelatoren durchgeführt. Welche **Plaquefärbe-Revelatoren** kennen Sie?

07. Schildern Sie bitte das **Vorgehen** beim **Plak-Lite-Verfahren**!

08. Zur Beurteilung des Verschmutzungs- bzw. Sauberkeitsgrades der Mundhöhle werden mehrere **Plaqueindices**, wie

6. Prophylaxemaßnahmen planen und durchführen

- Oral-Hygiene-Index *(OHI)*
- Plaqueindex nach *Silness* und *Löe (PI)*
- Plaqueindex nach *Quigley* und *Hein*
- Approximalraum-Plaqueindex *(API)*

angewendet.

Begründen Sie bitte, warum gerade der **API** für die tägliche Praxis **am vorteilhaftesten** ist?

09. Schildern Sie bitte, wie ein API durchgeführt wird!

10. Welcher **Prozentwert** muss erreicht werden, damit man von **optimalen Mundhygieneverhältnissen** sprechen kann?

11. Nennen Sie die verschiedenen **Karies-, Plaque-, Gingiva-** und **Parodontalindices**!

12. Wofür stehen die verschiedenen **Kariesindices** und was bedeuten die **Buchstaben**?

13. Nennen Sie die **Unterschiede der Plaqueindices**!

14. Worin **unterscheiden** sich die **Gingivaindices**?

15. Wann sind **Kariesrisiko-/Speicheltests** angezeigt?

16. Welche **Arten von Kariesrisiko-/Speicheltests** kennen Sie?

17. Beschreiben Sie kurz das **Vorgehen** beim neuesten und billigsten Verfahren!

18. Die oft gehörte Meinung, Zahnbetterkrankungen seien ein schicksalhaftes Leiden, gegen das man so gut wie nichts unternehmen könne, ist völlig falsch. Lediglich in fortgeschrittenen Fällen ist die Prognose (Heilungsaussicht) ungünstig. Deshalb kommt es darauf an, Parodontopathien rechtzeitig zu erkennen und im Frühstadium zu behandeln.

Nennen Sie bitte erste **Alarmzeichen einer beginnenden Parodontopathie**!

19. Trotz eindeutiger Fortschritte und Verbesserungen der Behandlungsmaßnahmen in der Parodontologie, gilt das Hauptaugenmerk bei der Bekämpfung parodontaler Erkrankungen der Vorbeugung.

Geben Sie bitte eine **Gesamtübersicht** der **parodontalprophylaktischen Möglichkeiten**!

20. Wirkungsvolle **Prophylaxemaßnahmen** verlangen eine entsprechende systematische Behandlungsplanung und -durchführung. Dazu bedarf es eines gezielten Aufbaues eines individuellen Prophylaxeprogrammes in mehreren Schritten in Abhängigkeit von Schwerpunktindikationen.

In welcher **Reihenfolge** würden Sie den **Patientenkreis** auswählen?

21. Fassen Sie bitte noch einmal stichwortartig zusammen, welche Möglichkeiten in der *zahnärztlichen Praxis* bestehen, **wirkungsvolle Vorbeugung gegen Karies und Parodontopathien** zu betreiben!

22. Erkären Sie – als ZFA – dem Patienten den Zusammenhang zwischen Plaques, Zahnsteinbildung und Zahnfleischentzündung!

23. Allen zahnärztlichen Maßnahmen bleibt aber ein Dauererfolg versagt, wenn es dem Zahnarzt und seinen Mitarbeitern nicht gelingt, die *Patienten* zu **Gesundheitsbewusstsein** und intensiver **Mundhygiene** zu motivieren. Die Mundhygiene muss zu einem selbstverständlichen Bestandteil des täglichen Lebens werden. Der entscheidende Schwerpunkt von Vorbeugung und Verhütung liegt beim Patienten.

Welche **Möglichkeiten** hat der *Patient*, **Mund und Zähne zu schützen** und intakt zu halten?

6.4 Ernährungsberatung und Zuckerersatzstoffe

Lösungen ab Seite 392

6.4.1 Verdauungsapparat und Ernährung

01. Welche **Aufgaben** hat das **Verdauungssystem** zu erfüllen?

02. Um leben zu können, bedarf unser Organismus bestimmter unerlässlicher **Nährstoffe**, die einmal als Baumaterial für Körperzellen und Wachstum, zum anderen als Brennstoffe bzw. Energielieferanten dienen.

Nennen Sie bitte die Grundnahrungsstoffe, die der Körper zum Aufbau und zur Energiegewinnung benötigt!

03. **Vitamine** sind lebenswichtige organische Stoffe, die dem Organismus ständig in geringen Mengen von außen her zugeführt werden müssen, um Körperzellen zu erhalten und zu vermehren. Darüber hinaus kommen den Vitaminen auch wichtige regulative Aufgaben im Stoffwechsel zu.

Das Fehlen bzw. die unzureichende Zufuhr von Vitaminen hat besondere Mangelkrankheiten mit teilweise schweren Krankheitsbildern (*Avitaminosen* bzw. *Hypovitaminosen*) zur Folge.

In welchen Nahrungsmitteln sind die **Vitamine A, B, C, D** in besonders **reichem Maße** vorhanden?

04. Welche **Nahrungsmittel** haben einen **hohen Fluoridgehalt**?

05. Die Abbildung gibt in schematischer Darstellung eine Übersicht über die einzelnen **Abschnitte und Organe des Verdauungsapparates.**

Ordnen Sie bitte in Deutsch und in der Fachsprache den Buchstaben ihre richtige Bedeutung bei!

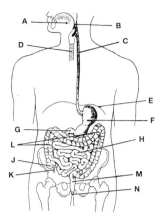

06. Beschreiben Sie bitte die Bedeutung der **Bauchspeicheldrüse** (*Pancreas*)!

07. Die **Leber** (*Hepar*) ist die größte Drüse des menschlichen Organismus mit wichtigen Funktionen im Stoffwechselgeschehen, sodass man sie als „biochemische Fabrik" bezeichnen kann.

Nennen Sie bitte die **wichtigsten Aufgaben der Leber**!

08. Welche Art der Verdauung **beginnt in welchem Teil** des Verdauungsapparates?

6.4.2 Hormonsystem

01. Hormone sind körpereigene Wirkstoffe; Botenstoffe, die Informationen zu den verschiedenen Körperorganen bringen. Sie werden produziert von **Drüsen** mit **innerer Sekretion.**

Was versteht man unter **innersekretorischen** *(endokrinen)* Drüsen?

02. Geben Sie eine Übersicht der menschlichen **Hormondrüsen** (Deutsch und in der Fachsprache) und **beschreiben Sie** bitte knapp ihre **Bedeutung**!

6.4.3 Ernährungsberatung und Zuckerersatzstoffe

01. Welche Vorteile bietet eine derbe **ballaststoffreiche Nahrung**?

02. Unter allen Nahrungsmitteln gilt mit vollstem Recht Zucker in allen Formen als der größte Feind der Zähne.

Warum ist **Zucker** so **gefährlich** für die Zähne?

03. Dafür, dass der Zuckerverbrauch eine entscheidende Rolle im Kariesbefall spielt, gibt es zwei absolut beweiskräftige Tatsachen in Form von Naturexperimenten. Dass Karies eine Zivilisationskrankheit ist, zeigt sich einmal darin, dass

- bei Naturvölkern, denen durch die „Segnungen der Zivilisation" nach Abkehr von ihrer naturgemäßen Ernährung zunehmender Zuckerverbrauch beschert wurde, ein ganz erheblicher Kariesanstieg zu verzeichnen war und zum anderen
- dass auch in europäischen Ländern in den Kriegs- und Nachkriegsjahren, wo der Zuckeranteil an der Ernährung drastisch gesenkt werden musste, ein beeindruckender Kariesrückgang die Folge war.

Welche Zuckerarten, die in der menschlichen Nahrung vorkommen, **sind besonders kariogen?**

04. Zucker und Kohlenhydrate sind wichtige Energielieferanten, die in einer ausgewogenen Ernährung nicht fehlen dürfen. Ihr kariogenes Potenzial ist allerdings sehr unterschiedlich.

Nennen Sie daher bitte

a) **hochwertige Kohlenhydrate** und
b) **hoch kariogene Kohlenhydrate**!

05. Die Frage, was man anstelle der von Kindern so sehr begehrten und für die Zähne so gefährlichen zuckerigen Süßigkeiten geben soll, führt zu den Zuckeraustausch- und -ersatzstoffen. Es gibt heute eine große Zahl nicht kariogener süß schmeckender Stoffe, deren Verwendung jedoch nicht ganz problemlos ist.

Nennen Sie bitte die bekanntesten **Zuckerersatzstoffe**!

06. Worin liegen **Vor- und Nachteile der Zuckerersatzstoffe**?

07. Was bedeutet „ohne Zuckerzusatz" bei Lebensmitteln?

08. Was kennzeichnet das Zahnmännchen mit Schirm?

09. Die meisten Ernährungsfehler werden mit Zwischenmahlzeiten gemacht. Machen Sie bitte Vorschläge, wie eine **gesunde Zwischenmahlzeit** beschaffen sein sollte!

10. Die Bedeutung der Milch im Rahmen einer vollwertigen ausgewogenen Ernährung kann nicht hoch genug eingeschätzt werden. **Was macht die Milch so wertvoll**?

6.5 Hilfsmittel bei der Zahnreinigung

Lösungen ab Seite 398

01. Geben Sie bitte eine Übersicht der **Pflegegeräte** und **Hilfsmittel**, die zur **Mund- und Gebisspflege** mit dem Ziel der gründlichen Belagentfernung und milden Zahnfleischmassage zur Verfügung stehen!

6. Prophylaxemaßnahmen planen und durchführen 77

02. Da es zu den Aufgaben einer ZFA gehört, im Rahmen von **Prophylaxeinstruktionen** Patienten auch über eine **zweckmäßige Zahnbürste** und deren Anwendung zu informieren, sind entsprechende Kenntnisse erforderlich.

Erklären Sie bitte zunächst anhand der Abbildung, die
- oben eine Bürste mit Knickstiel und V-förmiger Borstenanordnung,
- unten eine Bürste mit geradem Stiel und planem Borstenfeld zeigt,

den **Aufbau einer Zahnbürste**!

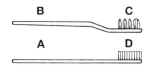

03. Das wichtigste, durch nichts zu ersetzende Hilfsmittel zur Eliminierung der Beläge ist die Zahnbürste. Welche **Grundanforderungen** sind **an eine gute Zahnbürste** zu stellen?

04. Viele Patienten, nicht nur „Naturapostel", müssen erst davon überzeugt werden, dass **Kunststoffborsten** Naturborsten überlegen sind.

Was werden Sie solchen Patienten sagen?

05. Wie soll eine **Zahnbürste gepflegt** werden?

06. Wann muss eine **Zahnbürste erneuert** werden?

07. Was werden Sie einem Patienten sagen, der Sie wegen einer **elektrischen Zahnbürste** um Rat fragt?

08. Wert und Nutzen von Zahnpasten werden von den meisten Patienten überschätzt. Welche **Wirkung** darf man von den herkömmlichen **kosmetischen Zahnpasten** erwarten?

09. Welche **Wirkungen** können **Zahnpasten *nicht*** erreichen?

10. Nennen Sie bitte die **Bestandteile einer Zahnpaste**?

11. Gerade in letzter Zeit sind erhebliche Bedenken gegen die Verwendung von **Netzmitteln** (*Tensiden*) geäußert worden, die toxisch (*giftig*) wirken sollen.

Mit welchen Argumenten können Sie **verunsicherte Patienten** beruhigen?

12. Welche **Bestandteile** dürfen in einer **Zahnpaste *nicht*** enthalten sein?

13. Was versteht man unter einer so genannten **medizinischen Zahnpaste** und wie ist sie zu bewerten?

14. Ähnlich wie bei den Zahnpasten bleiben auch die Erwartungen, die von vielen Patienten in die **Mundwässer** gesetzt werden, weitgehend unerfüllt.

Welche Bedeutung kommt den Mundwässern wirklich zu?

15. Es werden auch **chemische Hilfsmittel** angeboten, die nicht nur die Entfernung festhaftender Beläge erleichtern, sondern schon den **Ansatz der schädlichen Zahnauflagerungen verhindern** sollen.

Um welche Stoffe handelt es sich dabei und wie sind sie zu beurteilen?

16. Wann sind solche **Antiplaquemittel** indiziert?

17. Bei Daueranwendung dieser Präparate kann es zu unliebsamen Nebenwirkungen kommen, die aber alle reversibel sind, d. h. nach Absetzen des Präparates spontan zurückgehen.

Mit welchen **Nebenwirkungen der Antiplaquemittel** muss gerechnet werden?

18. Über die unersetzbaren *Grundmundhygienepflegemittel:* Zahnbürste und Zahnpaste hinaus, gibt es speziell **zur Bearbeitung der** *Interdentalräume* mit angrenzenden Approximalflächen **zusätzliche Möglichkeiten** mundhygienischer Maßnahmen.

Allerdings sollte man sich davor hüten, den Patienten zuviel Hilfsmittel zu empfehlen, da sonst Gefahr besteht, dass keines der Ergänzungsmittel systematisch und konsequent angewendet wird.

Welche speziellen Mundhygienemittel kennen Sie, welche die tägliche Mundpflege zu intensivieren vermögen?

19. Der Umgang mit **Zahnseide** fristet bei uns – im Gegensatz zu vielen anderen Ländern – noch ein kümmerliches Dasein. Aus der Sicht des Zahnarztes kommt aber dem „Fädeln", wie man den Umgang mit Zahnseide auch bezeichnet, eine große Bedeutung zu.

Wie erklären Sie einem Patienten die verschiedenen **Arten von Zahnseide** zur Plaqueentfernung?

Wann und **welche** Zahnseide sollte verwendet werden?

20. Wann kann ein **Interdentalstimulator** eingesetzt und was soll mit ihm bezweckt werden?

21. Speziell zur Vorbeugung und Nachbehandlung von Zahnbetterkrankungen werden **Wasserstrahlgeräte** bzw. **Mundduschen** empfohlen.

Welche generellen **Vorteile** bieten solche Geräte?

6.6 Zahnputztechniken

Lösungen ab Seite 403

01. Neben der Häufigkeit und Intensität mundhygienischer Maßnahmen ist die **Systematik** und **Methodik** der täglichen Zahnreinigung von ausschlaggebender Bedeutung. Dazu wurden zahlreiche **Techniken** entwickelt.

Wodurch unterscheiden sie sich im Grundsätzlichen?

6. Prophylaxemaßnahmen planen und durchführen 79

02. Nennen Sie bitte die **wichtigsten Bürstentechniken**!

03. Welche **Bürstentechnik** ist in jedem Fall aus welchen Gründen **abzulehnen**?

04. Welche **Zahnputzmethoden** sind in der Abbildung dargestellt?

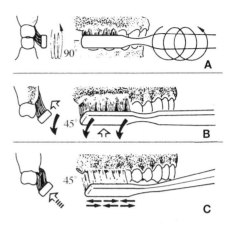

05. Während die Fones-Technik, die einfach und leicht erlernbar ist, schon kleineren Kindern beigebracht werden kann und soll, hat sich für Erwachsene die **Rolltechnik** als zweckmäßige Zahnputzmethode erwiesen.

Schildern Sie bitte, wie diese Technik in ihren **drei Phasen** durchgeführt wird!

06. Welche Methode ist in der Abbildung in der **Anstellphase** dargestellt? Beschreiben Sie bitte kurz **Indikation und Ablauf dieser Methode**!

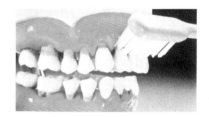

07. Beschreiben sie die **KAI-Methode** in drei Schritten!

08. Unabhängig von der Bürstmethode hat das **Zähneputzen** mit einer ganz bestimmten Systematik hinsichtlich **Zeitpunkt** und **Dauer**, **Häufigkeit** und **Vorgehen** zu erfolgen.

Welche **grundsätzlichen Empfehlungen** können Sie als ZFA einem Patienten diesbezüglich geben?

09. Was insgesamt über die Verwendung der verschiedenen Hilfsmittel zu einer perfekten Zahn- und Mundhygiene gesagt wurde, ist vielleicht etwas verwirrend, sodass das Wesentliche zur Gesunderhaltung der Zähne durch mundhygienische Maßnahmen noch einmal in 6 Fragen: **Warum – wann – wie oft – wie lange – womit – wie** telegrammstilartig beantwortet werden soll!

10. Das systematische **wirkungsvolle Zähneputzen** verlangt, dass alle Zahnflächen erfasst werden. Um bei der Reinigung keine Fläche zu vergessen, sollte sich der Patient eine ganz bestimmte Reihenfolge angewöhnen, sodass der Bewegungsablauf „automatisiert" wird.

In **welcher Reihenfolge** sollte deshalb vorgegangen werden?

11. Warum sollten andere Hilfsmittel – außer der Zahnbürste/Zahnpasta – gebraucht werden?

12. Die korrekte Handhabung der Zahnseide setzt gute Instruktion, Anweisungen und Übungen voraus.

Beschreiben Sie bitte einem Patienten die nicht gerade leichte, mit größter Sorgfalt zu betreibende **Technik des Fädelns**!

13. Kaugummi-Kauen ist auch in unseren Breiten zu einer „lieben" Gewohnheit geworden. Ein Patient fragt Sie um Rat, ob Kaugummi-Kauen „gesund" ist.

Mit welchen Argumenten können Sie ihm guten Gewissens aus zahnärztlicher Sicht **zuckerfreien** **Kaugummi** empfehlen?

14. PZR: Was verstehen Sie darunter?

6.7 Fluoridierungsmaßnahmen, Wirkungsweise und Versiegelung

> Lösungen ab Seite 408

01. Die Wirksamkeit der **Fluoride zur Kariesprophylaxe** ist durch unzählige wissenschaftliche Versuche und jahrzehntelange praktische Erfahrungen weltweit zweifelsfrei bewiesen.

Wie hat man sich nach den heutigen Erkenntnissen den **Wirkungsmechanismus der Fluoridierung** vorzustellen?

02. Warum ist es nicht nur nicht sinnvoll, sondern sogar falsch, von **Flu**o**rprophylaxe** und **Flu**o**rgaben** zu sprechen?

03. Zu welchem Zeitpunkt sind **Fluoridierungsmaßnahmen** wirkungsvoll und warum?

04. Fluoride können **intern** (*innerlich*) oder **lokal** angewendet werden. Geben Sie bitte eine **Übersicht**, auf welche Weise **Fluoridierungsmaßnahmen** vorgenommen werden können!

05. Viele Patienten sind durch eine nicht immer sachgemäße Information in Presse und Fernsehen stark verunsichert durch Hinweise, wie

- die Karies hemmende Wirkung der Fluoride sei keineswegs schlüssig bewiesen oder

6. Prophylaxemaßnahmen planen und durchführen

- Fluor sei ein gefährliches Gift, das bei längerdauernder Zufuhr, vor allem durch orale Fluorgaben, erhebliche schädigende Wirkungen auf den Gesundheitszustand des Menschen entfalte.

Wie können Sie solch falsch informierte und besorgte **Patienten beruhigen?**

06. Die **Trinkwasserfluoridierung** (*TWF*) ist im Gegensatz zur individuellen Prophylaxe des Einzelnen eine in Großversuchen und Naturexperimenten erprobte *kollektive* Prophylaxemaßnahme, da große Bevölkerungsschichten erfasst werden. Weltweit werden mehr als 200 Millionen Menschen mit fluoridiertem Trinkwasser versorgt. Auch die Weltgesundheitsorganisation (*WHO*) empfiehlt die TWF als wirksamste und sicherste Vorbeugung gegen Karies.

Führen Sie bitte **Vor- und Nachteile** der TWF an!

07. Als eine echte Alternative zur TWF bietet sich in der Bundesrepublik als Kollektivmaßnahme die Verabreichung fluoridhaltiger Tabletten an, deren Erfolg allerdings entscheidend von der regelmäßigen und kontinuierlichen Einnahme abhängig ist.

Nennen Sie bitte **Vor- und Nachteile der Tablettenfluoridierung**!

08. Die Fluoridierung kann früh begonnen und lange durchgeführt werden. Geben Sie bitte eine **Empfehlung zur Fluoridprophylaxe**!

09. Lokale Anwendungsmöglichkeiten mit **Fluoridlösungen, -gels** und **-lacken** sind auf mannigfache Weise mit Aussicht auf Erfolg möglich.

Nennen Sie bitte die **diversen Möglichkeiten**!

10. Können **fluoridhaltige Zahnpasten** den Patienten mit gutem Gewissen empfohlen werden?

11. Für einige wenige Patienten sind die Fluoride eine Quelle des Schlimmen und Bösen, wodurch die Gesundheit des Menschen nachhaltig bedroht sei.

Nach Ansicht aller ernsthaften Fluorforscher ist die Zufuhr von Fluoriden, wie sie für die Kariesprophylaxe erforderlich ist, toxikologisch völlig ungefährlich.

Die Gefahr einer **Fluorintoxikation** (*Vergiftung*) besteht nur bei hohen Fluoridaufnahmen (über 5 ppm) über einen längeren Zeitraum hinweg. Nur dann könnte es unter ungünstigen Bedingungen zu einer **Allgemeinfluorose** kommen.

Welche Organe sind davon **betroffen?** Dentalfluorose = ?

6.8 Kieferorthopädie

Lösungen ab Seite 411

6.8.1 Diagnostik der Kieferorthopädie

01. Was versteht man unter **Kieferorthopädie**?

02. Der kieferorthopädischen Behandlung hat zur Diagnosefindung und zur Ermittlung der notwendigen Behandlungsmaßnahmen eine ganz besonders gründliche, umfassende **Befunderhebung** voranzugehen.

   Welche **Bereiche** umfasst die **kieferorthopädische Befundung**?

03. Das **Gebiss der Kieferorthopädiepatienten** muss vor Beginn einer Behandlung nicht nur aus diagnostischen und therapeutischen, sondern auch aus forensischen (rechtlichen) Gründen **geröntgt** werden.

   Welche Aufnahmetechniken kommen zu welchem Zweck zur Anwendung?

04. Beschreiben Sie die große Bedeutung von **Kiefermodellen**, die mit größter Sorgfalt hergestellt werden müssen!

05. Warum sind **kieferorthopädische Behandlungen** nicht nur eine Frage der Ästhetik und Psychologie, sondern auch der **Karies- und Parodontalprophylaxe**?

06. Welche **Hinweise müssen Eltern und Kindern** nach dem Einsetzen einer herausnehmbaren Behandlungsapparatur **erteilt werden**?

6.8.2 Missbildungen und Anomalien im Kieferbereich

01. Welche **Hemmungsmissbildungen** kennen Sie, die durch **Entwicklungsstörungen während der Schwangerschaft** in der Kiefer-Gesichtsentwicklung entstehen?

02. Welche **Zahnanomalien** kennen Sie?

03. Welche **Zähne** des **permanenten** (bleibenden) **Gebisses** sind bei vielen Menschen gar **nicht mehr angelegt**?

04. Bei welchen **Allgemeinkrankheiten** muss mit strukturellen **Veränderungen an den Zähnen** gerechnet werden?

05. In welchen Formen treten **Hypoplasien** auf?

06. Die Regelverzahnung des Gebisses wird als **Neutralbiss** bezeichnet; man versteht darunter die Position der Zähne des Oberkiefers zu denen des Unterkiefers in der **Schlussbissstellung** *(Okklusion)*.

   Wodurch ist dieser **Regelbiss** festgelegt?

6. Prophylaxemaßnahmen planen und durchführen

07. Erklären Sie die Begriffe **Eu**gnathie und **Dys**gnathie!

08. Nennen Sie **Ursachen** der **Dysgnathien**!

09. Bad habits: Was ist das? Was gehört dazu?

10. Definieren Sie: **Retention – Persistenz – Elongation – Diastema** und **Mittellinienverschiebung**!

11. Nennen Sie Kennzeichen, Grund und Folge einer **Kieferkompression**!

12. *Angle* hat schon vor Jahren eine **Klassifikation der Kieferanomalien** aufgestellt, wie sie in der Abbildung wiedergegeben ist, die auch heute noch volle Gültigkeit hat.

Interpretieren Sie die vier **Bisslagenverhältnisse**!

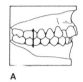 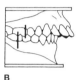 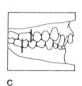 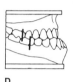

A   B   C   D

13. Nennen Sie bitte die zwei wichtigsten **Okklusionsanomalien** mit einer kurzen aussagekräftigen **Typisierung**!

14. Welche **pathologische Bisslage** ist in der schematischen Abbildung dargestellt?

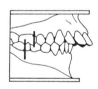

15. Welche Ursachen können zu einer **Prognathie** führen?

16. Die Mundatmung ist ein **Hauptsymptom** für eine behinderte Nasenatmung. Bei einer dauernden Behinderung der Nasenatmung muss unbedingt nach den zu Grunde liegenden Ursachen gesucht werden, um sie zu beseitigen.

Nennen Sie bitte die **Ursachen** einer **behinderten Nasenatmung**!

17. Beschreiben Sie kurz den **Neutral-, Kopf-, offenen, tiefen, Deck- und Kreuzbiss**!

18. Was verstehen Sie unter **Artikulation, Ruheschwebelage, Okklusion** und **Abrasion** bzw. **Erosion**?

6.8.3 Kieferorthopädische Therapiemöglichkeiten

01. Es gibt in der Kieferorthopädie **verschiedene Behandlungssysteme** und **zahlreiche Behandlungsgeräte** zur Beseitigung von Stellungsanomalien der Zähne und Umformungen der Kiefer. Die Kräfte, die von den Behandlungsapparaten auf Zähne und Kiefer übertragen werden, führen zu Umbauvorgängen im Bereich des Zahnhalteapparates, des Alveolar- und Kieferknochens, sowie des Kiefergelenks. Im Großen gesehen unterscheidet man **herausnehmbare** und **festsitzende Geräte**.

Nennen Sie bitte zwei charakteristische herausnehmbare Apparate mit ihren **grundsätzlichen Nachteilen**!

02. Was versteht man unter einer **Multibandapparatur**?

03. Welche grundsätzlichen **Verankerungsmöglichkeiten herausnehmbarer und festsitzender** Geräte gibt es?

7. Prothetische Behandlungen begleiten

7.1 Ältere Patienten

Lösungen ab Seite 418

01. Die psychologische Betreuung alter Menschen gewinnt zunehmend an Bedeutung. Alte Menschen bedürfen aber nicht nur umfassender zahnärztlicher Versorgung, sondern auch seelischer Betreuung und Zuwendung.

Nennen Sie bitte einige **altersbedingte Besonderheiten und Eigenarten**!

02. Bei Senioren geht es aber nicht nur um altersspezifische Eigenheiten, sondern groß ist auch die Zahl der im Alter gehäuft auftretenden Erkrankungen und Gebrechen, auf die bei der Zahnbehandlung Rücksicht genommen werden muss und die bei Erhebung der Allgemeinanamnese erfasst werden müssen.

Mit welchen **altersbedingten Erkrankungen** muss in der zahnärztlichen Praxis gerechnet werden?

03. Gerade der Umgang mit älteren Patienten ist mitbestimmend für das Ansehen einer zahnärztlichen Praxis.

Führen Sie bitte die wichtigsten **Grundsätze in der psychologischen Betreuung älterer Menschen** an!

04. Vor allem bedürfen Patienten bei der Eingliederung von **Teil- oder Vollprothesen**, die für jeden Patienten ein gravierendes Ereignis darstellt, erhöhter psychologischer

7. Prothetische Behandlungen begleiten

Zuwendung und zusätzlicher Hilfen. Die **ZFA** kann wesentlich dazu beitragen, dem Patienten die Inkorporationsphase (Einverleibung) zu erleichtern. Wodurch?

05. Die **Eingliederung** einer *totalen Prothese* ist für jeden Patienten ein schwerwiegendes Ereignis. Zunächst ist ein Patient meist befriedigt, weil er durch die neue Prothese sein Aussehen und sein Kauvermögen verbessert sieht. Aber er wird eine gewisse Zeit der Gewöhnung benötigen, bis er sich an den Zahnersatz gewöhnt hat. Er empfindet mehr oder weniger lang die Prothese als Fremdkörper, hat Schwierigkeiten beim Essen und Sprechen. Hier hat die **ZFA** große Möglichkeiten in der **Patientenaufklärung und Betreuung**.

Welche **Ratschläge** und Verhaltensweisen geben Sie einem **Patienten mit** einer frisch eingegliederten **totalen Prothese**?

7.2 Abformmaterialien und Abformtechniken

Lösungen ab Seite 420

01. Um ein naturgetreues Modell der Zahn- und Kieferverhältnisse zu erhalten, muss eine zuverlässige *Abdrucknahme* mit geeigneten Hilfsmitteln und Abformmaterialien erfolgen.

Nennen Sie bitte **zahnärztliche Behandlungsmaßnahmen**, die **ohne** eine **Abdrucknahme nicht möglich** sind!

02. Neben den *Abformmaterialien* werden zur Abdrucknahme auch **Abformlöffel** benötigt. Welche **grundsätzlichen Löffelarten** kennen Sie?

03. Benennen Sie die abgebildeten **Löffelarten**!

     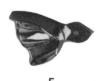

A B C D E F

04. Damit *Abformmaterialien* ihrer Aufgabe gerecht werden, müssen sie entsprechende Eigenschaften besitzen.

Welche **Grundforderungen** sind **an ein gutes Abformmaterial** zu stellen?

√**05.** Nach ihrem *werkstoffkundlichen Verhalten* gibt es eine ganz bestimmte **Klassifizierung der Abformmaterialien**.

Wie werden sie danach eingeteilt? Nennen Sie jeweils ein Beispiel dazu!

06. Die größte und bedeutungsvollste Gruppe unter den Abformmaterialien sind die **irreversibel**-(*nicht rückführbaren*) **elastischen** Massen. Sie gehen nach dem Anmischen vom plastischen in den elastischen Zustand über. Dieser Vorgang ist nicht reversibel. Deswegen können diese Materialien nur einmal verwendet werden.

 Nennen Sie bitte die **wichtigsten Gruppen** dieser Materialien mit je einem Beispiel!

 07. Welche **Konsistenzen** findet man **bei irreversibel-elastischen** Materialien?

08. **Thermoplastisch** = ? Nennen Sie Beispiele für diese Abformmaterialien!

 09. Führen Sie die **Indikationen** der verschiedenen Gruppen der **Abformmaterialien** mit Beispielen an!

 10. **Warum** werden heute trotz unbestrittener guter Eigenschaften (wie Abdruckgenauigkeit, Formkonstanz und Preiswürdigkeit) **keine Gipsabdrücke** mehr gemacht?

11. Zählen Sie die zu beachtenden Punkte bei der **Herstellung eines Gipsmodells** auf!

 12. **Alginate** – so genannt, weil es sich bei ihnen um *Salze der Alginsäure* handelt und sie aus *Meeresalgen* gewonnen werden – sind ein beliebtes und vielfach *bewährtes Abformmaterial* mit vielseitigem Verwendungszweck, speziell für *Situations- und Dokumentationsabdrücke* mit dem besonderen Vorzug einer einfachen und schnellen Verarbeitung.

Führen Sie bitte die **Verarbeitungsregeln** an, die bei der Alginatverarbeitung zu beachten sind!

 13. Das abgebundene Alginat ist elastisch, aber nicht formbeständig, da es nach dem Abbindevorgang durch **Wasserverdunstung rasch schrumpft**.

Was hat mit dem fertigen **Alginatabdruck zu geschehen**?

14. **Alginate** haften nicht am Metallabdrucklöffel. Was ist zu tun, damit eine **ausreichende Haftung** des Alginats am Metall erreicht wird?

 15. Welche besonderen **Vorteile** zeichnen die **gummielastischen Kunststoffabformmaterialien** aus?

 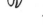 16. Wann sind Abformungen mit **Elastomeren** indiziert?

17. Es gibt *verschiedene Abformtechniken* bzw. -methoden, wie einzeitige oder zweizeitige Abdrücke, Zweiphasenabdrücke oder Korrekturabdrücke etc.

 Beschreiben Sie bitte **Art und Vorgehen** bei dem häufig zur Anwendung gelangenden *Doppelmischabdruck*!

 18. Was verstehen Sie unter einem **Korrektur**abdruck?

7. Prothetische Behandlungen begleiten

19. Was macht der Patient bei einer **Funktions**abdrucknahme und **wozu** dient sie?

20. Anatomische Abformung = ?

7.3 Zahnersatz, Wiederherstellung und Erweiterung

> Lösungen ab Seite 425

7.3.1 Allgemeines

01. Die **zahnärztliche Prothetik** (*Zahnersatzkunde*) befasst sich mit der Wiederherstellung stark zerstörter oder fehlender Zähne durch Eingliederung von *Kronen, Brücken* und *herausnehmbarem Zahnersatz*.
Welche Bereiche umfasst die Prothetik?

02. Unterscheiden Sie die **drei Arten von Zahnersatz**: *festsitzend, kombiniert* und *herausnehmbar*.
Nennen Sie Beispiele zu jeder Gruppe!

03. Was versteht man unter einer Cover-Denture?

04. Verbindungselemente bei kombiniert festsitzend-herausnehmbarem ZE sind?

7.3.2 Festsitzender Zahnersatz

01. Nennen Sie bitte die **Indikationen für eine Kronenanfertigung**!

02. Es gibt zahlreiche **Kronenarten**. Welche Kronenarten sind in der Abbildung dargestellt?

03. Erklären Sie bitte den Unterschied zwischen einer *Jacket*krone und *Verblend*krone!

04. Das Beschleifen eines Zahnes zur Aufnahme einer Krone ist eine unbiologische Maßnahme, da der Zahn dadurch seines natürlichen Schutzmantels beraubt und eine einzige große Dentinwunde geschaffen wird. Durch die freigelegten Dentinkanälchen können schädigende Noxen aller Art in Richtung Pulpa vordringen.

Deshalb, und auch noch aus anderen Gründen, muss ein zur Krone beschliffener Zahn ausreichend *provisorisch versorgt* werden.

Aus welchen **Gründen** ist eine *provisorische* **Stumpfversorgung zwingend erforderlich?**

05. Welche Möglichkeiten der **provisorischen Stumpfversorgung** gibt es?

06. *Individuell* hergestellte Provisorien haben vor allem die Vorteile,
   - dass sich mit ihnen die **ursprüngliche Zahnform herstellen** lässt, sowie **Kontakt- und Okklusionsverhältnisse** gewahrt bleiben
   - und sie auch für die **provisorische Versorgung von Brücken** geeignet sind.

   Schildern Sie bitte die **Herstellung eines individuellen Provisoriums!**

07. Welche **Maßnahmen** sind vor Anfertigung einer **Krone** oder **Brücke** unbedingt erforderlich?

08. Schildern Sie bitte stichwortartig den **Hergang** einer **Kronenanfertigung!**

09. Schildern Sie bitte anhand der Abbildung den **Aufbau einer Brücke.** Um welche Brückenart handelt es sich dabei?

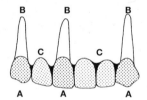

10. Welche **Einteilungsmöglichkeiten** nach **Brückenarten** kennen Sie?

11. Erklären Sie die Begriffe: **Endpfeiler-** und **Freiend**brücke!

12. Die **vier Brückenarten,** die hinsichtlich **der Form ihres Zwischenglieds** unterschieden werden, **heißen?**

13. Welche **Aufgaben** hat eine **ZFA** im **Verlauf einer Kronen- und Brückenherstellung** zu erfüllen?

14. Erklären Sie Ihrem Patienten mit einfachen Worten den *Unterschied* zwischen einer **Kunststoff- und Keramikverblendung** bei einer Krone oder Brücke!

15. Was versteht der Zahntechniker bei der Herstellung von festsitzendem Zahnersatz unter **NEM**?

16. Nennen Sie die Vorteile von Zirkondioxid bei der Herstellung von Zahnersatz!

7.3.3 Herausnehmbarer Zahnersatz

01. **Partielle** Prothesen (*Teilprothesen*) lassen sich nach Art ihrer Verbindung bzw. Befestigung am Restgebiss nach **verschiedenen Gesichtspunkten** einteilen. In welche?

02. Erklären Sie bitte die Begriffe
    a) **schleimhautgetragen** und
    b) **parodontal** abgestützt!

03. Die klassische Einteilung des Lückengebisses, die auch heute noch ihre Gültigkeit hat, stammt von **Kennedy**. Sie umfasst, wie die Abbildung zeigt, **vier Klassen**.

    Wie lautet ihre **Interpretation**?

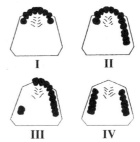

04. Aus welchen Teilen besteht eine **partielle Prothese**?

05. Wie gestaltet sich der **Praxisablauf** zur **Herstellung** einer **partiellen Prothese** in Sitzungen?

06. Wozu dient eine **totale Prothese**?

07. Wodurch hält eine **Totalprothese**?

08. Schildern Sie bitte stichwortartig den **Behandlungsverlauf** zur **Herstellung einer totalen Prothese** nach Sitzungen!

09. Zur Herstellung einer totalen Prothese ist ein **Funktionsabdruck** unerlässliche Voraussetzung. Schildern Sie bitte, *wie* ein Funktionsabdruck genommen wird!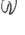

10. Welche **Verrichtungen** werden bei der nicht minder wichtigen **Bissnahme** vorgenommen?

11. **Stützstiftregistrierung, Gesichtsbogen, Artikulator**: Was fällt Ihnen hierzu ein?

12. Erklären Sie bitte den Unterschied zwischen einer *Immediat-* und *Interims*prothese!

13. Fassen Sie den **Behandlungsablauf** bei einer **Immediatprothese** in wenige Worte!

14. Welchen *Sinn* hat die **Unterfütterung** einer Prothese und *wie* wird sie durchgeführt?

15. Beschreiben Sie in Kurzfassung die Herstellung einer Keramikverblendkrone mit einem gegossenen Stiftaufbau!

16. Ein wichtiges Teilgebiet der zahnärztlichen Prothetik befasst sich mit dem **Ersatz von Defekten im Gesichts- und Kieferbereich** durch alloplastisches (*körperfremdes*) Material. Diese Defekte sind meist Folgen von Unfällen oder größeren Operationen.

Erklären Sie bitte kurz, worum es sich bei einem/einer

a) **Obturator**,
b) **Resektionsprothese**,
c) **Epithese**

handelt!

17. Geben Sie Ihrem Patienten *Hinweise* für eine **zweckmäßige Prothesenpflege**!

18. Welche **Wiederherstellungsmaßnahmen** in der Prothetik kennen Sie?

19. Bei **Reparaturen** werden welche Möglichkeiten unterschieden?

20. Welche *klinischen Situationen* unterscheidet man bei der **Unterfütterung**?

21. Was versteht man unter einer Unterfütterung im **indirekten** Verfahren?

22. Was versteht man unter einer Unterfütterung im **direkten** Verfahren?

23. Was sollte zum **Eingliederungstermin einer unterfütterten Prothese** vorbereitet sein?

24. Warum braucht man bei prothetischen Arbeiten häufig einen **individuellen Löffel**?

25. Was versteht man unter einem **Dekubitus**?

26. Veneer =? Beschreiben Sie den Behandlungsablauf in Stichworten!

27. Remontage =?

B. Abrechnungswesen

1. Offene Fragen

Die offenen Fragen sind nicht in Lernfelder unterteilt, sondern aufsteigend sortiert in:

- Allgemeine Leistungen und Individualprophylaxe
- Konservierende Behandlung mit Röntgenleistungen
- Endodontische Behandlung und Anästhesien
- Chirurgische Behandlung
- Zahnersatzleistungen

GOZ und Bema sind gut gemischt, damit immer wieder umgedacht werden muss und so die Leistungsfähigkeit für die Prüfung besser trainiert wird. Die Antworten mit ausführlichen Erläuterungen finden Sie im blauen Teil E dieses Buches.

1.1 Allgemeine Leistungen und Individualprophylaxe

Lösungen ab Seite 437

01. Welche Leistungen können im Bema **nicht** in derselben Sitzung **mit** der **Ä 1** (1) (Beratung) abgerechnet werden?

02. Wann kann im Bema eine **Beratung** als alleinige Leistung abgerechnet werden?

Nennen Sie Beispiele!

03. Am 07.01. wird ein Kassenpatient telefonisch beraten.

Am 09.01. erscheint er das erste Mal in diesem Quartal zur Behandlung. Er wird wiederum beraten und es werden einige Füllungen gelegt.

Wie berechnen Sie die **Leistung Ä 1**(1)? Begründen Sie!

04. Zu Beginn des Quartals wird bei einem Kassenpatienten eine „**Eingehende Untersuchung**" und Beratung durchgeführt. In der zweiten Sitzung wird der Patient ausführlich über den Behandlungsablauf aufgeklärt, ohne behandelt zu werden.

Es folgen daraufhin drei Sitzungen mit Behandlungen und gleichzeitigen Beratungen.

Wie oft und warum rechnen Sie die Position Ä 1 (1) ab?

05. Es wird folgende Behandlung durchgeführt, was rechnen Sie im Bema ab?

Am 20.02.	Eingehende Untersuchung und Beginn einer Wurzelbehandlung an Zahn 14.
Bis 23.03.	wird der Zahn 14 mehrmals weiterbehandelt.
Am 04.04.	(neues Quartal!) erfolgt die Weiterbehandlung an Zahn 14 mit einer Beratung.

06. a) Am 20.03. bei einem Kassenpatienten wird eine „Eingehende Untersuchung" mit folgendem Ergebnis durchgeführt: c = 14, 25, 26, 41.

Am 25.03. wird der Patient telefonisch beraten.
Am 27.03. werden die **Zähne 14 und 25** behandelt.
Am 05.04. (neues Quartal!) wird der **Zahn 41** behandelt und der Patient beraten.

b) Am 20.03. wird eine „Eingehende Untersuchung" mit dem Ergebnis **c = 14, 25** durchgeführt.

Am 25.03. wird der Patient telefonisch beraten.
Am 27.03. wird der Zahn 14 behandelt.
Am 05.04. (neues Quartal!) kommt der Patient mit Schmerzen an Zahn 48. Er wird beraten und behandelt.

Wie verfahren Sie in den beiden sehr ähnlichen Behandlungsabläufen bei der Abrechnung der Ä 1 (1)? Begründen Sie Ihre Abrechnungswege!

07. Welche Angaben müssen bei der 01 (Eingehende Untersuchung) in der Kartei als Mindestangaben festgehalten werden?

08. Welche Leistung kann man **nicht in derselben Sitzung** mit der 01 abrechnen?

09. Was versteht man unter der **Leistung 02** und auf welche Besonderheiten muss man bei der Abrechnung achten?

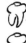

10. Wann rechnet man die **Position 03** ab? Nennen Sie Beispiele!

11. Die Ä 1 hat auch beim Privatversicherten einige Bestimmungen. Erklären Sie den Unterschied zum Bema.

12. Welche Leistungsnummern wählen Sie zusätzlich, wenn der Privatpatient **unangemeldet außerhalb der Sprechstunde** behandelt wird?

13. Mit welchen Leistungen kann die Ä 1 (1) bei Kassenpatienten nicht in derselben Sitzung abgerechnet werden?

a) 03 und 01
b) 01 und 02
c) 01 und 16
d) nur nicht mit der 01

14. Unter welcher Voraussetzung kann die Pos. 02 (Ohnmacht) berechnet werden?

a) immer, wenn einem Patienten schlecht wird
b) wenn der Zahnarzt einem kreislaufgefährdeten Patienten Verhaltensmaßregeln gibt
c) wenn dem Zahnarzt selbst bei der Hilfeleistung für einen ohnmächtigen Patienten ein größerer Zeitaufwand entsteht

1. Offene Fragen

    d) wenn sich die Ersthelferin auf Anweisung des Zahnarztes um den ohnmächtigen Patienten kümmert

15. Welche Leistungen können in der Zahnarztpraxis für Kassenpatienten nur „**je Sitzung**" abgerechnet werden, obwohl mehrere Zähne oder Kieferbereiche behandelt werden?

16. Für welche Leistung kann die „pV" (11) berechnet werden?

17. Für welche Behandlung kann „üZ" (10) **nicht** berechnet werden?

18. Bei einem Kassenpatienten wird eine Prothese eingegliedert.
Wenn Prothesendruckstellen auftreten, in welchem Zeitraum müssen diese unentgeltlich behandelt werden?

19. Bei einem „**Erschwertem Zahndurchbruch**" von Zahn 18 wird die entstandene Zahnfleischtasche durch das Einbringen einer Wundheilsalbe behandelt.
Welche Leistung rechnen Sie nach Bema ab?

20. Für welche Leistungen kann die **Position „sK"** (106) abgerechnet werden?

21. Wie viele Sitzungen „**Zahnsteinentfernen**" pro Kalenderjahr können bei einem Kassenpatienten abgerechnet werden?

22. Sie entfernen an einer totalen Prothese an allen Zähnen **Zahnstein**.
Was berechnen Sie in der GOZ?

23. Die **Geb.-Nr. 403** (sk) ist anders definiert als im Bema. Zeigen Sie die Unterschiede auf!

24. Wie oft kann die **Geb.-Nr. 100** (Erstellen eines Mundhygienestatus ...) berechnet werden?

25. Auch die **Geb.-Nr. 102** (Fluoridierung) ist beschränkt. Wie können Sie sie berechnen?

26. Was verstehen Sie unter der Geb.-Nr. 200 (**Versiegelung** von kariesfreien Fissuren) und wie wird diese Geb.-Nr. berechnet?

27. Wie rechnen Sie die **Geb.-Nr. 201** (üZ) ab?

1.2 Konservierende Behandlung mit Röntgenleistungen

Lösungen ab Seite 441

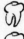
01. Welche Leistungen können unter der Position „bMF" (12) abgerechnet werden?

02. Es werden am 27.09. die Zähne 14, 21, 23 zum Legen von Füllungen mit „**besonderen Maßnahmen**" versehen, **wie oft** rechnen Sie die Leistung „bMF" (12) ab?

Zahn 14 erhält eine Füllung (mob), **Zahn 21** einen **distalen** und **Zahn 23** einen **mesialen Schneidekantenaufbau**.

Tragen Sie die Behandlung in einen Erfassungsschein ein!

03. An den Zähnen 13 bis 22 und am Zahn 31 werden **Maßnahmen nach „bMF"** (12) vorgenommen, was rechnen Sie ab?

04. Welche Leistungen des Zahnarztes sind in den Bema-Positionen der Füllungen enthalten?

Wie und wo werden die Füllungsflächen angegeben?

05. Am Zahn 21 wird von mesial her ein **Schneidekantenaufbau** vorgenommen, dieser wird mit **zwei** parapulpären Stiften verankert.

Was rechnen Sie ab und wie werden die Leistungen im Erfassungsschein eingetragen?

Das Behandlungsdatum kann frei gewählt werden.

06. Welche **Unterschiede in der Berechnung** gibt es bei folgenden Behandlungen?

Ein Stift kostet 3,80 €.

a) Zahn 46 erhält am 09.05. eine **definitive Füllung** (modb) mit Verankerung durch zwei parapulpäre Stifte.

b) Zahn 36 wird am 09.05. für die Aufnahme einer Krone (modb) plastisch aufgebaut, auch diese **Aufbaufüllung** wird mit zwei parapulpären Stiften verankert.

07. Für welchen Personenkreis können Füllungen nach den Gebührennummern 13 e – g (135 –137) berechnet werden?

Wie verfahren Sie bei diesen Füllungen, wenn der Kassenpatient nicht zu diesem Personenkreis gehört?

08. Es wird die Brücke **KBBKK** entfernt, was rechnen Sie im Bema ab?

09. Wie werden die Leistungen „Cp" (25) **und** „P" (26) abgerechnet?

10. Am Zahn 37 wird am 07.07. folgende Behandlung vorgenommen, **was rechnen Sie ab?**

Leitungsanästhesie, indirekte Überkappungen und Füllungen jeweils mesial-bukkal und distal.

1. Offene Fragen

11. Welche der nachfolgenden Leistungen gehören **nicht** zum Leistungsinhalt der **Geb.-Nr. 203**?

    a) Aushärten von Füllungen mit UV-Licht
    b) Anlegen von Spanngummi
    c) Beseitigen störenden Zahnfleisches
    d) Separieren

12. Wie wird die **Geb.-Nr. 203** berechnet?

13. Ein Zahn wird mit einer **vierflächigen Füllung**, die mit **drei parapulpären Stiften** verankert wird, versehen.

    Was rechnen Sie in der GOZ ab?

14. Wie ändert sich Ihre Berechnung, wenn es sich bei oben genannter Füllung um eine **Aufbaufüllung** unter einer Krone handelt?

15. Zahn 13 wird von Zahn 14 **separiert**, er wird mit **Kofferdam** versehen und erhält einen distalen **Schneidekantenaufbau**, der schichtweise mit **UV-Licht** ausgehärtet wird.

    Was stellen Sie dem **Privatpatienten** dafür in Rechnung?

16. Die Cp (25) wird abgerechnet?

    a) je Zahn
    b) je Kanal
    c) je Kavität
    d) je Frontzahnbereich oder Kieferhälfte

17. An einem Frontzahn wird die gesamte Schneidekante unter Einbeziehung der mesialen und distalen Fläche aufgebaut und mit zwei parapulären Stiften verankert.

    Was rechnen Sie im Bema ab?

    a) 2x 134 (13 d) + 2x 16 = 2x F 4 + 2x St
    b) 1x 134 (13 d) + 601   = 1x F 4 + Materialkosten
    c) 1x 134 (13 d) + 1x 16 = 1x F 4 + 1x St
    d) 1x 134 (13 d) + 2x 16 = 1x F 4 + 2x St

18. Welche Aussage ist richtig?

    Die Position „bMF" (12)

    a) ist immer abrechenbar für die UV-Aushärtung einer Füllung
    b) ist pro Zahn abrechenbar
    c) ist abrechenbar für das Abdrängen von Zahnfleisch bei Füllungen
    d) kann für das Anlegen einer Ringbandmatrize berechnet werden
    e) kann bei Legen von Fäden zur Abdrucknahme bei Kronenversorgung berechnet werden

19. In welchem der folgenden Fälle darf die **bMF (12) nur einmal** berechnet werden?

   a) an 11 und 23
   b) an 14 und 24
   c) an 36 und 45
   d) an 47 und 37

20. **Wie viele Zähne** müssen normalerweise bei einem GKV-Patienten von einer Röntgenaufnahme erfasst werden?

21. Bei Röntgenaufnahmen sind im Feld „Bemerkungen" auf dem Erfassungsschein Begründungen mit Ziffern anzugeben.

   Nennen Sie diese!

22. Es wird an einem Behandlungstag eine Vitalexstirpation mit vorangegangener Aufnahme, Messaufnahme und Kontrollaufnahme durchgeführt.

   Wie rechnen Sie die Röntgenaufnahmen im Bema ab?

23. Zu welchem Zweck werden **Bissflügelaufnahmen** gemacht, welche Zähne werden geröntgt und wie rechnet man die Aufnahmen im Bema ab?

24. In einer Sitzung werden bei einem Kassenpatienten folgende Aufnahmen durchgeführt:

   Bissflügelaufnahmen beider Seiten von Zahn 4 bis Zahn 6 und zusätzlich eine **apicale Aufnahme** von Zahn 11.

   Bei Zahn 11 ergibt sich die Notwendigkeit einer Wurzelbehandlung mit jeweils einer Mess- u. Kontrollaufnahme.

   Welche Leistungen rechnen Sie ab?

25. Es werden bei einem Kassenpatienten von den Zähnen 13, 21, 34, 33, 32, 31, 41, 42, 43 und 45 in derselben Sitzung Röntgenaufnahmen für den konservierenden Bereich angefertigt.

   Was rechnen Sie ab?

26. Welche der nachfolgenden Röntgenaufnahmen erfüllt den Ansatz der Ä 935 d (9354)?

   a) Halbseitenaufnahme des OK und UK rechts
   b) Panoramaaufnahme des OK
   c) Panoramaaufnahme des UK
   d) Halbseitenaufnahmen des OK und UK
   e) Aufnahmen aller Zähne beider Kiefer mit Kleinbildern

27. Es werden in derselben Sitzung Aufnahmen an den Zähnen 24, 25, 35 und 48 angefertigt. Es wird festgestellt, dass an den Zähnen 24 und 35 noch am selben Tag eine VitE durchgeführt werden muss. Dabei fallen jeweils Mess- und Kontrollaufnahmen an.

Was rechnen Sie ab?

a) 5x Rö 2 (Ä 925 a)
b) 1x Rö 8 (Ä 925 c)
c) 1x Rö 5 (Ä 925 b) und 2x Rö 2 (Ä 925 a)
d) 1x Rö 5 (Ä 925 b) und 4x Rö 2 (Ä 925 a)

28. Es werden an einem Tag in einer Sitzung folgende Aufnahmen angefertigt, was rechnen Sie laut Bema ab?

Bissflügelaufnahmen beidseitig von den Zähnen 4 bis 6 und zusätzlich je eine apicale Aufnahme an 11 und 48.

a) Rö 5 (Ä 925 b)
b) Rö 5 (Ä 925 b) + Rö 2 (Ä 925 a)
c) Rö 8 (Ä 925 c)
d) 2x Rö 2 (Ä 925 a)

29. Die **Zähne 13 und 24** müssen laut Röntgenaufnahmen wurzelbehandelt werden.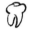

a) Beide Zähne werden **parallel** behandelt, d. h. in derselben Sitzung werden jeweils die Mess- u. Kontrollaufnahmen durchgeführt.

b) Beide Zähne werden **in getrennten Sitzungen** behandelt und immer getrennte Mess- u. Kontrollaufnahmen ausgeführt.

Wie gehen Sie bei der Abrechnung der Röntgenaufnahmen im Bema vor?

30. Welche Aufnahmen rechnen Sie unter der Leistungsnummer **Ä 935 d** (9354) ab?

1.3 Endodontische Behandlung und Anästhesien

Lösungen ab Seite 448

01. Welche der Wurzelbehandlungspositionen werden im Bema **je Zahn**, welche **je Kanal** berechnet?

Welche können am selben Zahn **je Sitzung** nur einmal berechnet werden?

02. Eine Röntgenaufnahme am 03.08. zeigt, dass am Zahn 14 eine **Vitalexstirpation** durchgeführt werden muss. Diese Behandlung erfolgt noch am selben Tag, **Röntgenmess- und Kontrollaufnahme** zeigen, dass die Behandlung erfolgreich war. Es wird eine **Füllung (mod)** gelegt.

Was tragen Sie im Erfassungsschein ein?

03. Welche Leistung zeigt Ihnen bei Kassenpatienten, dass es eine Gangränbehandlung oder Revision einer Wurzelbehandlung sein muss?

04. Eine Röntgenaufnahme am 05.05. zeigt am **zweiwurzeligen Zahn 25** eine Pulpitis. Der Zahnarzt devitalisiert den Zahn.

In der Sitzung am 12.05. werden die **Kanäle aufbereitet**, Röntgen**messaufnahme** und **medikamentöse Einlage** durchgeführt.

In der Sitzung am 20.05. wird nochmals **nachbereitet**, die **Wurzelfüllung** gelegt, **Röntgenkontrolle** und Abschluss**füllung okk.-palatinal**.

Tragen Sie die Behandlung in den Erfassungsschein ein.

05. Eine Röntgenaufnahme am 10.10. zeigt an **Zahn 36 unvollständige Wurzelfüllungen** beider Kanäle der mesialen Wurzel. Der Zahnarzt entscheidet sich für eine **Erneuerung der Wurzelfüllungen** in gleicher Sitzung mit Abschlussfüllung (mod), Röntgenmess- und Kontrollaufnahme.

Welche Wurzelbehandlungsmethode rechnen Sie ab? Tragen Sie die Leistungen im Erfassungsschein ein.

06. Die Geb.-Nr. 239 in der GOZ hat den Wortlaut: „**Trepanation eines Zahnes**".

Was schließen Sie daraus bei der Rechnungslegung für Wurzelbehandlungen?

07. Bei einem Kassenpatienten zeigt das Röntgenbild an den **Zähnen 11 und 21** apicale Aufhellungen. Die Sensibilitätsprobe fällt negativ aus.

Unter **Anästhesie** werden die Zähne **trepaniert**, die Kanäle **aufbereitet**. Die **Messaufnahme** zeigt, dass **Zahn 11** noch weiter aufbereitet werden muss. Danach wird **nochmals geröntgt**. Es werden **medikamentöse Einlagen** eingebracht.

Diese müssen noch **zweimal wiederholt** werden, bis die **Wurzelfüllungen** gelegt werden können.

Die **Kontrollaufnahme** zeigt, dass die Zähne exakt bis zum Apex gefüllt sind, es werden gleich **palatinale** Abschlussfüllungen gelegt.

Tragen Sie den gesamten Behandlungsablauf – mit freier Wahl der Behandlungstage – in den Erfassungsschein ein.

08. Welche der folgenden Behandlungsmethoden wird angewendet, wenn die erste Vitalitätsprobe des Zahnes schon **negativ** ist?

a) 29, 27, Fllg.   = Dev, Pulp, Fllg.
b) 29, 32, 34, 35, Fllg.   = Dev, Wk, Med, WF, Fllg.
c) 31, 32, 3 x 34, 35, Fllg.   = Trep 1, WK, 3 x Med, WF, Fllg.
d) 28, 32, 35, Fllg., 40 oder 411 (41a) = Vit E, WK, WF, Fllg., I od. L 1

09. **Wie viele Zähne** werden von einer „I" (40) erfasst und worauf müssen Sie bei der Berechnung achten?

10. Bei einem Privatpatienten wird am 09.07. an den **Zähnen 35 bis 45** Zahnstein unter Oberflächenanästhesie entfernt, was rechnen Sie ab?

11. Bei einem Kassenpatienten werden die **Zähne 13, 11, 21, 22 und 23** mit „I" (40) entfernt, wie viele „I" (40) rechnen Sie ab?

1.4 Chirurgische Behandlung

Lösungen ab Seite 451

01. Der Zahn 32 wird am 20.09. mit einer „**intraligamentären Anästhesie**" entfernt und in gleicher Sitzung erhält der Zahn 33 einen Eckenaufbau von mesial, **ebenfalls mit „intraligamentärer Anästhesie"**.

Was rechnen Sie ab und wie tragen Sie die Leistungen in den Erfassungsschein ein?

02. Die **Leitungsanästhesie** wird bei Kassenpatienten normalerweise nur im Unterkiefer abgerechnet.

Bei welchen Situationen kann man sie **auch im Oberkiefer** berechnen?

03. Für welche Eingriffe kann man die „**I**" (40) **oder die „L 1"** (41 a = 411) gegebenenfalls auch **zweimal in derselben Sitzung** berechnen?

04. Wann kann man die „**I**" (40) auch neben der „**Leitung**" berechnen?

05. Wie rechnen sie die **Geb.-Nr. 008** (Oberflächenanästhesie) ab?

06. Die **Anästhesien 009 und 010** haben keine einschränkenden Abrechnungsbestimmungen.

Wie werden sie normalerweise berechnet?

07. Es wird der **einwurzelige Zahn 14** unter Infiltrationsanästhesie mit Zange und Hebel entfernt, was rechnen Sie im Bema ab?

08. Der **zerstörte Zahn 35** wird mit Leitungsanästhesie entfernt, welche Positionen setzen Sie im Bema an?

09. Am 27.04. werden folgende Zähne entfernt:

- **tieffrakturierter Zahn 46,**
- **zweiwurzeliger Zahn 45 und**
- **die Zähne 42 bis 32**.

Tragen Sie die Leistungen mit Anästhesien in den Erfassungsschein ein.

10. Der **Zahn 36 wird hemisiziert** und der distale Zahnteil entfernt, um mit einer Brücke wieder eine geschlossene Zahnreihe herzustellen.

Was rechnen Sie im Bema ab?

11. Eine Röntgenaufnahme am 09.01. zeigt **im Gebiet 26 einen Rest der palatinalen Wurzel**. Es wird eine Leitungs- und Infiltrationsanästhesie gelegt und der Wurzelrest durch Osteotomie entfernt.

Was rechnen Sie im Bema ab?

12. **Zahn 28**: Röntgenaufnahme – Zahn ist **retiniert**, Entfernung des Zahnes durch Osteotomie mit Infiltrationsanästhesie, dabei bricht der Zahn ab.

    Eine Röntgenaufnahme **„intra operationem"** zeigt den Rest einer Wurzelspitze.

    Nach **erneuter Anästhesie** wird dieser entfernt und die Wunde mit zwei Nähten geschlossen.

    Die **Fäden** werden nach einer Woche entfernt.

    Schreiben Sie die abzurechnenden Leistungsnummern in chronologischer Reihe in einen Erfassungsschein, Behandlungsdaten können frei gewählt werden.

13. Die eingehende Untersuchung vom 20.01. zeigt den **Zahn 18 im Durchbruch**. Am selben Tag wird der **Schleimhautlappen mit Infiltrationsanästhesie** entfernt.

    Am 22.01. wird ein Streifen eingelegt und am 27.01. erfolgt ein **Streifenwechsel**.

    Am 10.02. wird der **Zahn mit einer Infiltrationsanästhesie entfernt**, da er laut Röntgenaufnahme auf den Zahn 17 drückt.

    Dabei **frakturiert** der Zahn 18 tief, kann aber mit Zange und Hebel entfernt werden. Es wird eine **nochmalige Anästhesie** notwendig.

    Tragen Sie die berechenbaren Leistungen im Erfassungsschein ein!

14. In der Präparationssitzung am 20.10. für eine **Brücke von 46 auf 44** wird die Leitungsanästhesie für das Entfernen von Granulationsgewebe an **46, 44 und 43** ausgenützt.

    Welche Leistungen rechnen Sie ab? Tragen Sie diese im Erfassungsschein ein!

15. Welche Leistungen nach einem chirurgischen Eingriff können unter der **Leistungsnummer „N"** (38) abgerechnet werden?

16. Welche Leistungen beinhaltet die Position **„XN"** (46)?

17. Wie werden die Positionen **„N"** (38) und **„XN"** (46) abgerechnet?

18. Nach einer Osteotomie wird einige Tage später eine **Wundkontrolle** durchgeführt. Die **Wunde ist „o.B."** und in dieser Sitzung erfolgt keine weitere Behandlung des Patienten.

    Was berechnen Sie im Bema für die Wundkontrolle?

19. Nach der Entfernung des Zahnes 14 am 17.05. mit Infiltrationsanästhesie stellt man eine **MAV (Mund-Antrum-Verbindung)** fest.

    Die Kieferhöhle wird durch **einfache Zahnfleischplastik** geschlossen.

    a) Welche Positionen rechnen Sie im Bema ab?

    b) Wie würde sich die Berechnung **ändern**, wenn der **Zahn 14 durch Osteotomie** entfernt wird?

1. Offene Fragen

20. An den Zähnen **11 und 21** wird am 07.08. eine **Wurzelspitzenresektion** mit Infiltrationsanästhesie durchgeführt.

Welche Leistungen rechnen Sie ab? Tragen Sie diese im Erfassungsschein ein!

21. Am 28.03. Wurzelspitzenresektionen an den Zähnen **13 und 14** mit Leitungs- und Infiltrationsanästhesie.

Am **Zahn 14** wird zusätzlich noch eine Zyste durch **Zystektomie** entfernt.

Geben Sie die benötigten Leistungsnummern im Bema an und begründen Sie Ihre Abrechnung.

22. An den Zähnen **21, 22 und 24 eines Kassenpatienten** werden am 13.04. Wurzelspitzenresektionen durchgeführt.

Dazu benötigt man eine **Leitungsanästhesie** und zusätzlich zur Tiefe der Wirkung **Infiltrationsanästhesien**.

Der **Zahn 24** war bereits wurzelbehandelt, hier wird nur ein retrograder Verschluss der Wurzel durchgeführt.

Die **Zähne 21 und 22** erhalten eine **Vitalexstirpation** in der Sitzung der „WR".

Außer den **Anfangsröntgenaufnahmen** sind keine weiteren erforderlich, da die Wurzelbehandlung bei eröffnetem „OP"-Gebiet durchgeführt wird. **Abschlussfüllungen: Zahn 21 (dp), Zahn 22 (mp).**

Tragen Sie die abzurechnenden Leistungen in den Erfassungsschein ein.

23. Eine Röntgenaufnahme zeigt am zerstörten **Zahn 16** eine apicale Zyste.

Nach einer **Leitungs- und Infiltrationsanästhesie** wird der Zahn mit Zange und Hebel entfernt.

Für das **Entfernen der Zyste** muss die Alveole erweitert werden, dann kann sie der Zahnarzt mit Zystenbalg herausschälen. Die Wunde wird mit Naht versorgt. Die **Fäden** werden eine Woche später **entfernt**.

Tragen Sie die abrechenbaren Leistungen mit frei gewählten Daten in den Erfassungsschein ein!

24. Wie rechnen Sie das Entfernen eines **tief zerstörten** Zahnes mit Zange und/oder Hebel in der GOZ ab?

25. Der **zweiwurzelige Zahn 15** wird entfernt. Welche Gebührennummer in der GOZ setzen Sie an?

26. An den Zähnen 23 und 24 werden unter Infiltrationsanästhesien die **Wurzelspitzen** entfernt.

An Zahn 24 wird nach **nochmaliger Anästhesie** zusätzlich eine **Zystektomie** durchgeführt.

Welche Leistungen stellen Sie bei einem Privatpatienten in Rechnung?

27. Welche Gebührennummer setzen Sie in der GOZ an, wenn nach einem chirurgischen Eingriff die **Wunde kontrolliert** wird?

28. Ein Kassenpatient kommt am 15.07. mit **Schmerzen an Zahn 46** das erste Mal im Quartal in die Praxis (bestellt).

   Auf der Röntgenaufnahme stellt der Zahnarzt keine Besonderheiten fest, außer dass der Zahn 46 wurzelbehandelt ist (2 Kanäle).

   Nach Absprache mit dem Patienten entscheidet er sich für eine **Reimplantation des Zahnes.**

   Es wird eine **Leitung** gelegt, der Zahn „unversehrt" extrahiert. Der Zahn hat eine „**dritte Wurzel**", die nicht wurzelbehandelt ist.

   Außerhalb der Mundhöhle wird eine komplett neue **Wurzelbehandlung** durchgeführt. Alle Wurzelspitzen werden gekappt und der Zahn wieder in die Alveole zurückgesetzt. Er wird **an den Nachbarzähnen** mit Kunststoff **fixiert**.

   Eine Kontrollaufnahme bestätigt den richtigen Sitz des Zahnes in der Alveole, Füllung (mod).

   Welche Leistungen rechnen Sie für die o.g. Behandlung ab? Tragen Sie diese in chronologischer Reihe in den Erfassungsschein ein!

29. Es wird zwischen den **Zähnen 11 und 21 das Lippenbändchen** beseitigt, was rechnen Sie im Bema ab?

30. Es soll bei einem Kassenpatienten die Prothese erneuert werden.

    Bei der **Erstuntersuchung am 20.04.** stellt sich heraus, dass der Patient **im Gebiet 44 bis 33 einen Schlotterkamm** hat, der vor Neuanfertigung entfernt werden muss.

    Es werden **zwei Leitungen** und zur relativen Blutarmut die **entsprechende Anzahl von Infiltrationsanästhesien** gelegt und der Schlotterkamm entfernt. Die Wunde wird mit sechs Nähten versorgt.

    Am **23.04.** wird die Wunde kontrolliert, sie ist o.B.!

    Am **29.04.** werden unter **Oberflächenanästhesie** die Fäden entfernt.

    Tragen Sie alle anfallenden Leistungen im Erfassungsschein ein!

31. Zur Formung des Prothesenlagers wird am 05.03. **im Bereich 15 bis 21** unter Infiltrationsanästhesien eine Knochenresektion durchgeführt.

    Eine Woche später werden die **Fäden entfernt**.

    Tragen Sie die Leistungen in den Erfassungsschein ein.

32. Bei einem Teilprothesenträger soll **im Gebiet 21 bis 24** das Prothesenlager durch Knochenresektion geformt werden. Zusätzlich muss der retinierte Zahn 28 entfernt werden.

    Es wird eine Leitungsanästhesie und von 21 bis 24 zusätzlich Infiltrationsanästhesien nötig.

a) Der retinierte Zahn 28 wird in einer neuen Sitzung entfernt.

b) In gleicher Sitzung soll der **retinierte Zahn 28 durch Osteotomie** entfernt und die Knochenresektion durchgeführt werden.

Tragen Sie beide Fälle in einen Erfassungsschein ein – Daten sind frei wählbar.

Wie unterscheiden sie sich? Begründen Sie Ihre Abrechnung!

33. Am 11.11. werden die **Zähne 32, 33 und 41, 42** mit Infiltrationsanästhesie entfernt und in selber Sitzung die **Alveolarfortsätze** geglättet.

Welche Leistungen rechnen Sie ab? Tragen Sie diese in einen Erfassungsschein ein.

34. Nach der Entfernung der **Zähne 11, 21 und 22** unter Infiltrationsanästhesie werden in derselben Sitzung die **Alveolarfortsätze** geglättet.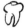

Was rechnen Sie im Bema ab? Begründen Sie Ihre Abrechnungsweise!

35. Am **20.03.** werden die **Zähne 35 und 44** mit jeweils einer „intraligamentären Anästhesie" entfernt.

Bei einer **Kontrolle der Wunden am 22.03.** wird festgestellt, dass **im Gebiet 44 der Alveolarfortsatz gekappt** werden muss. Dazu ist eine Infiltrationsanästhesie nötig.

Übertragen Sie die abzurechnenden Leistungen in einen Erfassungsschein.

36. Am **10.10.** werden die **Zähne 16, 15 und 34, 35** unter Anästhesie entfernt und in gleicher Sitzung die **Alveolarfortsätze geglättet**.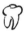

Tragen Sie die abrechenbaren Leistungen im Erfassungsschein ein.

37. Nach der Entfernung der **Zähne 33 bis 44** und der **Zähne 47 und 48** unter Leitungsanästhesien werden die **Alveolarfortsätze** geglättet.

Welche Leistungen fallen an, wie werden sie im Erfassungsschein eingetragen? Datum frei wählbar.

1.5 Zahnersatzleistungen

Lösungen ab Seite 463

01. Ein Zahn soll mit einer **Mantelkrone** (Jacketkrone) aus Keramik versehen werden.

Welche Gebührennummer wählen Sie in der GOZ?

02. Welche Leistung ist in der **Geb.-Nr. 227** (prov. Einzelkrone) enthalten?

03. Welche Geb.-Nr. der GOZ setzen Sie für eine **Wurzelstiftkappe** an?

04. Eine Brücke soll mit **Inlaypfeilern** verankert werden, welche Geb.-Nr. berechnen Sie für diese bei einem Privatpatienten?

05. Für welche Leistungen berechnen Sie die Geb.-Nr. 507?

06. Es wird eine Brücke **KKBKBBKK** eingegliedert. Was berechnen Sie in der GOZ, wenn alle Kronen mit **Hohlkehle** präpariert werden und eine **provisorische Brücke** eingegliedert wird?

07. Sie sollen eine **Cover-Denture-Prothese** mit Teleskopkronen an den Zähnen 13 und 23 berechnen.

Welche GOZ-Gebührennummern setzen Sie an?

08. Es wird eine **Teilprothese mit Metallbasis** eingegliedert. Sie hat drei Prothesenspannen und vier Halte- und Stützvorrichtungen.

Was berechnen Sie in der GOZ?

09. Der Privatpatient erhält eine **UK-Prothese** mit Metallbasis. Die Zähne 33 und 43 werden mit **Wurzelstiftkappen** versehen, die durch einen **Steg** verbunden sind.

Welche Leistungen fallen an?

10. Der Patient erhält ein **Langzeitprovisorium KKBBKK**.

Was berechnen Sie?

2. Konservierend/chirurgische Behandlungsabläufe für gesetzlich Versicherte

Lösungen ab Seite 465

In diesem Kapitel sind abgeschlossene Behandlungsabläufe zusammengestellt, die Sie als Prüfungsvorbereitung auf Erfassungsscheinen üben können. Die Fälle sind nach Schwierigkeit gestaffelt, sodass Sie langsam an das Prüfungsniveau herangeführt werden.

Auch wenn die Abrechnung der konservierend/chirurgischen Leistungen in fast allen Praxen schon mittels DTA (Datenträgeraustausch) vorgenommen wird, wird die Prüfung bestimmt noch einige Jahre in manchen Bundesländern handschriftlich ablaufen müssen.

Seit Januar 1997 werden alle Leistungen daten- und zahnbezogen auf Erfassungsscheinen oder mit DTA mit den entsprechenden Gebührennummern abgerechnet. Hier gibt es von Bundesland zu Bundesland Unterschiede. Man kann eine rein numerische oder eine alphanumerische Abrechnung vornehmen. Als dritte Möglichkeit gibt es die bisher bekannten Abkürzungen der Leistungen.

Bitte gehen Sie so vor, wie es in Ihrem Bundesland üblich ist. Im blauen Teil des Buches finden Sie zu jedem Behandlungsfall Lösungen in allen drei Schreibweisen. Die dort abgebildeten Erfassungsscheine sind extra für dieses Buch so gestaltet, dass alle drei Möglichkeiten nebeneinander aufgeführt sind.

Zusätzliche Hilfsmittel bei der Abrechnung auf dem Erfassungsschein sind ggf. in der Prüfung nicht zugelassen, also sollten Sie auch bei der Bearbeitung dieser Fälle darauf verzichten. Zu jedem Fall gibt es ausführliche Erläuterungen, mit denen Sie vielleicht noch vorhandene Wissenslücken schließen können.

Nun noch einige technische Hinweise:

Alle Füllungen sind als Leistungen nach Kassenrichtlinien anzusehen und werden nach den Gebührennummern 13a bis 13d (131 bis 134) oder F1 bis F4 berechnet. Damit kann auch das Eintragen der Füllungsflächen optimal geübt werden.

Unter Bemerkungen müssen Sie weiterhin Röntgenbegründungen, Uhrzeiten und eventuell Euro-Beträge angeben. Alle diese Eintragungen werden auch in der Prüfung bewertet.

Es gibt einige Leistungen, die zwar durchgeführt werden, aber laut Bema nicht abrechenbar sind, sie dürfen nicht eingetragen werden. Zusätzliche Eintragungen werden generell als Fehler bewertet.

Fall 1:

Behandlungsbeginn:

03.07.	Zahn 45	**Samstag:** Patient kommt in den Notdienst. Beschwerden, druckempfindlich, Sensibilitätsprobe (–), Röntgenaufnahme: starke apikale Aufhellung, Oberflächenanästhesie, Leitungsanästhesie, Extraktion, Auskratzen der Alveole, Gelatinetamponade.
04.07.	regio 45	**Sonntag:** „leere Alveole", Infiltrationsanästhesie und Auskratzen der Alveole, Einlegen eines Streifens.
06.07.	regio 45	Streifenwechsel,

Eingehende Untersuchung:
fehlend: 18, 16, 26, 28, 36, 45, 46, 48
kariös: 17, 12, 11, 21, 24, 27, 38, 47
zerstört: 37
Zahnstein: vorhanden

08.07.	regio 45	Streifenwechsel.
10.07.	regio 45	**Samstag, Patient bestellt!** Streifen entfernt.
22.07.	Zahn 17 Zahn 27	Infiltrationsanästhesie, Füllung (mod), Füllung (mo).
27.07.	Zähne 12, 11, 21, 24 Zahn 12 Zahn 11 Zahn 21 Zahn 24	Infiltrationsanästhesien, Anlegen von Spanngummi, Füllung (lmp), Füllung (ld), indirekte Überkappung, Füllung (lm), direkte Überkappung, Füllung (do).
02.08.	Zahn 37 Zahn 38 Zahn 47	Leitungsanästhesie, Entfernen des tieffrakturierten Wurzelrestes durch Extraktion, Füllung (liob), Füllung (odb), Beratung über Zahnersatz.
04.08.	Zahn 37	Wundkontrolle „o.B.", Entfernen von Zahnstein, Politur der gelegten Füllungen, Behandlungsende.

Fall 2:

Behandlungsbeginn:

04.01.	regio 48	Patient kommt mit Schmerzen und Schwellung wegen eines erschwerten Zahndurchbruchs, Streifen eingelegt.
05.01.	Zahn 48	Streifenwechsel.
07.01.	Zahn 48	Streifen entfernt,

Eingehende Untersuchung:
fehlend: 18
kariös: 16, 14, 25, 44
Zahnstein, Mundkrankheit,
Sonstiger Befund: 48 i.D.

	11, 21	Sensibilitätsproben (–),
		Bissflügelaufnahmen zur Kariesdiagnostik links und rechts von Zahn 3 distal bis Zahn 8 mesial,
	11, 21	Röntgenaufnahme für Zahnersatz,
		Befunde: 11, 21 WF, apikal o.B., 16 Sekundärkaries, 14 distal Karies, 25 und 44 tiefe Karies, 34 und 35 Approximalkaries,
	44 – 34	Zahnstein unter Oberflächenanästhesie entfernt, Mundbehandlung.
10.01.	16, 25, 44	Sensibilitätsproben (+),
	48, 44	Leitungsanästhesie,
	Zahn 48	Entfernen der Schleimhautkapuze,
	Zahn 44	Vitalexstirpation, Wurzelkanalaufbereitung, Messaufnahme, Wurzelfüllung, Kontrollaufnahme, provisorischer Verschluss.
18.01.	Zahn 25	Infiltrationsanästhesie, indirekte Überkappung, provisorischer Verschluss.
		Kostenplan für Kronen an den Zähnen 25, 11, 21.
28.01.	Zahn 25	Sensibilitätsprobe (+), Infiltrationsanästhesie, Aufbaufüllung für eine Krone (dop) mit Verankerung durch zwei parapulpäre Stifte (1 Stift 4,40 €), unter Ausnutzung der Anästhesie Entfernen der Zahnfleischtasche,
		Präparation des Zahnes, Abformungen, provisorische Krone eingesetzt,
	14, 16	Infiltrationsanästhesien,
	Zahn 16	Füllung (modb) mit Verankerung durch zwei Stifte,

	Zahn 14	Füllung (do),
	Zahn 44	Füllung (mod).
02.02.	34, 35	Leitungsanästhesie,
	Zahn 34	Füllung (d),
	Zahn 35	Füllung (m),
		beide Füllungen unter Verwendung von Matrizen.
20.02.	11, 21	Infiltrationsanästhesien zur Präparation der Zähne, Retraktionsfäden gelegt zur Darstellung der Präparationsgrenze, Präparation der Zähne, Abformungen, Anfertigung und Einsetzen von provisorischen Kronen.
28.02.	11, 21, 25	Rohbrandeinprobe.
05.03.	11, 21, 25	Einsetzen der Kronen, Überprüfen der Okklusion und Artikulation, Polieren der gelegten Füllungen, Behandlungsende.

Fall 3:

03.09.		**Eingehende Untersuchung:**
		fehlend: 18, 28
		kariös: 13, 11, 22, 23, 33, 44, 45, 46
		Zahnstein und Gingivitis ulcerosa,
		Parulis ausgehend von Zahn 11,
	Zahn 11	Leitungsanästhesie, Inzision des oberflächlichen Abszesses, viel Eiter entleert,
		Trepanation des Zahnes, offen lassen,
		Röntgenaufnahme: apikale Aufhellung.
06.09.	Zahn 11	Wurzelkanal aufbereitet und gereinigt, Röntgenaufnahme, medikamentöse Einlage, provisorischer Verschluss,
	33 – 43	Infiltrationsanästhesien, Entfernen des Zahnsteines, Entfernen von Granulationsgewebe, medikamentöse Behandlung der Gingivitis ulcerosa.
10.09.	Zahn 11	Wurzelkanal gesäubert, neue medikamentöse Einlage, provisorischer Verschluss, medikamentöse Behandlung der Gingivitis ulcerosa.
15.09.	Zahn 11	Wechsel der medikamentösen Einlage, provisorischer Verschluss, medikamentöse Behandlung der Gingivitis ulcerosa.

2. Konservierend/chirurgische Behandlungsabläufe für gesetzlich Versicherte

20.09. Zahn 11   Entfernen der medikamentösen Einlage,
Anlegen von Kofferdam, Säubern des Kanals,
Wurzelfüllung, Kontrollaufnahme, provisorischer Verschluss,
medikamentöse Behandlung der Gingivitis ulcerosa.

25.09. Zahn 11   Anlegen von Kofferdam,
Abschlussfüllung palatinal,
medikamentöse Behandlung der Gingivitis ulcerosa.

Letzter Behandlungstag, die Weiterbehandlung erfolgt im nächsten Quartal.

Fall 4:

19.01. **Eingehende Untersuchung:**
fehlend: 18, 28, 38
kariös: 16, 15, 14, 36, 34, 43, 46
zerstört: 26
Zahnstein vorhanden, Zahn 48 i.D.

Sensibilitätsproben an allen Zähnen: 34 negativ,

Anfertigung eines Orthopantomogramms:
15   Kronendefekt, apikal o.B.,
14   apikale Aufhellung,
26   tief zerstört,
34   starke apikale Aufhellung,
43, 46   tiefgehende Karies,
48   normale Wurzelverhältnisse,
18, 28, 38   nicht angelegt.

21.01. Zahn 16   Füllung (bd),
Zahn 15   Füllung (bdop) mit Verankerung durch zwei parapulpäre Stifte,
Zahn 14   Infiltrationsanästhesie, Vitalexstirpation, Wurzelkanalaufbereitung, Messaufnahme, medikamentöse Einlage, provisorischer Verschluss,
Zahn 34   Entfernen der Karies, dabei Eröffnen des Pulpenkavums, Entfernen der mortalen Pulpa, Wurzelkanalaufbereitung, Messaufnahme, medikamentöse Einlage, prov. Verschluss.

28.01. Zahn 26   Infiltrationsanästhesie, Entfernen des Zahnes mit Zange und Hebel,
Zahn 43   Leitungsanästhesie, direkte Überkappung der Pulpa, Füllung (moli),
Zahn 34   Wechsel der medikamentösen Einlage, prov. Verschluss,

	Zahn 14	Entfernen der medikamentösen Einlage, Wurzelfüllung, Kontrollaufnahme, Abschlussfüllung (mod).
29.01.		Rezept über Schmerzmittel ausgestellt.
03.02.	Zahn 46	Beschwerden, Sensibilitätsprobe (+), Leitungsanästhesie, Entfernen der Karies, indirekte Überkappung, Füllung (mob).
05.02.	Zahn 48	Erschwerter Zahndurchbruch, Entfernen der Schleimhautkapuze unter Infiltrationsanästhesie, Einbringen einer Wundheilpaste,
	Zahn 34	Wechsel der medikamentösen Einlage, prov. Verschluss,
	Zahn 36	Füllung (mod).
10.02.	Zahn 34	Entfernen der medikamentösen Einlage, Wurzelfüllung, Kontrollaufnahme, Abschlussfüllung (mob),
	43 – 35	Oberflächenanästhesie, Zahnstein entfernen, gelegte Füllungen poliert, Behandlungsende.

Fall 5:

04.04.		**Eingehende Untersuchung:**
		fehlend: 18, 17, 28, 38, 48
		kariös: 16, 11, 21, 31, 41, 44, 45
		zerstört: 14
	Zahn 23	Beschwerden, Röntgenaufnahme: apikale Zyste, Sensibilitätsprobe (–), Infiltrationsanästhesie, Trepanation, Wurzelkanalaufbereitung, Wurzelspitzenresektion und Entfernen der Zyste durch Zystektomie, weitere Kanalaufbereitung, Spülen und Trocknen des Kanals, Wurzelfüllung bei offener OP-Wunde, Versorgung der Wunde mit zwei Nähten, prov. Verschluss des Zahnes.
10.04.	11, 21	Separieren der Zähne,
	Zahn 11	Füllung (mp),
	Zahn 21	Schneidekantenaufbau von mesial,
	Zahn 26	Infiltrationsanästhesie, Entfernen der nicht mehr funktionstüchtigen Krone, indirekte Überkappung, provisorischer Verschluss, als Übergang konfektionierte provisorische Krone eingegliedert,
	Zahn 31	Infiltrationsanästhesie, Füllung cervikal-labial,
	Zahn 41	Füllung (mli),
	Zahn 23	Wundkontrolle o.B.

2. Konservierend/chirurgische Behandlungsabläufe für gesetzlich Versicherte 111

		Mitgabe eines Kostenplanes für eine neue Krone an Zahn 26, weitere Termine vereinbart.
14.04.	Zahn 23	Entfernen der Fäden, Füllung (mpd),
	Zahn 45	Leitungsanästhesie, direkte Überkappung der Pulpa, Füllung (mod),
	Zahn 44	Füllung (od).
19.04.	37, 38	Röntgenaufnahme: 38 verlagert und drückt auf Zahn 37,
	Zahn 16	Füllung (mod),
	Zahn 26	Infiltrationsanästhesie, Aufbaufüllung zur Überkronung (modp) mit zwei parapulpären Stiften (Stift 4,40 €), Präparation des Zahnes, Abformungen, provisorische Krone angefertigt und eingegliedert,
	Zahn 14	Infiltrationsanästhesie, Entfernen des Zahnes, dazu ist das Trennen durch Lindemannfräse nötig, Versorgung der Alveole durch Gelatinetamponade.
27.04.	Zahn 38	Leitungsanästhesie, Entfernen des Zahnes durch Osteotomie, Tamponade, zwei Nähte,
	Zahn 26	Einprobe der Krone.
29.04.	Zahn 38	Erneute Tamponade.
03.05.	Zahn 38	Wechsel der Tamponade,
	Zahn 26	Eingliedern der Krone und Überprüfung der Okklusion.
06.05.	Zahn 38	Entfernen der Tamponade und der Fäden unter Oberflächenanästhesie, Behandlungsende.

Fall 6:

01.04.		**Neuer Patient erscheint im Notdienst,**
	Zahn 48	erschwerter Durchbruch mit leichter Kieferklemme, die Tasche wird gespült und ein Medikament eingebracht.
03.04.	Zahn 48	Einbringen eines Medikaments.
04.04.	Zahn 48	Einbringen eines Medikaments,

Eingehende Untersuchung:
fehlend:	38
kariös:	26, 27, 36
sonstiger Befund:	48 i.D., 14 Krone

	Zahn 38	Röntgenaufnahme (Befund: retiniert),

		Mitgabe eines Kostenplanes für eine neue Krone an Zahn 14.
10.04.	Zahn 26	Füllung bukkal,
	Zahn 27	Füllung mesial-okklusal,
	Zahn 14	Infiltrationsanästhesie, alte Verblendkrone entfernt, Entfernen von Sekundärkaries, dabei Eröffnen der Pulpa, direkte Überkappung, prov. Verschluss, provisorisches Wiedereinsetzen der alten Krone.
13.04.	**20:00 Uhr**	**Patient kommt unbestellt nach Praxisende,**
	Zahn 14	Abnahme der provisorischen Krone, Infiltrationsanästhesie, weitere Trepanation des Zahnes, Entfernen der Pulpa, Aufbereiten des Wurzelkanalsystems, Röntgenmessaufnahme, Wurzelfüllung, prov. Verschluss, Röntgenkontrollaufnahme, Wiedereingliedern der provisorischen Krone.
20.04.	Zahn 36	Leitungsanästhesie, indirekte Überkappung, Füllung (mob),
	Zahn 14	Abnahme der prov. Krone, Aufbaufüllung für „ZE" (do), leichte Nachpräparation des Zahnes, Legen eines Fadens zur Abdrucknahme, Abformung für neue Krone, Farbe usw. Wiedereinsetzen der prov. Krone.
25.04.	Zahn 48	Leitungsanästhesie, Entfernen durch Aufklappung, Knochenglättung, Wundversorgung mit drei Nähten.
30.04.	regio 48	Wundgebiet stark geschwollen, Leitungsanästhesie, Eröffnen eines submukösen Abszesses, Einlegen eines Streifens, Rezept über Isocillin 1 OP.
02.05.	regio 48	Streifen und Fäden entfernt, Röntgenaufnahme wegen Verdachts auf Sequester (Befund: kein Sequester),
	Zahn 14	Abnahme der provisorischen Krone, Einsetzen der endgültigen Krone, Kontrolle und Korrektur der Okklusion.
10.05.	regio 48	Kontrolle des OP-Gebietes, o.B.
02.06.	Zahn 38	Leitungsanästhesie, Entfernen durch Osteotomie, Stillen einer Blutung durch Drucktamponade mit erheblichem Zeitaufwand, Wundversorgung mit vier Nähten.
05.06.	regio 38	Leitungsanästhesie, Glätten des Knochens, Wundversorgung.
12.06.	regio 38	Entfernen der Fäden, Behandlungsende.

Fall 7:

Behandlungsbeginn:

04.04.		Patient wird vom Internisten mit der Bitte um Herdsuche überwiesen.

Eingehende Untersuchung:
fehlend: 36
kariös: 13, 14
zerstört: 24, 28

Orthopantomogramm mit folgenden Befunden:
13, 14 Wurzelfüllungen, aber Granulome;
36 impaktierter Wurzelrest; 11, 12 Wurzelfüllungen, kirschkerngroße Zysten; 24, 28 nicht erhaltungswürdig.

10.04.		Arztbrief an den Internisten mit kritischer Stellungnahme.
11.04.	13, 14	Leitungs- und Infiltrationsanästhesie, Wurzelspitzenresektionen, Säubern des Wundgebietes, retrograde Verschlüsse der Wurzeln, 3 Nähte.
12.04.	13, 14 11, 21	Säubern der Wunde, Trepanation, Entfernen der alten Wurzelfüllungen, Reinigen der Kanäle, medikamentöse Einlagen.
18.04.	11, 21 24, 28 13, 14	Wechsel der medikamentösen Einlagen, Infiltrationsanästhesien, Entfernen der Zähne, Entfernen der Fäden.
25.04.	11, 21	Entfernen der medikamentösen Einlagen, Infiltrationsanästhesien, Wurzelspitzenresektionen, Entfernen der Zysten, Auskratzen der Wunden, Säubern und Trocknen der Wurzelkanäle, Wurzelfüllungen, Verschluss der Operationswunden mit vier Nähten, Füllungen (p).
25.04.	**21 Uhr**	Patient ruft wegen Schwellung der Oberlippe beim Arzt zu Hause an, dieser empfiehlt Kühlung des Gebietes.
27.04.	11, 21	Wundkontrolle im OP-Gebiet zeigt normalen Heilungsverlauf. Der Patient erhält ein Rezept über Kavosan.
02.05.	11, 21 Zahn 13 Zahn 14	Entfernen der Fäden, Füllung (dp), Exkavieren, provisorischer Verschluss.

12.05.	regio 36	Leitungsanästhesie, impaktierter Wurzelrest wird durch Aufklappung entfernt, drei Nähte.
21.05.	regio 36 Zahn 14	Entfernen der Fäden, Füllung (mo), Behandlungsende.

Fall 8:

Behandlungsbeginn:

02.11.		**Eingehende Untersuchung:**
		fehlend: 18, 17, 26, 27, 28, 47, 48
		kariös: 14, 12, 11, 23, 25, 31, 41, 43
		zerstört: 38, 37, 36, 35
		Zahnstein

		Panoramaaufnahmen aller Zähne mit folgenden Befunden: 14 und 38 apikale Zysten
	Zahn 14	Sensibilitätsprobe – geringe Restvitalität,
	11, 12, 23	Infiltrationsanästhesien, Anlegen von Kofferdam
	Zahn 11	Füllungen labial (am Zahnhals) und pal.-distal,
	Zahn 12	Füllung distal-labial,
	Zahn 23	Füllung labial-distal-palatinal,
	Zahn 25	Infiltrationsanästhesie, indirekte Überkappung, Füllung bukkal-okklusal-mesial.

05.11.	Zahn 14	Infiltrationsanästhesie wg. Restvitalität, Trepanation des Zahnes, Aufbereitung der Wurzelkanäle, medikamentöse Einlage, prov. Verschluss.
07.11.	Zahn 14	Infiltrationsanästhesie, Entfernen der med. Einlage, Resektion beider Wurzelspitzen durch einen operativen Zugang, Entfernen der Zyste durch Zystektomie, Wurzelfüllungen mit retrogradem Verschluss, 2 Nähte, Füllung palatinal,
		Rezept: Dolomo 1 OP, Ausstellen einer Arbeitsunfähigkeitsbescheinigung.
09.11.	15:00 Uhr	Anruf des Patienten wegen Nahtriss, Beratung durch den Zahnarzt.
09.11.	17:00 Uhr Zahn 14	Infiltrationsanästhesie und neue Naht.
20.11.	Zahn 14 Zahn 43	Entfernen der Fäden, Verdrängen störenden Zahnfleisches, Füllung lingual.

2. Konservierend/chirurgische Behandlungsabläufe für gesetzlich Versicherte

06.12.	Zahn 21	Sturz des Patienten, Fraktur des Zahnes, freiliegende Pulpa, Röntgenaufnahme: keine Wurzelfraktur, Infiltrationsanästhesie, Vitalexstirpation, Wurzelkanalaufbereitung, Messaufnahme, med. Einlage, prov. Verschluss.
10.12.	Zahn 21	Anlegen von Kofferdam, Wurzelfüllung, Schneidekantenaufbau von mesial her,
	41, 31	Anlegen eines Automatons,
	Zahn 41	Füllung mesial-labial,
	Zahn 31	Füllung mesial-lingual,
	46 bis 34	Zahnsteinentfernung.
13.12.	35 bis 38	Leitungsanästhesie,
	35, 36	normale Extraktion,
	Zahn 37	Fraktur im Bereich der Wurzeln, Entfernen mit Zange und Hebel,
	Zahn 38	Extraktion, Erweitern der Alveole und Entfernen der Zyste durch die Alveole,
	35 bis 38	Glätten der Alveolarfortsätze, 6 Nähte.
23.12.	35 bis 38	Entfernen der Fäden, Behandlungsende.

Fall 9:

02.10.		Behandlungsbeginn: Patient kommt mit starken Schmerzen an Zahn 24.
	Zahn 24	Leitungsanästhesie, Eröffnen des oberflächlichen Abszesses, Einlegen eines Streifens, Trepanation, Aufbereitung des Wurzelkanalsystems, medikamentöse Einlage, provisorischer Verschluss des Zahnes.
06.10.	Zahn 24	keine Besserung des Zustandes, Infiltrationsanästhesie, Entfernen des Zahnes, Auskratzen der Alveole, Gelatinetamponade.
09.10.		**Eingehende Untersuchung:**
		fehlend: 18, 17, 16, 15, 14, 24, 28, 36
		kariös: 12, 11, 21, 26, 38, 37, 35, 33, 46, 47
		zerstört: 27
		Zahnstein und Zahnfleischentzündung vorhanden
	Zahn 27	Röntgenaufnahme zur Lagebestimmung der Wurzeln, Nebenbefund: 28 verlagert, 26 tiefe Karies,
	27, 28	Leitungsanästhesie,
	Zahn 27	Entfernen des zerstörten Zahnes,

	Zahn 28	Entfernen durch Osteotomie, Wundversorgung mit Nähten, Rezept über Baycillin Mega 1 OP und Tanderil 1 OP.
11.10.	regio 27, 28	Wundsäuberung, Zahnsteinentfernung, medikamentöse Behandlung der Zahnfleischentzündung.
16.10.	regio 27, 28	Entfernen der Fäden.
24.10.	Zahn 46 Zahn 47	plastische Füllung (mod), plastische Füllungen (mo) + (b).
27.10.	21, 11, 12 Zahn 21 11, 12 Zahn 11 Zahn 12	Infiltrationsanästhesien, direkte Überkappung, plastische Füllung (mo), Separieren, plastische Füllung (dp), indirekte Überkappung, plastische Füllung (pm).
30.10.	regio 14-18	Infiltrationsanästhesien, Resektion des Kieferknochens zur Formung des Prothesenlagers, Stillen einer übermäßigen Blutung durch ein blutstillendes Mittel (10 Min.), 9 Nähte, Anweisung über Verhalten nach der OP gegeben, Mitgabe eines Eispacks zur Kühlung des Wundgebietes.
30.10.	22 Uhr	Anruf des Patienten wegen Nachschmerzen, weiterhin Kühlen empfohlen und Einnahme von noch vorhandenen Schmerztabletten.
02.11.	regio 14-18	Kontrolle der Wunde, keine Entzündung, alles o.B.
06.11.	37, 38 Zahn 35	Leitungsanästhesie, indirekte Überkappungen, provisorische Verschlüsse, plastische Füllung (mo).
09.11.	regio 14-18 37, 38 Zahn 37 Zahn 38	Entfernen der Fäden, Wunde gut verheilt, Sensibilitätsproben – positiv, plastische Füllung (dob), plastische Füllung (moli).
21.11.	Zahn 26	Infiltrationsanästhesie, Caries-profunda-Behandlung, provisorischer Verschluss des Zahnes.
28.11.	Zahn 26 Zahn 33	plastische Füllung (mod), kleiner Schneidekantenaufbau von distal mit parapulpärer Stiftverankerung.

2. Konservierend/chirurgische Behandlungsabläufe für gesetzlich Versicherte

10.12.		alle gelegten Füllungen poliert, Behandlungsende.

Fall 10:

01.02.		**Eingehende Untersuchung:**
		fehlend: 18, 28, 38, 48
		kariös: 16, 14, 35, 44, 47
		Zahnstein vorhanden
		Bissflügelaufnahme der linken Kieferhälfte -
		Approximalkaries 35, 36,
	44, 47	Sensibilitätsproben – positiv, Leitungsanästhesie,
	Zahn 44	indirekte Überkappung, Separieren von Zahn 45,
		Füllung (mod),
	Zahn 47	Stillen einer übermäßigen Papillenblutung, Füllung (mo),
		Zahnsteinentfernung.
08.02.	16, 14	Sensibilitätsproben: 16 (–), 14 (+),
	Zahn 16	Röntgenaufnahme – apikal o.B.,
		Trepanation, Wurzelkanalaufbereitungen,
		Röntgenmessaufnahme, medikamentöse Einlage, provisorischer Verschluss,
	Zahn 14	Füllung okklusal.
11.02.	Zahn 16	Entfernen der medikamentösen Einlage, Nachbereitung und Spülen der Wurzelkanäle, Wurzelfüllungen,
		Kontrollaufnahme, Füllung (modp) mit Verankerung durch einen parapulpären Stift,
	Zahn 35	intraligamentäre Anästhesie, direkte Überkappung,
		Füllung (od) mit Matrize,
	Zahn 36	intraligamentäre Anästhesie, Füllung (od) mit Matrize.
22.02.	Zahn 38	Röntgenaufnahme – verlagert,
		Leitungsanästhesie, Entfernen des Zahnes durch Osteotomie,
		Wundversorgung mit zwei Nähten.
24.02.	regio 38	Wundbehandlung.
01.03.	regio 38	Entfernen der Fäden,
		Zahnsteinentfernung, Polieren der gelegten Füllungen, Behandlungsende.

Fall 11:

09.10.		**Behandlungsbeginn:**
	Zahn 44	starke Schmerzen, Röntgenaufnahme – starke apicale Aufhellung und gekrümmte Wurzeln, Nebenbefund: Zahn 46 wurzelgefüllt, mesial starker Knochenabbau,
	Zahn 44	Leitungsanästhesie, Entfernen des Zahnes durch Osteotomie, Auskratzen des OP-Gebietes, Wundversorgung, zwei Nähte, Anweisung zum Verhalten nach der OP.
11.10.		**Eingehende Untersuchung:**
		fehlend = 18, 17, 25, 26, 27, 28, 33 – 38, 44
		kariös = 13, 21, 22, 24
		zerstört = 16, 15, 14
		Zahnstein UK-Front, Gingivitis marginalis
	Zahn 47	Entfernen einer scharfen Kante an einer alten Füllung,
	32 bis 43	Oberflächenanästhesie, Zahnstein entfernen, Mundbehandlung.
13.10.	Zahn 24	Sensibilitätsprobe – negativ, Röntgenaufnahme – apikale Zyste, Infiltrationsanästhesie, Eröffnen des Zahnes, Aufbereiten der Kanäle, Wurzelspitzenresektionen durch einen operativen Zugang mit Zystektomie, Spülen und Trocknen der Kanäle, Wurzelfüllungen bei eröffnetem OP-Gebiet, Auskratzen und Versorgen der Wunde mit zwei Nähten, provisorischer Verschluss des Zahnes.
16.10.		Beratung wegen Zahnersatzes für OK und UK. Der Patient möchte die Sanierung des ersten Quadranten erst im neuen Jahr. Vor Jahresende soll noch eine Krone auf Zahn 24 und eine Brücke im vierten Quadranten eingesetzt werden.
18.10.	Zahn 44	Entfernen der Fäden,
		Mitgabe des Heil- und Kostenplanes für die Gesamtsanierung.
20.10.	Zahn 24	Entfernen der Fäden,
	Zahn 22	Infiltrationsanästhesie, Papillektomie, Füllung palatinal-mesial-labial,
	Zahn 21	Separieren von Zahn 11, Eckenaufbau unter Einbeziehung der mesialen Schneidekante.

2. Konservierend/chirurgische Behandlungsabläufe für gesetzlich Versicherte 119

| 20.11. | 25 bis 28 | Infiltrationsanästhesien, Resektion des Kieferknochens zur Formung eines besseren Prothesenlagers, Wundversorgung mit vier Nähten. |

25.11. 25 bis 28   Wundkontrolle, Entfernen der Fäden.
        14 bis 16   Infiltrationsanästhesien, Entfernen der Zähne, dabei frakturiert Zahn 16 tief, kann aber mit Zange und Hebel entfernt werden.

28.11. 45 bis 43   Leitungsanästhesie, Präparation der Zähne für die Brücke, Abformungen, Einsetzen einer provisorischen Brücke, Überprüfen der Okklusion.
        14 bis 16   Kontrolle nach Extraktion – guter Heilungsverlauf.

05.12. 33 bis 38   Leitungsanästhesie, Mundbodenplastik, vier Nähte.

07.12. 33 bis 38   Leitungsanästhesie, Teilerneuern der Nähte.

14.12. 33 bis 38   Entfernen der Fäden,
        Zahn 24   Infiltrationsanästhesie, Präparation des Zahnes, Gingivektomie, Aufbaufüllung zur Aufnahme einer Krone (mop), provisorische Krone,
        45 bis 43   Abnahme der prov. Brücke, Rohbrandeinprobe, Wiedereinsetzen der prov. Brücke.

21.12. Zahn 24   Einsetzen der Krone,
        45 bis 43   Einsetzen der Brücke, Überprüfen der Okklusion und kleine Korrekturen, Behandlungsende.

Fall 12:

15.11. **Eingehende Untersuchung:**
        fehlend: 17, 16, 27, 28, 38 bis 35, 44, 46, 47, 48
        zerstört: 34 bis 43, 45
        kariös: 18, 11, 21, 23, 26
        Zahnstein

        Sensibilitätsproben an allen Zähnen:
        13 und 21 negativ,

        13, 21, 45
        34 – 43   Röntgenaufnahmen mit folgenden Befunden:
                    horizontaler Knochenabbau im Unterkiefer,
                    13 vollständige Wurzelfüllung, apikale Zyste, 21 apikal o.B.

        Zahn 21   Eröffnen des Pulpenkavums, Wurzelkanalaufbereitung, Messaufnahme, medikamentöse Einlage, prov. Verschluss.

19.11.	OK-Front	Anlegen von Spanngummi
	Zahn 21	Entfernen der medikamentösen Einlage, Wurzelkanalfüllung, Kontrollaufnahme, Füllung palatinal,
	Zahn 23	Füllung (lm),
	Zahn 11	Füllung (lmp).
23.11.	Zahn 13	Infiltrationsanästhesie, Wurzelspitzenresektion mit Zystektomie, erneute Anästhesie, retrograder Verschluss der Wurzelspitze, Wundversorgung mit drei Nähten, Kontrollaufnahme, Verhaltensregeln nach OP.
	Zahn 13	Am Nachmittag erscheint der Patient nochmals in der Praxis. Stillen einer übermäßigen Blutung durch Kompression.
29.11.	Zahn 13 34 – 43, 45	Entfernen der Fäden, Leitungsanästhesien, Entfernen der Zähne, Abtragen des Alveolarfortsatzes in diesem Gebiet, Wundversorgung mit Nähten, Arbeitsunfähigkeitsbescheinigung ausgestellt.
30.11.	regio 34, 33	Leitungsanästhesie, neue Naht, Beratung wegen Zahnersatz.
03.12.		Anruf des Patienten, er hat noch einige Fragen zum Zahnersatz. Der Zahnarzt gibt entsprechende Auskunft.
06.12.	regio 34 – 43 und 45	Entfernen der Fäden.
11.12.		Behandlung von Aphten.
14.12.	Zahn 26	Infiltrationsanästhesie, direkte Überkappung der Pulpa, Füllung (mod) mit Matrize,
	Zahn 18	Infiltrationsanästhesie, indirekte Überkappung, Füllung (dob).
17.12.		Zahnsteinentfernung, Politur der gelegten Füllungen, Behandlungsende.

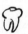 **Fall 13:**

01.04.		**Behandlungsbeginn:** Schmerzen im linken Oberkiefer,
	Zahn 28	Sensibilitätsprobe – negativ, Röntgenaufnahme – periapikale Ostitis, Infiltrationsanästhesie, Entfernen des Zahnes, dieser frakturiert tief und es muss aufgeklappt werden, um einen Wurzelrest zu entfernen, Kontrollaufnahme intra operationem – Wundgebiet o.B.,

2. Konservierend/chirurgische Behandlungsabläufe für gesetzlich Versicherte

		Wundversorgung mit zwei Nähten, Ausstellen eines Rezeptes über Schmerzmittel.
08.04.		Sensibilitätsproben: 17, 16, 44, 45 – positiv, 34 – negativ
		Röntgenaufnahmen: 55 persistierender Milchzahn, 15 nicht angelegt, 34 apikale Veränderung, 45, 44 apikal o.B., 48 verlagert,
	Zahn 28	Wundkontrolle, Entfernen der Fäden,
	Zahn 16	Infiltrationsanästhesie, Füllung (bmop) mit Verankerung durch zwei parapulpäre Stifte,
	Zahn 17	Separieren von Zahn 16, indirekte Überkappung, Füllung (mod),
		Erstellen und Mitgabe eines Kostenplanes für Kronen an den Zähnen 44 und 45.
14.04.	Zahn 55	Infiltrationsanästhesie, Pulpotomie, Füllung (mod),
	Zahn 34	Leitungsanästhesie, Entfernen des tieffrakturierten Zahnes, Auskratzen der Alveole.
	regio 34	Nachmittags erscheint der Patient nochmals in der Praxis. Leitungsanästhesie, Stillen einer übermäßigen Blutung durch blutstillendes Mittel und Legen einer Naht, weitere Hinweise für das Verhalten nach einer Extraktion gegeben.
20.04.	regio 34	Wundkontrolle, Entfernen des Fadens.
	33 – 43	Behandlung überempfindlicher Zahnhälse.
27.04.	Zahn 44	Leitungsanästhesie, Aufbaufüllung für eine Krone (od),
	Zahn 45	Aufbaufüllung für eine Krone (modli) mit zwei Stiften à 4,40 €, Präparation beider Zähne für Kronen, Abformungen, provisorische Kronen angefertigt und eingesetzt.
29.04.	Zahn 48	Leitungsanästhesie, Entfernen des verlagerten Zahnes, nochmalige Leitungsanästhesie nötig, Wundversorgung mit zwei Nähten, Ausstellen einer Arbeitsunfähigkeitsbescheinigung.
30.04.	regio 48	Wundkontrolle o.B.
08.05.	regio 48	Entfernen der Fäden,
	44, 45	Einprobe der Kronen.
14.05.	44, 45	Eingliedern der Kronen mit Überprüfen der Okklusion, kleine Nachkorrekturen, Polieren der gelegten Füllungen, Behandlungsende.

Fall 14:

07.01.		**Eingehende Untersuchung:**
		fehlend: 18, 28, 38, 48
		kariös: 34, 45, 46
		zerstört: 16
		Zahnstein, Mundkrankheit
	16, 34	Sensibilitätsproben – negativ, Röntgenaufnahmen:
		16 apikale Ostitis, 34 verbreiterter Periodontalspalt,
	Zahn 16	Infiltrationsanästhesie,
		Entfernen des tieffrakturierten Zahnes, Wundversorgung.
08.01.	Zahn 16	Nachbehandlung.
10.01.	Zahn 16	Infiltrationsanästhesie, Auskratzen der Alveole.
16.01.	Zahn 34	Eröffnen des pulpatoten Zahnes, Wurzelkanalaufbereitung, Messaufnahme, medikamentöse Einlage, prov. Verschluss.
		Zahnsteinentfernung, Behandlung der Gingivitis.
20.01.	Zahn 34	Wechsel der medikamentösen Einlage, prov. Verschluss,
	46, 45	Sensibilitätsproben – positiv,
	Zahn 46	Leitungsanästhesie, direkte Überkappung der Pulpa, Papillektomie, Füllung (mod),
	Zahn 45	Separieren von Zahn 46, indirekte Überkappung, Entfernen von Granulationsgewebe, Füllung (od),
		Behandlung der Gingivitis.
27.01.	Zahn 34	Entfernen der medikamentösen Einlage, Wurzelkanalfüllung, Kontrollaufnahme, prov. Verschluss.
30.01.	Zahn 34	Anlegen einer Matrize, Füllung (mod).
12.02.	11, 21	Beschädigung der Zähne durch einen Sturz.
		Sensibilitätsproben – positiv,
		Röntgenaufnahme – keine Wurzelfrakturen,
		Infiltrationsanästhesien, Anlegen von Spanngummi, Schneidekantenaufbauten jeweils von mesial, Verankerung durch je einen parapulpären Stift.
14.02.	11, 21	Sensibilitätsproben – positiv, keine Beschwerden, Politur der Füllungen, Behandlungsende.

2. Konservierend/chirurgische Behandlungsabläufe für gesetzlich Versicherte

Fall 15:

Behandlungsbeginn:

08.10.	Zahn 48	**21 Uhr:** Schmerzfall, Beratung wegen Extraktion, Sensibilitätsprobe (–), Röntgenaufnahme: diffuse apikale Aufhellung, Leitungsanästhesie, Entfernen des tieffrakturierten Zahnes, Auskratzen der Wunde, dabei Entfernen einer kleinen Zyste, Wundversorgung mit Naht.
08.10.	regio 48	**23 Uhr:** Stillen einer übermäßigen Blutung durch blutstillendes Mittel und nochmalige Beratung über Verhalten nach einem chirurgischen Eingriff.
09.10.	regio 48	Nachbehandlung.
14.10.		**Eingehende Untersuchung:**
		kariös: 35
		fehlend: 18 bis 28, 38, 48
		zerstört: 37, 36, 44, 45
		Zahnstein, Gingivitis, Schlotterkamm 14 – 25
		Orthopantomogramm mit Befunden:
		18 retiniert, 37, 36 stark gekrümmte Wurzeln,
		35 Karies ohne Pulpagefährdung,
		44, 45 stark verbreiterter Periodontalspalt,
	35 – 47	Zahnsteinentfernung, Behandlung der Gingivitis,
		Beratung über den weiteren Behandlungsverlauf und Terminplanung mit der Helferin.
17.10.	regio 48 Zahn 35	Entfernen der Fäden, Sensibilitätsprobe (+), Füllung (mod).
23.10.	37, 36	Leitungsanästhesie, Entfernen der Zähne mit Aufklappung, Tamponade, Wundversorgung mit Nähten.
26.10.	regio 37, 36	**Samstag – Patient wurde bestellt,** Streifenwechsel.
29.10.	regio 37, 36	Entfernen der Tamponade.
05.11.	regio 37, 36	Entfernen der Fäden.
08.11.	44, 45	Leitungsanästhesie, Extraktionen – dabei frakturiert Zahn 45 im Bereich der Wurzel.

19.11.	regio 14 – 25	Infiltrationsanästhesien, Beseitigen des Schlotterkammes, Wundversorgung mit 6 Nähten.
22.11.	regio 14 – 25	Kontrolle der Wunde o.B.
25.11.	regio 14 – 25	Nachbehandlung.
27.11.	regio 14 – 25	Entfernen der Fäden.
02.12.	Zahn 18	Infiltrationsanästhesie, Entfernen des Zahnes, Röntgenaufnahme intra operationem – Wurzelspitze noch im OP-Gebiet, erneute Infiltrationsanästhesie, Entfernen des Wurzelrestes, 3 Nähte.
09.12.	regio 18	Entfernen der Fäden, Beratung wegen eines neuen Zahnersatzes, Erstellen des Kostenplanes, Behandlungsende.

3. Zahnersatzfälle für beide Patientengruppen

Lösungen ab Seite 503

Der gesetzlich Versicherte erhält *befundbezogene* Festzuschüsse zu seinem Zahnersatz, die von den Euro-Beträgen jährlich – manchmal sogar halbjährlich – angepasst werden.

Für die Berechnung von Zahnersatz bei Privatpatienten gilt immer noch unverändert die GOZ von 1988.

Damit Sie **die unterschiedlichen Gebührenordnungen** beherrschen lernen, sind die folgenden Fallbeispiele so formuliert, dass sie für **beide Patientengruppen** lösbar sind. Wenn sich die vertragszahnärztliche Planung von der privatzahnärztlichen unterscheidet, ist es extra in einer Tabelle dargestellt. Im blauen Teil der Antworten finden Sie dazu die Lösungen gegenübergestellt und zusätzliche Erläuterungen.

In der Prüfung erhalten Sie drei Hilfslisten:
eine Liste mit allen GOZ/GOÄ-Gebührennummern, eine Hilfsliste mit den Bema-Gebührennummern des Zahnersatzes und eine Hilfsliste mit den aktuellen Festzuschüssen und deren vom Bonus abhängigen Beträgen. Verwenden Sie bei der Bearbeitung der Beispiele die Listen, die in Ihrem Bundesland an der Berufsschule üblich sind.

Für die Errechnung des zahnärztlichen Honorars werden Sie in der Prüfung ein Beiblatt zum Heil- und Kostenplan erhalten. Dieses kann sich in der Ausführung von dem in diesem Buch verwendeten unterscheiden, da sich die Krankenkassen und die KZBV auf kein einheitliches Formular einigen konnten. Dieses Beiblatt dient nur der Errechnung, es wird in der Prüfung mit abgegeben und auch benotet!

Durch den bundeseinheitlichen Punktwert bei Zahnersatz sind alle Heil- und Kostenpläne für gesetzlich Versicherte **im Lösungsteil abgerechnet**. In der Prüfung wird vorausgesetzt, dass Sie die Festzuschüsse bestimmen und auch den Teil IV – sonst nur für die Krankenkasse bestimmt – ausfüllen und summieren, damit Sie den Heil- und Kostenplan abrechnen können (Berechnungsgrundlage in diesem Teil sind die Euro-Beträge der Festzuschüsse und des Punktwertes der Krankenkassen vom 1. Januar 2010).

Bei der Aufstellung eines **privaten Kostenplanes** für Zahnersatz genügen folgende Angaben:

- Kurzbeschreibung der Leistung
- Gebührennummer
- Anzahl der Leistung, wenn > 1

Hilfsliste für ZE - Kostenpläne bei gesetzlich Versicherten

Bema-Nr.	Leistungsbeschreibung	Bew.-Zahl
7 b	Abdruck beider Kiefer für Modelle zur Diagnose u. Planung einschl Auswertung	19
18 a	Schraubenaufbau unter einer Krone, einzeitig	50
18 b	Gegossener Stiftaufbau, zweizeitig	80
19	Provisorische Krone bzw. provisorisches Brückenglied	19
21	Provisorische Stiftkrone	28
20 a	Einzelkrone - metallische Vollkrone	148
20 b	Einzelkrone - Verblendkrone, vestibulär und inzisal	158
20 c	Einzelkrone - metallische Teilkrone	187
24 a	Wiedereinsetzen einer Krone	25
24 b	Erneuerung einer Facette, Verblendschale oder dergleichen	43
24 c	Abnahme u. Wiederbefestigung einer provisorischen Krone nach Nrn. 19/21	7
89	Beseitigung grober Artikulations- u. Okklusionsstörungen vor Eingliederung v. ZE	16
90	Wurzelstiftkappe mit Kugelknopfanker	154
91 a	Brückenanker - metallische Vollkrone	118
91 b	Brückenanker - Verblendkrone, vestibulär und inzisal	128
91 c	Brückenanker - metallische Teilkrone	136
91 d	Teleskop- oder Konuskrone	190
91 e	Geschiebe bei geteilter Brücke mit disparallelen Pfeilern	43
92	Brücke - je Spanne, auch Freiende	62
93	Adhäsivbrücke mit Metallgerüst im Frontzahnbereich	335
95 a	Wiedereingliedern einer Brücke, festsitzenden Schiene mit 2 Pfeilern	34
95 b	Wiedereingliedern einer Brücke, festsitzenden Schiene mit mehr als 2 Pfeilern	50
95 c	Erneuern einer Facette oder Verblendschale an festsitzendem Zahnersatz	36
95 d	Abnahme und Wiederbefestigung einer provisorischen Brücke	18
96 a	Partielle/Teilprothese zum Ersatz von 1 - 4 fehlenden Zähnen	57
96 b	Partielle/Teilprothese zum Ersatz von 5 - 8 fehlenden Zähnen	83
96 c	Partielle/Teilprothese zum Ersatz von mehr als 8 fehlenden Zähnen	115
97 a	Totale Prothese/Cover-Denture-Prothese - Oberkiefer	250
97 b	Totale Prothese/Cover-Denture-Prothese - Unterkiefer	290
98 a	Abdruck mit individuellem/individualisiertem Löffel	29
98 b	Funktionsabdruck mit individuellem Löffel im OK	57
98 c	Funktionsabdruck mit individuellem Löffel im UK	83
98 d	Intraorales Stützstiftregistrat zur Festlegung der Zentrallage	23
98 e	Metallbasis im zahnlosen Kiefer - in absoluten Ausnahmefällen	16
98 f	Doppelarmklammern - gebogen, je Prothese	22
98 g	Metallbasis mit Halte- und Stützvorrichtungen nach 98f, je Prothese	44
98 h/1	1 gegossene Halte- und Stützvorrichtung, je Prothese	29
98 h/2	2 und mehr gegossene Halte- und Stützvorrichtungen, je Prothese	50
100 a	Wiederherstellung einer Prothese ohne Abdruck	30
100 b	Wiederherstellung einer Prothese mit Abdruck	50
100 c	Teilunterfütterung einer Prothese	44
100 d	Vollständige Unterfütterung einer Prothese, indirekt	55
100 e	Vollständige Unterfütterung, indirekt mit funktioneller Randgestaltung im OK	81
100 f	Vollständige Unterfütterung, indirekt mit funktioneller Randgestaltung im UK	81

3. Zahnersatzfälle für beide Patientengruppen

Einzelkronen u. ZE-Gebührennummern in der Übersicht

Kurzbeschreibung der Leistung:	GOZ 1988 Geb.Nr.	1fach in €
HKP auf Wunsch od. Anforderung	002	5,06 €
HKP für prothetische Versorgung	003	12,37 €
Abformung eines Kiefers f. Planungsmodell	005	6,75 €
Abformung beider Kiefer f. Planungsmodelle	006	14,62 €
Beseitigen grober Vorkontakte durch Einschleifen, je Sitzung	404	2,53 €
Gegossener Aufbau oder Schraubenaufbau unter einer Krone	219	25,31 €
Einzelkrone, Tangentialpräparation	220	50,62 €
Einzelkrone auf Implantat	220	50,62 €
Krone, Hohlkehlpräparation	221	73,11 €
Kunststoffverblendkrone	221	73,11 €
Metallkeramikkrone	221	73,11 €
Vollgusskrone mit Stufe	221	73,11 €
Mantelkrone, Jacketkrone	221	73,11 €
Teilkrone	222	87,18 €
Konfektionierte Hülse	226	5,62 €
Provisorische Einzelkrone	227	15,19 €
Provisorische Stiftkrone	228	18,00 €
Wiedereinsetzen Krone oder Reparatur Verblendung an Prothese	231	8,16 €
Reparatur Krone/Brückenanker/Verblendung festsitzender ZE neu	232	19,68 €
Ankerkrone, Tangentialpräparation	500	46,12 €
Inlay als Ankerkrone	501	61,87 €
Ankerkrone, Hohlkehlpräparation	501	61,87 €
Kunststoffverblendkrone, Anker	501	61,87 €
Metallkeramikkrone, Anker	501	61,87 €
Vollgusskrone mit Stufe, Anker	501	61,87 €
Teilkrone als Anker	502	73,11 €
Wurzelstiftkappe als Anker	503	61,87 €
Teleskop- oder Konuskrone als Anker	504	78,74 €
Brücken-, Prothesen- u. Stegspanne	507	22,50 €
Verbindungsvorrichtung bei Prothesen oder Brücken	508	12,94 €
Wiederherstellung einer Verbindungsvorrichtung	509	6,19 €
Erneuerung des Sekundärteils einer Teleskopkrone	510	25,31 €
Wiedereingliedern endgültige Brücke nach Wiederherstellung	511	20,25 €
Prov. Krone einer prov. Brücke	512	10,12 €
Prov. Stiftkrone einer prov. Brücke	513	16,31 €
Prov. Brückenspanne	514	9,00 €
Individueller Abdruck, je Kiefer	517	14,06 €
Funktionsabdruck - OK	518	25,31 €
Funktionsabdruck - UK	519	30,37 €
Kunststoffteilprothese mit einfachen Klammern	520	39,37 €
Modellgussprothese m. gegossenen Halte- u. Stützvorrichtungen	521	78,74 €
Totale Prothese OK - auch mit Metallbasis	522	104,05 €
Totale Prothese UK - auch mit Metallbasis	523	123,73 €
Reparatur/Erweiterung einer Prothese ohne Abformung	525	7,87 €
Reparatur/Erweiterung einer Prothese mit Abformung	526	15,19 €
Teilunterfütterung einer Prothese	527	10,12 €
Vollständige Unterfütterung einer Prothese	528	15,19 €
Vollst. Unterfütterung mit funktioneller Randgestaltung - OK	529	25,31 €
Vollst. Unterfütterung mit funktioneller Randgestaltung - UK	530	30,37 €

Fall 1:

Befund: fehlend: 18, 38, 48
bereits ersetzt: 16, 15, 14, 26, 27, 28
erhaltungswürdig: 17, 11, 21, 35
partiell erhaltungswürdig: 37
vorhand. Brücke: 46 auf 43
erneuerungsbedürftige Krone: 13

Behandlungsplan:
- 11, 17: Schraubenaufbau mit Radixanker
- 35: plastische Aufbaufüllung
- 13, 11, 21: vestibulär verblendete Kronen
- 17: metallische Vollkrone, Tangentialpräparation
- 35: metallische Vollkrone, Hohlkehlpräparation
- 37: metallische Teilkrone

Als Übergang erhalten alle beschliffenen Zähne **provisorische Kronen**, diese werden zu Anproben je 1 x abgenommen und wiedereingesetzt.

Weitere Angaben zur Abrechnung des Heil- und Kostenplanes für gesetzlich Versicherte			
geschätzte Material- u. Laborkosten	1.400,00 €	tatsächlich angefallene Kosten:	
Bonus für Patient	20 %	Material- u. Laborkosten gewerblich	1.248,30 €
Datum der Ausstellung	10.01.	Material- u. Laborkosten Praxis	85,50 €
Datum der Eingliederung	20.02.	Versand	keiner

Fall 2:

Befund: fehlend: 18, 28, 48
nicht erhaltungswürdig: 12, 32 bis 42
erhaltungswürdig: 24, 34, 33

Behandlungsplan:

Oberkiefer: Ersatz des fehlenden Zahnes 12 durch vestibulär verblendete Brücke von 13 auf 11, provisorische Brücke.
24 vestibulär verblendete Krone, provisorische Krone.

Unterkiefer: Ersatz der fehlenden Zähne durch eine vestibulär verblendete Brücke von 34 auf 43.
Provisorische Brücke bis zur Fertigstellung.

Die Provisorien des OK werden nur **einmal**, die des UK **zweimal** zu Einproben abgenommen und wiedereingesetzt.

3. Zahnersatzfälle für beide Patientengruppen

Weitere Angaben zur Abrechnung des Heil- und Kostenplanes für gesetzlich Versicherte			
geschätzte Material- u. Laborkosten	2.000,00 €	tatsächlich angefallene Kosten:	
Bonus für Patient	30 %	Material- u. Laborkosten gewerblich	1.738,50 €
Datum der Ausstellung	17.02.	Material- u. Laborkosten Praxis	63,20 €
Datum der Eingliederung	31.03.	Versand	keiner

Fall 3:

Befund:
fehlend: 18, 28, 38, 48
erhaltungswürdig: 21, 22, 37, 33, 44, 47
vorhand. Brücke: 16 auf 13
vorhand. Kronen: 25, 26
bereits ersetzt: 36 bis 34, 45 und 46
zu extrahieren: 12
Der ZE in OK + UK ist bis auf die Kronen auf 25 und 26 **funktionsuntauglich** (ca.15 Jahre alt).

Behandlungsplan:
16 auf 11: vestibulär verblendete Brücke mit metallischer Vollkrone nach Tangentialpräparation auf Zahn 16,
21, 22: kunststoffverblendete Einzelkronen.

37 und 47: Vollgusskronen nach Hohlkehlpräparation,
33 und 44: vestibulär verblendete Kronen.

UK-Modellgussprothese mit gegossenen Halte- und Stützvorrichtungen an den Zähnen 37, 33, 44 und 47.

Zur Sicherung der Kaufunktion werden **provisorische Kronen** und eine **provisorische Brücke** eingegliedert, die zur Anprobe je 1 x abgenommen und wiedereingesetzt werden. Es sind **zwei individuelle Abformungen** nötig.

Weitere Angaben zur Abrechnung des Heil- und Kostenplanes für gesetzlich Versicherte			
geschätzte Material- u. Laborkosten	2.600,00 €	tatsächlich angefallene Kosten:	
Bonus für Patient	keiner	Material- u. Laborkosten gewerblich	2.348,57 €
Datum der Ausstellung	02.03.	Material- u. Laborkosten Praxis	58,70 €
Datum der Eingliederung	20.04.	Versand	keiner

Fall 4:

Befund:	ersetzt:	18 bis 14 und 24 bis 28
	erhaltungswürdig:	13, 23
	vorh. Kronen:	12, 11, 21, 22

UK – funktionstaugliche, totale Prothese.
Die **OK-Versorgung** ist **funktionsuntauglich** und ca. 7 Jahre alt.

Behandlungsplan:
- **13, 23**: Teleskopkronen, kunststoffverblendet,
- **12 bis 22**: Kunststoffverblendkronen.
- **13 bis 23**: provisorische Kronen, die zweimal zu Anproben abgenommen und wiederbefestigt werden.

Das Lückengebiss wird durch eine **Modellgussprothese** ersetzt. Es wird ein **individueller Löffel** nötig.

Weitere Angaben zur Abrechnung des Heil- und Kostenplanes für gesetzlich Versicherte			
geschätzte Material- u. Laborkosten	1.800,00 €	tatsächlich angefallene Kosten:	
Bonus für Patient	30 %	Material- u. Laborkosten gewerblich	1.648,21 €
Datum der Ausstellung	20.02.	Material- u. Laborkosten Praxis	65,28 €
Datum der Eingliederung	02.04.	Versand	keiner

Fall 5:

Befund:	ersetzt:	OK alles bis auf 13 und 12, und 48, 47, 45, 35 bis 38
	zu extrahieren:	46, 42, 41, 31
	erhaltungswürdig:	34, 33, 32, 43, 44

Unbrauchbarkeit der ca. 9 Jahre alten Prothesen.

Behandlungsplan: Es werden **Planungsmodelle beider Kiefer** zur diagnostischen Auswertung angefertigt.

Oberkiefer: Cover-Denture-Prothese (Kunststoffbasis) mit Teleskopkronen auf 13 und 12, kunststoffverblendet.
Provisorische Kronen, Funktionsabdruck, 2 Einproben.

Unterkiefer: Kunststoffverblendkronen auf **34, 33, 32 und 43, 44**.
Provisorische Brücke von **44 auf 34**.
Es wird eine **Teilprothese mit Metallbasis** und gegossenen Halte- und Stützvorrichtungen an 34 und 44 eingegliedert. Dazu ist ein **individueller Löffel** nötig.

3. Zahnersatzfälle für beide Patientengruppen

Weitere Angaben zur Abrechnung des Heil- und Kostenplanes für gesetzlich Versicherte			
geschätzte Material- u. Laborkosten	2.200,00 €	tatsächlich angefallene Kosten:	
Bonus für Patient	keiner	Material- u. Laborkosten gewerblich	2.098,19 €
Datum der Ausstellung	17.02.	Material- u. Laborkosten Praxis	65,30 €
Datum der Eingliederung	03.04.	Versand	keiner

Fall 6:

Befund: fehlend: 18, 36, 47, 48
erhaltungswürdig: 11, 21, 22, 38, 33, 43
vorh. Kronen: 17, 14, 26
vorh. Brückengl.: 16, 15
nicht erhaltungswürdig: 37, 35, 34, 44, 45, 46

Behandlungsplan: 11, 21, 22: Kunststoffverblendkronen.

Die Unterkiefer-Schneidezähne müssen in einer Sitzung zum **Artikulationsausgleich** eingeschliffen werden.

33 und 43: kunststoffverblendete Teleskopkronen,
38: metallische Vollkrone nach Hohlkehlpräparation.

Die fehlenden Zähne werden durch eine **Modellgussprothese**, mit gegossener Halte- und Stützvorrichtung an Zahn 38, ersetzt. Dazu ist ein **individueller Löffel** nötig.

Zur Sicherung der Okklusion werden alle beschliffenen Zähne mit **provisorischen Kronen** versehen.

Die Provisorien des UK werden 2 x abgenommen und wiedereingesetzt.

Weitere Angaben zur Abrechnung des Heil- und Kostenplanes für gesetzlich Versicherte			
geschätzte Material- u. Laborkosten	1.800,00 €	tatsächlich angefallene Kosten:	
Bonus für Patient	keiner	Material- u. Laborkosten gewerblich	1.633,48 €
Datum der Ausstellung	20.06.	Material- u. Laborkosten Praxis	47,80 €
Datum der Eingliederung	31.07.	Versand	keiner

Fall 7:

Befund:	fehlend:	28, 47, 48
	ersetzt:	37, 36, 32, 31, 41, 42, 44, 45
	nicht erhaltungsw.:	22, 38, 35, 34
	erhaltungswürdig:	11, 33, 43, 46
	vorh. Kronen:	17, 14
	vorh. Brückengl.:	16, 15

Die UK-Prothese ist **nicht mehr funktionstauglich** und ca. 10 Jahre alt.

Die Zähne 33, 43 und 46 sind zwar zerstört, röntgenologisch aber o. B. und können daher als Pfeiler verwendet werden.

Behandlungsplan: 11:   **vollverblendete** Metallkeramikkrone,
21 bis 23:   festsitzende Brücke, keramisch vollverblendet,
11 bis 23:   provisorische Brücke.

33, 43, 46:   Wurzelstiftkappen mit Kugelknopfankern
33, 43, 46:   provisorische Stiftkronen.

Alle fehlenden Zähne des Unterkiefers werden durch eine **Cover-Denture-Prothese** ersetzt.

In OK und UK individuelle Abformungen, im UK zusätzlich für die Prothese ein Funktionsabdruck.

Das Provisorium im OK muss 1 x, die des UK 3 x abgenommen und wiederbefestigt werden.

Die GOZ-Leistungen für den Kassenpatienten werden zum 2,3fachen Satz berechnet.

Weitere Angaben zur Abrechnung des Heil- und Kostenplanes für gesetzlich Versicherte			
geschätzte Material- u. Laborkosten	2.000,00 €	tatsächlich angefallene Kosten:	
Bonus für Patient	20 %	Material- u. Laborkosten gewerblich	1.833,57 €
Datum der Ausstellung	27.08.	Material- u. Laborkosten Praxis	67,50 €
Datum der Eingliederung	10.10.	Versand	keiner

Fall 8:

Befund:
fehlend: 18, 37, 48
zu extrahieren: 15
ersetzt: 36, 35, 45, 46, 47
erhaltungswürdig: 17, 11, 21, 38, 34, 33, 43, 44
Die UK-Prothese ist **funktionsuntauglich** (ca. 6 Jahre alt).

Behandlungsplan:

Es sind **Planungsmodelle** beider Kiefer zur diagnostischen Auswertung nötig.

Oberkiefer:

Gebiet	Vertragszahnärztliche Leistung	Privatzahnärztliche Leistung
17 bis 14	vestibulär verblendete Brücke	Brücke, keramisch vollverblendet
17, 16	metallische Vollkronen	
11, 21	vestibulär verblendete Einzelkronen	Metallkeramikeinzelkronen

Unterkiefer:

Gebiet	Vertragszahnärztliche Leistung	Gebiet	Privatzahnärztliche Leistung
38	metallische Vollkrone	38	Vollgussstufenkrone
34, 33	vestibulär verblendete Kronen	34, 33	verblockte Metallkeramikkronen
43, 44	vestibulär verblendete Kronen	43, 44	verblockte Metallkeramikkronen
38, 34, 44	gegossene Halte- u. Stützvorrichtung	37 - 35	Steg mit einer Verbindungsvorrichtung
		44	distales Geschiebe
UK	Modellgussprothese	UK	Modellgussprothese
UK	1 x individueller Abdruck	UK	2 x individueller Abdruck

Provisorische Versorgung in beiden Kiefern, OK eine Einprobe, dabei müssen die Provisorien an 11 und 21 erneuert werden. Die UK-Provisorien werden 2 x abgenommen und wiedereingesetzt.

Weitere Angaben zur Abrechnung des Heil- und Kostenplanes für gesetzlich Versicherte			
geschätzte Material- u. Laborkosten	2.500,00 €	tatsächlich angefallene Kosten:	
Bonus für Patient	20 %	Material- u. Laborkosten gewerblich	2.348,27 €
Datum der Ausstellung	07.09.	Material- u. Laborkosten Praxis	37,35 €
Datum der Eingliederung	07.11.	Versand	keiner

Fall 9:

Befund:
fehlend:	18, 28, 48
zu extrahieren:	16, 15, 25, 38, 32 bis 43
ersetzt:	12, 11, 21, 23, 24, 37 bis 35, 45 bis 47
erhaltungswürdig:	17, 14, 13, 22, 26, 27

Der Zahnersatz beider Kiefer ist **funktionsuntauglich** und ca. 12 Jahre alt.

Behandlungsplan:

Es sind **Planungsmodelle** beider Kiefer zur diagnostischen Auswertung nötig.

Gebiet	Vertragszahnärztliche Leistung	Gebiet	Privatzahnärztliche Leistung
17, 26, 27	metallische Vollkronen, provisorische Kronen	17, 26, 27	Vollgusskronen, nach Hohlkelpräp., provisorische Kronen
13, 14, 22	vestibulär verblendete Kronen, provisorische Kronen	13, 14, 22	vestibulär verblendete Kronen, provisorische Kronen
		13, 14	werden aus Stabilitätsgründen verblockt
17, 14, 26, 27	gegossene Halte- u. Stützvorrichtung	14, 22	distale Geschiebe
OK	Modellgussprothese	OK	Modellgussprothese
OK	individueller Abdruck	OK	individueller Abdruck
34, 33, 44	Teleskopkronen, kunststoffverblendet	34, 33, 44	Teleskopkronen kunststoffverblendet
34 - 44	provisorische Brücke	34 - 44	provisorische Brücke
UK	Cover-Denture-Prothese	UK	Cover-Denture-Prothese
UK	Funktionsabdruck	UK	Funktionsabdruck

Einproben: 14, 13 und 22 werden einmal abgenommen und wiedereingesetzt. Im UK werden drei Einproben nötig.

Weitere Angaben zur Abrechnung des Heil- und Kostenplanes für gesetzlich Versicherte			
geschätzte Material- u. Laborkosten	3.000,00 €	tatsächlich angefallene Kosten:	
Bonus für Patient	keiner	Material- u. Laborkosten gewerblich	2.833,79 €
Datum der Ausstellung	10.10.	Material- u. Laborkosten Praxis	77,80 €
Datum der Eingliederung	07.12.	Versand	keiner

3. Zahnersatzfälle für beide Patientengruppen

Fall 10:

Befund:
	fehlend:	18, 48
	ersetzt:	16, 15, 14, 25, 26, 27, 38 bis 35, 45, 46
	zu extrahieren:	17, 11, 21, 24, 28
	erhaltungswürdig:	13, 12, 22, 23, 34, 33, 44, 47

Der Zahnersatz beider Kiefer ist **funktionsuntauglich** und ca. 8 Jahre alt.

Behandlungsplan:

Die UK-Front muss zum **Artikulationsausgleich** in einer Sitzung eingeschliffen werden.

Regelversorgung		Gleichartiger ZE bzw. Privatpatient	
13 - 23	vestibulär verblendete Brücke	13 - 23	Metallkeramikbrücke
13, 23	gegossene Halte- u. Stützvorrichtung	13, 23	distale Geschiebe
34, 33, 44	vestibulär verblendete Kronen	34, 33, 44	Metallkeramikkronen
47	metallische Vollkrone	47	Vollgusskrone mit Hohlkehlpräp.
34, 44, 47	gegossene Halte- u. Stützvorrichtung	47 – 44	Steg mit Verbindungsvorrichtung
		34	distales Geschiebe

In beiden Kiefern werden Provisorien eingesetzt. **OK- und UK-Modellgussprothese** zum Ersatz der fehlenden Zähne.
Es sind zwei **individuelle Löffel** nötig.
Die provisorische Brücke des OK und die prov. Einzelkronen an 13 und 23 müssen 1 x, die provisorischen Kronen des UK 2 x zu Einproben abgenommen und wiedereingesetzt werden.

Die GOZ-Leistungen für den Kassenpatienten werden zum 2,3fachen Satz berechnet.

Weitere Angaben zur Abrechnung des Heil- und Kostenplanes für gesetzlich Versicherte			
geschätzte Material- u. Laborkosten	3.500,00 €	tatsächlich angefallene Kosten:	
Bonus für Patient	30 %	Material- u. Laborkosten gewerblich	3.330,33 €
Datum der Ausstellung	09.06.	Material- u. Laborkosten Praxis	97,80 €
Datum der Eingliederung	01.08.	Versand	keiner

4. Behandlungsabläufe für Privatpatienten

> Lösungen ab Seite 542

In diesem Kapitel finden Sie wieder komplette Behandlungsabläufe. Diesmal allerdings für Privatpatienten. Alle Leistungen werden also nach der GOZ 88 und der GOÄ in der Novelle von 1996 berechnet.

Es muss in der Prüfung eine Privatliquidation erstellt werden, allerdings nicht so umfangreich, wie in der Praxis. Es genügen folgende Angaben:

- Tag der Behandlung
- Zahn oder Gebiet der Behandlung
- Gebührennummer der Leistung
- Anzahl der Leistung, wenn > 1
- ggf. Eintrag der Material- und Laborkosten

Dazu erhalten Sie eine Liste der abrechnungsfähigen Leistungen mit Kurzerläuterungen. Das bedeutet aber, dass Sie ein gewisses Hintergrundwissen über die Berechenbarkeit der verschiedenen Leistungen mitbringen müssen.

Die folgenden Behandlungsfälle sind so gestaltet, dass keine Analogieleistungen nach § 6 Abs. 2 der GOZ abgeprüft werden, da diese in den Praxen mit den Patienten unterschiedlichst vereinbart werden können.

Im blauen Teil des Buches finden Sie dazu wieder die Lösungen auf einem speziell dafür gestaltetem Formular. Bitte besorgen Sie sich Vordrucke von Ihrer Abrechnungslehrkraft oder entwerfen Sie selbst ein Blatt mit den oben angegebenen Spalten.

4. Behandlungsabläufe für Privatpatienten

Fall 1:

10.4.	Zahn 24	Symptombezogene Untersuchung und Beratung, Röntgenaufnahme (apikale Zyste), Vitalitätsprobe (–), Infiltrations- und Leitungsanästhesie, Eröffnen des Zahnes, Aufbereiten der Wurzelkanäle, Aufklappen in Höhe der Wurzelspitzen, Wurzelspitzenresektionen und Entfernen der Zyste durch Zystektomie, Spülen und Trocknen der Kanäle, Wurzelkanalfüllungen und retrograde Verschlüsse der Wurzeln, Versorgen der OP-Wunde mit Nähten, Röntgenkontrolle nach der OP, Füllung distal-okklusal.
15.04.		Eingehende Untersuchung und eingehende Beratung (20 Minuten) über weitere Behandlung: fehlend: 18, 28, 38, 48 kariös: 21, 44 zerstört: 37 Zahnstein
20.04.	OK, UK Zahn 24 Zahn 21	Entfernen von Zahnstein an allen Zähnen, Politur der Füllung, Separieren von Zahn 11, Anlegen von Kofferdam, mesialer Eckenaufbau mit parapulpärer Verankerung durch 2 Stifte. Kostenplan für Krone an Zahn 44 erstellt und mitgegeben.
27.04.	Zahn 44 OK, UK	Leitungsanästhesie, Entfernen subgingivaler Konkremente, Gingivektomie, Hohlkehlpräparation für die Metallkeramikkrone, Abdrucknahme, prov. Krone angefertigt und eingegliedert, Überprüfen der Okklusion, Kontrolle der restlichen Zähne nach Zahnsteinentfernen.
05.05.	Zahn 44	Anprobe der Krone, dazu Abnahme und Wiedereingliedern der provisorischen Krone, Nachbehandlung nach der parodontal-chirurgischen Leistung.
12.05.	Zahn 44 Zahn 37	Eingliedern der Metallkeramikkrone mit Nachkontrolle und kleinen Korrekturen, Leitungs- und Infiltrationsanästhesie, Entfernen durch Osteotomie, zwei Nähte, Beratung über Verhalten nach der OP.

14.05.	regio 37	Kontrolle der Wunde o.B.
18.05.	regio 37	Entfernen der Fäden.

Fremdlabor: 322,39 €
Praxismaterialkosten: 59,41 €

Fall 2:

30.08.	Zahn 44	Der Patient kommt mit Schmerzen an Zahn 44, symptombezogene Untersuchung und Beratung, Vitalitätsprobe (+), Röntgenaufnahme – Sekundärkaries, Leitungsanästhesie, Anlegen von Kofferdam, Eröffnen des Zahnes, Vitalexstirpation, Messaufnahme, Wurzelkanalaufbereitung, Wurzelkanalfüllung, Kontrollaufnahme, provisorischer Verschluss.

07.09. **Eingehende Untersuchung:**
fehlend: 18, 15, 48
tief zerstört: 38
kariös: 21, 16
Zahnstein

14, 16
Vitalitätsproben an 14 (–) und 16 (+)
Röntgenaufnahme für Brücke:
14 wurzelgefüllt, apikal o.B.
16 apikal o.B.

Beratung wegen Brückenversorgung, Kostenplan erstellt und mitgegeben,

OK, UK Zahnsteinentfernung, außer an Zahn 38,
Zahn 38 Leitungsanästhesie, Extraktion des tiefzerstörten Zahnes,
Wurzelrest verbleibt in der Alveole,
Röntgenaufnahme, Aufklappung im Bereich des Wurzelrestes und Entfernen, Wundversorgung mit drei Nähten.

08.09.	regio 38 Zahn 44	Nachbehandlung, Füllung (mod).
14.09.	regio 38 Zahn 44	Entfernen der Fäden, Polieren der Füllung.

4. Behandlungsabläufe für Privatpatienten

22.10.		Beratung und Aufklärung über den Zahnersatz,
	14, 16	Infiltrationsanästhesien,
		Excision von störendem Zahnfleisch,
	14	Schraubenaufbau zur Aufnahme einer Krone,
	16	Aufbau des Zahnes mit plastischem Material zur Aufnahme einer Krone mit Verankerung durch zwei parapulpäre Stifte,
	14, 16	Hohlkehlpräparation für Brücke,
		Abformungen, provisorische Brücke angefertigt und eingegliedert, Okklusion überprüft.
29.10.	14 bis 16	Rohbrandeinprobe.
03.11.	14 bis 16	Eingliedern der Brücke, Kontrolle.

Laborkosten: 998,35 €
Praxismaterialkosten: 85,40 €

Fall 3:

31.01.		Eingehende Untersuchung und Beratung:
		fehlend: 18, 28, 38, 48
		kariös: 15, 23, 24, 42, 43, 44
		zerstört: 16
		Zahnstein
	15, 24, 44	Vitalitätsproben (+)
	16, 15, 44	Röntgenaufnahmen,
		Zahnsteinentfernen an den Zähnen 15, 25 bis 27 und 34 bis 44,
	32, 33	Behandlung überempfindlicher Zahnhälse.
02.02.	Zahn 16	Infiltrationsanästhesie, Entfernen des frakturierten Zahnes und Versorgung der Alveole.
02.02.		Anruf des Patienten wegen Nachblutung, Beratung.
02.02.	regio 16	Stillen der Nachblutung durch Drucktamponade.
04.02.	regio 16	Nachbehandlung,
		Erstellen und Mitgabe eines Kostenplanes für Brücke von 17 auf 15 und Inlay an Zahn 44.
11.02.	23, 24	Infiltrationsanästhesien, Separieren und Anlegen von Spanngummi,

	Zahn 23	Füllung distal-palatinal,
	Zahn 24	direkte Überkappung, Füllung okklusal-distal.
21.02.	Zahn 44	Leitungsanästhesie, Präparation für Inlay (mod), provisorische Versorgung,
	17, 15	Infiltrationsanästhesien, Hohlkehlpräparation,
	Zahn 15	Aufbau des Zahnes mit plastischem Material zur Aufnahme einer Krone mit einem parapulpären Stift, Abdrucknahme, provisorische Brücke angefertigt und eingegliedert, Überprüfen der Okklusion.
28.02.	Zahn 44	Eingliedern des Inlays,
	17 bis 15	Rohbrandeinprobe der Brücke.
08.03.	43, 42	Infiltrationsanästhesien, Anlegen von Kofferdam, jeweils Füllung labial,
	33, 32	Behandlung überempfindlicher Zahnhälse,
	17 bis 15	Eingliedern der Brücke, Überprüfen der Okklusion, Beratung über den Umgang mit dem Zahnersatz.
18.03.		Polieren der gelegten Füllungen.

Laborkosten: 877,15 €
Praxismaterialkosten: 48,10 €

Fall 4:

06.05.		**Eingehende Untersuchung und eingehende Beratung:**
		fehlend: 18, 28, 38, 48
		kariös: 26, 27
		zerstört: 36, 37
		Zahnstein
08.05.	OK, UK	Zahnsteinentfernung (nicht an 36, 37), Vitalitätsproben an allen Zähnen: 41 und 42 negativ, Orthopantomogramm für ZE, Erstellen eines Mundhygienestatus, Anweisungen zur Mundhygiene, Ernährung und Zahnputztechnik.
10.05.	OK, UK	Kontrolle nach Zahnsteinentfernung,
	38 bis 36	Leitungsanästhesie und Infiltrationsanästhesien,
	Zahn 36	Extraktion,
	Zahn 37	Extraktion des tiefzerstörten Zahnes,
	Zahn 38	Entfernen des retinierten Zahnes, Versorgen der Wunde mit zwei Nähten,

4. Behandlungsabläufe für Privatpatienten   141

		Anweisung über Verhalten nach der OP.

11.05. **21 Uhr**   Anruf des Patienten wegen Nahtriss und Blutung – soll sofort
                      in die Praxis kommen.

11.05. **22 Uhr**   Infiltrationsanästhesie, Erneuern der Naht bei 38,
                      Beratung über richtiges Verhalten des Patienten.

13.05. regio 38   Kontrolle der Wunde o.B.,
                      Kostenplan ausgestellt und mitgegeben.

20.05. regio 38   Fäden entfernt.

23.05. 41, 42   Infiltrationsanästhesien,
                      unvollständige Wurzelkanalfüllungen entfernt,
                      Wurzelkanäle aufbereitet, Messaufnahme,
                      medikamentöse Einlagen, prov. Verschlüsse.

27.05. 26, 27   Oberflächenanästhesie, Infiltrationsanästhesien,
        Zahn 27   Präparation für Inlay (mod),
        Zahn 26   Präparation für Teilkrone,
        26, 27   Abformungen,
        Zahn 27   prov. Inlay,
        Zahn 26   prov. Krone.

13.06. 26, 27   Teilkrone und Inlay eingesetzt,
                      Überprüfen der Okklusion,
        41, 42   Wurzelkanalfüllungen,
                      Kontrollaufnahme,
                      jeweils Füllung lingual.

15.06. 41, 42   Füllungen poliert.

Laborkosten: 540,19 €
Praxismaterialkosten: 65,40 €

Fall 5:	

20.09.   Patient erscheint mit Schmerzen an Zahn 14 am Samstag im
                      Notdienst,
        Zahn 14   symptombezogene Untersuchung und Beratung,
                      Röntgenaufnahme – apikale Aufhellung,
                      Vitalitätsprobe – negativ,
                      Trepanation, Wurzelkanalaufbereitungen,
                      medikamentöse Einlage, provisorischer Verschluss.

28.09.	Zahn 14	weitere Aufbereitung der Kanäle, Messaufnahme, Wurzelkanalfüllungen, Kontrollaufnahme, Füllung (mod),
		Eingehende Untersuchung:
		fehlend: 18, 28, 38, 48
		kariös: 13, 24, 36
		Zahnstein
		Röntgenaufnahmen der Weisheitszähne – nicht angelegt, Erstellen eines Mundhygienestatus, Aufklärung über Kariesentstehung und deren Vermeidung, Intensivmotivation zur Verbesserung der Mundhygiene,
	OK + UK	Entfernen von Zahnstein, Fluoridierung der Zähne.
06.10.	13, 14	Infiltrationsanästhesien,
	Zahn 13	Füllung labial am Zahnhals,
	Zahn 14	Wurzelspitzenresektionen, retrograde Verschlüsse der Wurzeln, Versorgung der Wunde mit Nähten.
06.10.	**21 Uhr**	telefonische Beratung wegen Schwellung.
07.10.	Zahn 14	Nachbehandlung.
15.10.	Zahn 14	Entfernen der Fäden,
	Zahn 36	Leitungsanästhesie, indirekte Überkappung, Stillen einer Papillenblutung, Füllung (modli), Verankerung mit zwei parapulpären Stiften.
29.10.	Zahn 24	Infiltrationsanästhesie, Separieren von Zahn 23, Anlegen von Kofferdam, Füllung (mo),
	47, 46, 37	Fissurenversiegelung,
		Überprüfen der Mundhygienesituation, Remotivation, Fluoridierung aller Zähne.

Praxismaterialkosten: 33,70 €

Fall 6:

04.11.		Samstag – Notdienst,
	Zahn 18	Symptombezogene Untersuchung und Beratung, Infiltrationsanästhesie, Entfernen der Schleimhautkapuze.

4. Behandlungsabläufe für Privatpatienten 143

06.11.	Zahn 18	Kontrolle des Wundgebietes, Zahn kann gut durchbrechen,
		Eingehende Untersuchung: fehlend: 16, 28, 38 kariös: 22, 46 Zahnstein, 18 i.D.
		Orthopantomogramm für ZE: 11, 12 apikale Aufhellung, vollständige WF, 11 Zyste, 36 wurzelgefüllt, mesiale Wurzel verschattet, 38 retiniert.
	OK + UK	Zahnsteinentfernung.
13.11.	12, 11	Leitungsanästhesie, Infiltrationsanästhesien, Wurzelspitzenresektionen,
	Zahn 11	erneute Infiltrationsanästhesie, Zystektomie,
	12, 11	Versorgung des Wundgebietes mit vier Nähten, Kontrollaufnahme nach der OP, Ausstellen einer Arbeitsunfähigkeitsbescheinigung.
14.11.		Rezept über Schmerzmittel ausgestellt.
16.11.	12, 11	Nachbehandlung, 10 Minuten Kurzwelle.
20.11.	12, 11	Entfernen der Fäden,
	Zahn 22	Infiltrationsanästhesie, Separieren, Anlegen von Kofferdam, distaler Eckenaufbau, Verankerung mit zwei parapulpären Stiften.
23.11.	Zahn 38	Leitungsanästhesie, Entfernen des Zahnes durch Osteotomie, drei Nähte,
	Zahn 36	Hemisektion und Entfernen des mesialen Zahnteiles, Füllung mesial-okklusal.
03.12.	Zahn 36	Nachkontrolle – Wunde gut verheilt,
	regio 38	Entfernen der Fäden,
	Zahn 46	Vitalitätsprobe (+), Leitungsanästhesie, direkte Überkappung, Füllung (mod).
05.12.	36, 46	Füllungen poliert, Beratung über kleine Brücke zum Ersatz des mesialen Zahnteiles von 36. Soll im kommenden Jahr begonnen werden.

Praxismaterialkosten: 24,15 €

Fall 7:

11.03.		Der Patient kommt mit Schmerzen in der OK-Front in die Praxis, symptombezogene Untersuchung und Beratung, die Schmerzen scheinen von Zahn 22 auszugehen,
	Zahn 22	Vitalitätsprobe (–), Röntgenaufnahme – diffuse apikale Aufhellung, Trepanation, Wurzelkanalaufbereitung, medikamentöse Einlage, provisorischer Verschluss.
16.03.		Eingehende Untersuchung: fehlend: 16, 28, 38, 48 kariös: 37, 34, 45 Zahnstein
	Zahn 22	erneute Wurzelkanalaufbereitung, Leitungs- und Infiltrationsanästhesie, Aufklappen im Bereich der Wurzelspitze, Wurzelspitzenresektion, Zystektomie, Wurzelkanalfüllung bei offener OP-Wunde, retrograder Verschluss der Wurzel, Versorgen der Wunde mit drei Nähten, provisorischer Verschluss des Zahnes,
	Zahn 37	Röntgenaufnahme für ZE, Nebenbefund: 38 nicht angelegt, Mitgabe eines Kostenplanes für Krone an Zahn 37.
23.03.	Zahn 22	Entfernen der Fäden, Füllung palatinal.
30.03.	Zahn 22	Politur der Füllung,
	Zahn 37	Leitungsanästhesie, Aufbau des Zahnes mit plastischem Material zur Aufnahme einer Krone, Verankerung mit zwei parapulpären Stiften, Hohlkehlpräparation des Zahnes, Abdrucknahme, provisorische Krone eingesetzt,
	Zahn 34	Verdrängen störenden Zahnfleisches, Füllung bukkal,
	Zahn 45	Vitalitätsprobe (+), Leitungsanästhesie, direkte Überkappung, Separieren von 44, Papillektomie, Füllung (mob).
12.04.	OK + UK	Zahnsteinentfernung und Politur der Zähne,
	34, 45	Politur der Füllungen,
	Zahn 37	Einsetzen der Krone, Überprüfen der Okklusion,
	Zahn 28	Röntgenaufnahme – retiniert,
		Beratung über Brücke von 17 auf 15 und über die Entfernung von Zahn 28.

4. Behandlungsabläufe für Privatpatienten

20.04.	Zahn 28	Infiltrationsanästhesie, Entfernen des Zahnes durch Osteotomie, Wundversorgung mit drei Nähten.
21.04.	regio 28	Wundkontrolle o.B.
27.04.	regio 28 Zahn 45	Entfernen der Fäden, Vitalitätsprobe (+), die geplante Brücke möchte sich der Patient erst nach dem Sommerurlaub präparieren lassen.

Fremdlaborkosten: 285,10 €
Praxismaterialkosten: 34,25 €

Fall 8:

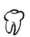

06.10.	Zahn 14	**Sonntag:** Patient kommt mit Schmerzen in den Notdienst, symptombezogene Untersuchung und Beratung, Oberflächenanästhesie, Eröffnen des unter der Schleimhaut gelegenen Abszesses, Streifen eingelegt.
08.10.	Zahn 14	Streifen entfernt,
		Eingehende Untersuchung: fehlend: 18, 28, 38 bis 35, 45 bis 48 kariös: 17, 21, 43, 44 zerstört: 14 Zahnstein
	OK + UK 17, 14 Zahn 14	Vitalitätsprobe an allen Zähnen, Zahnsteinentfernung – außer Zahn 14, Röntgenaufnahmen: 18 retiniert, 17 tiefgehende Karies, 14 vor der Extraktion, Infiltrationsanästhesie, Entfernen des tieffrakturierten Zahnes, Situationsnaht.
11.10.	regio 14 Zahn 17 Zahn 21 Zahn 43 Zahn 44	Wundkontrolle o.B., Infiltrationsanästhesie, direkte Überkappung, Füllung distal-okklusal, Infiltrationsanästhesie, Anlegen von Kofferdam, Eckenaufbau von mesial mit einem parapulpären Stift, Stillen einer Papillenblutung, Füllung lingual-distal, Separieren von Zahn 43, Füllung mesial-okkl.-bukkal.
15.10.	regio 14	Entfernen des Fadens,

	Zahn 18	Infiltrationsanästhesie, Entfernen des Zahnes durch Osteotomie, Röntgenaufnahme intra operationem – Wurzelrest, Nachinjektion, Entfernen des Wurzelrestes, Wundversorgung mit zwei Nähten.

22.10.   regio 18   Entfernen der Fäden.

11.11.   UK   Leitungsanästhesien, Knochenresektion rechts und links im Bereich der fehlenden Zähne, Wundversorgung jeweils mit vier Nähten, Anweisung zum Verhalten nach der OP gegeben, Beratung über UK-ZE und Brücke zum Ersatz von 14.

13.11.   UK   Kontrolle der Wunden.

18.11.   UK
          17, 43, 44   Entfernen der Fäden,
                           Politur der Füllungen.

Praxismaterialkosten: 20,60 €

Fall 9:

10.04.   16-jähriger Patient erscheint mit der Mutter nach einem Unfall mit total ausgeschlagenem Zahn 11 am Samstag im Notdienst. Symptombezogene Untersuchung und Beratung über Reimplantation des Zahnes.
          regio 11   Röntgenaufnahme – keine Verletzung der Alveole,
          Zahn 11   Trepanation außerhalb der Mundhöhle, Wurzelkanalaufbereitung, Wurzelkanalfüllung,
          regio 11   Leitungsanästhesie, Anfrischen der Alveole,
                           Reimplantation des Zahnes und einfache Fixation an den Nachbarzähnen,
                           medikamentöse Behandlung der verletzten Mundschleimhaut im OK-Frontzahnbereich,
                           Aufklärung über die Erfolgsaussichten der Reimplantation und Anweisungen zum vorsichtigen Essen und Zähneputzen.

12.04.   Zahn 11   Wundkontrolle, medikamentöse Behandlung der verletzten Mundschleimhaut, Rezept über Kamillosan-Salbe ausgestellt.

15.04.   Zahn 11   Wundkontrolle, medikamentöse Behandlung der verletzten Mundschleimhaut,

                           Eingehende Untersuchung:
                           fehlend: 18, 28, 38, 48
                           kariös: 46, 36
                           Zahnstein vorhanden

4. Behandlungsabläufe für Privatpatienten 147

		Röntgenaufnahmen im Gebiet der Weisheitszähne: 18 retiniert und drückt auf 17, 28, 38, 48 nicht angelegt.
19.04.	Zahn 46 Zahn 36	Füllung okklusal-distal-bukkal, Füllung mesial-okklusal-distal,
	43 bis 33	Erstellen des Mundhygienestatus, Aufklärung über Kariesentstehung und deren Vermeidung, Hinweise zu zahngesunder Ernährung, Demonstration und praktisches Üben des Zähneputzens, Zahnsteinentfernung.
26.04.	46, 36	Politur der Füllungen, Fissurenversiegelung an allen anderen Prämolaren und Molaren, Fluoridierung aller Zähne.
17.05.	Zahn 11 regio 18	Entfernen der einfachen Fixation, Röntgenkontrolle – Zahn ist o.B., keine Lockerung festzustellen, Infiltrationsanästhesie, Entfernen des Zahnes durch Osteotomie, Wundversorgung mit Tamponade und zwei Nähten, Beratung über weiteres Verhalten nach der OP.
19.05.	regio 18	Infiltrationsanästhesie, Gelatinetamponade und Erneuern der Nähte.
26.05.	regio 18	Entfernen der Fäden, Überprüfen des Übungserfolges der Mundhygieneanweisungen.

Praxismaterialkosten: 24,75 €

Fall 10:

07.11.		Patient erscheint wegen Schmerzen im zahnlosen Bereich des rechten Unterkiefers, symptombezogene Untersuchung,
	44 bis 48 regio 46	Röntgenaufnahmen – 46 radix relicta, Leitungsanästhesie, Entfernen des Wurzelrestes nach Aufklappung, Wundversorgung mit zwei Nähten.
07.11.	regio 46	**21 Uhr:** Beratung wegen Nachblutung und Stillen der übermäßigen Blutung durch blutstillendes Mittel.
08.11.	regio 46	Kontrolle der Wunde o.B.

14.11.	regio 46	Entfernen der Fäden,
		Eingehende Untersuchung: fehlend: 18, 28, 38, 37, 44 bis 48 zerstört: 12, 11, 21, 22 kariös: 15, 25, 27 Zahnstein, Zahnfleischentzündung
	12 – 22	Vitalitätsproben – negativ, Röntgenaufnahmen – 11, 22 apikale Aufhellung, 12 – 22 starker horizontaler Knochenabbau,
	OK + UK	Zahnsteinentfernung (ohne 12 – 22) und Behandlung der Zahnfleischentzündung.
16.11.		Eingehende Beratung über Extraktion der Zähne 12 – 22 und den Ersatz durch eine Brücke im neuen Jahr. Vorerst Extraktion und provisorische Brücke geplant.
18.11.	13 – 23 12 – 22 13, 23 13 – 23	Abformungen für Brücke und Provisorien, Infiltrationsanästhesien, Extraktionen, Infiltrationsanästhesien, Hohlkehlpräparation, Korrekturabdruck, Anfertigen und Eingliedern einer provisorischen Brücke.
20.11.	12 – 22	Wundkontrolle o.B.
25.11.	Zahn 15 Zahn 25	Füllung okklusal-distal, Infiltrationsanästhesie, indirekte Überkappung, provisorischer Verschluss.
01.12.	Zahn 27 Zahn 25	Separieren von 26, Füllung mesial-okklusal, Vitalitätsprobe (+), Füllung mesial-okklusal-bukkal, Papillektomie.
03.12.	27, 25 33, 43 Zahn 16	Politur der Füllungen. Behandlung überempfindlicher Zahnhälse, Entfernen einer scharfen Kante.
		Termine für das neue Jahr geplant.

Praxismaterialkosten: 37,40 €

C. Wirtschafts- und Sozialkunde

1. Im Beruf und Gesundheitswesen orientieren

1.1 Formelle und informelle Organisation, Führungsstile, Kompetenzen

Lösungen ab Seite 559

01. Welche Aufgaben sollen die **Zahnärztekammern** insbesondere erfüllen?

02. Wie sollen die **Zahnärztekammern** bei der **Berufsausbildung** der ZFA mitwirken?

03. Wer soll noch neben den Zahnärztekammern bei der **Berufsausbildung der ZFA** mitwirken?

04. Mit welchen **Aufgaben** im Gesundheitswesen sieht sich die **Bundeszahnärztekammer** betraut?

05. Welche Aufgaben hat die **Kassenzahnärztliche Vereinigung** (KZV) hauptsächlich?

06. Welcher **Berufsverband** vertritt die Belange der ZFA?

07. Welche **Gewerkschaft** ist für die ZFA zuständig und welche Angebote kann sie machen?

1.2 Berufe und Zweige des Gesundheitswesens

Lösungen ab Seite 561

01. Welche **Aufgabenbereiche** soll das Gesundheitswesen grundsätzlich in der Gesellschaft erfüllen?

02. Wer hat im Gesundheitswesen welche **Gesetzgebungskompetenz**?

03. Welche **Arbeitsfelder** des Gesundheitswesens erfüllen welche Einrichtungen?

04. Geben Sie einen Überblick über die **Heilberufe** und **Heilhilfsberufe**.

05. Für welche **Aufgaben** im Gesundheitswesen sieht sich das **Bundesministerium für Gesundheit** zuständig?

06. Welche Aufgaben haben **Zahntechniker/-innen**?

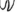

07. Übt ein selbstständig niedergelassener **Zahnarzt** eine **gewerbliche Tätigkeit** aus?

08. Wie wird der **wirtschaftliche Erfolg einer Praxis** ermittelt?

09. Worin liegen die Vor- und Nachteile einer **Einzelpraxis** im Vergleich zur **Gruppenpraxis**?

10. Unterscheiden Sie **Gemeinschaftspraxis** und **Praxisgemeinschaft**.

11. Welchem **Sektor der Volkswirtschaft** werden Zahnarztpraxen zugeordnet?

1.3 Arbeitssicherheit (Unfallverhütungsvorschriften)

Lösungen ab Seite 563

01. Wer überwacht die Einhaltung der Unfallverhütungsvorschriften?

    (A) Deutsche Rentenversicherung
    (B) Zuständige Landesbehörden und Träger der Unfallversicherung
    (C) Zahnärztekammern
    (D) Krankenversicherung
    (E) Gesundheitsministerium

02. Wer erlässt die Unfallverhütungsvorschriften?

    (A) Berufsgenossenschaften
    (B) Bundesregierung
    (C) Gewerkschaften
    (D) Ordnungsämter der Gemeinden
    (E) Zahnärztekammern

03. Wodurch wird die überwiegende Zahl von **Unfällen** mit **medizinisch-technischem Gerät** verursacht?

04. Welches **Gesetz** regelt den Umgang mit **medizinisch-technischem Gerät**?

05. Welchen **Gefahren** sind in der **medizinischen Praxis** grundsätzlich vorhanden?

06. Welche für die medizinische Praxis wichtigen **Strahlenschutzvorschriften** gibt es?

1. Im Beruf und Gesundheitswesen orientieren 151

1.4 Berufsbildungsgesetz

> Lösungen
> ab Seite 564

01. Berufsbildung im Sinne des Berufsbildungsgesetzes (BBiG) sind /ist:

(A) Berufsbildung, berufliche Weiterbildung und berufliche Umschulung.
(B) nur berufliche Fortbildung.
(C) nur berufliche Umschulung.
(D) nur Berufsausbildung.
(E) Ausbildung und Fortbildung.

02. Wer darf lt. § 28 BBiG Auszubildende nur einstellen?

(A) Ausbilder (Zahnarzt), der persönlich geeignet ist.
(B) Ausbilder (Zahnarzt), der fachlich geeignet ist.
(C) Ausbilder (Zahnarzt), der persönlich und fachlich geeignet ist.
(D) Jeder, der das 18. Lebensjahr vollendet hat.
(E) Ausbilder (Zahnarzt), der zwar persönlich nicht so geeignet, dafür aber fachlich besonders qualifiziert ist.

03. Der Berufsbildungsausschuss einer zuständigen Stelle besteht nach § 77 BBiG aus je sechs Beauftragten der

(A) Arbeitnehmer, der Arbeitgeber (Zahnärzte) und der Kammergeschäftsführung.
(B) Arbeitnehmer, der Arbeitgeber (Zahnärzte) und Lehrern der berufsbildenden Schulen.
(C) Arbeitnehmer, der Kammer und Lehrern der berufsbildenden Schulen.
(D) Gewerkschaften und Arbeitgeberverbänden.
(E) Kammer und Gewerkschaften.

04. Wer darf lt. § 28 BBiG Auszubildende nur ausbilden?

(A) Ausbilder (Zahnarzt), der persönlich geeignet ist.
(B) Ausbilder (Zahnarzt), der fachlich geeignet ist.
(C) Ausbilder (Zahnarzt), der persönlich und fachlich geeignet ist.
(D) Jeder, der das 18. Lebensjahr vollendet hat.
(E) Ausbilder (Zahnarzt), der zwar persönlich nicht so geeignet, dafür aber fachlich besonders qualifiziert ist.

05. Wann ist ein Berufsausbildungsvertrag nach § 11 BBiG spätestens schriftlich niederzulegen?

(A) Nach mündlichem Einvernehmen.
(B) Unmittelbar nach Ablauf der Probezeit.
(C) Unverzüglich nach Zustandekommen des Vertrages.
(D) Spätestens vor Beginn der Berufsausbildung.
(E) Vor Ablauf der Probezeit.
(F) Es ist keine Frist vorgeschrieben.

06. Wie lange dauert nach § 20 BBiG die Probezeit?

(A) 4 Monate fest vereinbart.
(B) Frei vereinbar bis höchstens 3 Monate.
(C) Mindestens 1 Monat.
(D) 4 Wochen.
(E) Mindestens 1 Monat, höchstens 4 Monate.

07. Der Ausbildungsplan ist nach dem BBiG vom Ausbildenden

(A) bei der Berufsschule zu hinterlegen.
(B) dem Ausbildungsvertrag beizufügen.
(C) dem Auszubildenden auf Verlangen zu zeigen.
(D) der Gewerkschaft zur Prüfung vorzulegen.
(E) in der Praxis auszuhändigen.

08. Was ist außer der persönlichen und fachlichen Eignung noch Voraussetzung für Ausbilder?

(A) Berufs- und arbeitspädagogische Kenntnisse
(B) Fachhochschulabschluss
(C) Mindestens zehnjährige berufliche Tätigkeit
(D) Nachweis einer sozialpädagogischen Tätigkeit
(E) Mittlere Reife

09. Wozu ist der Ausbildende (Zahnarzt) nach dem BBiG *nicht* verpflichtet?

(A) Der Ausbildende hat den Ausbildenden selbst auszubilden oder einen Ausbilder zu beauftragen.
(B) Er hat dem Auszubildenden kostenlos die Ausbildungsmittel, insbesondere die Werkzeuge und Werkstoffe zur Verfügung zu stellen.
(C) Er hat dafür zu sorgen, dass der Ausbildende am Berufsschulunterricht teilnimmt.
(D) Er hat neben der Ausbildungsvergütung auch die Fahrtkosten zwischen Wohnung und Ausbildungsstätte zu bezahlen.
(E) Er hat die Fürsorgepflicht zu wahren, d. h. dafür zu sorgen, dass der Auszubildende charakterlich gefördert sowie sittlich und körperlich nicht gefährdet wird.

1.5 Jugendarbeitsschutzgesetz

Lösungen ab Seite 564

01. Die Beschäftigung Jugendlicher regelt das/die

(A) Ausbildungsförderungsgesetz.
(B) betriebliche Arbeitszeitordnung.
(C) Gesetz zum Schutze der arbeitenden Jugend.
(D) Gesetz zum Schutze der Jugend in der Öffentlichkeit.
(E) Jugendwohlfahrtsgesetz.

1. Im Beruf und Gesundheitswesen orientieren

02. Das Jugendarbeitsschutzgesetz (JArbSchG) enthält hauptsächlich Bestimmungen über die

(A) Arbeitszeit und den Urlaubsanspruch für Jugendliche.
(B) Höhe der Ausbildungsbeihilfe.
(C) Kündigungsfristen für Jugendliche.
(D) Leistungen der Sozialversicherung.
(E) Verhaltensweisen von Jugendlichen am Ausbildungsplatz.

03. Zweck des JArbSchG ist für Jugendliche unter 18 Jahren

(A) die Regelung der Berufsausbildung bis zur Abschlussprüfung.
(B) der Schutz in der Öffentlichkeit.
(C) der Schutz vor fristloser Kündigung während der Ausbildung.
(D) der Schutz vor gesundheitlichen Schäden und sittlichen Gefahren an der Ausbildungsstätte.
(E) der Schutz vor Arbeitslosigkeit.

04. Wer überwacht die Einhaltung des JArbSchG?

(A) Bundesagentur für Arbeit
(B) Berufsgenossenschaft
(C) Gesundheitsämter
(D) Gewerbeaufsichtsamt und Ämter für Arbeitsschutz
(E) Zahnärztekammern

05. Wer trägt die Kosten der in § 44 JArbSchG vorgeschriebenen ärztlichen Untersuchung der Auszubildenden?

(A) Ausbildender (Zahnarzt)
(B) Ausbildender (Zahnarzt) und Auszubildender je zur Hälfte
(C) Jeweiliges Bundesland
(D) Krankenversicherung des gesetzlichen Vertreters
(E) Sozialpartner

06. Welche Arbeit ist nach § 23 JArbSchG für Jugendliche *nicht* erlaubt? (2 Antworten)

(A) Fließbandarbeit
(B) Hauptsächlich stehend zu verrichtende Beschäftigung
(C) In künstlich beleuchteten Räumen
(D) Überwiegend im Freien
(E) Körperliche Arbeit
(F) Akkordarbeit

07. Wie lange können laut §11 (1) JArbSchG Jugendliche ununterbrochen ohne Ruhepause längstens beschäftigt werden?

(A) 3,5 Stunden
(B) 4,0 Stunden
(C) 4,5 Stunden

(D) 5,0 Stunden
(E) 8,0 Stunden

08. **Die tägliche ununterbrochene Freizeit hat bei Jugendlichen nach § 13 JArbSchG mindestens zu dauern:**

(A) 8 Stunden
(B) 9 Stunden
(C) 10 Stunden
(D) 12 Stunden
(E) 14 Stunden

09. **Jugendlichen sind nach § 11(2) JArbSchG bei einer Beschäftigung von mehr als 6 Stunden Ruhepausen zu gewähren von mindestens:**

(A) 30 Minuten
(B) 45 Minuten
(C) 90 Minuten
(D) 75 Minuten
(E) 90 Minuten

10. **Welche wöchentliche Arbeitszeit ist nach dem JArbSchG für Jugendliche höchstens zulässig?**

(A) 36 Stunden
(B) 38 Stunden
(C) 40 Stunden
(D) 42 Stunden
(E) 45 Stunden

11. **Der Jahresurlaub für Jugendliche, die im gleichen Jahr 17 Jahre alt werden, beträgt nach dem JArbSchG:**

(A) 21 Werktage
(B) 24 Werktage
(C) 25 Werktage
(D) 27 Werktage
(E) 30 Werktage

12. **Welche Zeit für Ruhepausen lt. § 11 JArbSchG kann ein Arbeitnehmer unter 18 Jahren bei mehr als 4,5 Stunden und weniger als 6 Stunden Arbeitszeit täglich beanspruchen?**

(A) 1 x 30 Minuten
(B) 1 x 45 Minuten
(C) 1 x 45 Minuten oder 3 x 15 Minuten
(D) 2 x 45 Minuten
(E) 3 x 30 Minuten

13. Welche Höchstgrenze darf die tägliche Arbeitszeit eines Jugendlichen nach JArbSchG im Regelfall nicht überschreiten?

(A) 7,5 Stunden
(B) 8,0 Stunden
(C) 8,5 Stunden
(D) 8,5 Stunden
(E) 9,0 Stunden

1.6 Arbeitsvertrag

Lösungen ab Seite 564

01. Wer sind die **Partner** in einem **Arbeitsvertrag** und welche Leistung müssen sie erbringen?

02. Welche **Angaben** müssen mindestens in einem **Arbeitsvertrag** enthalten sein?

03. Welche **Haupt- und Nebenpflichten** haben Arbeitgeber und -nehmer generell aufgrund eines **Arbeitsvertrages**?

04. Wie viel Tage beträgt der **gesetzliche Urlaub** im Jahr?

05. Was ist unter einer **Betriebsvereinbarung** zu verstehen?

06. Was wird unter **Tarifautonomie** verstanden?

07. Welche Bedeutung hat die so genannte **Friedenspflicht** im Zusammenhang mit der Laufzeit von Tarifverträgen?

08. Wodurch können **Arbeitsverhältnisse** generell **beendet** werden?

09. In welchen Fällen können beispielsweise **Arbeitsverhältnisse vom Arbeitgeber fristlos** gekündigt werden?

10. Und in welchen Fällen können z. B. **Arbeitsverhältnisse vom Arbeitnehmer fristlos gekündigt** werden?

11. Welche Arbeitnehmer genießen einen besonderen **Kündigungsschutz**?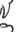

12. Welche Funktionen soll eine **Abmahnung** erfüllen?

13. Wie kann ein Arbeitnehmer auf eine **ungerechtfertigte Abmahnung** reagieren?

14. Welche **Schutzfristen** gelten laut Mutterschutzgesetz?

15. Müssen Fragen des Arbeitgebers nach einer **Schwangerschaft** während des Vorstellungsgesprächs von der Bewerberin beantwortet werden?

16. Warum sollten **Schwangerschaften** beim Arbeitgeber angezeigt werden?

17. **Situation 1:**

> Kirsten Müller ist als ZFA bei Dr. Straube in München beschäftigt. Frau Müller möchte zum 28.02.2011 aus der Praxis ausscheiden, weil sie zurück in ihren Geburtsort Dortmund möchte, um dort zu arbeiten.

- Wann müsste Kirsten Müller nach der **gesetzlichen Regelung spätestens kündigen**?

Situation 2:

> Nach ihrem Ausscheiden hat Kirsten ihr Gehalt für den Monat Januar noch nicht erhalten. Dr. Straube begründet das damit, dass er vor seinem Urlaub keine Zeit hatte, die Überweisung zu tätigen.

- Wann würde die **Gehaltsforderung** von Kirsten gegen Dr. Straube **verjähren**?

Situation 3:

> Kirsten Müller verlangt vor ihrem Ausscheiden aus der Praxis von Dr. Straube ein qualifiziertes Zeugnis. Am letzten Arbeitstag erhält Kirsten es zusammen mit ihren Arbeitspapieren.

- Welche Angaben müssen mindestens in einem **qualifiziertem Zeugnis** enthalten sein?

18. **Situation 1:**

> Brigitte Claus arbeitet als ZFA in der Praxis von Dr. Rahn. Sie will sich beruflich verändern. Auf ihre Bewerbung bei Dr. Karin Heldt bekommt sie am 22.07. ein Angebot, das ihr bessere Bezahlung, eine günstigere Arbeitszeit und angenehmere Arbeitsbedingungen verspricht. Brigitte will deshalb bei Dr. Rahn kündigen.

- Zu welchem Termin kann Brigitte bei **gesetzlicher Kündigungsfrist** frühestens aus der Praxis von Dr. Rahn ausscheiden und an welchem Tag muss sie spätestens bei ihm kündigen?
- Um **welche Art eines Rechtsgeschäfts** handelt es sich bei einer **Kündigung**?
- Welche weiteren Formen der Kündigung sind grundsätzlich möglich?
- Auf **welche Papiere** hat Brigitte Claus bei ihrem **Ausscheiden** aus der Praxis von Dr. Rahn auf **jeden Fall Anspruch**?

- In welchem Vertrag werden **Mindestgehälter** im Allgemeinen festgelegt und zwischen wem werden sie abgeschlossen?

Situation 2:

> Brigitte Claus nimmt die Stelle bei Frau Dr. Heldt an und erhält von ihrer neuen Arbeitgeberin einen nur auf ein Jahr befristeten Arbeitsvertrag.

- Welche Vorteile hat die Praxisinhaberin, wenn sie ihrer ZFA nur einen **befristeten Arbeitsvertrag** gibt?
- Nennen Sie die **Vor- und Nachteile** eines **befristeten Arbeitsvertrages** für Arbeitnehmer.

19. Situation 1:

> Bestimmte Fragen des Arbeitsrechts werden nicht zwischen einzelnen Arbeitnehmern und Arbeitgebern vereinbart, sondern gelten für die gesamte Berufsgruppe.

- Welche hauptsächlichen Regelungen enthält ein **Manteltarifvertrag**?
- Zwischen welchen Vertragsparteien werden – ganz allgemein – **Tarifverträge** abgeschlossen?
- Worin unterscheiden sich die Tarifverträge von den **Arbeits- oder Dienstverträgen**?

Situation 2:

> Im Manteltarifvertrag befasst sich ein bestimmter Paragraf näher mit dem Zeugnis für Arbeitnehmer.

- Welche Angaben muss ein **einfaches Zeugnis** mindestens enthalten?
- In welchem Fall muss ein **qualifiziertes Zeugnis** erteilt werden?
- Welches **Gericht** ist zuständig, wenn auf Einhaltung der tariflichen Bestimmungen bzw. der Vereinbarungen im Arbeitsvertrages geklagt werden soll?

20. Die Pflichtquote zur Beschäftigung schwerbehinderter Menschen beträgt

(A) 6 % und gilt ab 10 Beschäftigten.
(B) 6 % und gilt ab 16 Beschäftigten.
(C) 5 % und gilt ab 16 Beschäftigten
(D) 5 % und gilt ab 20 Beschäftigten.
(E) 5 % und gilt ab 21 Beschäftigten.

21. Für Kleinbetriebe gelten Sonderregelungen hinsichtlich der Ausgleichsabgabe. So muss ein Arbeitgeber mit bis zu 39 Arbeitsplätzen in seinem Betrieb, der keinen schwerbehinderten Menschen im Jahresdurchschnitt beschäftigt, monatlich pro Pflichtplatz

(A) 100,00 € zahlen.
(B) 105,00 € zahlen.
(C) 110,00 € zahlen.
(D) 115,00 € zahlen.
(E) 120,00 € zahlen.

1.7 Arbeitsgerichtsbarkeit

Lösungen ab Seite 567

01. Bei Streitigkeiten aus dem Arbeits- und Berufsausbildungsverhältnis entscheidet das

(A) Amtsgericht.
(B) Arbeitsgericht.
(C) Finanzgericht.
(D) Sozialgericht.
(E) Verwaltungsgericht.

02. Aus welchen beiden Gruppen werden die ehrenamtlichen Richter an Arbeitsgerichten ausgewählt?

(A) Arbeiter und Angestellte
(B) Arbeitgeber und Arbeitnehmer
(C) Arbeitgeberverband und Gewerkschaften
(D) Betriebsrat und Berufsgenossenschaft
(E) Regierung und Opposition

03. Welches Gericht entscheidet bei Streitigkeiten aufgrund sozial ungerechtfertigter Kündigung?

(A) Amts- bzw. Landgericht
(B) Arbeitsgericht
(C) Finanzgericht
(D) Sozialgericht
(E) Verwaltungsgericht

04. Forderungen wegen ausstehenden Arbeitsentgelts können eingeklagt werden beim

(A) Amts- bzw. Landgericht.
(B) Arbeitsgericht.
(C) Finanzgericht.
(D) Sozialgericht.
(E) Verwaltungsgericht.

1. Im Beruf und Gesundheitswesen orientieren

05. Welches Mindestalter ist für einen ehrenamtlichen Richter am Arbeitsgericht Voraussetzung?

(A) 21 Jahre
(B) 24 Jahre
(C) 25 Jahre
(D) 27 Jahre
(E) 30 Jahre

06. Aus welchen Instanzen besteht die Arbeitsgerichtsbarkeit?

(A) Arbeitsgericht
(B) Arbeitsgericht und Bundesarbeitsgericht
(C) Arbeitsgericht und Landesarbeitsgericht
(D) Arbeitsgericht, Landesarbeitsgericht und Bundesarbeitsgericht
(E) Arbeitsgericht, Bundesgerichtshof

1.8 Sozialversicherung, private Absicherung

Lösungen ab Seite 567

01. Situation 1:

Juliane Weber hat gerade ihre Ausbildung zur ZFA beendet und wird auch weiter in der Zahnarztpraxis von Dr. Müller beschäftigt. Von ihrem zukünftigen Gehalt in Höhe von 1.500,00 € werden Sozialabgaben und Steuern bezahlt.

- Welche **Beiträge zur Sozialversicherung** muss Juliane zur Hälfte tragen und welche trägt die Praxis voll?
- Wer sind die **Träger der Sozialversicherung**?

Situation 2:

Juliane hört und liest in den Medien im Zusammenhang mit der gesetzlichen Rentenversicherung den Begriff „Generationenvertrag".

- Was versteht man darunter?
- Nennen Sie Maßnahmen, die der Gesetzgeber grundsätzlich ergreifen könnte, um auch in Zukunft den Generationsvertrag abzusichern.

02. Benennen Sie die grundsätzlichen **Unterschiede** zwischen den **Sozialversicherungen** und den **Individualversicherungen** hinsichtlich der:

- Festlegung von Beiträgen und der
- Rechtsgrundlage.

03. Die **Beiträge zur Sozialversicherung** sollen möglichst stabil gehalten oder gesenkt werden, nachdem sie zuvor angestiegen waren. Worin lagen die Beitragserhöhungen hauptsächlich begründet?

04. Welcher Zweig der Sozialversicherung wurde bereits 1883 als erster gesetzlich geregelt?

(A) Arbeitslosenversicherung
(B) Krankenversicherung
(C) Rentenversicherung
(D) Unfallversicherung
(E) Pflegeversicherung

05. Was ist unter „Solidaritätsprinzip" bei der Sozialversicherung zu verstehen?

(A) Gleichgewicht zwischen Beiträgen und Leistungen.
(B) Leistungen werden durch Steuermittel finanziert.
(C) Sozialleistungen richten sich nur nach den erbrachten Leistungen.
(D) Die zu versichernden Risiken werden von allen Versicherten gemeinsam getragen.
(E) Alle Zweige der Sozialversicherung helfen sich bei finanzieller Notlage gegenseitig solidarisch.

06. Welche Rechtsformen haben die Versicherungsträger der Sozialversicherung?

(A) Gesellschaft des bürgerlichen Rechts
(B) Kapitalgesellschaften
(C) Körperschaft des öffentlichen Rechts
(D) Versicherungsgesellschaften auf Gegenseitigkeit
(E) Verwaltungsrechtliche Personengesellschaften

07. Der Betriebsinhaber (Praxisinhaber) zahlt die einbehaltenen Sozialabgaben an das/die jeweilige

(A) Finanzamt.
(B) Zahnärztekammern.
(C) Krankenkasse.
(D) Ärztekammern.
(E) Rentenversicherungsanstalt.

08. Von welchen der genannten Beträge werden die gesetzlichen Sozialabgaben berechnet?

(A) Nettolohn
(B) Bruttolohn nach Abzug der Lohn- und Kirchensteuer
(C) Bruttolohn nach Abzug der Lohn- und Kirchensteuer und des Solidaritätsbeitrags
(D) Gesamter Bruttolohn einschließlich Überstundenvergütung
(E) Gesamter Bruttolohn ohne Überstundenvergütung

1. Im Beruf und Gesundheitswesen orientieren

09. Die Anmeldung von Arbeitnehmern zu den Orts-, Betriebs- und Innungskrankenkassen obliegt dem

(A) Arbeitgeber.
(B) Arbeitnehmer.
(C) Arbeitsagentur.
(D) Betriebsrat.
(E) Versicherungsamt.

10. Angestellte (West) sind i. d. R. krankenversicherungspflichtig bis zu einem regelmäßigen Jahresverdienst von

(A) 50 % der Beitragsbemessungsgrenze der gesetzlichen Rentenversicherung.
(B) 75 % der Beitragsbemessungsgrenze der gesetzlichen Rentenversicherung.
(C) bis zu 49.500,00 € (2011).
(D) 50 % des Tarifgehalts.
(E) 75 % des Tarifgehalts.

11. Wie lange hat ein Arbeitnehmer im Krankheitsfalle im Allgemeinen Anspruch auf Weiterzahlung seiner Bezüge?

(A) 4 Wochen
(B) 6 Wochen
(C) 8 Wochen
(D) 3 Monate
(E) 6 Monate

12. Wem ist nach einem Arbeitsunfall unverzüglich eine Unfallanzeige des Arbeitgebers zu senden?

(A) Arbeitgeberverband
(B) Berufsgenossenschaft und Gewerbeaufsichtsamt
(C) Gesundheitsamt
(D) Polizeibehörde
(E) Zahnärztekammern

13. Als Arbeitsunfall gilt im Allgemeinen *nicht* ein Unfall

(A) auf dem Weg zur Arbeit.
(B) auf dem Weg von der Berufsschule.
(C) infolge beschädigender Einwirkungen der beruflichen Tätigkeit (Berufskrankheit).
(D) auf dem Weg von der Arbeit.
(E) während der Essenseinnahme im Betrieb (in der Praxis).

14. Die Renten aus der gesetzlichen Rentenversicherung werden hinsichtlich ihrer Höhe i. d. R. jährlich angepasst. Wie nennt man diese Anpassung?

(A) Degressive Rente
(B) Progressive Rente
(C) Inflationsrente

(D) Dynamische Rente
(E) Jahresrente

15. Welche der folgenden Leistungen wird *nicht* von der Rentenversicherung gezahlt?

(A) Waisenrente
(B) Medizinische Leistungen zur Rehabilitation
(C) Kurzarbeitergeld
(D) Erwerbsunfähigkeitsrente
(E) Altersrente

16. Die Schulzeit wird in der gesetzlichen Rentenversicherung angerechnet bis zu einer gewissen Höchstgrenze als

(A) Beitragszeit.
(B) Ersatzzeit.
(C) Anrechnungszeit.
(D) Wartezeit.
(E) Unterbrechungszeit.

17. Der Arbeitgeber führt die einbehaltenen Beträge zur Arbeitslosenversicherung ab an das/die jeweilige

(A) Arbeitsagentur.
(B) Berufsgenossenschaft.
(C) Finanzamt.
(D) Krankenkasse.
(E) Deutsche Rentenversicherung.

18. Für die Auszubildende zur ZFA sind Beiträge zur Arbeitslosenversicherung zu leisten für das/die

(A) erste Ausbildungsjahr.
(B) zweite Ausbildungsjahr.
(C) zweite und dritte Ausbildungsjahr.
(D) letzte Ausbildungsjahr.
(E) ganze Ausbildungszeit.

19. Wer zahlt die Beiträge zur Pflegeversicherung für einen Arbeitnehmer mit Kind?

(A) Arbeitnehmer allein.
(B) Arbeitgeber allein.
(C) Arbeitgeber und -nehmer je zur Hälfte.
(D) Arbeitgeber zu 75 %, Arbeitnehmer zu 25 %.
(E) Arbeitgeber zu 25 %, Arbeitnehmer zu 75 %.

1. Im Beruf und Gesundheitswesen orientieren

20. Situation 1:

> Juliane Weber ist eine sehr umsichtige und vorsichtige junge Frau. Das soziale Netz der Sozialversicherung erscheint ihr gerade jetzt, wo von staatlicher Seite durch so genannte Reformen einschneidende Veränderungen anstehen, die auch sie in Zukunft stark betreffen werden, löchriger geworden. Sie möchte deshalb durch eine private Vorsorge den Leistungskürzungen begegnen und sich gegen Risiken finanziell absichern.

- Welche **privaten Versicherungen** kommen für Juliane grundsätzlich infrage?
- Worin besteht der Unterschied zwischen einer **Risiko- und einer Kapitallebensversicherung**?
- Warum ist eine allgemeine **Unfallversicherung** empfehlenswerter als eine Insassen-Unfallversicherung, die im Zusammenhang mit der Kfz-Versicherung abgeschlossen wird?

Situation 2:

> Juliane möchte sich über die Riester-Rente näher informieren. Sie nutzt das Internet und wählt die Adresse www.riester-rente.net und es öffnet sich die folgende Seite:

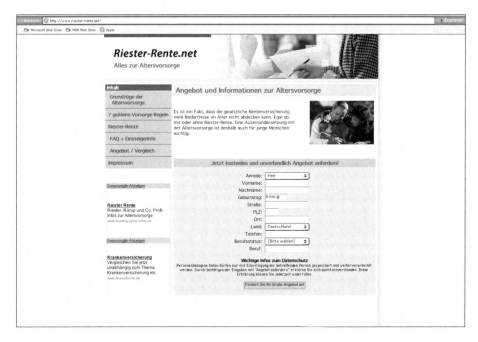

- Wer kann eine staatliche Förderung in Anspruch nehmen und wer nicht?

21. Situation:

> Julianes Freund Thomas ist beim Finanzamt als Beamter beschäftigt. Er müsse sich im Vergleich zu anderen Arbeitnehmern anders versichern, erklärt Thomas Julia. Dadurch ist die Berechnung seines Nettoentgeltes (seiner Bezüge) auch verschieden von der der anderen abhängig Beschäftigten. Im Zusammenhang mit der Krankenversicherung erwähnt Thomas noch die so genannte Beihilfe.

- Welche **Sozialabgaben zahlt** Thomas **nicht**?
- Welche **Versicherungen** muss er bei privaten Gesellschaften absichern?
- Was ist die so genannte **Beihilfe**?
- Bekommt Thomas später **Rente**?

1.9 Gehaltsabrechnung

Lösungen ab Seite 569

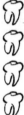

01. Wovon ist die Höhe der **Lohnsteuer** grundsätzlich abhängig?

02. Von welcher Basis werden die **Sozialabgaben** berechnet?

03. Welcher Betrag ist Grundlage für die Berechnung des **Solidaritätszuschlages**?

04. Welche **Lohnnebenkosten** fallen auf jeden Fall bei der Beschäftigung einer ZFA an, welche könnten unter Umständen anfallen?

05. Wer zahlt die **Sozialversicherungsbeiträge für Auszubildende**?

06. Welche **Steuerklassen** kommen für Verheiratete unter der Voraussetzung infrage, dass der Ehepartner auch abhängig beschäftigt ist?

07. Wenn **Freibeträge** auf der Lohnsteuerkarte eingetragen sind, hat das Auswirkungen auf die zu zahlenden Sozialabgaben?

08. Was hat sich seit dem 01.01.2009 grundsätzlich bei den **Beiträgen zur gesetzlichen Krankenversicherung** (GKV) geändert?

09. Wie setzt sich der **Beitragssatz für die GKV** zusammen?

10. Situation 1:

> Maike Ramelow, ist im 3. Jahr ihrer Ausbildung zur ZFA, kurz vor der Prüfung. Ihr ist für die Zeit danach ein Gehalt von 1.500,00 € angeboten worden, wenn sie in der Praxis in Lüneburg bleibt. Maike möchte nun wissen, mit wie viel steuerlichen Abzügen sie pro Monat rechnen muss. Sie wählt die Web-Seite des Finanzamtes und gibt folgende Daten in das Dialogfeld ein:

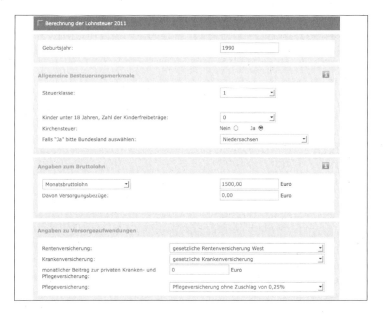

Als Ergebnis ihrer Eingabe erhält Maike:

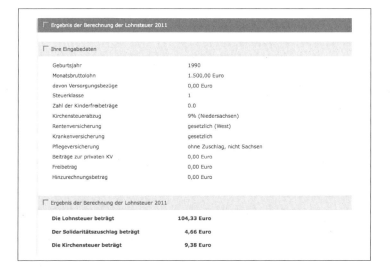

Maike legt das folgende Schema ihrer eigenen Berechnungen zu Grunde:

Gehaltsberechnung			Monat:		Juli 20..	
Name:	Ramelow		Vorname:	Maike		
Familienstand:	ledig		Geb.-Datum: 03.05.90			
Lohnsteuerklasse:	I		Religion:	röm.-kath.		
Bankverbindung:	Commerzbank	Hamburg	Konto-No.:	496209-808	BLZ:	200400 00

Bruttoentgelt				- €
Lohnsteuer			- €	
Kirchensteuer		9,00%	- €	
Solidaritätszuschlag		5,50%	- €	
Summe Steuern			- €	
	Gesamt	AN-Anteil		
Rentenversicherung	19,90%	9,950%	- €	
Krankenversicherung	15,50%	8,200%	- €	
Sonderbeitrag KV	0,90%	0,900%	- €	
Arbeitslosenversicherung	3,00%	1,500%	- €	
Pflegeversicherung	1,95%	0,975%	- €	
Summe Sozialversicherungen	41,25%	21,525%		- €
Summe der Abzüge				- €
Nettoentgelt				- €
Ausgezahlter Betrag				- €

Gesamte Personalaufwendungen		
Bruttoentgelt		- €
AG-Anteil-Sozialversicherungen	19,725%	- €
Sonstige soziale Aufwendungen		- €
Gesamte Personalaufwendungen		- €

Zu überweisender Betrag an das Finanzamt (FA):
Zu überweisender Betrag an die Krankenkasse (KK):

- Zu welchem Ergebnis ist Maike gekommen?
- Wie hoch sind die gesamten Personalaufwendungen der Praxis?

Situation 2:

> Angenommen, Maike würde zu ihrem Bruttoentgelt von 1.500,00 € pro Monat nun noch vermögenswirksame Leistungen in Höhe von 40,00 € erhalten und die folgenden Steuern zu zahlen haben:

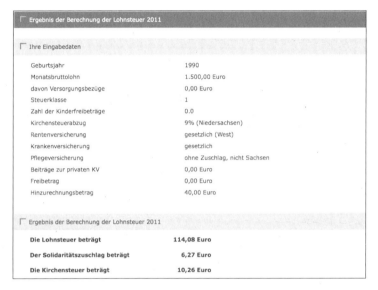

- Wie wirken sich vermögenswirksame Leistungen auf das Nettoentgelt und den zu zahlenden Arbeitgeber-Anteil zur Sozialversicherung aus?

Situation 3:

Wenn Maike zusätzlich eine Gehaltserhöhung von 100,00 € pro Monat erhalten würde und die folgenden Steuern zu zahlen hätte:

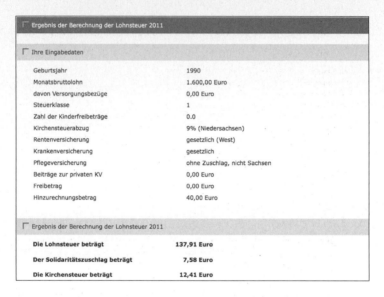

- Wie hoch ist jetzt ihr Nettoentgelt und wie hoch sind wiederum die gesamten Personalaufwendungen der Praxis?

Situation 4:

> Auf der Lohnsteuerkarte von Maike ist jetzt ein Freibetrag von 300,00 € eingetragen. An Steuern fallen an:

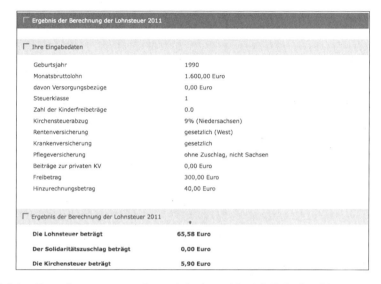

- Welche Berechnungen ergeben sich dann hinsichtlich des Nettoentgeltes und der gesamten Personalaufwendungen des Arbeitgebers?

1.10 Kommunikationstechnik

> Lösungen ab Seite 575

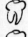

01. Was wird ganz allgemein unter **Kommunikation** verstanden?

02. Welche grundsätzlichen **Kommunikationsbeziehungen** kennen Sie?

03. Unter welchen Aspekten ist der **Kommunikationsprozess** zu sehen?

04. Was ist unter **formaler** und **informaler Kommunikation** zu verstehen?

05. Welche **internen und externen Kommunikationsbeziehungen** liegen beispielsweise in einer Zahnarztpraxis vor?

2. Patienten empfangen und begleiten

2.1 Gestaltung des Empfangs- und Wartebereiches

> Lösungen ab Seite 575

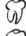

01. Was ist unter einem **Funktionsbereich** zu verstehen?

02. Unter welchen Gesichtspunkten kann der **zahnmedizinisch-klinische** und der **nicht-klinische Nutzungsbereich** eingeteilt werden?

03. Situation:

> Im neuen Ärztezentrum in Adendorf will Dr. Wennemeier Praxisräume beziehen. Vor dem Einzug bespricht er mit seinen Mitarbeiterinnen, wie die Räume sinnvoll und zweckmäßig genutzt werden können, um ggf. noch bauliche Veränderungen einzuleiten, denn nächste Woche hat der Zahnarzt einen Termin mit einem Architekten.

- In welche **Funktionsbereiche** kann eine Zahnarztpraxis unterteilt werden?
- Warum ist eine sorgfältige Planung der **Anordnung der Funktionsbereiche** notwendig?
- Nennen Sie Gesichtspunkte der **Praxisgestaltung** aus der Sicht der Patienten.
- Mit welchen organisatorischen Maßnahmen kann Dr. Wennemeier seinen Teil zu einem guten **Betriebsklima** beitragen?

2. Patienten empfangen und begleiten

04. Situation:

> In der Gemeinschaftspraxis von Dr. Kurz und Dr. Kehl wird diskutiert, ob ein reines Patientenbestellsystem eingeführt werden soll oder nicht. Die Meinungen sind geteilt. Dr. Kurz vertritt dabei u.a. die Ansicht, dass trotz guter Planung gelegentliche Terminverschiebungen sich nicht vermeiden lassen.

- Welche Vorteile sehen Sie in einer reinen **Bestellpraxis**?
- Wie kann das Risiko der **Terminverschiebungen** minimiert werden?
- Welche Alternative gibt es zur **Bestellpraxis**?
- Wie kann die **Reihenfolge bei der Behandlung der Patienten** festgelegt werden?

2.2 Verbale und nonverbale Kommunikation

Lösungen ab Seite 577

01. Welche **Patientengruppen** bedürfen einer besonderen Aufmerksamkeit und **Ansprache**?

02. Was sollte eine ZFA auf alle Fälle in einem **Patienten-Gespräch** vermeiden?

03. Was wird unter **non-verbaler Kommunikation** verstanden?

04. Welche **Körpersprache** wird beispielsweise vom Gegenüber als negativ empfunden?

05. Welche Ursachen können manche **Kommunikationsstörungen** beispielsweise haben?

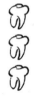

2.3 Grundlagen des Vertragsrechts

Lösungen ab Seite 578

01. Wodurch **kommt ein Kaufvertrag zu Stande**?

02. Was begründet jeder **schuldrechtliche Vertrag** für die Vertragsparteien?

03. Müssen **Verträge** immer **schriftlich abgeschlossen** werden?

04. Welche **wichtigen Verträge** gibt es?

5. Welcher **Vertrag** liegt vor?

Fall	Vertrag
Cornelia Ziegler wird in der Praxis von Dr. Werner als ZFA eingestellt.	
Es wird im Medi-Shop Sprechstundenbedarf eingekauft.	
Dr. Werner besorgt sich ein Ersatzfahrzeug bei Europcar, weil sein Wagen nach einem Unfall in der Autowerkstatt ist.	
Der beschädigte Wagen von Dr. Werner wird in der Kfz-Werkstatt repariert.	
Cornelia Ziegler nimmt einen Kredit bei der Vereinsbank auf.	
Cornelia nimmt den Zahnmedizin-Studenten Ralf König zur Untermiete in ihre 3-Zimmer-Wohnung auf.	
Ralf überlässt kostenlos sein Auto Cornelia für einen Wochenendausflug.	

06. Nennen Sie drei **wichtige schuldrechtliche Verträge**.

07. Wenn ein operativer Eingriff vorgenommen wurde, der einen rein kosmetischen Charakter hat und für dessen Erfolg der Zahnarzt garantiert, welcher **Vertrag** lag hier vor?

2.4 Computeranlagen, Standardsoftware

Lösungen ab Seite 579

01. Als Standardsoftware für die Textverarbeitung hat sich weltweit durchgesetzt:

(A) MS Excel
(B) MS Outlook
(C) MS Frontpage
(D) MS Access
(E) MS Word

02. Als Standardsoftware für die Tabellenkalkulation hat sich weltweit durchgesetzt:

(A) MS Frontpage
(B) MS Outlook
(C) MS Excel
(D) MS Access
(E) MS Word

2. Patienten empfangen und begleiten

03. Ordnen Sie bitte zu.

○ MS Excel
○ MS Power Point
○ MS Word
○ MS Outlook
○ Firefox
○ MS Frontpage
○ MS Access

Programm für:

(A) Datenbanken
(B) Erstellen von Web-Sites
(C) Internet-Zugang (Browser)
(D) E-Mails
(E) Tabellenkalkulation
(F) Textverarbeitung
(G) Präsention

04. Ordnen Sie bitte zu.

○ Backbone
○ Cache
○ Client

(A) Systeme oder Programme, die mithilfe geeigneter Software die Dienste eines entsprechenden Servers in einer Netzverbindung in Anspruch nehmen.

(B) Besondere Verkabelung als Grundstruktur eines Netzwerkes zur Kopplung an andere LANs und Computer. Es werden so mehrere File-Server bzw. beliebige LANs miteinander verbunden.

(C) Teil des Arbeitsspeichers oder der Festplatte, in dem oft benötigte Daten zur Erhöhung der Zugriffsgeschwindigkeit bei erneuten Abrufen intern gespeichert werden.

05. Ordnen Sie bitte zu.

○ Standardsoftware
○ Branchensoftware
○ Betriebssystem
○ Browser

(A) Compudent
(B) MS Word
(C) Windows 7
(D) Internet Explorer

06. Ordnen Sie bitte zu.

○ HTML - Hypertext Markup Language
○ http - Hypertext Transfer Protocol
○ Hyperlink

(A) Verweis auf eine andere Seite oder Datenquelle im Internet.
(B) Eine vom Betriebssystem unabhängige Sprache um Seiten im Web zu gestalten.
(C) Ermöglicht die Übertragung von multimedial gestalteten Dateien zwischen Computern.

07. Ordnen Sie bitte zu.

○ CPU
○ Maus
○ Printer
○ Scanner
○ Monitor

(A) Ausgabegerät
(B) Eingabegerät
(C) Teil des PCs

08. Welches Gerät wird grundsätzlich *nicht* in einer Zahnarztpraxis benötigt?

(A) Joystick
(B) Drucker
(C) Modem
(D) ISDN-Karte
(E) Maus

09. Ordnen Sie bitte zu.

○ BIOS
○ Browser
○ ASCII

(A) Anzeige-Software mit der der User auf einen Server zugreifen kann.
(B) Besteht aus einer Ansammlung von Mikro-Programmen, die fest in jedem Computer eingebaut sind und die unbedingt notwendige Befehle bereitstellen, um auf Peripheriegeräte zugreifen zu können.
(C) Weltweiter Industriestandard für die Informationsübertragung zu anderen Computern und Peripheriegeräten.

10. Ordnen Sie bitte zu.

○ Server
○ Host
○ Router
○ Workstation
○ Gateway

(A) Arbeitsplatzrechner
(B) Leitet Daten zwischen LANs und/oder WANs weiter. Anhand von Tabellen ermittelt er die günstigste Richtung, in die Datenpakete in Empfängerrichtung weiterfließen müssen.
(C) Zentraler Rechner, auf den von anderen Systemen aus zugegriffen werden kann, um z. B Dienste und Informationen abzurufen. Die Verbindung erfolgt über Terminals, wobei Daten sowohl gesendet als auch empfangen werden können.
(D) Leistungsstarker Computer, der seine Ressourcen den mit ihm verbundenen Nutzern in einem Netzwerk zur Verfügung stellt.
(E) Computer im Internet, der Zugang zu anderen Diensten oder Netzen bietet, auch zu Handys und Faxgeräten.

11. Sie wollen eine Top-Level-Domain (Internet-Adresse) registrieren lassen. Bei wem tun Sie das? Bei/beim

(A) Gelbe Seiten
(B) Amtsgericht
(C) Grundbuchamt
(D) DENIC
(E) Einwohnermeldeamt
(F) AOL

12. Sie wollen eine Homepage erstellen. Welches Programm werden Sie benutzen?

(A) Outlook Express
(B) Firefox
(C) Internet Explorer
(D) Front Page
(E) MS Office

13. Sie sehen sich den Quelltext einer Homepage an. Welche „Sprache" finden Sie *nicht*?
(2 Antworten)

(A) Java
(B) Java Script
(C) HTML
(D) MS Publisher
(E) Mali

2.5 Datensicherung, Datenschutz

Lösungen ab Seite 579

01. Was muss zur **Datensicherung** beachtet werden?

02. Auf welchen **gesetzlichen Grundlagen** beruht der **Datenschutz**?

03. Welche Rechte haben Patienten, deren **Daten in einer Zahnarztpraxis** gespeichert wurden?

04. Nennen Sie Maßnahmen, mit denen **Daten vor unberechtigten Zugriff** geschützt werden.

05. Erläutern Sie, welche Gefahren bei der **Weitergabe von Patientendaten** über Internet drohen.

06. Was ist unter einem **Computervirus** zu verstehen?

07. Nennen Sie mögliche Auswirkungen, wenn ein **Virus** den PC **in der Praxis** befallen hat.

08. Was versteht man unter Spam mails?

    (A) Empfangene erwünschte Werbepost per E-Mail
    (B) Nachrichten von Freunden, die online sind
    (C) Empfangene unerwünschte Werbepost per E-Mail
    (D) Versendete Rundbriefe innerhalb des Firmennetzes
    (E) Dringende Nachrichten des E-Mail-Providers.

09. Einmal angeklickt, lassen diese Web-Seiten den Surfer nicht mehr frei. Auch beim Wegklicken tun sich immer neue Fenster auf. Bisweilen schreiben sich diese Seiten auch als Startfenster des Browsers ein. Wovon ist hier die Rede?

    (A) Cookies
    (B) Trojanische Pferde
    (C) Page-Piracy
    (D) Spam Mails
    (E) Buddies

10. Viele Internetseiten hinterlassen Spuren auf Ihrem PC. Der Provider kann sich bald ein Bild von Ihrem Netzverhalten machen. Bei dem, was auf der Festplatte Ihres PC gespeichert wurde, handelt es sich um

    (A) Cookies.
    (B) Trojanische Pferde.
    (C) Page-Piracy.
    (D) Spam Mails.
    (E) Buddies.

2. Patienten empfangen und begleiten

11. An Nachrichten oder Seiten angehängte Exe.-Dateien, die Ihren Computer ausspionieren: So u. a. Adressen, Passwörter, Konto- und Kreditkartennummern. Diese Programme können Ihre Daten an Hacker weiterleiten, Programme öffnen, löschen oder bösartig verändern. Es handelt sich um

(A) Cookies.
(B) Trojanische Pferde.
(C) Page-Piracy.
(D) Spam Mails.
(E) Buddies.

2.6 Telekommunikation

Lösungen ab Seite 580

01. Ordnen Sie bitte zu.

○ T-Online

○ AOL

○ E-plus

○ Vodafone

○ T-Com

○ T-Mobil

(A) Internet-Provider
(B) Festnetz-Anbieter
(C) Mobilfunk-Anbieter

02. Welchen Aussagen treffen zu? (2 Antworten)

(A) Mit einer E-Mail können nur Texte gesendet werden.
(B) Mit einer E-Mail können Texte und Dateien als Anhang gesendet werden.
(C) Für den Empfang einer E-Mail ist nur ein PC notwendig.
(D) Für den Empfang einer E-Mail ist ein PC und ein E-Mail-Programm notwendig.
(E) Für den Empfang einer E-Mail ist ein PC, ein Modem bzw. ein ISDN- oder DSL-Anschluss und ein E-Mail-Programm notwendig.

03. Unter einem Attachment ist zu verstehen:

(A) Der Ablagekorb einer Mailbox.
(B) Ein französischer Abgeordneter des Europaparlaments.
(C) Eine einer E-Mail angehängte Datei.
(D) Die E-Mail-Software.
(E) Die Kontaktaufnahme mit dem E-Mail-Partner.

04. Bcc bedeutet im Zusammenhang mit einer E-Mail, dass

(A) der Empfänger eine Kopie erhält.
(B) ein anderer Empfänger eine Kopie erhält.
(C) ein anderer Empfänger eine Kopie erhält, aber sonstige Empfänger der Mail nicht wissen, wer diese erhalten hat.
(D) ein anderer Empfänger eine Kopie erhält, aber sonstige Empfänger der Mail wissen, wer diese erhalten hat.
(E) die Absenderangabe weggelassen werden kann.

05. Cc bedeutet im Zusammenhang mit einer E-Mail, dass

(A) der Empfänger eine Kopie erhält.
(B) ein anderer Empfänger eine Kopie erhält.
(C) ein anderer Empfänger eine Kopie erhält, aber sonstige Empfänger der Mail nicht wissen, wer diese erhalten hat.
(D) ein anderer Empfänger eine Kopie erhält und sonstige Empfänger der Mail wissen, wer diese erhalten hat.
(E) die Absenderangabe weggelassen werden kann.

06. WAP bedeutet für Handys, dass es möglich ist, neben Sprache auch (2 Antworten)

(A) Texte zu übertragen.
(B) Texte und Töne zu übertragen.
(C) Texte, Töne und Fotos zu übertragen.
(D) Texte, Töne und Filme übertragen werden.
(E) ein Internet-Zugang vergleichbar dem mit dem PC eröffnet wird.
(F) ein eingeschränkter Internet-Zugang möglich ist.

07. UMTS bedeutet für Handys, dass es möglich ist, neben Sprache auch (2 Anworten)

(A) Texte zu übertragen.
(B) Texte und Töne zu übertragen.
(C) Texte, Töne und Fotos zu übertragen.
(D) Texte, Töne und Filme zu übertragen.
(E) ein Internet-Zugang vergleichbar dem mit dem PC eröffnet wird.
(F) ein eingeschränkter Internet-Zugang möglich ist.

08. Was ist unter SMS zu verstehen? (2 Antworten) Ein kurzer Text, der gesandt wird von einem

(A) Handy zum anderen Handy oder Pager.
(B) PC über das Internet zu einem Handy oder Pager.
(C) PC über das Internet zu einem anderen PC.
(D) PC über das Internet zu einem Fax.
(E) PC über das Internet zu einem Telex.

2. Patienten empfangen und begleiten

09. Wer ist *kein* Anbieter von Online-Diensten? (2 Antworten)

(A) T-Online
(B) AOL
(C) Vodafone
(D) E-Plus
(E) T-Mobil

10. Welche Zahlungsmöglichkeit besteht *nicht* im Internet?

(A) Kreditkarte
(B) Geldkarte
(C) Cyber Coins
(D) Cyberspace
(E) Wallet (Virtuelle Geldbörse)

11. Ordnen Sie bitte zu.

○ eCRM
○ B2B
○ B2C

(A) Internethandel zwischen Unternehmen und Endverbrauchern.
(B) Internethandel zwischen Unternehmen.
(C) Unternehmensstrategie um die gesamte Unternehmensorganisation vor allem per Internet auf die Bedürfnisse des Kunden abzustimmen.
(D) Internethandel zwischen Endverbrauchern.
(E) Internethandel zwischen Tochterunternehmen eines Konzerns.

12. Ordnen Sie bitte zu.

○ .de
○ .com
○ .org
○ .net
○ .us
○ .info
○ .edu

(A) Länderkennzeichnung der Internetadresse
(B) Bereichskennzeichnung der Internetadresse
(C) Angebotskennzeichnung der Internetadresse

3. Praxisabläufe organisieren

3.1 Ablauforganisation

Lösungen ab Seite 580

01. Ordnen Sie bitte zu.

○ Organisation
○ Disposition
○ Improvisation

(A) Im Voraus geplante Regelungen für Einzelfälle.
(B) Nicht vorab geplante Regelungen für unerwartete Fälle.
(C) Im Voraus geplante Regelungen für unerwartete Fälle.
(D) Auf Dauer angelegte Regelungen sich wiederholender Vorgänge.
(E) Auf Dauer angelegte Regelungen für unerwartete Fälle.

02. Was kennzeichnet das Substitutionsprinzip der Organisation?

(A) Immer mehr Vorgänge werden im Laufe der Zeit generell geregelt.
(B) Immer mehr Vorgänge werden im Laufe der Zeit sich selbst überlassen.
(C) Es entsteht immer mehr ein sich selbst organisierendes Regelwerk für alle erdenklichen Vorgänge.
(D) Fallweise Regelungen werden durch nicht geplante Regelungen ersetzt.
(E) Nicht geplante Regelungen sind an der Tagesordnung.

03. Die Vorteile genereller Regelungen liegen (2 Antworten)

(A) in einem größeren Handlungsspielraum.
(B) in der schnellen Anpassung an sich verändernde Verhältnisse.
(C) im optimalen Arbeitsablauf.
(D) in der schnellen und effizienten Einarbeitung neuer Mitarbeiter.
(E) in der Ausschaltung nicht geplanter Vorgänge.

04. Bis zu 100,00 € darf die Zahnmedizinische Fachangestellte ohne Rückfrage Praxisbedarf selbst bestellen.

(A) Fallweise Regelung
(B) Generelle Regelung
(C) Situative Regelung
(D) Improvisation
(E) Disposition

05. Ordnen Sie bitte zu.

○ Aufgaben und Kompetenzen werden auf einzelne Mitarbeiter verteilt
○ Arbeitsabläufe werden in zeitlicher Hinsicht geregelt

3. Praxisabläufe organisieren 181

○ Mitarbeiter werden in ein Beziehungsgefüge von Stellen und Abteilungen eingeordnet

○ Arbeitsabläufe werden in funktioneller Hinsicht geregelt

○ Arbeitsabläufe werden in örtlicher Hinsicht geregelt

(A) Aufbauorganisation
(B) Ablauforganisation

06. Ordnen Sie bitte zu.

○ Einführung von flexibler Arbeitszeit.

○ Vernetzung der Personalcomputer.

○ Eine neue Zahnmedizinische Fachangestellte wird eingestellt und in ihre Aufgaben eingewiesen.

○ Frau Krause übernimmt in der Praxis das Aufgabengebiet von Frau Bolle.

○ Die Praxis Dr. Kolb macht keine Abrechnungen mehr selbst und beauftragt stattdessen die Hanseatische Zahnärztliche Abrechnungs-Service-Gesellschaft mbH.

○ Alle Investitionen über 50.000,00 € werden in Zukunft nur von allen Zahnärzten der Gemeinschaftspraxis vorgenommen.

(A) Aufbauorganisation
(B) Ablauforganisation
(C) Aufbau- und Ablauforganisation

07. Welche Aufgaben hat die Ablauforganisation *nicht*?

(A) Zusammengehörige Teilaufgaben zu einem Vorgang zusammenfassen.
(B) Einzelne Vorgänge in eine zeitliche Reihenfolge bringen.
(C) Einzelne Vorgänge in eine räumliche Reihenfolge bringen.
(D) Das Unternehmen in funktionsfähige Teileinheiten gliedern.
(E) Für eine reibungslose Aufgabenerfüllung sorgen.

08. Die Schaffung organisatorischer Regeln ist an Voraussetzungen gebunden. Welche ist *nicht* unbedingt notwendig?

(A) Es muss eine klar definierbare Gesamtaufgabe vorhanden sein.
(B) Die Gesamtaufgabe muss teilbar sein.
(C) Die Aufgabe muss sich auf verschiedene Aufgabenträger (Mensch/ Maschine) übertragen lassen.
(D) Die Menschen müssen ihre Organisation akzeptieren.

3.2 Praxisteam

Lösungen ab Seite 581

01. Wofür sind **Teambesprechungen** besonders gut geeignet?

02. Welche Faktoren beeinflussen u. a. objektiv und subjektiv die **Arbeitsbedingungen der ZFA**?

03. Wann wird **Kritik** im Allgemeinen als **unangemessen empfunden**?

04. Wie sollte **berechtigter Kritik** möglichst begegnet werden?

05. Woran kann es liegen, wenn in der **Praxis einiges „schief" läuft**?

06. Was wird unter Mobbing verstanden?

(A) Negative kommunikative Handlungen, die gegen eine Person gerichtet sind und die sehr oft und über einen längeren Zeitraum vorkommen.

(B) Negative kommunikative Handlungen, die gegen eine Person gerichtet sind und die selten, aber über einen längeren Zeitraum vorkommen.

(C) Negative kommunikative Handlungen, die gegen eine Person gerichtet sind und die sehr oft, aber nur über einen kurzen Zeitraum vorkommen.

(D) Negative kommunikative Handlungen, die immer gegen mehrere Personen gerichtet sind und die sehr oft und über einen längeren Zeitraum vorkommen.

(E) Negative kommunikative Handlungen, die immer gegen mehrere Personen gerichtet sind und die selten, aber über einen längeren Zeitraum vorkommen.

(F) Negative kommunikative Handlungen, die immer gegen mehrere Personen gerichtet sind und die sehr oft, aber nur über einen kurzen Zeitraum vorkommen.

07. Was wird unter Workaholic verstanden?

(A) Männer und Frauen, die während der Arbeit (work) trinken und süchtig nach Alkohol sind.

(B) Männer und Frauen, die betrunken zur Arbeit kommen und süchtig nach Alkohol sind.

(C) Männer und Frauen, die sich an ihrer Arbeit berauschen und süchtig nach ihr sind.

(D) Männer und Frauen, die sich an ihrer Arbeit berauschen und süchtig nach Alkohol werden.

3.3 Konfliktmanagement

> Lösungen ab Seite 581

01. Was wird allgemein unter einer **sozialen Gruppe** verstanden?

02. Welchen **verschiedenen sozialen Gruppen** könnten Sie beispielsweise angehören?

03. Was ist unter **sozialen Normen** zu verstehen?

04. Welche **Konflikte** können grundsätzlich unterschieden werden?

05. Wodurch können z. B. **Rollenkonflikte** in der Zahnarztpraxis entstehen?

06. Wie könnten **Konflikte** ganz allgemein **vermieden** bzw. zufrieden stellend abgebaut werden?

3.4 Telefonnotiz, Praxisinformationen

Lösungen ab Seite 582

01. Situation:

> „Trotz moderner Möglichkeiten der Nachrichtenübermittlung sind in vielen Fällen schriftliche Mitteilungen unerlässlich", so die ZFA Frau Krüger zu der Auszubildenden Anna Kusch, als diese gerade zum Telefon greifen will.

- Nennen Sie Möglichkeiten einer **rationellen Bewältigung des Schriftverkehrs** in einer Zahnarztpraxis.
- Welche Vorteile hat ein **Postfach**?
- Welche **Kontrollen** nehmen Sie beim **Fertigmachen der Praxis-Ausgangsbriefe** vor?
- Aus welchen Gründen ist es von Vorteil einen **Eingangsstempel** zu verwenden?

02. Situation:

> „Wer heute nicht auf schnelle, schriftliche Kommunikation verzichten möchte, braucht ein Faxgerät", erklärt Frau Krüger der Auszubildenden Anna Kusch und gibt ihr den Auftrag, zwei DIN A4-Seiten an eine andere Zahnarztpraxis zu faxen.

- Nennen Sie Gründe, weshalb Anna Kusch gerade das **Fax** benutzen soll.
- Welche **Anforderungen** werden an ein **Fax** gestellt?

03. Situation 1:

> „Richtiges Telefonieren spart Zeit und Geld. Durch Beachtung wichtiger Grundregeln lassen sich Fehler vermeiden", so wieder Frau Krüger zu der Auszubildenden Anna Kusch, nachdem die gerade ein Praxisgespräch beendet hat.

- Wozu dient eine **Buchstabiertabelle**?
- Wie **verhalten Sie sich** vor, während und nach einem **Telefonat**, wenn Sie im Auftrage ihres Chefs eine schwierige bzw. wichtige Angelegenheit fernmündlich erledigen sollen?

Situation 2:

> Anna Kusch nimmt als Auszubildende zur ZFA in der Zahnarztpraxis ein Telefongespräch an. Da der Praxisinhaber im Augenblick verhindert ist, soll er auf Wunsch des Teilnehmers am anderen Ende der Leitung zurückrufen und ggf. auf dessen Mailbox sprechen

- Was sollte Anna generell auf der **Telefonnotiz** vermerken?
- Was ist eine **Mailbox**?

04. Situation:

> Dr. Schäfer will seine Zahnarztpraxis für das Internet fit machen. Er verspricht sich davon einen Wettbewerbsvorteil.

- Was wird für einen **Internet-Zugang** benötigt?
- Welche **Vorteile** hat **das Internet** im Vergleich zu den anderen in der Praxis üblichen Kommunikationsmitteln?
- Worin könnte der **Wettbewerbsvorteil für die Praxis** liegen?

05. Situation:

> Die ZFA Claudia Kahl nimmt am 12.12.20.. in der Praxis von Dr. Vera Todorovic ein Telefongespräch um 10:15 Uhr entgegen. Am Apparat ist Klaus Damm, Hohenkamp 12, Hamburg-Rahlstedt. Herr Damm ist Privatpatient bei der Allianz und am 03. Juli 1947 geboren. Er bittet um eine Kariesprophylaxe. Da gemeinsam kein passender Termin für die Behandlung vereinbart werden kann, vereinbaren Claudia Kahl und Herr Damm, dass er sich am 15.12. erneut meldet. Auf dem Display ihrer ISDN-Telefons sieht Claudia Herrn Damms Rufnummer. Sie lautet 0406770506. Claudia erfasst das Telefonat und zeichnet mit ihrem Kürzel ka ab.

- Wie müsste der Name des Patienten mithilfe des deutschen (kaufmännischen) **Buchstabiersystems** buchstabiert werden?
- Wie hatte Claudia die folgende **Telefonnotiz** auszufüllen?

> **Dr. Vera Todorovic**
> **Zahnärztin**
> **Brekelbaums Park 6**
> **20537 Hamburg**

Telefonnotiz

Datum/Uhrzeit:
Name des Patienten:
Geburtsdatum:
Krankenkasse/privat:
Telefon/Fax:

Adresse:

Grund des Anrufs:

☐ *Notfall, sofort den Zahnarzt benachrichtigen*

☐ *Termin vereinbaren*

☐ *Rückruf erbeten*

☐ *Meldet sich erneut*

☐ *Sonstiges*

☐ *Erledigt am:*   *durch:*

☐ *In der Datei vermerkt:*   *durch:*

06. Die Auszubildende zur ZFA Peggy Sonntag soll die **Telefonnummer** des Patienten Alfred Wegener in Hannover-Langenhagen herausfinden, die nicht in der Kartei vermerkt ist. Wie kann sie sie grundsätzlich herausbekommen?

3.5 Schriftgutablage

Lösungen ab Seite 585

01. Situation:

> Tina Schneider ist erst seit ein paar Wochen als Auszubildende in der Praxis von Dr. Berger. Der rät ihr: „Um in der Zahnarztpraxis die vielfältigen Arbeiten erledigen zu können, sind richtiges Ordnen und Speichern der Informationen besonders wichtig. Das Ordnungssystem schafft Klarheit, Sicherheit und Übersichtlichkeit in Karteien, Registraturen und Verzeichnissen. Dadurch wird das Arbeiten in der Praxis erleichtert."

- Wie können **Karteien** nach ihrem Verwendungszweck unterschieden werden?
- Wenn die **Patientenkartei** nach Geburtsdaten geordnet ist, wie lautet dann die Fachbezeichnung für dieses Ordnungssystem?
- Welche Vor- und Nachteile hat dieses **Ordnungssystems** im Vergleich zur alphabetischen Ordnung?
- Nennen Sie mehrere sinnvolle **Hilfsmittel**, eine **Kartei** übersichtlicher zu gestalten.
- Welches **DIN-Format** wird im Allgemeinen für eine **Patientenkartei** gewählt?
- Welche **anderen DIN-Formate** würden außerdem noch infrage kommen?
- Welche grundsätzlichen **Anforderungen** müssen an eine **Patientenkartei** gestellt werden?
- Welche **Eintragungen** werden auf der **Patientenkarte** vorgenommen?
- Bei welchen Anwendungsgebieten in der Zahnarztpraxis ist eine **alphabetische Ordnung** sinnvoll?

02. Geben Sie an, nach welchem **Prinzip** zweckmäßiger Weise die folgenden **Unterlagen geordnet** werden sollten:

- Hefte einer zahnmedizinischen Fachzeitschrift
- Krankengeschichten der Patienten
- Lieferscheine und Rechnungen von Lieferanten
- Bankbelege

03. Ordnen Sie die **folgenden Patientennamen** nach den entsprechenden **DIN-Regeln**:

Nr.	Name	Vorname
1	Mayer	Karl-Heinz
2	Maier	Fred
3	Meier	Cornelia
4	Meyer	Eckbert
5	Mann	Martin
6	Menne	Claus
7	Manfried	Frieda
8	Menfred	Alfred
9	Meiermann	Monika
10	Meyermann	Michaela

04. Welche Vor- und Nachteile hat die **geheftete** gegenüber der **ungehefteten Ablage**?

05. Welche Möglichkeiten der Ablage gibt es außer der **stehenden Ablage**?

06. Durch **Normung** wird generell eine Vereinheitlichung z. B. in der Benennungen und in den Abmessungen erreicht.
    - Was steht nun hinter der Abkürzung **DIN**?
    - Warum ist die **DIN-Normung** von Papier, Briefhüllen und Ordnern unbedingt notwendig?
    - Welche **DIN-Formatreihen** gehören zu folgenden Büromaterialien? Schreibpapier, Zeichnungen, Aktendeckel, Postkarten, Briefhüllen.
    - Welche **DIN-Formate** liegen im Folgenden vor? Rezepte, Patientenkartei, AU-Bescheinigungen, Zahnarztbriefe, Schreibmaschinenpapier.

07. Worin liegen die Vorteile in der Verwendung von **Vordrucken** in der Zahnarztpraxis?

3.6 Besondere Versendungsarten

Lösungen ab Seite 586

01. Welcher Begriff gehört *nicht* zum Güterversand durch die Post?
   (A) Büchersendung
   (B) Päckchen
   (C) Packet
   (D) Expressgut
   (E) Warensendung

02. Welche Aussagen sind richtig?

(A) Bei eingeschriebenen Sendungen (Übergabe-Einschreiben) bescheinigt die Post die Einlieferung auf einem besonderen Einlieferungsschein.
(B) Nachnahmesendungen werden nur gegen Zahlung des auf einer besonderen Nachnahmekarte angegebenen Nachnahmebetrages an den Empfänger ausgeliefert.
(C) Pakete werden, weil eine Paketkarte ausgefüllt wird, immer per Einschreiben versandt.
(D) Warensendungen sind besondere Pakete von Warenhäusern.
(E) Postgut sind besonders wertvolle Paketsendungen.

03. Bei welcher Versendungsform gibt es einen einzelnen Einlieferungsnachweis?

(A) Päckchen
(B) Schalterpaket
(C) Büchersendung
(D) Warensendung
(E) Selbstgebuchtes Paket

04. Bei welchen Versendungsformen darf die Verpackung *nicht* verschlossen werden?

(A) Päckchen
(B) Paket
(C) Warensendung
(D) Postgut
(E) Büchersendung

05. Wann haftet die Post bei der Güterbeförderung?

Sie haftet bei

(A) Schäden, die durch die Beschaffenheit der Sendung verursacht worden sind.
(B) höherer Gewalt.
(C) Zufall.
(D) Verschulden.
(E) Verursachung des Schadens durch den Absender durch unzureichende Verpackung.

06. Bei welchen Versendungsformen leistet die Post bei Verlust *keinen* Schadenersatz?

(A) Päckchen
(B) Paket
(C) Einschreiben
(D) Postgut
(E) Büchersendung

07. Welche Aussagen sind *falsch*?

Das Höchstgewicht je

(A) Schalterpaket beträgt 20 kg.
(B) Standardbrief beträgt 1 kg.
(C) Päckchen beträgt 2 kg.
(D) Pluspäckchen beträgt 20 kg.
(E) Maxibrief beträgt 5 kg.

08. Für welche Leistung verlangt die Post *kein* zusätzliches Entgelt?

(A) Paket mit Transportversicherung (Haftung maximal 25.000,00 €)
(B) Paket mit Rückschein
(C) Paket mit Nachnahme (bis 3.500,00 €)
(D) Zustellung eines Päckchens
(E) Paket „Express"

09. Die Auszubildende zur ZFA Birgit Montag soll die **Postleitzahl** für Wentorf bei Hamburg herausfinden, um eine Privatliquidation an den Patienten Karsten Wolters zu verschicken. Wie kann sie die PLZ grundsätzlich heraus bekommen?

4. Waren beschaffen und verwalten

4.1 Bezugsquellenermittlung

Lösungen ab Seite 587

01. Wovon hängt die Bestimmungsgröße der zu beschaffenden Materialien *nicht* ab? Von

(A) der Nachfrage der Patienten.
(B) den Bestellungen der Konkurrenz.
(C) dem aktuellen Lagerbestand.
(D) den noch nicht eingetroffenen Bestellungen.
(E) der Höhe des Eisernen Bestandes.

02. Welche Bezugsquellen stehen *nicht* jederzeit zur Verfügung? (2 Antworten)

(A) Messen
(B) Kataloge
(C) Ausstellungen
(D) Branchenverzeichnisse
(E) Eigene Einkaufsunterlagen
(F) Inserate in Fachzeitschriften

03. Was gehört *nicht* zu den Beschaffungsmärkten der Zahnarztpraxis?
(2 Antworten)

(A) Warenbörsen
(B) Messen
(C) Ausstellungen
(D) Auktionen
(E) Kongresse

04. Was ist *kein* Teilmarkt des Beschaffungsmarktes?

(A) Waren- und Dienstleistungsmarkt
(B) Geldmarkt
(C) Absatzmarkt
(D) Arbeitsmarkt
(E) Kapitalmarkt

05. Hauptaufgabe der Beschaffung ist, diejenigen Hersteller auf dem Markt zu suchen, die die Güter, die für den Praxisbedarf benötigt werden,

(A) in gleich bleibender Qualität und zu gleich bleibenden Preisen bei pünktlicher Lieferung und in der zugesagten Menge liefern können.
(B) in gleich bleibender Qualität und zu günstigen Preisen bei pünktlicher Lieferung und in der zugesagten Menge liefern können.
(C) in guter Qualität und zu gleich bleibenden Preisen bei pünktlicher Lieferung und in der zugesagten Menge liefern können.
(D) in gleich bleibender Qualität und zu gleich bleibenden Preisen bei pünktlicher Lieferung und in ausreichender Menge liefern können.

06. Was gehört *nicht* zu den Detailaufgaben der Beschaffung?

(A) Beschaffungsmarktforschung
(B) Auswahl der Lieferanten
(C) Anfragenbearbeitung
(D) Angebotsauswertung und Preisvergleiche
(E) Begleichung der Einkaufsrechnungen

07. Ordnen Sie bitte zu.

○ Bezugsquellendatei

○ Lieferantendatei

Sie enthält

(A) alle wichtigen Informationen einer Unternehmung.
(B) für die Artikel infrage kommende Lieferanten und wird nach Artikelbegriffen geführt.

08. Ordnen Sie bitte zu.

○ Lieferantendatei

○ Fachzeitschriften

○ „Gelbe Seiten"

4. Waren beschaffen und verwalten

○ Kataloge von Lieferanten
○ Internet-Seiten
○ Werbeanzeigen
○ Messebesuche
○ Warenbeschaffungsdatei

(A) Interne Bezugsquellen
(B) Externe Bezugsquellen

4.2 Informationsbeschaffung, Anfrage

Lösungen ab Seite 587

01. Situation 1:

> Die Dental-Shop OHG, ein Händler für Zahnärztebedarf, übersendet der Praxis von Dr. Claasen ihren aktuellen Katalog mit Preisliste.

- Liegt hier rechtlich gesehen ein **Antrag** oder eine **Annahme** vor?

Situation 2:

> Der Zahnarzt Dr. Wichern bestellt aus dem Katalog der Dental-Shop Labormaterialien.

- Liegt in diesem Fall rechtlich gesehen ein **Antrag** oder eine **Annahme** vor?

Situation 3:

> Die Dental-Shop OHG liefert aufgrund einer Bestellung von Dr. Wichern die Ware genauso wie sie in ihrem Prospekt hinsichtlich Preis und Qualität ausgezeichnet war.

- Was liegt rechtlich gesehen in diesem Fall vor?

02. Situation:

> Für die Zahnarztpraxis Dr. Wolfgang Walter, Eichenbusch 7, 21465 Reinbek, soll am 09.09.20.. bei dem Zahnärztebedarf dd dental depot, Rödingsmarkt 9, 20459 Hamburg, ein verbindliches Angebot für Universaleinsätze eingeholt werden. Steffie Bläse, ZFA, wird damit von Dr. Walter beauftragt, dies mit einem Geschäftsbrief zu tun. Die dental depot soll möglichst rasch auf die Anfrage der Praxis antworten.

- Wie könnte so eine **Anfrage** aussehen?

03. Situation 1:

> Die ZFA Katarina Wölkert hat von ihrem Chef, Dr. Christian Baier, den Auftrag bekommen, im Internet nach einem günstigen Angebot für Handschuhe zu recherchieren. Katarina ist bei der Medishop unter der Adresse www.medishop.de fündig geworden. Auf ihrem PC erscheint das folgende Bild:

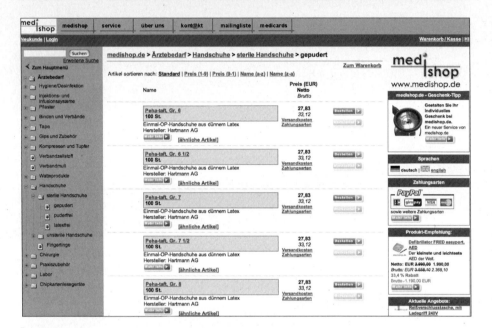

- Definieren Sie an diesem Beispiel **Anfrage und Angebot**.

Situation 2:

> In den Allgemeinen Geschäftsbedingungen des Internet-Händlers Medishop findet Katarina den folgenden Text:
>
> Angebote
>
> Alle Angebote von Medishop sind freibleibend, sofern nichts gegenteiliges bestimmt wird. Die in Preislisten, Rundschreiben, Prospekten und ähnlichen Unterlagen von Medishop gemachten Angaben sind nur annähernd und dienen nur der Information der Kunden über das Leistungsangebot von Medishop.
>
> Bestellungen
>
> Bestellungen des Kunden können schriftlich (auch per Telefax oder per E-Mail) oder mündlich erfolgen. Ist die Bestellung des Kunden als Angebot gemäß § 145 BGB zu qualifizieren, kann Medishop dieses innerhalb von vier Wochen annehmen.

- Ist das **Angebot des Internethändlers** verbindlich?

Situation 3:

> Dr. Baier entscheidet, dass Katarina für die Praxis zum ersten Male 20 Paar Handschuhe bei der Medishop bestellen soll.

- Was müsste Katarina zunächst als Neukundin tun, damit der **Internethändler** die Handschuhe an die Zahnarztpraxis liefert?

4.3 Angebotsvergleich – Lieferungs- und Zahlungsbedingungen

> *Lösungen ab Seite 588*

01. Situation:

> Die Gemeinschaftspraxis Dr. Claudia Reichert & Dr. Benno Kaiser will 5 neue PCs anschaffen. Dazu werden Angebote eingeholt. Das erste übers Internet unter der Adresse www.saturn.de.
>
>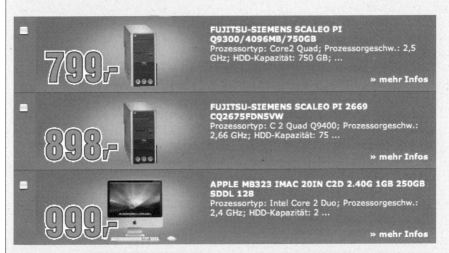
>
> Infrage kommen die beiden Computer von Fujitsu Siemens. Bei Saturn fallen keine Versandkosten an. Es können aber auch keine Rabatte und Skonti in Anspruch genommen werden.
>
> Neben dem Online-Angebot möchte sich Dr. Claudia Reichert noch zwei weitere Angebote vor Ort einholen. Sie ruft zwei Händler an und bittet um ein schriftliches Angebot. Zwei Tage später hat sie sie in der Post.
>
> Die Praxis begleicht ihre Rechnungen stets innerhalb der genannten Zahlungsziele, um Skonto ziehen zu können. Die PCs sollen so schnell wie möglich im Hause sein, damit sie unverzüglich zur Verfügung stehen.

ABACUS Computer

```
Herderstr. 5         22085 Hamburg
Tel: 040 - 727 33 45       Fax: 040 - 251 33 40
Dresdner Bank (200 800 00)  Kto-Nr.: 2 816 81
```

Gemeinschaftspraxis
Dr. Reichert & Dr. Kaiser
Bahnhofstr. 5
22463 Hamburg

02.08.20..

Sonderangebote PCs

Guten Tag!

Heute können wir Ihnen ein ganz besonderes Angebot unterbreiten:

- Fujitsu Siemens
  Scaleo Pi 9300
  Intel Core 2 Quad
  (2,5 GHz, HDD-Kapazität 750 GB, Arbeitsspeicher 4096 MB), DVD-ROM
  Unser Preis   849,00 €

- Fujitsu Siemens
  Scaleo Pi 2669
  Intel Core 2 Quad
  (2,66 GHz, HDD-Kapazität 750 GB, Arbeitsspeicher 4096 MB), DVD-ROM
  Unser Preis   949,00 €

Wir gewähren bei Abnahme von 5 Stück 10 % Rabatt. Bei Lieferung berechnen wir pauschal 30,00 € pro Partie.

Unsere Zahlungsbedingungen: 10 Tage 3 % Skonto, 30 Tage netto Kasse.

Wir freuen uns auf Ihren Auftrag! Bitte bestellen Sie noch heute per FAX!
Der Vorrat ist begrenzt und die Nachfrage sehr stark.

Ihr
ABACUS-Team

i. A.

Ralf Schimmelpfennig

CosinusComputer

```
22145 Hamburg - Hohenkamp 31 - Tel: 6 79 19 51 Fax: 6 79 19 52
```

Gemeinschaftspraxis
Dr. Reichert & Dr. Kaiser
Bahnhofstr. 5
22463 Hamburg

01.08.20..

Angebot PCs

Sehr geehrte Frau Dr. Reichert,

wir möchten Sie heute mit unseren neuesten Angeboten vertraut machen:

Artikel:	**Ausführung:**	**Preis:**
Fujitsu Siemens Scaleo Pi Q9300	2,66 GHz, HDD 750 GB, DVD-ROM	888,00 €
Fujitsu Siemens Scaleo Pi 2669	2,5 GHz, HDD 700 GB, DVD-ROM	999,00 €

Mit uns sind Sie sowohl was Preise als auch Konditionen betrifft auf der sicheren Seite. So gewähren wir die folgende Rabattstaffel.

| Bei Abnahme | ab | 3 Stück | 5 % Rabatt |
| | ab | 5 Stück | 20 % Rabatt |

Unsere Preise verstehen sich als Netto-Preise ohne Abzug von Skonto.
Für Fracht und Versicherung berechnen wir 25,00 € pro gelieferte Einheit, für Verpackung 10,00 €.

Wir sehen Ihrer Bestellung dankend entgegen und sichern stets prompte Lieferung innerhalb von 48 Stunden zu.

Mit freundlichen Grüßen
CosinusComputer

i. A.

Gunnar Ährlich

```
Bankverbindung: Commerzbank (BLZ 200 400 00) Kto.-Nr. 791 191 521
```

- Führen Sie einen **Angebotsvergleich** anhand der konkreten Zahlen von Saturn, Abacus- und Cosinus-Computer für den Scaleo Pi Q9300 durch.
- Welches ist das günstigste Angebot für den Scaleo Pi 2669?

02. Wie viel **Angebote** sollten für einen **Vergleich** stets eingeholt werden?

03. Welche Gesichtspunkte sollten ganz allgemein bei einem **Angebotsvergleich** eine Rolle spielen?

04. Was versteht man unter einem **quantitativen Angebotsvergleich**?

05. Unterscheiden Sie **Rabatte, Skonti und Boni**.

06. Nennen Sie mehrere **Bezugskosten**.

07. Situation:

> Die große Gemeinschaftspraxis Dr. Scheuer & Dr. König will ihr PC-Netz erneuern. Zu diesem Netzwerk gehören 10 Personalcomputer, 1 Server, 2 Laserdrucker, 1 Scanner und Software. Bei der Software handelt es sich um Standardprogramme und spezielle Branchensoftware für Zahnärzte. Es liegen von zwei Computerhändlern Angebote vor:
>
> | | Angebot A | Angebot B |
> |---|---|---|
> | Preis für die gesamte Hardware | 50.000,00 € | 55.500,00 € |
> | Preis für die Standardsoftware | 2.500,00 € | 2.200,00 € |
> | Preis für die Branchensoftware | 12.500,00 € | 17.300,00 € |
>
> - Der Anbieter A verlangt zusätzlich für die obligatorische Schulung der Mitarbeiter in der Branchensoftware pauschal 4.000,00 € für 8 Stunden Unterricht in der Praxis.
> - Der Anbieter B würde ein 5-stündiges Einführungsseminar in den eigenen Geschäftsräumen halten, ohne dies in Rechnung zu stellen. Bei einer späteren Schulung in der Praxis würden 800,00 € pro Stunde anfallen.
> - Anbieter A ist neu auf dem Markt und nicht direkt vor Ort, würde aber innerhalb von 2 Tagen einen Mitarbeiter schicken. Außerdem bietet A einen Rund-um-die-Uhr-Service per Hotline.
> - Anbieter B ist im gesamten Bundesgebiet präsent, aber seine Hotline ist nur während der Geschäftszeit von 09:00 – 17:00 Uhr besetzt.
> - Anbieter B hat eine eigene technische Abteilung und entwickelt auch Branchensoftware selbst.
> - Anbieter A verlängert freiwillig die Garantiezeiten für die Hardware generell um ein Jahr.
> - Anbieter A könnte sofort liefern.
> - Anbieter B kann erst in 4 Wochen liefern.
> - Mit Anbieter B bestehen seit 2 Jahren Geschäftsbeziehungen, die recht zufriedenstellend waren.

4. Waren beschaffen und verwalten

- Wie sind diese **beiden Angebote quantitativ** zu **bewerten**?
- Warum sind **qualitative Daten** stets **subjektiv**?
- Nennen Sie **qualitative Gesichtspunkte**, die bei einem Angebotsvergleich zu berücksichtigen sind.
- Wie könnten beispielsweise qualitative Daten beim Angebotsvergleich in einem **Bewertungsschema** zur Entscheidungsfindung herangezogen werden?
- **Welches Angebot** ist unter qualitativen Gesichtspunkten **günstiger**?

08. Was zählt *nicht* zu den Beförderungskosten? (2 Antworten)

(A) Versicherungsprämie
(B) Rollgeld
(C) Ladekosten
(D) Fracht
(E) Verpackungskosten

09. Welcher Wert sollte als Grundlage für einen Angebotsvergleich genommen werden?

(A) Listeneinkaufspreis
(B) Zieleinkaufspreis
(C) Bareinkaufspreis
(D) Einstandspreis
(E) Selbstkosten

10. Ordnen Sie bitte zu.

◯ Nachnahme

◯ Vorauszahlung

◯ Zielkauf

◯ Abzahlungskauf

(A) Ware jetzt   - Zahlung später
(B) Ware später   - Zahlung jetzt
(C) Ware jetzt   - Zahlung jetzt
(D) Ware später   - Zahlung später
(E) Ware vorher   - Zahlung jetzt
(F) Ware jetzt   - Zahlung vorher

11. Wie wird der Einstandspreis ermittelt?

(A) Listeneinkaufspreis – Rabatt – Skonto + Bezugskosten
(B) Listeneinkaufspreis – Skonto – Rabatt + Bezugskosten
(C) Zieleinkaufspreis – Skonto – Rabatt + Bezugskosten
(D) Zieleinkaufspreis – Rabatt – Skonto + Bezugskosten
(E) Listeneinkaufspreis + Bezugskosten – Rabatt – Skonto
(F) Zieleinkaufspreis + Bezugskosten – Skonto – Rabatt

12. Wie hoch ist der Einstandspreis?

Listeneinkaufspreis 240,00 €; Bezugskosten 12,50 €; Rabatt 30 %; Skonto 2 %

(A) 164,44 €
(B) 173,21 €
(C) 173,22 €
(D) 177,14 €
(E) 178,14 €

13. Welches Angebot ist hinsichtlich des Einstandspreises günstiger?

Angebot	1	2	3
Listeneinkaufspreis	98,00 €	105,00 €	110,00 €
Rabatt	10 %	20 %	30 %
Skonto	2 %		2 %
Bezugskosten		2,50 €	10,00 €

(A) Angebot 1 ist am günstigsten.
(B) Angebot 2 ist am günstigsten.
(C) Angebot 3 ist am günstigsten.
(D) Angebot 1 und 2 sind gleich günstig.
(E) Angebot 2 und 3 sind gleich günstig.
(F) Angebot 1 und 3 sind gleich günstig.
(G) Angebot 1, 2 und 3 unterscheiden sich nicht.

14. Hinsichtlich Preis und Menge soll eine Angebotsklausel unverbindlich sein. Was müsste im Angebot stehen?

(A) Frei
(B) Freibleibend
(C) Solange der Vorrat reicht
(D) Ohne Obligo
(E) Preis freibleibend

15. Wenn von „brutto für netto" in den Lieferbedingungen die Rede ist, dann

(A) wird keine Mehrwertsteuer berechnet.
(B) wird keine Umsatzsteuer berechnet.
(C) wird für die mit gewogene Verpackung der gleiche Betrag wie für die Ware berechnet.
(D) werden die Verpackungskosten nicht berechnet.
(E) muss ein gewisser Schwund beim Transport in Kauf genommen werden.

16. Was zählt *nicht* zu den Bezugskosten? (2 Antworten)

(A) Einfuhrzölle
(B) Einfuhrumsatzsteuer
(C) Umsatzsteuer
(D) Versicherungsprämien

(E) Verpackungskosten
F) Frachten
G) Rollgelder

4.4 Wareneingang

> **Lösungen ab Seite 591**

01. Was sollte grundsätzlich beim **Wareneingang** überprüft werden?

02. Aus welchen Gründen sollte jeder Ware unbedingt ein **Lieferschein** beigefügt sein?

03. Müssen auf dem **Lieferschein Preise** vermerkt sein?

04. Was ist konkret zu tun, wenn plötzlich **unverlangte Ware** in der Zahnarztpraxis eintrifft?

05. Welche **Mängel** können grundsätzlich bei einer **Warenlieferung** vorkommen?

4.5 Zahlungsverkehr

> **Lösungen ab Seite 592**

01. Situation 1:

> Sophie Hägele, 17 Jahre, hat ihre Ausbildung zur ZFA in der Praxis von Dr. Krüger gerade begonnen. In diesem Zusammenhang hat sie ein Girokonto bei der Deutschen Bank eröffnet.
>
> Das Abo für die Fachzeitschrift „Die Zahnmedizinische Fachangestellte" und die Monatskarte für den Bus will sie in Zukunft bargeldlos bezahlen.

- Nennen Sie **zwei** sinnvolle unterschiedliche **Möglichkeiten der Zahlung**.

Situation 2:

> Das Kreditinstitut verweigert Sophie im Moment die Aushändigung einer EC-Karte. Sophie ist enttäuscht, weil sie von den vielseitigen Einsatzmöglichkeiten der EC-Karte gehört hat.

- An welche **Voraussetzungen** ist die **Nutzung der EC-Karte** gebunden?
- Nennen Sie **vier Einsatzmöglichkeiten der EC-Karte**.

Situation 3:

> Sophie hat an einem Preisausschreiben teilgenommen und den 2. Preis gewonnen. Der Geldgewinn wird ihr per Scheck zugeschickt. Der Scheck enthält den Vermerk „Nur zur Verrechnung".

- Erläutern Sie kurz die Verwendungsmöglichkeiten eines **Verrechnungsschecks**.
- Welche Absicht verbindet der **Scheckaussteller** mit dieser Maßnahme?

02. Situation:

> In der Praxis von Dr. Brammer sind im letzten Monat u. a. die folgenden Ausgaben angefallen:
>
> | Datum | Ausgabe | Betrag |
> | --- | --- | --- |
> | 03. Juni | Miete | 950,00 € |
> | 04. Juni | Einkauf Büromaterial | 55,00 € |
> | 05. Juni | Reparatur der Beleuchtung im Empfangsbereich | 210,00 € |
> | 28. Juni | Rechnung der Deutschen Telekom | 145,00 € |
>
> Am 28. Juni besorgt die Auszubildende zur ZFA Maren für die Zahnarztpraxis bei der Post Briefmarken für den Betrag von 50,00 €.

- Nennen Sie für jede der fünf Ausgaben mindestens eine vorteilhafte **Zahlungsart**.
- Nennen Sie beim **Lastschrift-Einzugsverfahren** mindestens je einen Vorteil für den Zahlungspflichtigen und den -empfänger.

03. Situation 1:

> Die Auszubildende Carmen Stolze will bei der Postbank ein Online-Konto eröffnen. Sie ist vom Home-Banking überzeugt.

- Worin liegen die **Vorzüge des Home-Banking** (Internet-Banking) begründet?
- Wodurch ist die **Sicherheit des Home-Banking** gewährleistet?

Situation 2:

> Der junge Zahnarzt Dr. Eckbert Goerig hat ein Konto bei der Postbank. Auf dem Monitor seines PCs zeigt sich folgendes Bild:

4. Waren beschaffen und verwalten

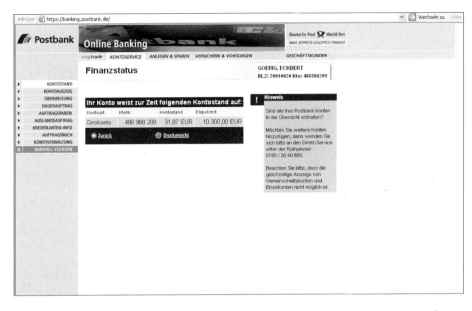

- Welche Informationen können aus dem **Kontoauszug** gewonnen werden?
- Was verbirgt sich hinter dem Begriff **„Dispo-Limit"**?

Situation 3:

Es liegt der folgende Bildschirmausdruck vor:

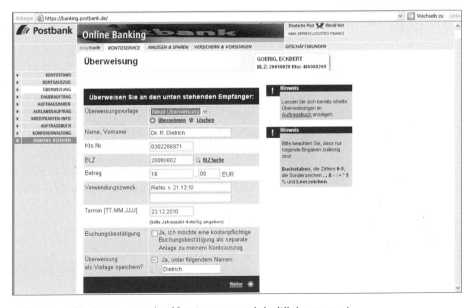

- Erklären Sie kurz, was der **Kontoauszug** inhaltlich aussagt.

04. Die vorliegende **Rechnung** der dental depot soll per Bank-Überweisung beglichen werden.

dd dental depot

Rödingsmarkt 9
20459 Hamburg

RECHNUNG

dd dental depot, Rödingsmarkt 9 , 20459 Hamburg

Dr. Wolfgang Walter
Zahnarzt
Eichenbusch 7
21451 Reinbek

Rechnungsnummer:	728-02
Rechnungsdatum:	09.06.20..
Kundennummer:	68301
(Bitte bei Zahlung angeben)	
Ihr Fachberater	Herr Engels

Lieferschein vom 07.06.20.../Auftrag 319721 vom 06.06.20..

Position	Menge	Artikel-No.	Bezeichnung der Leistung	Einzelpreis	Gesamtpreis
0010	2	6201594	Mehrpreis Geteilter Abfallkorb	35,00 €	70,00 €
0020	1	6202006	Universaleinsatz N 2356	45,00 €	45,00 €
0030	1	6202048	Löffelmagazin N 2428	45,00 €	45,00 €
0030	1	6202071	Unversialeinsatz N 2404	45,00 €	45,00 €

Summe Positionen	205,00 €
19 % Mehrwertsteuer	38,95 €
Zu zahlender Betrag	**243,95 €**

Bitte begleichen Sie den Rechnungsbetrag durch Überweisung auf eines der genannten Konten.

- Zahlungen werden auf die jeweils älteste offene Forderung angerechnet -

Hamburger Sparkasse	Vereins- und Westbank	Postbank Hamburg
Kto. 1011 / 246376	Kto. 1963 801	Kto. 174 553 -204
BLZ 200 505 50	BLZ 200 300 00	BLZ 200 100 20

Ust.-IdNr. DE 20896507, Steuer-Nr. 35/234/12378, Finanzamt Hamburg-Mitte

4. Waren beschaffen und verwalten

Wie müsste der **Überweisungsträger** ausgefüllt werden, wenn die folgenden Daten zu berücksichtigen sind?

- Konto-Nr. von Dr. Wolfgang Walter bei der Hamburger Sparkasse (BLZ 200 505 50) 284 098 00.

- Es soll auf das Konto bei der Postbank überwiesen werden.

Überweisung	**Haspa** Hamburger Sparkasse	200 505 50
Begünstigter		
Konto-Nr. des Begünstigten		Bankleitzahl
Kreditinstitut des Begünstigten	EUR	Betrag
Verwendungszweck (nur für Begünstigten)		
Kontoinhaber/in:		
Konto-Nr. Inhaber/in:		
	Datum Unterschrift	

05. Situation:

Die Auszubildende Carola Kersten lässt sich gerade ein Gehaltskonto bei der Deutschen Bank einrichten. Hierbei erklärt ihr der Bankmitarbeiter, dass sie für ihr Konto auch eine EC-Karte mit PIN-Nr. erhält mit der sie zukünftig zahlen könne.

- Nennen Sie **Vorteile und Nachteile des bargeldlosen Zahlungsverkehrs**.
- Beschreiben Sie den **Vorgang des Bezahlens** mit der **EC-Karte**.

06. Ordnen Sie bitte zu.

○ Preisnachlass aufgrund von Abnahme größerer Mengen
○ Preisnachlass bei Zahlung innerhalb einer bestimmten Frist

○ Preisnachlass bei sofortiger Barzahlung
○ Nachträglicher Preisnachlass aufgrund eines bestimmten Mindestumsatzes

(A) Rabatt
(B) Skonto
(C) Bonus
(D) Naturalrabatt

07. Was wird unter Skonto verstanden? (2 Antworten)

(A) Nachträgliche Vergütung für rechtzeitige Zahlung.
(B) Preisnachlass bei sofortiger Barzahlung.
(C) Preisnachlass bei Zahlung innerhalb einer bestimmten Frist.
(D) Preisnachlass für vorzeitige Zahlung.
(E) Nachträgliche Vergütung für Barzahlung.

08. Wie viel Skonto darf höchstens gewährt werden?

(A) 1 %
(B) 2 %
(C) 3 %
(D) 5 %
(E) Es gibt keine Höchstgrenze.

09. Wie viel Rabatt darf höchstens gewährt werden?

(A) 10 %
(B) 20 %
(C) 30 %
(D) 50 %
(E) Es gibt keine Höchstgrenze.

10. Welcher Rabatt muss ab einer bestimmten Höhe vom Empfänger versteuert werden?

(A) Treuerabatt
(B) Wiederverkaufsrabatt
(C) Mengenrabatt
(D) Personalrabatt
(E) Sonderrabatt

4.6 Skontoberechnung und Zinsrechnung

Lösungen ab Seite 594

01. Wie viel Skonto kann bei folgender Rechnung gezogen werden?

BÄRTNER

Bärtner Schöne Möbel - Große Bleichen 2 - 20354 Hamburg

Rechnung
42485
Kunde-Nr.
KA010062
Datum
20.06.20..
Seite 1

Gemeinschaftspraxis
Dr. Claudia Reichert & Benno Kaiser
Rathausstr. 5
22463 Hamburg

Auftrags-Nr.	Bestellung vom		Lieferzeit
9812580/27	02.06.20..		bereits geliefert
		Beratung	
		Herr Voss	
		Bearbeitung	Telefon
		Frau	040 / 727 83 37
		Froese	

Pos.	Gegenstand	Menge	Preis	Gesamt
1	Schreibtischunterlage Ausführung schwarz	1	90,00 €	90,00 €

Zahlungsbedingungen:
Zahlung innerhalb von 10 Tagen 3 % Skonto,
30 Tage netto Kasse.

Summe : 90,00 €

Bei der Zahlung erbitten wir Angabe der
Rechnungs- und Kundennummer.
Wir danken für Ihren Auftrag.

19 % MwSt. : 17,10 €
Gesamtbetrag : 107,10 €

St.-Nr.: 1320/56743

Internationale Möbel für	Geschäftsführer:	Deutsche Bank
Büro und Wohnen GmbH	Werner Lindemann	Kto. 300095 - BLZ 200 700 00
Große Bleichen 2	Frank Anger-Lindemann	Postgiro Hamburg
20354 Hamburg	Manfred Trommler	Kto. 36169-209 - BLZ 200 100 20
Telefon 040/ 35 60 09-0	Manfred Wohlgemuth	Commerzbank
Telefax 040/ 35 60 09 39	HRB 40 553 Hgb	Kto. 6487953 - BLZ 200 400 00

02. Berechnen Sie die Zinstage nach der kaufmännischen Methode.

Beginn der Laufzeit	2. Jan	2. Jan	15. Feb	15. Feb
Ende der Laufzeit	1. Mär	28. Feb	15. Nov	31. Dez

03. Ermitteln Sie die fehlenden Werte.

		360	Zinstage pro Jahr
Ermittlung der Zinsen			
Kapital	Zinssatz	Tage	Zinsen
2.367,00 €	8,50 %	78	
Ermittlung des Kapitals			
Kapital	Zinssatz	Tage	Zinsen
	2,50 %	240	415,00 €
Ermittlung des Zinssatzes			
Kapital	Zinssatz	Tage	Zinsen
18.800,00 €		45	100,00 €
Ermittlung der Zinstage			
Kapital	Zinssatz	Tage	Zinsen
120.000,00 €	4,50 %		450,00 €

04. Es liegen drei Angebote für einen Kredit vor. Welches ist das günstigste?

Bank	A	B	C
Kapital	50.000,00 €	50.000,00 €	50.000,00 €
Zinssatz	6,55 %	6,30 %	8,95 %
Zinstage pro Jahr	360	360	360
Laufzeit in Tagen	90	90	90
Zinsen			
Bearbeitungsgebühr	300,00 €	325,00 €	
Gesamte Kreditkosten			

05. Eine Zahnarztpraxis hat die folgenden Außenstände. Es werden 6 % Verzugszinsen p.a. sowie 1 % Mahngebühren bezogen auf die Forderung berechnet. Wie hoch sind die Zinsen und Mahngebühren? Wenden Sie die kaufmännische Zinsformel an.

Zinssatz	6 %
Forderung	Tage
2.390,00 €	70
1.356,70 €	78
1.110,00 €	67
3.209,00 €	55
1.490,00 €	85
1.234,00 €	45
790,00 €	16

06. Welchem Zinssatz pro Jahr entspricht die Zahlungsbedingung „2 % Skonto innerhalb von 10 Tagen"?

(A) 2 %
(B) 20 %
(C) 36 %
(D) 72 %
(E) 73 %

07. Nach Abzug von 2 % Skonto wird eine Labor-Rechnung mit 245,00 € beglichen. Wie hoch ist der Skontobetrag?

(A) 0,50 €
(B) 2,45 €
(C) 4,90 €
(D) 7,50 €
(E) 9,50 €

08. Eine ZFA bezahlt eine Rechnung nach Abzug von 3 % Skonto mit einer Überweisung in Höhe von 179,45 €. Wie hoch war der Rechnungsbetrag?

(A) 173,90 €
(B) 185,00 €
(C) 195,00 €
(D) 234,95 €
(E) 285,00 €

09. Wie viel Zinsen fallen für ein Darlehen in Höhe von 2.800,00 € an, wenn es 8 Monate in Anspruch genommen wurde und der Zinsfuß 3 % p.a. beträgt?

(A) 56,00 €
(B) 60,00 €

(C) 63,00 €
(D) 66,95 €
(E) 93,00 €

10. Welches Kapital bringt bei 6 % Zinsen p.a. in 5 Monaten 200,00 € Zinsen?

(A) 6.600,00 €
(B) 7.000,00 €
(C) 8.000,00 €
(D) 8.500,00 €
(E) 9.000,00 €

4.7 Kaufvertrag

Lösungen ab Seite 596

01. Welche **Rechte und Pflichten** ergeben sich grundsätzlich aus einem **Kaufvertrag** laut § 433 BGB?

02. Welcher Teil des **Kaufvertrages** betrifft das **Schuldrecht**, welcher das **Sachenrecht**?

03. Fallen **Verpflichtungs- und Verfügungsgeschäft** beim **Kaufvertrag** immer zeitlich zusammen?

04. Situation 1:

> Kurz vor dem Geburtstag ihrer Freundin findet die 19-jährige Yvonne einen Prospekt im Briefkasten mit einer Bestellkarte von einem Versandhandel. In diesem Prospekt fällt ihr eine Silberkette für 60,00 € auf. Die möchte sie ihrer Freundin schenken. Yvonne bestellt die Kette mit der Bestellkarte.

- Erläutern Sie, wie es in diesem Fall zum **Abschluss eines Kaufvertrages** kommen kann. Verwenden Sie dabei die Begriffe **Antrag und Annahme**.
- Nennen Sie die **Pflichten**, die durch den **Abschluss eines Kaufvertrages** für Käufer und Verkäufer entstehen.

Situation 2:

> Die Kette wird zwar rechtzeitig vor dem Geburtstag der Freundin geliefert, jedoch stellt Yvonne leider fest, dass der Verschluss nicht funktioniert.

- Erläutern Sie, welcher **Mangel** hier vorliegt.
- Welche **Rechte stehen** Yvonne zu?

4. Waren beschaffen und verwalten

Situation 3:

> Spontan kauft Yvonne eine Handtasche für 45,00 €, die sie im Schaufenster eines Ladens gesehen hat. Später kommen ihr Bedenken und sie bittet den Einzelhändler, die Tasche zurückzunehmen. Sie hat Glück, der Händler geht auf ihre Bitte ein.

- Erläutern Sie, aus welchem Grund der Einzelhändler die Tasche zurückgenommen hat.
- Warum konnte Yvonne nicht unbedingt damit rechnen, dass der Einzelhändler auf ihre Bitte eingeht?

05. Situation 1:

> Mona Becker bestellt im Internet bei einem Versandhändler einen tragbaren CD-Player, ein Fernsehgerät und eine Digital-Kamera. Sie kosten:
>
> | Nr. | Artikel | Betrag |
> |---|---|---|
> | 1 | Tragbarer CD-Player | 40,00 € |
> | 2 | Fernsehgerät | 320,00 € |
> | 3 | Digital-Kamera | 399,00 € |
>
> Das Internet-Versandhaus bietet die Geräte unter der Bedingung „solange der Vorrat reicht" an.

- Erklären Sie, ob und wie ein **Kaufvertrag** zu Stande kommt.

Situation 2:

> Nach vier Monaten fällt die Bildröhre des Fernsehers aus. Als Mona diesen Schaden dem Versandhaus meldet, wird ihr mitgeteilt, dass das Unternehmen nur eine Garantie für drei Monate übernehme, was auch eindeutig aus den Allgemeinen Geschäftsbedingungen (AGBs) hervorgehe.

- Klären Sie, wie die Rechtslage ist.
- Nennen Sie drei Klauseln eines Kaufvertrages, die laut **AGB-Gesetz** zum Schutze der Verbraucher unwirksam sind.

Situation 3:

> Auch mit dem CD-Player hat Mona Probleme, da der Motor nicht funktioniert. Bevor sie sich mit ihrer Reklamation an das Versandhaus wendet, erkundigt sie sich bei der Verbraucherzentrale über ihre Rechte.

- Erläutern Sie die Rechte, die Mona geltend machen kann.
- Klären Sie, welche Voraussetzungen dabei zu beachten sind.

06. Situation:

> Der Praxisausrüster Schmidt KG in Lübeck macht dem Zahnarzt Dr. Ahrens auf dessen telefonische Anfrage ein schriftliches Angebot ohne zeitliche Begrenzung über die Lieferung einer neuen Einrichtung für den Empfangsbereich.

- Welche wesentlichen **inhaltlichen Angaben** sollte das **Angebot** enthalten?
- Wie lange ist die Schmidt KG an dieses **Angebot gebunden**?
- Kommt in diesem Fall ein Kaufvertrag zwischen dem Praxisausrüster und dem Zahnarzt zu Stande?
- Welche **Pflichten** haben Verkäufer und Käufer (Zahnarzt) nach **Abschluss des Kaufvertrages** immer zu erfüllen?

07. Situation:

> Die Zahnärztin Dr. Stumph erhält ein unverlangtes Päckchen mit Praxismaterial u.a. zu folgenden Bedingungen: Entweder sofortige Rücksendung der Ware oder Bezahlung der beiliegenden Rechnung innerhalb von zwei Wochen unter Abzug von 2% Skonto.

- Was geschieht, wenn die Zahnärztin auf die Sendung in keiner Weise reagiert?

08. Situation 1:

> Der Zahnarzt Dr. Wiese hat bei einem Unternehmen für medizinisch-technische Geräte ein Angebot über ein Chipkarten-Lesegerät erbeten. Die Dental KG bietet am 28.05. ein solches Gerät an.

- Welche rechtliche Bedeutung hat stets eine **Anfrage**?
- Kommt in diesem Fall ein **Kaufvertrag** zu Stande?

Situation 2:

> Angenommen, die Dental KG hätte zu dem Preis für das Chipkarten-Lesegerät den Zusatz „unverbindlich" hinzugefügt.

- Was bedeutet dies für Dr. Wiese?
- Mit welchen **Kosten** muss Dr. Wiese u. U. **zusätzlich zum Preis der Ware** rechnen, selbst wenn im Angebot der Dental KG nichts davon erwähnt ist?

4. Waren beschaffen und verwalten

Situation 3:

> Von einem anderen Lieferer könnte Dr. Wiese ein Chipkarten-Lesegerät für 4 Wochen auf Probe erhalten.

- Was wird unter einem **„Kauf auf Probe"** verstanden?
- Und was ist unter einem **„Kauf nach Probe"** zu verstehen?
- Welchen Sinn und Zweck haben generell die **„Allgemeine Geschäftsbedingungen"** bei Kaufverträgen?

09. Ordnen Sie bitte zu.

- ○ Gattungskauf
- ○ Stückkauf
- ○ Ramschkauf
- ○ Spezifikationskauf

(A) Der Kauf einer festgelegten Warenmenge einer vertretbaren Sache. Innerhalb einer vereinbarten Frist hat der Käufer das Recht, Farbe, Form und Maß der Ware zu bestimmen.

(B) Der Kaufgegenstand ist eine vertretbare Sache.

(C) Der Kaufgegenstand ist eine nicht vertretbare Sache.

(D) Der Kauf mehrerer Waren zusammen, ohne die Zusicherung einer bestimmten Güte.

10. Ordnen Sie bitte zu.

- ○ Kauf nach Besichtigung
- ○ Kauf nach Probe
- ○ Kauf zur Probe
- ○ Kauf auf Probe

(A) Der Kauf einer Ware mit dem Hinweis, dass der Käufer u. U. weitere Posten der Ware beziehen will.

(B) Der Käufer besichtigt die Ware vor Vertragsabschluss.

(C) Der Käufer besichtigt die Ware eine Woche vor Vertragsabschluss.

(D) Der Käufer erhält vor Vertragsabschluss eine Probe. Es muss vom Verkäufer solche Ware geliefert werden, deren Eigenschaften mit der Probe übereinstimmen.

(E) Der Kauf mit Rückgaberecht innerhalb einer angemessenen bzw. vereinbarten Frist, in der der Käufer die Ware prüfen bzw. ausprobieren kann.

11. Ordnen Sie bitte zu.

○ Sofortkauf
○ Terminkauf
○ Fixkauf
○ Kauf auf Abruf

(A) Der Kauf muss innerhalb eines bestimmten Termins erfolgen.
(B) Die Lieferung muss innerhalb einer vertraglich festgelegten Frist oder zu einem bestimmten Termin erfolgen.
(C) Der Kauf muss zu einem bestimmten Termin erfolgen.
(D) Die Lieferung muss an oder zu einem exakt bestimmten Termin erfolgen.
(E) Die Lieferung hat sofort nach Bestelleingang zu erfolgen.
(F) Der Käufer behält sich vor, die Lieferzeit zu einem späteren Zeitpunkt festzulegen.

12. Ordnen Sie bitte zu.

○ Kauf gegen Vorauskasse
○ Barkauf
○ Kauf auf Ziel
○ Ratenkauf

(A) Der Käufer hat nach erfolgter Lieferung innerhalb einer bestimmten Frist zu zahlen.
(B) Der Käufer hat vor erfolgter Lieferung zu zahlen.
(C) Der Käufer hat bei Lieferung zu zahlen.
(D) Zahlung des Kaufpreises in Teilbeträgen nach Lieferung.
(E) Zahlung des Kaufpreises in Teilbeträgen vor und nach Lieferung.
(F) Teillieferung und Zahlung des Kaufpreises in Teilbeträgen.

13. Ordnen Sie bitte zu.

○ Lieferung am 03.01.2011 fix
○ Lieferung sofort

(A) Barkauf
(B) Fixkauf
(C) Sofortkauf
(D) Zielkauf

14. Ordnen Sie bitte zu.

○ Stückkauf
○ Fixkauf
○ Barkauf
○ Ratenkauf

4. Waren beschaffen und verwalten

○ Spezifikationskauf
○ Kauf auf Abruf
○ Kauf nach Besichtigung

Einteilungsmerkmal für die Art des Kaufvertrages nach der Bestimmung

(A) von Art, Beschaffenheit und Güte.
(B) der Lieferzeit.
(C) der Zahlungszeit.

15. Ordnen Sie bitte zu.

○ ab Werk
○ unfrei ab Versandstation
○ frei Waggon
○ frei Lkw
○ frei
○ franco
○ frei Empfangsstation

(A) Der Käufer übernimmt alle Kosten.
(B) Der Käufer übernimmt die Kosten inklusive Ladekosten ab Versandstation.
(C) Der Käufer übernimmt die Fracht und die Kosten ab Fracht.
(D) Der Käufer trägt die Ladekosten und das Rollgeld ab Empfangsstation.

4.8 Mangelhafte Lieferung, Lieferungsverzug, Zahlungsverzug

Lösungen ab Seite 598

01. Situation 1:

> Kerstin Traube, ZFA, muss sich unerwartet eine neue Waschmaschine zulegen. Nach umfangreicher Suche entscheidet sich Kerstin Anfang März im Tech-Markt für eine Miele. Sie unterschreibt das Bestellformular.

- Welche **Pflichten** ist Kerstin **mit ihrer Unterschrift eingegangen**?

Situation 2:

> Wie vereinbart wird die Maschine am 15. März geliefert. Die beiliegende Rechnung enthält folgende Zahlungsbedingung: „ ... Zahlung sofort."

- Wann ist die **Zahlung spätestens fällig**?

- Nennen Sie außer der Fälligkeit noch eine weitere Voraussetzung, unter der **Zahlungsverzug** eintreten könnte.
- Welche **Zahlungsbedingungen** könnte der Tech-Markt zur Geschäftsgrundlage erheben, um das Problem des Zahlungsverzugs so klein wie möglich zu halten?

Situation 3:

> Kerstin hat die Zahlung möglichst lange hinausgezögert und findet am 3. Mai ein Mahnschreiben des Tech-Marktes im Briefkasten. Sie wird aufgefordert, die Rechnung sofort zu begleichen, und zwar einschließlich 5,00 € Mahngebühren und 20 % Verzugszinsen.

- Wie sollte Kerstin Ihrer Meinung nach auf dieses Schreiben reagieren?

Situation 4:

> Angenommen, Kerstin zahlt auch weiterhin nicht. Daraufhin wird ihr ein Mahnbescheid zugestellt.

- Welche möglichen Nachteile hätte dies für Kerstin?

02. Situation 1:

> Die Auszubildende Susanne Tiedtke, 19 Jahre, hat sich ihre erste eigene Wohnung eingerichtet. Kurz nachdem sie eingezogen ist, erhält sie zwei Rechnungen, beide datiert vom 20. April 20..
>
> Die erste Rechnung vom Elektriker enthält die Klausel „zahlbar bis spätestens 02.05.20.."
>
> Die zweite Rechnung vom Versandhaus enthält die Klausel „zahlbar innerhalb von 14 Tagen nach Erhalt der Rechnung".

- Stellen Sie für beide Rechnungen fest, wann Susanne mit der **Zahlung in Verzug** kommt.

Situation 2:

> Susanne hat wegen hoher anderer Ausgaben momentan kein Geld, um die Rechnung des Elektrikers zu bezahlen. Am 11.06. des Jahres stellt ihr die Post einen Mahnbescheid zu.

- Wie kann sie sich jetzt verhalten?

03. Situation 1:

> In der Zahnarztpraxis von Dr. Weber in Hamburg sind viele Privatpatienten als Beamte, die einen Teil ihrer Kosten von der Beihilfe erstattet bekommen, beschäftigt. Da sich die Beihilfe mit der Bearbeitung der Anträge und der Zahlung sehr viel Zeit lässt, warten auch die Privatpatienten lange mit der Begleichung ihrer Rechnungen. Die Folge ist, dass Dr. Weber verhältnismäßig hohe Außenstände hat und von Fall zu Fall seine Patienten sogar mahnen muss.

- Erläutern Sie die Interessen, die ein Zahnarzt beim **Einzug überfälliger Rechnungen** abwägen muss.
- Welche Möglichkeiten hat ein Zahnarzt, wenn ein Privatpatient mit der **Zahlung in Verzug** geraten ist?
- Wie könnte Dr. Weber **an sein Geld kommen, ohne selbst mahnen** zu müssen?

Situation 2:

> Dr. Weber hat sich entschlossen, die Dienste einer Zahnärztlichen Abrechnungs- und Servicegesellschaft in Anspruch zu nehmen.

- Wodurch erleichtert die **Abrechnungsgesellschaft** den Patienten eine pünktliche Zahlung?
- Wie könnte z. B. der Hinweis der Abrechnungsgesellschaft auf die **Konsequenzen eines Zahlungsverzugs** formuliert werden?

04. Situation 1:

> Dr. Frauke Schneider bestellt am 23.09. bei der Spezialmöbelfabrik Hugo Gärtner eine neue Wartezimmereinrichtung. Die Lieferung soll bis zum 31.10. erfolgen. Am 01.10. erhält Dr. Schneider die Auftragsbestätigung der Möbelfabrik. Als die Lieferung am 03.11. noch nicht eingetroffen ist, überlegt die Zahnärztin, ob sich die Firma Hugo Gärtner in Verzug befindet.

- Welche Voraussetzungen müssen im Allgemeinen gegeben sein, damit ein **Lieferungsverzug** vorliegt?
- Handelt es sich im vorliegenden Fall um einen **Lieferungsverzug**?
- Welche Rechte nach BGB hat der Käufer **beim Lieferungsverzug**?

Situation 2:

> Weil der Liefertermin in der Bestellung und in der Auftragsbestätigung kalendermäßig genau festgelegt ist, ist Frau Dr. Schneider der festen Überzeugung, dass es sich in diesem Fall um einen Fixkauf handelt. Ihre Mitarbeiterinnen sind dagegen anderer Meinung. Nach deren Auffassung hätte zum Termin das Wort „fix" oder „fest" gehört.

- Handelt es sich hier nun um einen **Fixkauf** oder nicht?

05. Situation:

> Der Zahnarzt Dr. Gernot Behrens hat Anfang April bei der Dental Discount Depot (DDD) verschiedene Praxisartikel bestellt. Zwei Tage später trifft die Lieferung ein. Beim Prüfen des Wareneingangs stellt die ZFA Inge Meyer fest:

- Statt 2 Löffelmagazine wurde nur 1 geliefert.
- Der Arzneimittelhängeschrank weist mehrere tiefe Kratzer auf. Die Verpackung des Schrankes war unbeschädigt.
- Es wurde nicht der Universaleinsatz N2356, sondern N2404 geliefert.

- Um **welche Mängel** handelt es sich in den jeweiligen Fällen?
- Wann verjähren die Gewährleistungsansprüche des Zahnarztes?
- Welche Rechte könnte die ZFA Inge Meyer in den einzelnen Fällen geltend machen?

06. Innerhalb welcher Frist muss beim zweiseitigen Handelskauf ein versteckter Mangel gerügt werden?

(A) Sofort
(B) Innerhalb von 2 Tagen
(C) Innerhalb von 7 Tagen
(D) Innerhalb von 6 Wochen
(E) Innerhalb von 6 Monaten
(F) Unverzüglich nach Entdeckung, spätestens innerhalb von 2 Jahren
(G) Innerhalb von 2 Jahren

07. Innerhalb welcher Frist muss beim zweiseitigen Handelskauf ein offener Mangel gerügt werden?

(A) Sofort nach Entdeckung
(B) Innerhalb von 2 Tagen
(C) Innerhalb von 7 Tagen
(D) Innerhalb von 6 Wochen
(E) Innerhalb von 6 Monaten
(F) Innerhalb von 2 Jahren

4.9 Umgang mit Belegen

Lösungen ab Seite 601

01. Welche Aufgaben hat die **Buchführung** in der Zahnarztpraxis zu erfüllen?

02. Welche wichtigen **Vorschriften** einer **ordnungsmäßigen Buchführung** müssen stets beachtet werden?

03. Welche **Buchführungsbücher** müssen in der Zahnarztpraxis geführt werden?

04. Was ist unter einem **Sprechstundeneinnahmebuch** zu verstehen?

05. Welche Funktion hat ein **Bestandsverzeichnis**?

06. Ergänzen Sie:

Aufbewahrungsfristen für:	Dauer
Modelle für Zahnersatz	
Durchschriften der AU-Bescheinigungen	
Durchschriften der Betäubungsmittel-Rezepte, Aufzeichnungen über kieferorthopädische Behandlungen, Modelle für Kieferorthopädie und Parodontologie	
Kontrollkarten zur internen Qualitätssicherung im Labor, Aufzeichnungen über Parodontosebehandlungen	
Geschäftsbriefe, Lohnkonten, Abrechnungsunterlagen	
Buchungsbelege, Geschäftsbücher, Bilanzen, Inventare, Patientenakte, Patientendaten, Laborbefunde, Gutachten, Strahlendiagnostik (Filme, Aufzeichnungen)	
Strahlenbehandlungen (Berechnungen/Aufzeichnungen)	

4.10 Grundsätze der Lagerhaltung

Lösungen ab Seite 602

01. Ordnen Sie bitte zu.

○ Tatsächlicher Bestand
○ Höchstbestand
○ Eiserner Bestand
○ Meldebestand

(A) Diejenige Warenmenge, die ausreicht, um die Zeit zwischen Bestellung und Lieferung zu überbrücken.
(B) Diejenige Warenmenge, die für einen unvorhersehbaren Lagerabfluss bereit gehalten wird.

(C) Derjenige Bestand, der gerade aktuell am Lager vorhanden ist.

(D) Dieser Bestand kann nicht genau ermittelt werden und findet seine Höchstgrenze im zur Verfügung stehenden Lagerraumangebot.

(E) Derjenige Bestand, der selbst bei totalem Lieferausfall nie angegriffen werden darf.

02. Zur Bewertung des Materialverbrauchs können unterschiedliche Wertansätze herangezogen werden. Welcher Wert kann *nicht* genommen werden?

(A) Anschaffungspreis
(B) Wiederbeschaffungswert
(C) Tageswert
(D) Wiederverkaufswert

03. Jahresanfangsbestand 100 ME, Endbestand 140 ME, Verbrauch 360 ME. Wie hoch war die

○ Umschlagshäufigkeit?
○ durchschnittliche Lagerdauer in Tagen?

(A) 3
(B) 12
(C) 24
(D) 36
(E) 90
(F) 120
(G) 240

04. Wie wird der Meldebestand ermittelt?

(A) Durchschnittlicher Tagesabsatz + Lieferzeit + Mindestbestand
(B) Durchschnittlicher Tagesabsatz · Lieferzeit + Mindestbestand
(C) Durchschnittlicher Tagesabsatz · Lieferzeit − Höchstbestand
(D) Durchschnittlicher Tagesabsatz + Lieferzeit − Höchstbestand
(E) Höchstbestand − Mindestbestand

05. Welche Aussagen sind richtig? (2 Antworten)

(A) Die durchschnittlichen Bestellkosten im Laufe einer Periode sind gleich den bestellfixen Kosten.
(B) Die durchschnittlichen Bestellkosten im Laufe einer Periode sind die halben bestellfixen Kosten.
(C) Die Bestellkosten verursachen wertmäßige Lagerkosten, die aber unabhängig von der Bestellmenge sind.
(D) Die Bestellkosten verursachen wertmäßige Lagerkosten, die abhängig von der Bestellmenge sind.
(E) Zur Berechnung der optimalen Bestellmenge kann auch die Formel genutzt werden, die zur Berechnung der optimalen Losgröße herangezogen wird.

4. Waren beschaffen und verwalten

06. Welche Funktionen hat das Materiallager *nicht*?

(A) Überbrückungsfunktion, d. h. eine zeitliche Ausgleichsfunktion
(B) Sicherungsfunktion gegen unvorhergesehene Störungen
(C) Ausnutzung von Bestellkostendegression und von Mengenrabatten
(D) Investitionsplanungsfunktion für Vorratsinvestitionen

07. Ordnen Sie bitte zu.

◯ Durchschnittlicher Tagesabsatz
◯ Meldebestand
◯ Mindestbestand
◯ Bestellzeitpunkt
◯ Lieferzeitpunkt

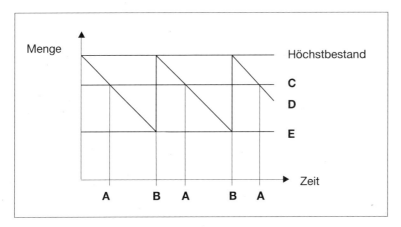

08. Wie hoch ist der Meldebestand, wenn mit einem durchschnittlichen Tagesabsatz von 40 Stück, einer Lieferzeit von 14 Tagen und einem Mindestbestand von 600 Stück zu rechnen ist?

(A)   40 Stück
(B) 560 Stück
(C) 600 Stück
(D) 1.160 Stück
(E) 1.200 Stück

5. Prothetische Behandlung begleiten

5.1 Vertragsbeziehungen zum Labor

Lösungen ab Seite 602

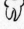
01. Um **welchen Vertrag** handelt es sich im weiteren und im engeren Sinne, wenn eine **zahnärztliche** oder **zahnprothetische Behandlung** vorliegt?

02. Was ist unter einem **Werkvertrag** zu verstehen?

03. Was kann grundsätzlich **Gegenstand eines Werkvertrages** sein?

04. Worin besteht der grundsätzliche **Unterschied** zwischen einem **Dienstvertrag** und einem **Werkvertrag**?

05. Welcher Vertrag wurde geschlossen, wenn eine **Prothese** von einer Zahnarztpraxis in Auftrag gegeben und **vom Labor angefertigt** wird?

06. Worin unterscheiden sich Werkvertrag und **Werklieferungsvertrag**?

07. Werden die Vorschriften des **Kaufvertrages** auch auf den Werklieferungsvertrag angewendet?

5.2 Gewährleistung

Lösungen ab Seite 603

01. Welche Rechte hat der Käufer lt. § 437 BGB, wenn eine käuflich erworbene Sache einen **Mangel** aufweist?

02. Wie sehen die **Gewährleistungsansprüche** des Käufers einer Sache im Einzelnen aus?

03. Wenn ein **Werk- oder Werklieferungsvertrag** (Praxis – Labor) abgeschlossen wurde und anschließend das Werk (Prothese) nicht frei von Sachmängeln ist, welche Rechte hat der Auftraggeber dann?

04. Kann die **Gewährleistungsfrist** verkürzt oder sogar ausgeschlossen werden?

05. Wann **verjähren** lt. BGB **Mängelansprüche**?

5.3 Außergerichtliches und gerichtliches Mahnverfahren

Lösungen ab Seite 604

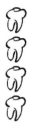

01. Schildern Sie den Ablauf des **außergerichtlichen Mahnverfahrens**.

02. Wann wird das **gerichtliche Mahnverfahren** in Gang gesetzt?

03. Wo und wie muss ein **Mahnbescheid** beantragt werden?

04. Wie kann sich der Schuldner nach **Zustellung eines Mahnbescheids** verhalten?

5.4 Verjährung

Lösungen ab Seite 604

01. Was wird unter **Verjährung** verstanden?

02. Wodurch wird die **Verjährungsfrist unterbrochen**?

03. Wodurch wird die **Verjährung gehemmt**?

04. Welche **Verjährungsfristen** gelten?

? Jahre	• Regelmäßige Verjährungsfrist
? Jahre	• Für Ansprüche aus mangelhafter Leistung an einem Bauwerk
? Jahre	• Für Ansprüche auf Übertragung des Eigentums an einem Grundstück
? Jahre	• Herausgabeansprüche aus Eigentum und anderen dinglichen Rechten • Familien- und erbrechtliche Ansprüche • Rechtskräftig festgestellte Ansprüche • Ansprüche aus vollstreckbaren Vergleichen oder vollstreckbaren Urkunden • Ansprüche, die durch die im Insolvenzverfahren erfolgte Feststellung vollstreckbar geworden sind

05. **Situation:**

> In der Zahnarztpraxis von Dr. Hildegard Krüger ist bei der Durchsicht der Buchführungsunterlagen festgestellt worden, dass eine Liquidation des Privatpatienten Gerd Wuttke am 10.04.10 fällig war.

- Wann **verjährt die Forderung** an Herrn Wuttke?

06. Situation 1:

> Der Zahnarzt Dr. Köhler hat seine Praxisräume von der Hansa-Bau gemietet. Dr. Köhler hat seine Bank gewechselt. Dabei ist übersehen worden, dass die Miete in Höhe von 2.000,00 € für März 2011 am 01.03. zwar fällig war, aber nicht bezahlt wurde.

- Wann ist die **Mietforderung** in Höhe von 2.000,00 € der Hansa-Bau an Dr. Köhler **verjährt**?

Situation 2:

> Der Zahnarzt Dr. Eckbert Goerig hat gegenüber der Privatpatientin Barbara Böllert eine alte Honorarforderung vom 15.12.08 in Höhe von 750,00 €. Am 15.03.11 hat Frau Böllert eine Teilzahlung in Höhe von 250,00 € geleistet.

- Wann ist die restliche **Forderung** in Höhe von 500,00 € an Frau Böllert **verjährt**?

6. Praxisprozesse mitgestalten

6.1 Haftung und strafrechtliche Verantwortung

Lösungen ab Seite 606

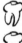
01. Auf welchen zwei Anspruchsgrundlagen beruht die **Haftung** des Zahnarztes?

02. In welchem Gesetz und in welchen Paragrafen ist die **Vertrags- und Delikthaftung** u. a. geregelt?

03. Wie kann sich der Zahnarzt gegen **zivilrechtliche Schadenersatzansprüche** absichern?

04. Kann sich der Zahnarzt gegen **strafrechtliche Verfahren** absichern?

05. Aus welchen Gründen kann sich eine Haftung aus einem **Behandlungsvertrag** ergeben?

06. Was ist in den Fällen **vertraglicher Haftung** u. U. zu ersetzen?

07. Kommt eine eigene Haftung aus **positiver Vertragsverletzung** für die ZFA infrage?

08. Welche Tatbestände liegen den Fällen der Haftung aus **unerlaubter Handlung** beispielsweise zu Grunde?

6. Praxisprozesse mitgestalten

09. Welche Voraussetzungen müssen gegeben sein, damit eine **Haftung aus unerlaubter Handlung** überhaupt vorliegt?

10. Wenn ein Patient behauptet, dass ein **Behandlungsfehler** vorliegt, wer muss den Beweis bzw. Gegenbeweis antreten?

11. In welchen besonderen Fällen haftet die ZFA für **Schäden aus unerlaubter Handlung**?

12. Welche **konkreten Verstöße durch die ZFA** könnte die Haftungsfrage für sie aufwerfen?

13. Gegen wen kann der Patient **Schadenersatz** geltend machen, wenn ein **Delikthaftungsfall** durch die ZFA eingetreten ist?

14. Was bedeutet ein so genannter **Regressanspruch** des Zahnarztes gegenüber der ZFA?

15. Haftet eine **Auszubildende** in gleichem Umfang wie eine ZFA?

6.2 Mitarbeiterführung

Lösungen ab Seite 607

01. Ordnen Sie bitte zu.

Führungsstile:

○ Autoritär

○ Informierend

○ Kooperativ

○ Demokratisch

(A) Mitarbeiter werden aktiv an den Entscheidungsprozessen beteiligt.

(B) Mitarbeiter können Vorschläge entwickeln, Vorgesetzter diskutiert und wählt aus.

(C) Vorgesetzter entscheidet ausschließlich und setzt u. U. seine Entscheidung mit Zwang durch.

(D) Vorgesetzter entscheidet ausschließlich, versucht seine Entscheidung aber mit begründeten Argumenten und Informationen zu legitimieren.

02. Ordnen Sie bitte zu.

○ Entscheidungen sind vom Vorgesetzten vorgegeben

○ Vorgesetzter erbittet Stellungnahme zu seinen Entscheidungen

○ Entscheidungen werden im Team durch Abstimmung getroffen

○ Vorgesetzter lässt Änderungsvorschläge zu

○ Vorgesetzter verzichtet völlig auf Durchsetzung von Führungsmaßnahmen

(A) Autoritärer Führungssti
(B) Kooperativer Führungsstil
(C) Laissez-Faire-Stil

03. Wovon hängt der **persönliche Führungsstil** eines Zahnarztes ab?

04. Welche Folgen kann ein **falscher Führungsstil** bei den Mitarbeitern verursachen?

05. Welche **Führungsmittel** sollten möglichst eingesetzt werden und welche nicht, um Mitarbeiter zu motivieren?

06. Woran ist eine erfolgreiche **Mitarbeiterführung** zu erkennen?

6.3 Dienstplan, Urlaubsplan

Lösungen ab Seite 607

01. Welche generellen Gesichtspunkte müssen bei der **Einsatzplanung** des Personals in einer Zahnarztpraxis berücksichtigt werden?

02. Kann die **Regelarbeitszeit**, die gemäß Arbeitszeitgesetz gilt, durch den Praxisinhaber für seine Angestellten erhöht werden?

03. Darf am **Samstagvormittag** von Jugendlichen **gearbeitet werden**?

04. Ist die ZFA verpflichtet beim **Notfalldienst** in der Praxis anwesend zu sein?

05. Worin besteht der Unterschied zwischen **Bereitschaftsdienst** und **Rufbereitschaft**?

06. Welche Bedingungen bestimmen den konkreten **Personaleinsatzplan**?

07. Welche **organisatorischen Mittel** können helfen, dass der **Personaleinsatzplan** reibungslos in der Praxis funktioniert?

08. Wann müssen **Auszubildende** ihren **Urlaub** nehmen?

09. Muss auf jeden Fall eine detaillierte **Urlaubsplanung** für die Zahnarztpraxis gemacht werden?

10. Welche Gesichtspunkte spielen bei der **Urlaubsplanung** eine bestimmende Rolle?

11. Welche Hilfsmittel können bei der **Urlaubsplanung** eingesetzt werden?

6. Praxisprozesse mitgestalten

6.4 Arbeitsschutzgesetze

Lösungen ab Seite 610

01. Welche oberste **Bundesbehörde ist für den Arbeitsschutz** zuständig und wie sieht sie ihren Aufgabenbereich?

02. Welchem Ziel dient das **Arbeitsschutzgesetz** (ArbSchG)?

03. Was sind die Grundsätze des **Arbeitssicherheitsgesetzes** (ASiG)?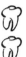

04. Welchen Zweck verfolgt das **Medizinproduktegesetz** (MPG)?

05. Welchem Zweck dient das **Chemikaliengesetz** (ChemG)?

06. Wofür gilt das Gesetz über technische Arbeitsmittel (**Gerätesicherheitsgesetz - GSG**)?

07. Was regelt das Gesetz zur Verhütung und Bekämpfung von Infektionskrankheiten beim Menschen (**Infektionsschutzgesetz** – IfSG)?

08. Welche allgemeine Anforderungen werden an den Arbeitgeber durch die Verordnung über Arbeitsstätten (**Arbeitsstättenverordnung** – ArbStättV) gestellt?

09. Wofür gilt die Verordnung über den Schutz vor Schäden durch Röntgenstrahlen (**Röntgenverordnung** - RöV)?

10. Welche allgemeine Anforderungen werden u. a. an Bildschirmarbeitsplätze durch die (**Bildschirmarbeitsverordnung** – BildSchArbV) gestellt?

11. Was wird unter einer **ergonomischen Arbeitsplatzgestaltung** verstanden?

6.5 Bewerbungsgespräch

Lösungen ab Seite 612

01. **Situation**:

> Susanne Bremer wird in Kürze ihre Ausbildung zur ZFA beenden und sucht nun eine neue Anstellung in Niedersachsen. Da sie ungebunden ist, würde sie auch einen Ortswechsel in Kauf nehmen. Auf der Internet-Seite der Agentur für Arbeit – www.arbeitsagentur.de – werden u. a. die beiden folgenden Stellen angeboten:

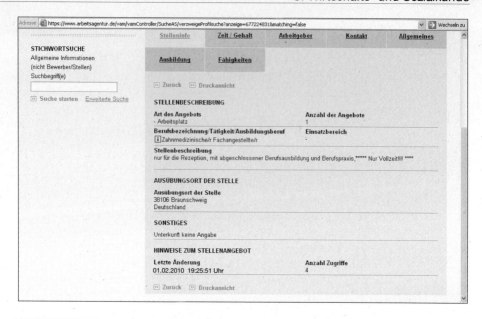

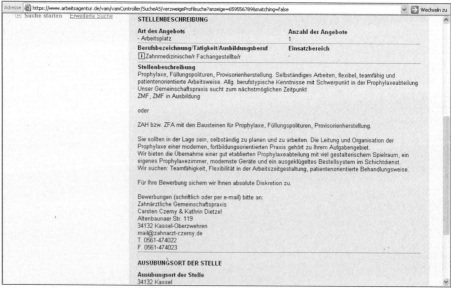

- Auf welche Stelle sollte sich Susanne bewerben?
- Was gehört alles zu ihren **Bewerbungsunterlagen**?

02. Welchen Sinn und Zweck haben Lebensläufe bei einem **Bewerbungsschreiben**?

 03. In welcher **Form** sollte der **Lebenslauf** abgefasst sein?

6. Praxisprozesse mitgestalten

04. Welche **Punkte** sollte ein **Lebenslauf** unbedingt enthalten?

05. Welche Möglichkeiten der **Aufstiegsfortbildung** hat die ZFA nach bestandener Abschlussprüfung und anschließender Berufstätigkeit?

Lösungen

D. Lösungen Behandlungsassistenz

1. Patientenbegleitung

1.1 Zahnkennzeichnungssysteme

01. Zur eindeutigen **Lagebestimmung** einzelner Zähne gibt es vier **Zahnkennzeichnungssysteme**:

- Das heute international zur Anwendung kommende System ist das **Zweiziffernsystem**, auch **FDI System** genannt:

  Man benützt dabei jeweils 2 Ziffern,
  wobei die *erste* die Kennzahl der **Kieferquadranten** ist (im permanenten Gebiss von 1 – 4, im Milchgebiss von 5 – 8),
  die *zweite* Zahl die **Zähne** von 1 – 8 vom mittleren Schneidezahn bis zum Weisheitszahn jedes Kieferquadranten angibt. Um Fehldeutungen mit dem amerikanischen System zu vermeiden, muss die zweizifferige Zahl getrennt ausgesprochen werden.

  Beispiel: 1.1 = mittlerer Schneidezahn, rechts oben,
  5.4 = erster Milchmolar, rechts oben.

- **Winkelzeichen** = Ausschnitt aus dem Zahnkreuz, wobei die Milchzähne mit römischen, die permanenten Zähne mit arabischen Zahlen angegeben werden.

  Beispiel: |3 = drei, links oben, IV = Milchvierer, links unten

- **Haderupsystem**:
  Oberkiefer +   Unterkiefer -
  ± vor dem Zahn ist links
  ± hinter dem Zahn ist rechts
  Milchzähne: 01 – 05 je Kieferquadrant
  Bleibende Zähne: 1 – 8 je Kieferquadrant

  Beispiel: + 03 = Milcheckzahn links oben, 8 - = Weisheitszahn rechts unten

- **Amerikanisches System**, auch **Natosystem** genannt. Hier werden die Zähne rechts oben beginnend im Uhrzeigersinn von 1 – 32 durchgezählt. Für die Milchzähne werden Großbuchstaben von A – T verwendet.

  Beispiel: 11 = 3, links oben, E = 1, rechts oben.

02.

Winkelzeichen	|5	II	8|	|7	IV|
Haderupzeichen	+5	-02	8+	-7	04+
amerikanisches System	13	N	1	18	B
zweizifferiges System (FDI)	25	72	18	37	54

1.2 Anatomie von Zahn und Zahnbett

01. Das **Milchgebiss** besteht insgesamt aus **20 Zähnen**:

5 je Kieferquadranten nach der Gebissformel $i_2\ c_1\ m_2$

2	**Schneide**zähne (1er, 2er)	incisivi
1	**Eck**zahn (3er)	caninus
2	Milchmahlzähne = **Milch**molaren (4er, 5er)	molares

!! Im Milchgebiss fehlen also die **Prämolaren**!!

Nach der anatomischen Nomenklatur werden zur besseren Unterscheidung **Milchzähne** mit <u>Kleinbuchstaben</u>, **permanente** Zähne mit <u>Groß</u>**buchstaben** geschrieben.

02. Das **bleibende** (permanente) **Gebiss** besteht insgesamt aus **32 Zähnen**:

8 je Kieferquadranten, was die Quadranten-Gebissformel von $I_2\ C_1\ P_2\ M_3$ ergibt.

2	**Schneide**zähne	(1er, 2er)	incisivi	**FRONT**ZÄHNE
1	**Eck**zahn	(3er)	caninus	
2	vordere Mahlzähne = kleine **Backen**zähne	(4er, 5er)	Prämolaren	**SEITEN**ZÄHNE
3	hintere Mahlzähne = große **Backen**zähne	(6er, 7er, 8er)	Molaren	

Der **1. Molar** wird auch **6-Jahrmolar** genannt, da er als <u>erster bleibender</u> Zahn im 6. Lebensjahr durchbricht.
Der 1. Zahn des <u>Wechselgebisses</u> ist jedoch der **mittlere untere Schneidezahn**.

Der **3. Molar**, der bei vielen Menschen gar nicht mehr angelegt ist, wird auch **Weisheitszahn** (dens s*apiens*) genannt, weil er erst in späteren Jahren durchbricht.

03.

bukkal = buccal	wangenwärts, zur Backe hin
mesial	zur Zahnbogenmitte hin, nach vorne
inzisal = incisal	schneidekantenwärts, im Bereich der Schneidekante
approximal	benachbart, zum Nachbarzahn hin
apikal = apical	an der Wurzelspitze gelegen
gingival	im Bereich des Zahnfleisches
vestibulär	im Bereich des Mundvorhofes, zum Mundvorhof hin
vertikal	senkrecht
sagittal	in Pfeilrichtung, von vorn nach hinten
bilateral	auf beiden Seiten, beidseitig
intraoral	innerhalb der Mundhöhle
fazial = facial	gesichtswärts, zum Gesicht gehörend

1. Patientenbegleitung

04. A = *mesial* (zur Zahnbogenmitte hin, nach vorn)
B = *approximal* (benachbart, im Kontaktbereich zweier Zähne)
C = *okklusal* (auf der Kaufläche)
D = *bukkal* (wangenwärts oder vestibulär im Bereich des Mundvorhofes)
E = *lingual* (zungenwärts oder oral mundhöhlenwärts)
F = *distal* (von der Zahnbogenmitte weg, also nach hinten)
G = *koronal* (im Bereich der Krone)
H = *zervikal* (im Bereich des Zahnhalses)
J = *radikulär* (im Bereich der Zahnwurzel)
K = *interdental* (gesamter Raum zwischen 2 Zähnen)
L = *periapikal* (Raum um die Wurzelspitze herum)

05.

oberer Vierer	2 Wurzeln	1 bukkale, 1 palatinale	
unterer Prämolar	1 Wurzel		
oberer Molar	3 Wurzeln	2 bukkale, 1 palatinale	
unterer Molar	**2** Wurzeln	1 mesiale, 1 distale, aber **3** Wurzel**kanäle**	
oberer Milchmolar	3 Wurzeln	2 bukkale, 1 palatinale	

06. Ein Zahn besteht aus

A = **Krone** (*corona*), B = **Zahnhals** (*cervix*),
C = **Wurzel** (*radix*), D = **Wurzelspitze** (*apex*):

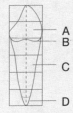

Die **Krone** ist der Teil des Zahnes, der vom Schmelz bedeckt ist (= *anatomische Krone*) bzw. der Teil des Zahnes, der nicht vom Zahnfleisch bedeckt ist (= *klinische Krone*), also der Teil des Zahnes, der in die Mundhöhle ragt.

Frontzähne haben eine Schneidekante (*Inzisalfläche*), Seitenzähne eine Kaufläche (*Okklusionsfläche*).

Den Übergang von Krone zur Wurzel bezeichnet man als **Zahnhals** (*cervix* oder weniger gebräuchlich auch *collum*).

Die **Wurzel** ist der nicht sichtbare Teil des Zahnes, der im Zahnfach (*Alveole*) steckt und von Zement bedeckt ist. Mehrwurzelige Zähne besitzen eine Wurzelgabelungsstelle (*Bifurkation* oder *Trifurkation*). Bei mehreren Wurzeln werden die einzelnen Wurzeln voneinander getrennt durch Knochenscheidewände (**Septen**; Einzahl **Septum**).

An der **Wurzelspitze** (*apex*) befindet sich eine ganz kleine Öffnung zum Durchtritt von Nerven und Gefäßen in die Pulpa, das **Wurzelspitzenloch** (*foramen apicale*).

Den Knochenteil, in dem die Zähne elastisch aufgehängt sind, nennt man **Zahnfach** (*Alveole*).

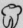
07. A = Fissur (*Furche* auf der Kaufläche)
B = Höcker (*Bicuspidat*, ein zweihöckeriger Zahn)
C = Kaufläche (Okklusalfläche)
D = Wurzelspitzenloch (*foramen apicale*)
E = Zahnfach (*Alveole*)
F = Mandibularkanal (*canalis mandibulae*)

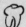
08. Histologische **Bestandteile** von **Zahn** und **Zahnhalteapparat**

A = Schmelz (*Enamelum* = substantia adamantina oder adamantia)
B = Zahnbein (*Dentin*)
C = Zahnmark (*Pulpa*)
D = Zahnfleisch (*Gingiva*)
E = Wurzelzement (*Cementum*)
F = Wurzelhaut (*Desmodont*, *Periodontium*) mit Sharpey'schen Fasern
G = Knöchernes Zahnfach (*Alveole*)

09. Es handelt sich in der **Abbildung** um folgende **Zähne**:

Nummer	Zahnart	Kiefer	Seite
1	Schneidezahn	OK	links
2	Eckzahn	OK	links
3	Molar	UK	rechts
4	Prämolar	OK	links
5	Molar	OK	rechts

10. Zahnmerkmale:

Wurzelmerkmal: Die **Wurzel**achse weicht im Vergleich zur Kronenachse nach **distal** ab.
(gilt für alle Zähne)

Winkelmerkmal: Der **Winkel**, den die Schneidekante mit der Seitenfläche der Krone bildet, ist **mesial spitz**. Das *distale* Eck ist *abgerundet*.
(gilt für Schneidezähne)

Krümmungsmerkmal: Die **vestibuläre** Fläche ist *mesial stärker gekrümmt* als distal.
(gilt für Schneide-, Eckzähne und Prämolaren)

Kronenflucht: Die **Kronen** sind im Vergleich zu den Wurzeln nach *lingual* geneigt.
(gilt für UK)

1.3 Anatomie der Mundhöhle

1.3.1 Mundhöhle

01. Begrenzung der Mundhöhle

- nach vorne durch die Lippen = *labia*,
- nach hinten durch den Rachen = *Pharynx*,
- nach oben durch das Gaumendach, gebildet von hartem Gaumen = *palatum durum* und weichem Gaumen = *palatum molle*,
- nach unten durch die Zunge = *lingua* und den Mundboden,
- nach der Seite durch die Wangen = *buccae*.

02.
A = Oberlippe = *labium superius oris*
B = oberes Lippenbändchen = *frenulum labii superioris*
C = oberer Mundvorhof = *Vestibulum maxillare*
D = größeres Gaumenloch = *foramen palatinum maius*
E = Rachen = *Pharynx*
F = Zunge = *lingua*
G = Unteres Lippenbändchen = *frenulum labii inferioris*
H = Unterlippe = *labium inferioris oris*
J = unterer Mundvorhof = *Vestibulum mandibulare*
K = Gaumenmandel = *tonsilla palatina*
L = Gaumenbogen = *arcus palatinus*
M = Gaumenzäpfchen = *uvula*
N = weicher Gaumen = *palatum molle* oder Gaumensegel = *velum palatinum*
O = harter Gaumen = *palatum durum*
P = Schneidezahnpapille = *papilla incisiva*, darunter liegend:
    Loch hinter den Schneidezähnen = Schneidezahnloch = *foramen incisivum*
Q = Gaumenfalten = *plicae palatinae*
R = Gaumenhügel = *torus palatinus*

03. *vestibulum* = Raum zwischen Wange/Backe bzw. Lippen und dem Alveolarfortsatz bzw. den Zähnen,
= Mundvorhof;

torus palatinus (**A**) = Gaumenhügel;
bei der Gaumenplatte einer Ok-Prothese muss diese Erhebung ausgespart werden (= so genannte Torusentlastung);

Ah – Linie (**B**) = Grenze zwischen hartem und weichem Gaumen,
= Begrenzung des hinteren Randes einer totalen Prothese des Oberkiefers, sodass die Bewegungen des Gaumensegels die Prothese nicht abheben.

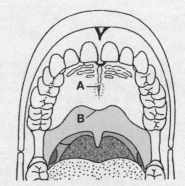

04.

lippenwärts	*labial*
von der Zahnbogenmitte weg (also nach hinten)	*distal*
im Bereich der Kaufläche	*okklusal*
der gesamte Raum zwischen zwei Zähnen	*interdental*
im Kronenbereich	*koronal*
unter der Zunge	*sublingual*
gaumenwärts	*palatinal*
waagrecht	*horizontal*
im Zahnhalsbereich	*zervikal*
seitlich	*lateral*
am Rande gelegen, zum Rande gehörend	*marginal*
unterhalb	*infra-*
um, herum	*peri-*
außerhalb	*extra-*

1.3.2 Speicheldrüsen

01.

SPEICHELDRÜSEN (lat. glandulae = Drüsen)		
- **drei** große, **paarig** (auf der rechten und linken Seite je eine) angelegte - und **mehrere** kleine (Lippen-, Zungen-, Wangen- und Gaumendrüsen) - besitzen einen **Ausführungsgang** = **exo**krine Drüsen - sind Drüsen mit **äußerer** Sekretion (sie geben Flüssigkeiten an innere und äußere Oberflächen ab)		
Ohrspeicheldrüse = glandula par**otis** = Parotis	Unter**zunge**nspeicheldrüse = glandula sub**lingua**lis	**Unterkiefer**speicheldrüse = glandula sub**mandibula**ris
- ist die **größte** Speicheldrüse, - liegt *vor und unter* dem **Ohr**, nicht *hinter* dem Ohr, - Ausführungsgang: gegenüber **16** und **26** (in der Wangenschleimhaut) - **seröser** Speichel - Entzündung der Ohrspeicheldrüse = **Mumps** (**Virus**) = Parotitis	- liegt *unter der* **Zunge**, auf dem Mundbodenmuskel, - Ausführungsgänge: mehrere auf der **plica sublingualis**, sowie größere auf der **caruncula sublingualis** - **muköser** Speichel	- liegt *unterhalb des* **UK**, unter dem Mundbodenmuskel - Ausführungsgang: **caruncula sublingualis** - **muko-seröser** Speichel

1. Patientenbegleitung

02. Ohrspeicheldrüse: *vor und unter* dem **Ohr**, nicht hinter dem Ohr (= **1**);

Unterzungenspeicheldrüse: unter der **Zunge**, auf dem Mundbodenmuskel (= **2**);

Unterkieferspeicheldrüse: am **Unterkieferwinkel** (= **3**).

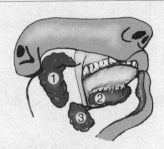

03. Aufgaben des **Speichels** sind:

- ständiges *Feuchthalten* der Mundschleimhaut
- Bespülung der Mundhöhle (natürliche **Selbstreinigung der Zähne**)
- Befeuchtung der Nahrung, um sie *gleitfähig* zu machen → Erleichterung des Schluckvorganges
- Vorverdauung der Kohlenhydrate durch das im Speichel enthaltene Ferment Ptyalin, d. h. seine **Enzyme bauen Stärke zu Zucker** (Malzzucker = Maltose) **ab**
- Verdünnung/Neutralisation der Säure durch Speichel (= Pufferkapazität des Speichels)

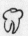
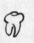

04. Jede **Körperflüssigkeit** hat eine ganz bestimmte Wasserstoffionenkonzentration, die durch die Lebensvorgänge im Organismus physiologischerweise nicht verändert wird. Mit wenigen Ausnahmen liegt die Reaktion der meisten Körperflüssigkeiten im Neutralwert, also um 7.

05. Die **Speichelreaktion** ist starken Schwankungen unterworfen; sie hängt wesentlich ab von der Nahrungsaufnahme, weswegen man unterscheidet:

- Ruhespeichel: neutral, pH-Wert zwischen 6,7 und 7,3.
- Reizspeichel: Grenzwert 5,5 schwach sauer.

Blut: 7,2 – 7,5,
Urin: 5 – 8 in Abhängigkeit von der aufgenommenen Nahrung,
Magensaft: um 2 stark sauer,
Galle: um 5,5 schwach sauer.

1.3.3 Zunge

01. Aufgaben der **Zunge** = *lingua* sind:

Beteiligung an

- Laut- und *Sprachbildung*,
- Durchmischen der Nahrung,
- Transport der Nahrung,

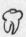

- Beteiligung am *Schluck*akt,
- *Tast*empfindung,
- *Geschmacks*findung durch unterschiedliche Papillenarten (Geschmacksknospen), die auf der Zunge in typischer Weise angeordnet sind.

02. Die Zunge besteht aus **quergestreifter**, mit dem Willen beeinflussbarer = **willkürlicher** Muskulatur.

03. Für die **Geschmacks**empfindung sind zuständig: *Wall-, Pilz-* und *Blatt*papillen; für das **Tast**empfinden: *Faden*papillen.

04. Die **Geschmacksempfindungen** der Zunge heißen:

A = süß,
B = salzig,
C = sauer,
D = bitter.

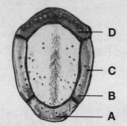

05. Glandula = *Drüse (lat.)*
Frenulum = Bändchen (lat. *frenulum:* Band)
Glossa = Zunge (gr.)
Labium = Lippe (lat.)
Papilla = warzenartige Erhebung (*lat. papilla:* Brustwarze, Zitze)
Pharynx = Rachen, Schlund (gr.)
Palatum = Gaumen (lat.)
Vestibulum = Vorhof (lat.)

1.4 Anamnese

01. Anamnese ist die **Krankenvorgeschichte** eines Patienten.

02. - **Familien**anamnese: Angabe von Erb- und Stoffwechselkrankheiten in der Verwandtschaft des Patienten (z. B. Kieferanomalien)

- **persönliche** Anamnese: Aufschluss über frühere Krankheiten (Kinderkrankheiten, allergische Reaktionen, Herz- und Kreislauferkrankungen ...), die Lebensumstände des Patienten (Zigaretten-, Alkohol- und Medikamentenkonsum), Schwangerschaft bei Frauen

- **jetzige** Anamnese: Besprechung von Beginn und Art der jetzigen Beschwerden.

03. - bei **Frauen** mit Baby bzw. Kleinkind: Stillen Sie noch?
 - bei allen Patienten: Hat sich in der letzten Zeit gesundheitlich etwas geändert? (Medikamente, Operationen)

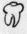

04. Wie **heißen** Ihre Medikamente?
 Wissen Sie **für welche Erkrankung** Sie diese einnehmen?
 Haben Sie sonst noch etwas **vergessen**?

05. Der Patient muss den Anamnesebogen unterschreiben, denn erst dann hat er seine Angaben bestätigt (Dokument).

2. Hygiene, Vorbeugung und erste Hilfe

2.1 Praxishygiene organisieren

2.1.1 Zelle, Gewebe und Gewebearten

01. Die **Zellen**
 - sind für sich allein lebensfähig,
 - sie bewegen sich,
 - sie nehmen Nahrungsstoffe auf, verarbeiten sie und scheiden die verbrauchten Stoffe wieder aus; d. h. sie haben einen Stoffwechsel,
 - sie wachsen und können sich durch stete Teilungen fortpflanzen,
 - sie sind zur Aufnahme, Verarbeitung und Weiterleitung von Reizen fähig,
 - sie sterben ab und werden abgestoßen,
 - mit wenigen Ausnahmen (z. B. graue Gehirnzellen) werden sie ständig erneuert.

Die im Text unterstrichenen Eigenschaften einer Zelle werden auch als **Charakteristika des Lebens** bezeichnet.

02. Der **Zellleib** (A) = *Zytoplasma* = *Protoplasma* ist ein *Kolloid* gelartiger Beschaffenheit, bestehend aus etwa 75 % Wasser, aus Eiweiß, Fett, Kohlenhydraten und Salzen.

Der Zellleib ist umschlossen von der **Zellhaut** bzw. **Zellmembran = Plasmalemm** (B), die einen ständigen Stoffaustausch der Zelle mit ihrer Umgebung ermöglicht.

Der **Zellkern** (= Nucleus, E) ist die Steuerzentrale einer Zelle und mit seinen Chromosomen (Kernschleifen) Träger der Erbanlagen. Er ist von einer **Kernmembran** (C) umschlossen und beherbergt das **Kernkörperchen** (= Nucleolus, D).

Unter **Zellorganellen** versteht man die **kleinen Organe der Zelle**. Hierzu gehören:

Buchstabe	Zellorganelle	Aufgabe
F	Zentralkörperchen = Zentrosom	Zellteilung =MITOSE
G	Lysosom	Verdauungssystem
H	endoplasmatisches Retikulum mit Ribosomen	Stofftransport, Eiweißaufbau = Proteinsynthese
I	Mitochondrien	Energielieferanten, Kraftwerke der Zelle
J	Golgi-Apparat	Sekretbildung

03. Unter **Zelldifferenzierung** versteht man die Spezialisierung verschiedener Zellarten hinsichtlich **Eigenschaften** und **Aussehen** zur Erfüllung unterschiedlicher **Aufgaben** und **Funktionen**.

04. Man unterscheidet vier **Gewebearten** mit folgenden Untergruppen:

1. **Epithelgewebe** (Deck- und Abschlussgewebe)
   a) *Deck- und Schutzepithel* (kubisches Epithel, Plattenepithel, Zylinderepithel, Flimmerepithel)
   b) *Drüsenepithelien*
   c) *Sinnesepithelien*

2. **Binde- und Stützgewebe**
   a) verschiedene Arten von *Bindegeweben:*
      - Fettgewebe
      - Blut
   b) *Stützgewebe:*
      - Knorpelgewebe
      - Knochengewebe

3. **Muskelgewebe**
   a) *quergestreifte* bzw. *willkürliche Muskulatur*
   b) *glatte* bzw. *unwillkürliche Muskulatur*
   c) *Herzmuskulatur (Myocard)*

4. **Nervengewebe**

Aufgaben der Gewebe:

- **Deckepithelien** bestehen aus flächenhaften dicht gedrängten Zellverbänden. Sie bedecken die freien Körperoberflächen oder kleiden Körperhöhlen aus und schützen so das darunter liegende Gewebe:

  Die **Haut** (gr. *derma*, lat. *cutis*) hat folgende **Aufgaben**:

  - **Schutzfunktion**

    Als äußere Körperbedeckung schützt die Haut das Körperinnere vor

- mechanischen Einwirkungen aller Art
- Verletzungen, Prellungen, Reibungen
- Eindringen von Krankheitserregern
- Wasserverlust und Austrocknung

- **Wärmeregulierung** durch Unterhautfettgewebe, Schweißabsonderung sowie Durchblutungsverhältnisse.

- **Sinneswahrnehmung:** die verschiedenen Sinneszellen, Tastkörperchen u. dgl. ermöglichen die Wahrnehmung von Tast-, Temperatur- und Schmerzreizen.

- **Speicherfunktion** von Depotfett im Unterhautfettgewebe.

- **Absonderungsorgan** durch Schweiß- und Talgdrüsen.

Drüsenepithelien sind zur Bildung und Abgabe von Flüssigkeiten (*Sekreten*), z. B. Speichel, fähig.

Sinnesepithelien sind hoch differenzierte Epithelien zur Sinneswahrnehmung, wie Sehen, Hören, Geruch, Geschmack und Tastgefühl.

- Die **verschiedenen Bindegewebsarten** dienen vornehmlich als

- Stütz-, Füll- und Umhüllungsgewebe,
- befinden sich in Sehnen und Bändern (Ligamente),
- bilden die Gelenkkapseln,
- finden sich zwischen den Muskeln als Muskelhaut (Faszie),
- und spielen eine wichtige Rolle bei der Wundheilung und Narbenbildung.

Fettgewebe kommt im Organismus in Form von Bau- und Depotfett als Schutz- und Isolierschicht vor.

Knorpel findet man nicht nur in der Luftröhre, Nasenscheidewand, im Kehlkopf, in Bandscheiben usw., sondern vor allem auch in Gelenken

- als Überzug der Gelenkköpfe und Innenauskleidung der Gelenkpfannen sowie als
- Zwischenknorpelscheiben (*discus articularis*) im Kiefergelenk oder (*Meniskus*) im Kniegelenk.

- **Muskeln** dienen nicht nur der aktiven Bewegung, sondern sorgen zusammen mit den **Bändern** auch noch für den Halt der Knochen im **Skelett**.

- Das **Nervengewebe** ist zur Aufnahme von Reizen, Weiterleitung der Erregung und Verarbeitung von Impulsen befähigt.

05. Die oberste **Schicht der Haut** ist die **Oberhaut** (*Epidermis*), bestehend aus einem mehrschichtigen Plattenepithel, das durch Desquamation (Abschilferung) der obersten verhornten Zellen ständig erneuert wird. Die **Lederhaut** (*Corium*), bestehend aus einem dichten Fasergeflecht, enthält neben zahlreichen Gefäßen auch Tastkörperchen und Drüsen (Talg- und Schweißdrüsen). Die **Unterhaut** (*Subcutis*) besteht aus lockerem Bindegewebe mit reichlich eingelagertem Fettgewebe; außerdem ist sie von zahlreichen Blutgefäßen durchzogen.

06. A = Tastkörperchen
B = Nervenfasern
C = Wärmeempfänger
D = Druckempfänger
E = Fettzellen
F = Talgdrüsen
G = Haarmuskel
H = Blutgefäße
I = Schweißdrüse
J = Haarwurzel mit Haarpapille

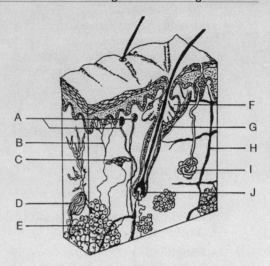

07. Wie die **Oberfläche** des Körpers mit **Haut** bedeckt ist, so sind die **Innenflächen** der Körperhöhlen mit **Schleimhaut** (*Mucosa*) ausgekleidet. An ihrer Oberfläche besteht die Schleimhaut aus einer *unverhornten mehrschichtigen* **Plattenepithelschicht**, in die kleine **schleimabsondernde Drüsen** in Form von **Becherzellen** eingelagert sind, und einer bindegewebigen gut durchbluteten Unterschicht (*Submucosa*).

08. Ein **Organ** ist der **Zusammenschluss verschiedener Gewebearten**, um in einem Organsystem bestimmte Aufgaben zu übernehmen.

Ein **Organsystem** ist das **Zusammenwirken mehrerer Organe** zur gemeinsamen Erfüllung übergeordneter Aufgaben, *Beispiele*:

Herz – Kreislaufsystem
Magen – Verdauungssystem
Lunge – Atemsystem

09. Die **kleinste Einheit/der kleinste Baustein** des menschlichen Organismus ist die **Zelle**. Der Organismus besteht aus ca. **60 Billionen Zellen**. Ursprung und Beginn des menschlichen Lebens ist die **befruchtete Eizelle**. Sie beginnt sich rasch und fortgesetzt zu teilen. Den Vorgang nennt man in der Fachsprache *Mitose*.

Die einzelnen Zellen lagern sich eng aneinander und bilden so **Zellverbände**. Im Verlauf der ständigen Zellvermehrungen beginnen sich **Aussehen** und **Eigenschaften** entsprechend ihren späteren **Aufgaben** und **Funktionen** zu verändern. Man bezeichnet diesen Vorgang als **Zelldifferenzierung**. Aufgrund dieser **Zelldifferenzierungsvorgänge** entstehen verschiedene **Gewebearten**, z. B. *Epithel-* oder *Bindegewebe*.

Mehrere dieser **Gewebearten** bilden dann ein **Organ**, z. B. **Blut** oder **Niere**. Mehrere Organe bilden dann zusammen ein **Organsystem**, z. B. **Kreislaufsystem** oder **Harnsystem**.

2.1.2 Mikroorganismen

01. **Mikrobiologie = Lehre von Arten**, Leben und Bekämpfung tierischer und pflanzlicher **Mikroorganismen**.

02. **Mikroorganismen** = im Boden, in der Luft, im Wasser und im menschlichen und tierischen Organismus vorkommende **tierische** und **pflanzliche Kleinstlebewesen**, die nur unter dem Mikroskop sichtbar und nicht mit dem bloßen Auge erkennbar sind.

03. Mikroorganismen werden *eingeteilt* in

   A) Bakterien mit den Untergruppen:
   a) *Kokken* (**kugel**förmige Bakterien)
   b) *Bazillen* (**stäbchen**förmige Bakterien)
   c) *Spirillen* und Spirochäten (schraubenförmige Bakterien), auch Treponema genannt
   B) Viren
   C) Pilze (Fungi)
   D) Protozoen (einzellige tierische Lebewesen)

04. Nicht alle Mikroorganismen sind *pathogen* (krankmachend). Im Gegenteil – viele Kleinstlebewesen leben im Organismus, wo sie zur Aufrechterhaltung wichtiger Funktionen notwendig sind, z. B. im Darm = **nicht** krankmach**en**de = **a**pathog**en**e Erreger.

   Pathogene (krankmachende) **Mikroorganismen** dagegen sind Keime, die den Menschen krankmachend befallen und nach einer gewissen Inkubationszeit („Ausbrütungszeit") in seinen Geweben und Organen unter bestimmten Voraussetzungen, wie Virulenz, Konstitution und Disposition, spezifische Infektionskrankheiten verursachen.

05. **Kokken** sind *kugel*förmige **Bakterien**:
   a) **Staphylokokken** (in Trauben gelagert) und
   b) **Streptokokken** (in Ketten gelagert) sind die wichtigsten *Eiter*erreger, (z. B. Abzesse)
   c) **Diplokokken** (in Paaren gelagert), z. B. Gonokokken, Erreger der Gonorrhoe (= *Tripper*).

   Weitere Kokkenarten sind: *Pneumokokken* Erreger der Pneumonie (Lungenentzündung),
   Meningokokken Erreger der Meningitis (Hirnhautentzündung).

   Nach dem Verhalten gegenüber Sauerstoff unterscheidet man:
   a) *Aerobier* = Bakterien, die Sauerstoff zum Leben benötigen. Sie sind **aerob**.
   b) *Anaerobier* = *Aaerobier* = Bakterien, die ohne Sauerstoff leben. Sie sind **anaerob**.

   (Denken Sie hierbei an das Wort **air** = Luft!!)

Bakterien haben einen **eigenen Stoffwechsel** und **vermehren sich durch Zellteilung**. **Bakterien** sind Erreger folgender Erkrankungen:

Karies, Parodontitis, Abszesse, Tuberkulose, Aktinomykose, Scharlach, Gonorrhoe, Syphilis ...

06. Es handelt sich um **Staphylokokken** (A), bei (B) **Leukozyten** (weiße Blutkörperchen).

07. In der Mundhöhle **Soor** (bildet **abwischbare**, *weiße* Beläge auf der Mundschleimhaut); Hautpilzerkrankungen (*Dermatomykosen*).

08. Viren sind die **winzigsten Krankheitserreger** und nur elektronenmikroskopisch nachweisbar. Viren sind im Grenzbereich belebter und unbelebter Materie angesiedelt. Sie sind keine selbstständigen Organismen und **nicht** in der Lage, sich **außerhalb lebender** Zellen zu *vermehren*. Sie sind zu ihrer Vermehrung auf andere Zellen pflanzlicher, tierischer oder menschlicher Herkunft angewiesen, die sie genetisch umfunktionieren in dem Sinne, dass die Zellen jetzt Virusmaterial produzieren. Beispiel: AIDS-Viren, welche die T-Lymphozyten befallen.

Typische *Virus*erkrankungen sind:

Mumps	=	Ohrspeicheldrüsenentzündung (Parotitis, Ziegenpeter)
Polio	=	Kinderlähmung (Poliomyelitis)
Herpes	=	Bläschenkrankheit, lokalisiert als Herpes labialis, genitalis, oder ursachenmäßig H. febrilis, H. menstrualis.
Hepatitis	=	infektiöse Leberentzündung = Gelbsucht im Volksmund
AIDS	=	erworbene Immunschwächekrankheit

Weitere *Virus*erkrankungen sind: ***Röteln, Pocken, Masern***.

MERKE!

Kriterien	Bakterien	Viren	Pilze
Stoffwechsel	**eigener**	**kein** eigener	**eigener**
Vermehrung	**Zell-/Quer**teilung	nur mithilfe **lebender** Zellen	**Spross-/Faden**bildung
Anzucht	auf **künstlichem** Nährboden	nur in **lebenden** Zellen	auf **künstlichem** Nährboden
Erkrankungen	Karies, Parodontitis, Abszess, Tuberkulose usw. **Eiter** (z. B. aus Zahnfleischtasche) = *Staphylo-/Streptokokken*	Hepatitis, AIDS, Grippe, Windpocken, Röteln, Masern, Mumps, Herpes ...	**Mykosen** = Pilzerkrankungen: **Soor** (Candidose), Fußpilz
Größe	größer als Viren, kleiner als Pilze (**Licht**mikroskop)	**kleinste** Mikroorganismen (**Elektronen**mikroskop)	ca. **10-mal** so groß wie Bakterien (bloßes **Auge**)
Zellenzahl	**ein**zellig	**keine** Zelle	**mehrere** Zellen

Besonderheit	bilden *teilweise* **widerstandsfähige Dauerformen = SPOREN**	bestehen aus Eiweißmantel, Nukleinsäuren, evtl. Hülle	besitzen *starre* Zellwand, Zellkern, = bewegungsunfähig

Erkrankungen, verursacht durch:

Bakterien	*Viren*	*Pilze*
Karies	Hepatitis	Mykosen = Pilzerkrankungen:
Parodontitis	Aids	Soor = Candidose,
Abszess (Eiter)	Masern	Fußpilz
Scharlach	Mumps	
Keuchhusten = Pertussis	Röteln	
Gonorrhoe	Herpes	
Tuberkulose	Polio	

09. **Tetanusbazillen** kommen *ubiquitär* (überall vorkommend) vor, bilden gefährliche *Toxine* (Gifte) und sind <u>Sporen</u>bildner, d. h. sie können auch unter ungünstigsten Lebensbedingungen weiter existieren, indem sie sich abkapseln und gegenüber thermischen, chemischen und anderen Einwirkungen besonders widerstandsfähige **Dauerformen bestimmter Bakterien = Bazillen** bilden. Diese Sporen können <u>nicht</u> durch <u>Desinfektion</u>, sondern erst <u>durch die Sterilisation abgetötet</u> werden.

Denken Sie hier an die **Sporenpäckchen** zur halbjährlichen Kontrolle der Sterilisatoren!!

2.1.3 Infektion

01. <u>Infektion</u> (*Ansteckung*): **Eindringen** von Mikroorganismen in einen **Körper** und ihre Vermehrung

<u>Kontamination</u> (*Verunreinigung*): Verunreinigung, **Verschmutzung** von Gegenständen, Instrumenten, Lebensmitteln, Räumen und dergl. durch Krankheitskeime oder radioaktive Stoffe.

02. <u>Krankheit</u> ist definiert als eine **Beeinträchtigung des** körperlichen, geistigen und sozialen **Wohlbefindens** durch **Störung** der **normalen Funktionen** der Organe oder Organsysteme unseres Körpers. Ihre Entstehung ist wesentlich abhängig von Virulenz der Keime, Disposition und Konstitution.

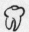

<u>Virulenz</u>: Gesamtheit der krankmachenden Eigenschaften und schädlichen Aktivitäten der Mikroben (anderes Wort für Kleinstlebewesen) aufgrund ihrer Infektionskraft und Vermehrungsfähigkeit = <u>Stärke der krankmachenden Eigenschaften der Erreger</u>.

Inkubationszeit: **Zeit** zwischen Ansteckung und Ausbruch der Krankheit/Auftreten der ersten Symptome.

Konstitution: **Verfassung** bzw. Beschaffenheit, d. h. die Summe aller *angeborenen* oder *erworbenen* positiven und negativen physischen (körperlichen) und psychischen (seelischen) Eigenschaften.

Disposition: Krankheitsbereitschaft bzw. **Veranlagung**, d. h. die **Neigung** bzw. besondere Empfänglichkeit des Organismus für bestimmte Erkrankungen; sie kann anlagebedingt, also angeboren sein, oder erworben werden, z. B. durch Ernährung, Hygiene, Lebensbedingungen.

03. Die wichtigsten **Eintrittspforten** = **Infektionswege** sind alle Köperöffnungen

- **Mundhöhle**: Haupteintrittspforte der meisten Infektionskrankheiten
- **Nase**: Erkrankungen der Atemwege, wie Schnupfen, Grippe, Tb (Tuberkulose)
- **Verletzungen** der **Haut** und **Schleimhäute**: kleinste unsichtbare Hautdefekte genügen zur Infektion mit den Erregern der Geschlechtskrankheiten, Hepatitis, Hautkrankheiten
- Einige Parasiten, wie Insekten, können auch durch die intakte Haut durch Stich oder Biss direkt in Blutgefäße gelangen

04. Für eine Keimübertragung gibt es verschiedene **Infektionswege** und Möglichkeiten:

A) *Tröpfchen*infektion oder Staubinfektion: Sie kommt dadurch zu Stande, dass mit der **Atemluft** des *Patienten*, des *Zahnarztes* oder seiner *Mitarbeiter* beim Husten, Niesen oder Ausspucken, aber auch mit der Sprayflüssigkeit (= Aerosol) beim Arbeiten mit Turbine oder Ultraschallgeräten, Keime im Behandlungsraum verteilt werden. Sie besiedeln Kleidung und Hautoberfläche der Anwesenden und werden eingeatmet.

B) *Schmier*infektion ist Ansteckung über Verunreinigung mit keimhaltigen Gegenständen. Hier gelangen Keime auf Gegenstände, Geräte, Instrumente, Mobiliar, Kleidungsstücke. Hauptursache von Schmierinfektionen in ärztlichen und zahnärztlichen Praxen sind Verstöße gegen die Hygiene.

C) *Nahrungsmittel*infektion: Auch auf Nahrungsmitteln (z. B. Speiseeis, Muscheln) oder in Abwässern werden Erreger übertragen, z. B. Ruhr, Typhus.

D) Perkutane oder **Wund**infektion: z. B. Injektionskanülen. Als Zwischenträger kommen manchmal Tiere in Betracht (Mücke – Malaria) = Übertragung von Krankheitserregern durch die Haut.

05. - **Infektions**krankheiten, heute vor allem Virushepatitis und AIDS.
   - **Allergien**, besonders gegen Wasch- und Desinfektionsmittel, Arzneimittel und Quecksilber.
   - **Verletzungen**, verursacht durch unvorsichtigen Umgang mit spitzen Gegenständen, wie Sonden, Nadeln, Kanülen, Wurzelbehandlungs-Kleininstrumenten.
   - **Haltungsschäden** durch Dauerbelastung einzelner Körperabschnitte.
   - Psychische **Stressfaktoren**.

2. Hygiene, Vorbeugung und erste Hilfe

06. Sicherer **Infektionsschutz** ist möglich durch

a) Wissen um die Gefahren,
b) umfassende Hygienemaßnahmen und peinlichste Wahrung aseptischer Grundsätze,
c) Schutzimpfungen.

Die **zahnärztliche Tätigkeit** ist gekennzeichnet durch

- **häufigen Patientenwechsel,** sowie
- durch **Arbeiten im keimbeladenen Milieu** der Mundhöhle. Daher können Krankheitserreger durch die Hand des Zahnarztes und seines Arbeitsteams direkt oder indirekt über Instrumente, Geräte und Gegenstände auf andere Patienten oder auf den Behandler und seine Helfer übertragen werden.

Der **Praxisinhaber** ist daher **verpflichtet**

- zu einer sorgfältigen Instrumentensterilisation, sowie
- Mobiliar- und Raumdesinfektion
- und Überwachung der Entkeimungsmaßnahmen.

07. Weitgehend bedeutungslos gewordene Infektionskrankheiten:

klassische Cholera – Typhus – Paratyphus – Pocken – Malaria – Diphterie – Poliomyelitis.

Unverändert gefährlich gebliebene Infektionskrankheiten:

Pertussis (Keuchhusten) – Masern – Mumps – Röteln – Windpocken – Ruhr – Scharlach – Toxoplasmose – Influenza („Echte Grippe"), Virusgrippe (streng zu trennen vom ungefährlichen grippalen Infekt).

Neu oder erneut in Erscheinung getretene Infektionskrankheiten:

Virusinfektionen des ZNS – Meningitis – Enteritis salmonellosa – El-Tor-Cholera – Hepatitis A, B, C – Hospitalismus – Infektiöse Mononucleose – Pilzerkrankungen – klassische venerische = Geschlechtskrankheiten (Ulcus molle = weicher Schanker, Gonorrhoe = Tripper, Lues bzw. Syphilis) – Immunschwächekrankheit AIDS

2.1.4 Immunisierung

01. Immunität bedeutet **Unempfindlichkeit** bzw. Gefeitsein gegen eine Erkrankung oder die **Widerstandskraft** des Organismus gegen einen bestimmten Krankheitserreger.

Immunität kann

- **angeboren** oder konstitutionell bedingt sein;
  hier muss auf die große Bedeutung des Stillens hingewiesen werden, da die Muttermilch Antikörper enthält.

- **erworben** sein durch
  - Überstehen einer Krankheit. Nach überstandener Infektionskrankheit hält die Immunität unterschiedlich lange an, von ein paar Jahren bis lebenslang (z. B. Masern).
  - durch Schutzimpfungen.

02. Aktive Impfung

Unser Körper bildet nicht nur Abwehrstoffe durch Überstehen einer Infektionskrankheit, sondern auch dann, wenn ihm abgetötete oder abgeschwächte Erreger oder deren Toxoide (= Anti**gene**) durch aktive Impfung zugeführt werden. Der Körper bildet Antikörper.
Beispiel: **Hepatitis B** *(= infektiöse Leberentzündung).*

Passive Impfung

Hier werden keine Krankheitskeime, sondern fertige Anti**körper** auf den Menschen übertragen. Aus dem abwehrstoffhaltigen Blutserum von Menschen werden Heilsera gewonnen, die dann wiederum dem Menschen injiziert werden.

03. Aktive Impfung

Vorteil: Bildung körpereigener Abwehrstoffe, Schutz hält viele Jahre an.
Nachteil: wirkt nicht sofort, sondern erst nach einigen Wochen, da der Organismus erst Abwehrstoffe bilden muss.

Passive Impfung

Vorteil: Schutzwirkung tritt unmittelbar nach der Impfung ein.
Nachteil: Gefahr einer Allergisierung, da dem menschlichen Organismus artfremdes Eiweiß zugeführt wird. Schutzwirkung hält nur kurze Zeit an, da sich die eingespritzten körperfremden Abwehrstoffe nur kurze Zeit halten können.

Simultanimpfung

Sie vereint die *Vorteile der passiven* mit den *Vorteilen der aktiven* Schutzimpfung: unmittelbarer Schutzwirkungseintritt und lang anhaltender Schutz.
Beispiel: **Tetanus** *(= Wundstarrkrampf).*

MERKE!

Unterschiede	*aktive* Schutzimpfung	*passive* Schutzimpfung
Impfung mit	abgeschwächte Erreger = Anti**gene**, dann *Bildung* von Antikörpern	bereits fertige Anti**körper**
Eintritt des Schutzes	nach einigen Wochen	sofort
Dauer des Schutzes	viele Jahre	kurze Zeit

04. Unter **Postexpositionsprophylaxe** versteht man:

nach (*post*) direktem Kontakt (*Exposition* – Ausgesetztsein) mit erregerhaltigem Material – z. B. durch Nadelstichverletzung oder Blutspritzer – die Maßnahmen zur Vorbeugung (*Prophylaxe*) einer Infektion.

2. Hygiene, Vorbeugung und erste Hilfe

Aus diesem Grund ist nach direktem Blutkontakt eine Unfallmeldung und eine spezielle Prophylaxe notwendig.

Prophylaxe bei Hepatitisverdacht: Hepatitis-B-Hyperimmunglobulin, Hepatitisimpfung (falls noch keine vorhanden),
bei Aidsverdacht: AZT (Retrovir) nach Rücksprache mit einem Arzt einer Hautklinik.

Außerdem in beiden Fällen Blutuntersuchungen vom Verletzten und dem Spender, sowie Kontrollen der Blutwerte nach ca. 3 Monaten.

Außerdem unterscheidet man grundsätzlich zwischen:

A) Stich- oder Schnittverletzung, also verletzte Haut:
1) Wunde *bluten lassen*
2) Wunde *antiseptisch spülen* mit einem Desinfektionsmittel, das Viren inaktiviert.

B) unverletzte Haut:
- Entfernung des wahrscheinlich infektiösen Materials mit Desinfektionsmittel**tuch** (Alkohol)
- Abwischen der sichtbar verschmutzten Hautoberfläche und des Umfelds mit **Tupfern** (Alkohol)

2.1.5 Hygiene

01. **Hygiene**, abgeleitet von dem griechischen Wort hygieia = Göttin der Gesundheit, ist weit mehr als nur Sauberkeit. Hygiene ist der Teil der medizinischen Wissenschaft, der die **Erhaltung der Gesundheit** und die Schaffung bestmöglicher gesundheitlicher Verhältnisse zum Ziele hat = **Gesundheitslehre**.

Die Hygiene beschäftigt sich daher mit allen Lebensbereichen des Menschen, angefangen von seiner gewohnheitsmäßigen Umgebung über Beruf und soziale Verhältnisse bis hin zu physischen und psychischen Bereichen.

02. Die **Hygiene** umfasst im Wesentlichen folgende *große Aufgabenbereiche*:

*Psycho*hygiene	*Arbeits*hygiene	*Umwelt*hygiene	*Sozial*hygiene	*persönliche* Hygiene
ausreichend Schlaf, Ruhephasen, Meditation, Urlaub, Sport treiben, Probleme besprechen	Vorsorgeuntersuchungen, Impfungen, Händedesinfektion, Schutzkleidung, ordentlicher Arbeitsplatz, Sterilisation der Instrumente	Verpackungen vermeiden, Müllrecycling, Wasser sparen, Wälder schonen, weniger Auto fahren, keine Kernkraftwerke	Familienklima, Freunde haben, Sportverein, Arbeitsklima pflegen, Hilfe annehmen	gesunde Ernährung, saubere Kleidung, Körperpflege, Zähne putzen, Drogen vermeiden, gute Wohnverhältnisse

03. • **Gesunderhaltung des Körpers** durch ausgeglichene Ernährung und Vermeidung von Genussmitteln. Zweckmäßige Lebensführung und Betreiben von Ausgleichssport.

- **Intensive Körperpflege** durch tägliches Duschen und Bekämpfung von Körpergeruch.
- **Ausreichende Nagelpflege:** tadellos sauber – kurz gehalten – nicht lackiert.
- „**Gebändigte Haarpracht**" durch Kurzhaarschnitt oder Haare aufgesteckt, geflochten oder unter Häubchen tragen.
- Immer **saubere zweckmäßige Berufskleidung,** die nur in den Praxisräumen getragen und regelmäßig gewechselt wird:
  - mindestens 2 x wöchentlich
  - immer nach Verschmutzung oder Verunreinigung mit Blut oder Sekreten
  - immer nach Behandlung von hochinfektiösen Patienten, wie Hepatitis- oder AIDS-Kranken.
- Bei der Behandlung hochinfektiöser Patienten sind unbedingt **Mundschutz** und **Gummihandschuhe** zu tragen.
- **Schmuckstücke**, wie Ringe – auch Eheringe –, Armbänder und Uhren sind **abzulegen**.
- Vornahme einer **hygienischen Händedesinfektion**
- **Vorbildliche Mundhygiene** zur Vermeidung von Mundgeruch und als Vorbild für Patienten.

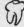
04. Das **Ablegen von Schmuckstücken** muss aus folgenden Gründen zwingend verlangt werden:

- Eine gründliche *Reinigung der Hände* ist sonst nicht möglich.
- Schmuckstücke sind *Schlupfwinkel* für Keime aller Art.
- Schmuckstücke *belästigen die Patienten*, können sie möglicherweise sogar verletzen.
- Schmuckstücke können unter dem Einfluss zahnärztlicher Chemikalien und Werkstoffe (z. B. Amalgam) *Schaden* nehmen, z. B. Verfärbung.

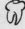
05. Orientiert an **fünf Ws** kann zum **Hygieneplan** Folgendes gesagt werden:

<u>Was</u>: Arbeitsbereiche, die erfasst, bzw. Objekte, die gewartet werden müssen.
<u>Wie</u>: Art der Maßnahmen, die zur Desinfektion, Reinigung, Sterilisation und Entsorgung zu treffen sind.
<u>Womit</u>: Arbeitsmittel, wie z. B. <u>Desinfektionsmittel</u>, Sterilisator.
<u>Wann</u>: Zeitpunkt, Rhythmus und Reihenfolge der Hygienemaßnahmen.
<u>Wer</u>: Die für die einzelnen Maßnahmen und Verrichtungen verantwortlichen Personen (vom Zahnarzt zuvor benannte ZFAs, die mit der Aufbereitung von Medizinprodukten betraut sind bzw. mit Freigabeberechtigung).

Der Hygieneplan muss in **jeder Praxis** erstellt werden, da er indirekt dem *Infektionsschutz von Patienten und Praxisteam* dient.

2. Hygiene, Vorbeugung und erste Hilfe

06. Personen, die aufgrund ihrer Ausbildung und praktischen Tätigkeit, die erforderliche Sachkenntnis aufweisen und die der Zahnarzt als Chef beauftragt bzw. festlegt, werden im Hygieneplan namentlich erwähnt.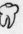

Am besten sollten mehrere Personen autorisiert und in den Hygieneplan eingetragen werden.

07. Unter unmittelbarer Anleitung und Aufsicht sollten Auszubildende Medizinprodukte aufbereiten.

08. In erster Linie kontrolliert der Zahnarzt als verantwortlicher Freiberufler die Umsetzung selbst. Sollte eine Praxisbegehung erfolgen, wird die Einhaltung der Empfehlungen von der zuständigen Behörde begutachtet.

09. Hygieneempfehlungen für Behandlung **hochinfektiöser Patienten:**

- Behandlung grundsätzlich am Ende der Sprechstunde, da dann genügend Zeit zur gründlichen Desinfektion von Einheit und Mobiliar zur Verfügung steht.
- Patient und Behandlungsstuhl werden mit einem Tuch abgedeckt, sodass nur die Mundhöhle freibleibt.
- An der Einheit werden alle Zuleitungen, Handgriffe und Bedienungsknöpfe mit sterilen Abdeckungen überzogen.
- Zahnarzt und Helferinnen schützen sich durch
  - Kopfhaube
  - Gesichtsschutz aus Einwegmaterial (Mund-Nasen-Schutzmaske, Schutzbrille)
  - Handschuhe (dünnwandig, flüssigkeitsdicht)
  - Schürze, Kittel, hier mit langen Ärmeln
- Direkter Kontakt mit Blut, Eiter oder Speichel muss unbedingt vermieden werden; deshalb
  - nichts mit ungeschützten Fingern berühren,
  - wo immer möglich Verwendung von Einwegmaterialien.
- Einsatz von zwei Helferinnen: *Helferin 1*, die nur am Stuhl assistiert, *Helferin 2*, die Instrumente und Materialien vorbereitet und anreicht, also überhaupt nicht direkt mit dem Patienten zu tun hat.

2.1.6 Desinfektion und Sterilisation

01. Unter ***Desinfektion* = Keimarmut = Antisepsis** versteht man das Versetzen in einen nicht infektiösen Zustand durch eine wachstumshemmende Wirkung auf die vegetativen (nicht sporenbildenden) Formen der Mikroorganismen;
kann mit **chemischen Mitteln** in der Instrumentenwanne oder
physikalisch mit dem Thermodesinfektor erreicht werden,
allerdings ohne Einfluss auf Sporen und Viren.

Desinfizieren heißt also Gegenstände – oder was immer – in einen Zustand versetzen, dass sie *nicht mehr infizieren* können.

Unter **Sterilisation** = **Keimfreiheit** = **Asepsis** versteht man die *absolute Abtötung* aller Lebens- und Dauerformen von Mikroorganismen, *einschließlich Sporen und Viren*. Sie kann nur mit physikalischen Methoden erreicht werden.

Sterilisieren heißt also *vollständig keimfrei* machen.

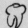
Sepsis = **Blutvergiftung** = **Bakteriämie**,
= Eindringen von Mikroorganismen direkt in das **Blut**.

02. a) Ausreichende schädigende Wirkung auf Krankheitserreger im Sinne einer möglichst

- **bakteriziden** (bakterienvernichtenden), oder doch
- **bakteriostatischen** (bakterienwachstumshemmenden), ⎱ keine Sporenabtötung!
- **fungiziden** (pilzabtötenden) und
- **viruziden** (virenabtötenden) Wirkung.

b) Breites Wirkungsspektrum mit Erfassung möglichst vieler Krankheitskeime.

c) Geringe Toxizität (Giftigkeit).

d) Geringes Allergisierungsvermögen (Hervorrufen von Überempfindlichkeitserscheinungen).

e) Gewebsfreundlichkeit.

f) Geringe Aggressivität gegenüber „toten" Materialien, wie Metall, Gummi, Kunststoff.

g) Unaufdringlicher Geruch.

h) Kein Hervorrufen von Verfärbungen.

i) Nicht zu kostspielig.

03. a) **Phenol**derivate (Abkömmlinge), z. B. Kresole,
b) **Halogene** (Salzbildner), z. B. Jod- oder Chlorpräparate,
c) **Oxidationsmittel**, z. B. H_2O_2 (Wasserstoffsuperoxid),
d) **Alkohole** und **Aldehyde**, z. B. Isopropylalkohol und Formalin,
e) Quecksilberverbindungen, z. B. Merfen,
d) Lokalantibiotika, z. B. Neomycin.

04. **Chemie** ist die Naturwissenschaft, die sich theoretisch und praktisch mit den chemischen Elementen in freiem oder gebundenem Zustand und ihren Gesetzmäßigkeiten befasst.

Die zwei großen Bereiche sind organische und anorganische Chemie.

05. **Säuren**
- schmecken *sauer*,
- färben Lackmuspapier *rot*,
- neutralisieren Alkalien,
- dissoziieren (spalten sich) in negative Säurerestionen und positive Wasserstoffionen nach dem Beispiel: HCl (Salzsäure) H^+ und Cl^-,

Es gibt anorganische oder Mineralsäuren und organische Säuren.

2. Hygiene, Vorbeugung und erste Hilfe

06. In der Zahnheilkunde verwendet man

Anorganische Säuren:
Salzsäure (HCl) zur Aufbereitung stark obliterierter (verkalkter) Wurzelkanäle und zum Absäuern in der Metalltechnik,
Phosphorsäure (H_3PO_4) als wichtigster Bestandteil aller zahnärztlichen Zemente und zum Anätzen des Schmelzes bei der Fissurenversiegelung.

Organische Säuren:
Trichloressigsäure – Pa-Behandlung
Zitronensäure – Kanalaufbereitung
Acrylsäure – Ausgangsmaterial zahnärztlicher Kunststoffe

07. Alkalien

- schmecken *seifenartig bitter*,
- färben Lackmuspapier *blau*,
- neutralisieren Säuren,
- und dissoziieren in positive Metall- und negative OH-(Hydroxyl-)ionen nach dem Beispiel: NaOH (Natronlauge) Na^+ und OH^-.

a) Laugen bzw. Hydroxyde, z. B. NaOH (Natronlauge) Bestandteil von Bohrerdesinfektionsmitteln

b) Karbonate, z. B. Calciumcarbonat als Schlämmkreide Bestandteil von Poliermitteln und von Zahnpasten

c) Seifen z. B. Sapo medicatus (medizinische Seife)

08. Die Reaktion einer Lösung oder einer Körperflüssigkeit, d. h. deren Säure- oder Alkalitätsgrad, wird ausgedrückt durch den **pH-Wert**. Die Reaktion ist abhängig von der Konzentration freier Wasserstoff- bzw. Hydroxylionen. Beide stehen in bestimmter Beziehung zu einander.

Man versteht also unter dem pH-Wert die Wasserstoffionenkonzentration (H^+) in Lösungen. Die Skala geht von 0 bis 14.

Neutralwerte um **7**
Saurer Bereich kleiner als 7
Alkalischer Bereich größer als 7

09. Von bakteriologischer Seite wird für alle zahnärztlichen Maßnahmen eine *hygienische* **Händedesinfektion** gefordert, um die Pathogenität der Mikroorganismen an den Händen auszuschalten. **Voraussetzungen** für eine wirksame **Händedesinfektion** sind

- Ringe, Uhren und Schmuck sind abzulegen,
- sorgfältige Nagelpflege,
- gründliches Waschen der Hände unter fließendem warmem – nicht heißem – Wasser mit hautschonender Waschlotion (Direktspender).

- Hände gut abtrocknen, am besten mit Einweghandtüchern
  - elektrische Warmluft-Händetrockner sind unvorteilhaft, da alkalische Seifenreste den natürlichen schützenden Säuremantel der Haut zerstören

  und

  - Keime nicht entfernt, sondern auf der Haut verteilt und fixiert werden.
- Die gereinigten trockenen Hände werden entweder mit ca. 3 ml eines speziellen Händedesinfektionsmittels oder mit Isopropylalkohol eingerieben (Direktspender).
- Desinfektionsmittel ca. eine halbe Minute einwirken lassen, nicht nachwaschen.

10. Gemäß RKJ-Empfehlungen
    a) vor und nach jeder Behandlung
       (bei Behandlung pyogener (eitriger) Prozesse, z. B. Abszessspaltung oder nach Kontakten mit Blut nach allen chirurgischen Eingriffen sowie bei allen Behandlungsmaßnahmen von Patienten mit hochinfektiösen Erkrankungen, wie Hepatitis, AIDS oder Tuberkulose)
    b) nach Kontaminationen
    c) bei Handschuhwechsel.

MERKE!

Hygienische Händedesinfektion ist nicht nur *Vorsorge* für den nächsten Patienten, sondern auch *Selbstschutz*.

Eine Handwaschung wird
a) zu Arbeitsbeginn
b) nach Arbeitsende
c) nach Toilettenbenutzung
d) nach dem Naseputzen und
e) vor Esseneinnahmen (auch Rauchen) durchgeführt.

Weitere Waschungen sind nach sichtbarer Verschmutzung, vor chirurgischer Handdesinfektion und ggf. zwischen Behandlungen erforderlich.

11.

	Händedesinfektion	
	hygienisch	chirurgisch
Zeitpunkt	- vor *jeder* Behandlung, - bei Behandlung*unterbrechung* - bei Behandlung*ende*	- vor umfangreichen zahnärztlich-*chirurgischen* Eingriffen - vor zahnärztl.-chir. Eingriffen bei Patienten - mit *erhöhtem Infektionsrisiko*
Art des Desinfektionsmittels	auf **Alkohol**basis	auf **Alkohol**basis
Menge des Desinfektionsmittels	3 bis 4 ml	10 ml

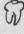

2. Hygiene, Vorbeugung und erste Hilfe

Dauer	30 bis 60 *Sekunden*	2 Min./3 Min./2 Min. (auch 1 *Minute* möglich)
Methode	*trockene Handoberflächen* mit Desinfektionsmitteln einreiben (Handinnen- und -außenflächen, Handgelenke, Fingerzwischenflächen, Fingerkuppen und Nagelfalze)	- Hände und Unterarme mit Wasser u. Flüssigwaschmittel reinigen/ Säuberung der Fingernägel/Trocknung - Hände und Unterarme mit Desinfektionsmittel einreiben - nur Hände mit Desinfektionsmittel einreiben

12. Verfahren zur **vollständigen Keimfreimachung** sind:
    - Sterilisation in gespanntem *Wasserdampf* (**Autoklav**), vor allem Typ B.
    - Sterilisation in *Heißluft* = trockene hohe *Hitze* (**Heißluftsterilisator**): nur mehr eingeschränkt anwendbar.
    - *Gas*sterilisation (*Sterivitverfahren*).
    - *Strahlen*sterilisation
        - UV-Strahlen
        - Gamma- oder Elektrodenstrahlen

In der zahnärztlichen Praxis überwiegt mehr und mehr das **Autoklavieren** vor der *Heißluftsterilisation*, der eine Reihe von Nachteilen anhaftet und die nicht mehr angewendet werden sollte.

13. Die wesentlichen **Nachteile der Heißluftsterilisation** sind:

    a) Relativ **lange Zeitdauer** bzw. Betriebszeit.

    b) Es können wegen der **hohen Temperaturen** nur thermostabile (hitzebeständige) Stoffe sterilisiert werden.

    c) *Tupfer und Verbandmaterial* werden schon bei 160 Grad **braun und brüchig**.

    d) *Scharfe und schneidende Instrumente* **verlieren ihre Schärfe** und werden **brüchig**; d. h. erhöhte Frakturgefahr.

    e) Nur für Medizinprodukte, die nicht verpackt und fest sind, sofort verwendet und nicht transportiert oder eingelagert werden.

MERKE!

Vergleich von	**AUTOKLAV**	**HEISSLUFTSTERILISATOR**
Sterilisation durch	gespannter, gesättigter *Wasserdampf*	heiße/erhitzte *Luft*
Vergleich mit	Dampfdrucktopf	Backofen
Temperaturen	121 °C bzw. 134 °C	160 °C bis 220 °C
Sterilisierzeit	kürzer (121 °C 20 Minuten/ 15 Min.) 134 °C **5** Minuten/ 3 Minuten)	länger (**180** °C **30** Minuten)

Tötungskraft	bessere Durchdringungskraft	
Öffnung während Betriebszeit	*Verbrühungs*gefahr durch Dampf	*Betriebstemperatur* sinkt
Sterilisiergut	breites Angebot, je nach Sterilistionszyklus (B erfüllt alle Anforderungen)	keine Gummiartikel, Tupfer braun/brüchig, schneidende Instrumente stumpf

14.

Instrumentensterilisation		
Instrumente	*Autoklav*	*Heißluftsterilisator*
Textilien, Zellstoff, Tupfer	+	– (braun, brüchig)
Gummi	(+)	– (schmelzen)
Metallinstrumente (grundsätzlich)	+	+
Scheren, Skalpelle, Metallbohrer	+	– (stumpf)
Wurzelkanalinstrumente	+	– (stumpf, brüchig)
Hand-/Winkelstücke	(+)	–
Stahlbohrer	– (nicht rostfrei)	(–)

+ = geeignet, – = nicht geeignet, ( ) = eingeschränkt

Fazit: Beim *Heißluft*sterilisator spielen die *hohen Temperaturen* (160 °C bis 200 °C) eine Rolle,
beim **Autoklaven** der *Dampf* (Rostgefahr!) und die *Temperaturen* für bestimmte Gummiartikel oder nicht so hitzebeständige Hand- und Winkelstücke (entscheidend ist der Sterilisationszyklus bzw. Typ des Autoklaven).

15. Der gesamte **Sterilisationsvorgang** gliedert sich in folgende *Phasen* (Reihenfolge!):

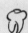

- <u>Anheizzeit</u>: Zeit bis zum *Erreichen* der Siedetemperatur von 100 °C
- <u>Entlüftungszeit</u>: Zeit bis die Luft vollständig aus dem Gerät entwichen ist (Vorvakuum)
- <u>Steigezeit</u>: Zeit bis zum *Erreichen* der notwendigen Sterilisationstemperatur (121 °C oder 134 °C)
- <u>Ausgleichs- oder Hinkezeit</u>: Zeit bis das *gesamte Sterilisiergut* die erforderliche Temperatur *angenommen* hat; sie hängt davon ab, ob der Nutzraum nicht zu dicht und nicht zu unregelmäßig beschickt ist; es handelt sich also um eine Art „Risikozuschlag" als Sicherheitsfaktor.

- <u>Sterilisier- oder Abtötungszeit</u>: Zeit bis alle Mikroorganismen *vollständig vernichtet*, d. h. abgetötet sind. Es gilt der Grundsatz: je höher die Temperatur desto kürzer die Sterilisationsdauer.
- <u>Fall- oder Abkühlzeit</u>: Zeit bis zur möglichen Entnahme des Sterilisiergutes.

16. Die wichtigsten **Bauteile eines *Autoklaven*** sind:
- Sterilisationskammer mit doppelter Wand und Türverriegelung (Schraubenverschluss bzw. elektromotorisch),

2. Hygiene, Vorbeugung und erste Hilfe

- integrierter elektr. Dampfgenerator und Vakuumpumpe,
- interne Wassertanks,
- Anschluss an Wasseraufbereitungsanlage,
- Mantelheizung,
- elektronisches Steuerungssystem zur Überwachung aller physikalkischer Parameter (LCD-Display),
- Tabletts in mehreren Etagen,
- integrierter Datendrucker ...

17. Die **Sterilisation mit *unter Druck stehendem heißem Wasserdampf*** bezeichnet man als *autoklavieren*. Ein Autoklav funktioniert grundsätzlich wie ein Dampfdrucktopf. Destilliertes/demineralisiertes Wasser (Aqua destillata) wird über seinen Siedepunkt erhitzt, sodass es verdampft. Da der Kessel mittels eines Schraubenverschlusses fest verschlossen ist, entsteht Wasserdampf, der gefangen gehalten wird. Durch weiteres Aufheizen werden Druck und damit auch Temperatur erhöht. Bei Sterilisatoren der Klasse (Typ) B wird durch ein mehrmaliges (= fraktioniertes) Vorvakuum die gesamte Luft durch Eintritt von Dampf herausgepumpt. So werden auch die Innenflächen von Tubinen und Hand-/Winkelstücken sicher sterilisiert. Der Dampfdruck steigt auf 1 – 3 bar, die Temperatur auf *120 – 134 °C*. In der **zahnärztlichen Praxis** wird in aller Regel bei einer Temperatur von 134 °C und einem Druck von 2 bar ca. 5 Minuten sterilisiert.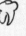

Beim **Autoklaven** ist zu beachten:

- ***regelmäßiges Wechseln*** von Wasser/Gerätereinigung,
- ***keine Sterilisation*** von Instrumenten aus nicht rostfreiem Stahl,
- ***Prüfung*** der Sterilisatorenklasse (= Typ) auf Eignung zur Dampfsterilisation der Hand-, Winkelstücke und Turbinen,
- ***keine Öffnung des Geräts*** während der Sterilisation, weil
  - *Dampf dann explosionsartig* entweicht,
  - Gefahr schwerer *Verbrühungen* besteht.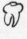

18.

Sterilisationszyklen		
Klasse B	Klasse S	Klasse N
Sterilisation **aller** verpackten und unverpackten massiven, hohlen und porösen Produkte; fraktioniertes Vakuum; Helix Test	Sterilisation von Medizinprodukten nach **Angabe des Herstellers** dieser Produkte; Dampfinjektionsverfahren; Chemoindikator (Bowie und Dick für Großgeräte)	Sterlisation **unverpackter massiver** Produkte zum sofortigen Verbrauch; Strömungs- oder Gravitationsverfahren; Keine Hand- und Winkelstücke, keine Turbinen!!

19. **Fraktioniertes** Verfahren: Durch den Eintritt von Dampf wird Luft verdrängt, was mehrmals abläuft. Die Trocknung der Medizinprodukte erfolgt während der Phase des Nachvakuums. Alle Medizinprodukte können mit diesen Sterilisatoren des Typs B keimfrei gemacht werden.

Dampfinjektionsverfahren: Luft wird nur einmal evakuiert. Gleichzeitig strömen geringe Mengen ein. Einfaches Vor- und Nachvakuum. Es gibt nur die Lufttrocknung.

Sterilisatoren des Typs S sind nur für vom Hersteller empfohlene Medizinprodukte anzuwenden (schriftliche Bestätigung vom Hersteller).

Strömungs- oder **Gravitationsverfahren**: Wie beim Dampfdruckkochtopf wird die Luft durch Sattdampf (= gasförmiger Wasserdampf) verdrängt.
Nur für unverpackte massive Produkte sind die Sterilisatoren der Klasse N zu verwenden, jedoch für keine Hand- und Winkelstücke sowie Turbinen.

20. Von großer Bedeutung für die Sterilisation ist die richtige Beladung. Dies fällt umso leichter, wenn der Hersteller seinerseits eine Validierung durchführt und eine entsprechende Beladungskonfiguration vorgegeben hat:
    - Die maximale Beladungsmenge darf hierbei nicht überschritten werden.
    - Bei Stapelung mehrerer Sterilisiergutbehälter darf die Dampfdurchdringung nicht durch verdeckte Perforationen erschwert werden.
    - Klarsichtsterilisierverpackungen dürfen keinesfalls übereinander liegen. Flach oder senkrecht stehend werden sie auf perforierten Tabletts angeordnet.

21. Vorzugsweise sollten bei einer Sterilisation **einheitliche** Chargen gebildet werden. Sind aber **gemischte** Beladungen aus wirtschaftlichen Gründen unumgänglich, gelten die angeführten Grundregeln:
    - Werden Klarsichtsterilisierverpackungen/Papierverpackungen und Instrumente innerhalb einer Charge sterilisiert, so gehören Klarsichtsterilisier- und Papierverpackungen im Sterilisator nach oben, Instrumente und Sterilisiergutbehälter nach unten.
    - Textilien gehören immer nach oben: Klarsichtsterilisier-/Papierverpackungen oder Instrumente und Sterilisiergutbehälter gehören bei gleichzeitiger Sterilisation nach unten.

22. Durch sich selbst überwachende und protokollierende Sterilisationsgeräte ist die Einhaltung vorgeschriebener Prodzessdaten am einfachsten.

    Prozessdaten sind in diesen Fällen die Temperatur, der Druck und die Zeit. Sie müssen nicht für jeden Vorgang aufgezeichnet werden.

    Eine so genannte **Negativdokumentation** erfolgt, d. h. nicht ordnungsgemäße Abläufe werden in einer Negativliste aufgeschrieben.

23. Hersteller von Sterilisatoren geben einzuhaltende Prozessparameter (wie Temperatur, Druck und Zeit), welche vom Betreiber einzuhalten und deren Einhaltung nachzuweisen sind, vor = validieren.

24. Ausschließlich freigabeberechtigte Personen sind für eine Freigabe zuständig. Sie ist erforderlich für:
    a) **semikritische** Medizinprodukte A/B nach
       - maschineller Aufbereitung im RDG mit nachweislicher Desinfektion,
       - maschineller Aufbereitung im RDG ohne nachweisliche Desinfektion und abschließender Desinfektion (unverpackt) im Dampfsterilisator,
       - manueller Aufbereitung und abschließender Desinfektion (unverpackt) im Dampfsterilisator,

2. Hygiene, Vorbeugung und erste Hilfe

b) **kritische** Medizinprodukte kritisch A/B nach Sterilisation (unverpackt) im Dampfsterilisator.

25. Freigabe des **Verfahrens** = tägliche Überprüfung, ob der Sterilisator im Rahmen der vorgeschriebenen Parameter arbeitet;

Chargen-Freigabe = Überprüfung der Prozessparameter anhand der Anzeige am Sterilisator, des Ausdruckes und/oder der verwendeten Chargenkontrollen;

Freigabe des **Sterilguts** = Überprüfung der einzelnen Verpackungen auf Beschädigungen und Restfeuchte.

26. Eine regelmäßige **Überprüfung von Sterilisatoren** auf ihre Funktionstüchtigkeit/Wirksamkeit ist vorgeschrieben. Sie hat sich zu erstrecken auf

- tägliche, technische Kontrolle (Temperatur, Druck, Expositionszeit), Bewerten von Indikatorstreifen = Chemoindikatoren Klasse 1 (Behandlungs-) oder Klasse 5 (Prozessindikator)

- halbjährliche, biologische Wirksamkeitsprüfung (Sporenpäckchen = Bioindikatoren (außer bei Sterilisatoren mit Selbstüberwachung und Dokumentation): Sie ersetzen nicht die Validierung von Geräten.

Zur **Kontrolle des Sterilisationserfolges** gibt es also *mehrere Möglichkeiten*

- **Selbstüberwachung des Sterilisators** und Dokumentation als Druck/EDV (Temperatur/Druck/Zeit)

- **Behandlungs- bzw. Chemoindikatoren (Klasse 1)** in Form von Teststreifen, die bei Behandlung im Sterilisator einen Farbumschlag ergeben *(sie zeigen, ob die **Betriebstemperatur** erreicht wurde).* Diese Kontrolle erfolgt **täglich**.

- **Prozess- bzw. Chemoindikatoren (Klasse 5)** = zeitgesteuerter Indikator: beurteilt Dampfqualität und Expositionszeit, dokumentiert die Behandlung im Dampfsterilisator (Farbumschlag!) wird in der Verpackung mitgeführt.

- biologische Kontrolle durch **Sporenpäckchen**, die während eines Entkeimungsvorganges mitsterilisiert werden. Nach der Sterilisation werden die Sporenpäckchen an ein *Hygieneinstitut* oder mikrobiologisches Labor eingeschickt, wo durch bakteriologische Untersuchung festgestellt wird, ob alle Sporen abgetötet worden sind:

Außer bei Sterilisatoren mit Selbstüberwachung und Dokumentation wird diese Kontrolle jedes **halbe Jahr** durchgeführt, also 2-mal im Jahr oder nach 400 Chargen, bei Inbetriebnahme oder nach Reparaturen bzw. längeren Pausen.

Das Gewerbeaufsichtsamt darf in diese Aufzeichnungen Einsicht nehmen.

Zur **Funktionsprüfung von Sterilisatoren** werden **Sporenpäckchen** verwendet, weil

- Sporen die ***äußerst widerstandsfähigen Dauerformen*** von bestimmten Bakterien = Bazillen sind,
- ein Sterilisator, der ***Sporen abtöten kann***, ganz bestimmt völlige Keimfreiheit erzeugt.

27. Der Prüfkörper wird **Helix Testkörper** (= 1,5 m langer Schlauch mit einem Durchmesser von nur 2 mm) genannt. An einem Ende ist er durch eine kleine Kapsel verschlossen, in der sich ein integrierter Indikator befindet.

Der Wasserdampf muss erst durch den Schlauch bis zum Indikator gelangen, um einen Farbumschlag zu erzeugen. Vorher muss aber die Luft durch die Vakuumanlage aus dem Schlauch entfernt werden.

Kleinste Mengen an Restluft oder anderen nicht kondensierbaren Gasen führen zu einer nicht ordnungsgemäßen Verfärbung.

28. Medizinprodukte der Zahnarztpraxen werden – wie folgt – eingruppiert:
    a) unkritisch,
    b) semikritisch,
    c) kritisch.

29. **Unkritische** Medizinprodukte kommen nur mit intakter Haut, **semikritische** mit Schleimhaut oder krankhaft veränderter Haut in **Berührung**.

    Kritische Medizinprodukte **durchdringen** die Haut oder Schleimhaut, kommen dabei mit Blut, inneren Organen oder Geweben – einschließlich Wunden – in Kontakt (also bei Anwendung von Blut, Blutprodukten und anderen sterilen Arzneimitteln).

30.

Medizinprodukte		
unkritisch	semikritisch	kritisch
extraorale Teile des Gesichtsbogens, Schieblehre, Anrührspatel für Abformmaterialien ...	intraorale Kamera (A), Geräte zur Kariesdiagnostik (A), Ansätze für Polymerisationslampen (A), Spiegel (A), Abformlöffel (A) rotierende oder oszillierende Instrumente für allgemeine, präventive, restaurative oder kieferorthopädische **(nicht invasive)** Maßnahmen (B) = Bohrer, Finierer, Polierer ...; Pulverstrahlgeräte (B); Hand-/Winkelstücke, Turbinen	Instrumente und Hilfsmittel für chirurgische, parodontologische oder endodontische **(invasive)** Maßnahmen (A) = Extraktionszangen, Hebel; rotierende oder oszillierende Instrumente für chirurgische, parodontologische oder endodontische **(invasive)** Maßnahmen (B) = Endodontieinstrumente, chirurgisch rotierende Instrumente; innengekühlte Bohrer

(A) = Gruppe A, (B) = Gruppe B

31. **Gruppe A** = Instrumente, bei denen die Aufbereitung ohne besondere Anforderungen durchgeführt werden kann;
    Gruppe B = Instrumente mit erhöhten Anforderungen:
    Hier wurden die Instrumente aufgenommen, bei denen
    a) die Effektivität der Reinigung nicht durch Inspektion unmittelbar beurteilbar ist: z. B. wegen langer, enger, insbesondere endständiger Lumina oder Hohlräume mit nur einer Öffnung ...

2. Hygiene, Vorbeugung und erste Hilfe

b) die Anwendungs- oder Funktionssicherheit beeinflussende Effekte der Aufbereitung einschließlich des Transportes auf das Medizinprodukt und seine Materialeigenschaften nicht auszuschließen sind: z. B. knickempfindliche Medizinprodukte, empfindliche Oberflächen oder

d) die Anzahl der Anwendungen oder die Aufbereitungszyklen durch den Hersteller auf eine bestimmte Anzahl begrenzt ist.

32. Benützte Bohrer, Schleifkörper, Steinchen und dergl. werden in *Gefäße mit Bohrerdesinfektionslösung* gegeben, die neben einem **reinigenden** und **desinfizierenden Effekt** auch einen **Rostschutz** (= Korrosionsschutz, so genanntes Bohrerbad) enthalten muss. Neben einfachen Bohrerschälchen gibt es dafür auch Spezialgefäße, wie den **Fräsator** oder die **Krusit-Leukit-Schälchen** mit Siebeinsätzen.

Nach einer – vom Hersteller bestimmten – Verweildauer in der Desinfektionslösung werden dann die Bohrer mit dem Sieb herausgenommen, mit klarem Wasser gespült, getrocknet. So weit noch nötig, wird mit **sterilisiertem** Bohrerbürstchen endgereinigt, erneut desinfiziert, gespült und getrocknet.

Dieses Vorgehen genügt für **konservierende** Behandlungsmaßnahmen.

Bei möglicher Kontamination mit Blut (z. B. Prophylaxebehandlung) sollte wegen besonderer Schwierigkeiten bei der Aufbereitung ggf. auf eine Wiederverwendung von Bürsten und Kelchen verzichtet werden.

Bohrer, die für **chirurgische Eingriffe** benötigt werden, müssen darüber hinaus – verpackt – noch mit physikalischer Methode (Autoklav) **absolut keimfrei** gemacht werden.

33. a) Aus Gründen des Selbstschutzes müssen **gebrauchte (kontaminierte) Instrumente** zuerst für mindestens eine halbe Stunde (beachte Angabe des Herstellers) in eine **Lösung**, die reinigt und desinfiziert, gelegt werden.

    Zweckmäßig ist ein Ultraschallreinigungsgerät, da damit durch Zusatz eines Desinfektionsmittels nicht nur Reinigung, sondern auch Desinfektion erreicht werden kann (chemisches Reinigungs- und Desinfektionsverfahren).

    b) Die desinfizierten Instrumente werden dann unter fließendem heißem Wasser mit einer Handbürste kräftig bearbeitet. **MERKE!**: *Immer erst desinfizieren, dann reinigen* (bzw. gemäß neuer Hygienerichtlinien: umgekehrte Reihenfolge!).

    c) Nach Desinfektion und Reinigung gut **abtrocknen**.

    d) Die exakt gereinigten, desinfizierten und getrockneten Instrumente werden dann in den **Sterilisator** gegeben:
    • unverpackt für nicht invasive Maßnahmen,
    • verpackt für invasive Maßnahmen!

MERKE!

Hygienekette:

Nach der Behandlung: Abräumen/Entsorgen, kontaminationssicherer Transport, dann:

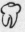

a) chemisch/<u>manuell</u>: Desinfektion mit Reinigung, (Instrumentenwanne/<u>Hände</u> = Eintauchverfahren),

oder

b) thermisch/<u>maschinell</u>: Spülung, Trocknung, Desinfektion, Reinigung, (<u>Thermodesinfektor</u> = RDG = Reinigungs- und Desinfektionsgerät),
anschließend:
Instrumentenpflege (z. B. Nachschärfen, Ölen),
Einschweißen oder Einsortieren in Trays,
Sterilisation durch Autoklav (oder Heißluftsterilisator),
Einräumen und Lagerung.

Reihenfolge hier beachten!!
Widerspruch:
Laut Vorgaben der Berufsgenossenschaft ist erst zu desinfizieren, dann zu reinigen, um Kontaminationen durch Verletzung an undesinfiziertem Material zu vermeiden.

Gemäß Hygienerichtlinien ist erst zu reinigen, dann zu desinfizieren, um Desinfektionsmittel auf alle Oberflächen gelangen zu lassen (Oberflächenabdeckung durch Verschmutzung).

Lagerung der sterilen Instrumente
(Sterilgutverpackung: ca. 6 Monate bakteriendicht, <u>un</u>verpacktes Sterilgut ist für den <u>sofortigen</u> Verbrauch vorgesehen!):
- trocken,
- staubgeschützt,
- Temperaturschwankungen und
- Kontamination mit Keimen vermeiden

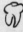

34. Ein **Thermodesinfektor** (= <u>thermische</u> Desinfektion) = RDG = Reinigungs- und Desinfektionsgerät:

- arbeitet ähnlich <u>wie</u> eine ***Geschirrspülmaschine***, (er <u>ist</u> aber <u>keine!!</u>)
- heizt für mindestens **10 Minuten** auf ca. **93 °C** auf,
- ersetzt die **Reinigung und Desinfektion**, Spülung und Trocknung,
- ist deshalb <u>kein</u> *Sterilisator* und führt **keine** *Sterilisation* durch.

Vorteile: - Verringerung der Verletzungsgefahr bei der Instrumentenreinigung,
- Arbeitsentlastung des Personals.

Regeln:
a) Instrumente nach Gebrauch – meist ohne Vorbehandlung unmittelbar in das Gerät geben → Sammlung *bis zu 6 Stunden*!
b) Instrumente *richtig einordnen* (ohne gegenseitige Beschädigung)!
c) **Gelenke** von Instrumenten **öffnen** und so einlegen!
d) **nur ausreichend korrosions- und temperaturbeständige** Instrumente dürfen in dieses Gerät!
e) *direkt nach Programmende* werden die Instrumente aus dem Gerät genommen:
- schnelle Trocknung
- Korrosionsgefahr!

- Kontrolle auf Rückstände, Funktionsprüfung.

Bei Reinigung und Desinfektion ist dem thermischen Verfahren im RDG der Vorzug vor dem manuellen chemischen Verfahren zu geben.

35. Unter **chemischer Desinfektion** versteht man die Verwendung von Desinfektions-/ Reinigungsmitteln in speziellen *Instrumentenwannen*.

Regeln:
- **richtige Konzentration** der Desinfektions- und Reinigungsmittel wählen, denn eine **Über- oder Unterdosierung** führt zu einer *Verminderung der Wirkung*! Eine Dosierung nach Gutdünken ist deshalb zu vermeiden (Herstellerangaben sind zu beachten).
- *genügend* **Einwirkzeit** (Herstellerangaben!), aber *nicht zu lange* – wie z. B. über Nacht – wegen dann auftretender Materialschäden.
- **vollständige Bedeckung** und blasenfreies Einlgen der Instrumente durch die Lösung (*Gelenke* von Instrumenten vor dem Einlegen *öffnen*! Zerlegen der Instrumente).
- **nach der Desinfektion** Instrumente *unter fließendem Wasser* abwaschen und *gründlich trocknen*.
- **kein Einlegen** von Hand- /Winkelstücken.

36. **Instrumentenhygiene**:
- Vor dem Sterilisieren werden kritische Medizinprodukte eingeschweißt, um eine *langdauernde Sterilität* zu bewahren.
- Durch das Einschweißen bleiben die Instrumente aber nicht unbegrenzt steril, *sondern* in Container- oder Sterilgutverpackung (Klarsicht) bis zu 6 Monaten, Mehrfachverpackungen bis zu 5 Jahren.
- Einen Überblick über die *Lagerungsdauer* von Instrumenten erhält man durch das *Datieren der Folien* (Sterilisierdatum/Sterilgutlagerfrist).
- Die *Indikatorfarbstreifen* (= Chemoindikator) sind eine *relativ sichere Kontrolle der Sterilisatorfunktion*. Sehr sicher ist u. a. der Sporenpäckchentest = Funktionsprüfung = Bioindikator.
Neu sind die Dampfdurchdringungstests, wie z. B. der Helix Test für Hohlkörper oder der Bowie und Dick Test (für die ZA-Praxis nicht so relevant wie der Helix Test, Bowie und Dick Test: nur für Großgeräte vorgeschrieben).
- Instrumente, die **unbedingt sterilisiert werden müssen**: z. B.
  - *chirurgische Instrumente*,
  - *Wurzelkanalinstrumente*, ⎫ invasive Maßnahmen!
  - *PAR-Instrumente*;   ⎭
  demnach ist eine Sterilisation von unverpackten (z. B.) Pinzetten, Mundspiegeln... (= nicht invasive Instrumente!) für allgemeine, präventive, restaurative oder kieferorthopädische Maßnahmen nicht erforderlich.

37. **Hand-, Winkelstücke und Turbinen** abziehen und benutzte Entnahmestellen 20 Sekunden mit Wasser spülen – Außenreinigung und Wischdesinfektion von außen.

Für **konservierende bzw. allgemeine, restaurative oder kieferorthopädische** Belange wird die Desinfektion als ausreichend erachtet durch
a) Aufbereitung mit Automat:
   Thermodesinfektor der neuen Generation (RDG),
   Trocknung mit Druckluft, Pflege (Ölung) mit Spray oder in Spraygeräten, oder
b) Aufbereitung ohne Automat:
   Innenreinigung und Pflege mit Spray oder in Spraygeräten,
   thermische Desinfektion durch Dampfsterilisator (unverpackt).

Für **chirurgische, parodontologische oder endodontische** Maßnahmen müssen die Instrumente zusätzlich sterilisiert werden in Dampfsterilisatoren (**verpackt** in Folienbeuteln, Containern).

Danach erfolgt die Freigabe zur erneuten Anwendung (Dokumentation) sowie die saubere, trockene und staubgeschützte Lagerung.

Vor der Behandlung anlaufen lassen zur Entfernung von überschüssigem Öl.

38. Unter **Flächendesinfektion** versteht man die Desinfektion der Fußböden, Wände, Fenster, Türen, vor allem der Türklinken, Möbel, Geräte, Spei-, Spül- und Waschbecken, sowie aller im Raum befindlichen Gegenstände, nicht zu vergessen das Telefon.

Falsches Vorgehen:

- Jegliches **trockene** Fegen oder Wischen, weil dadurch pathogene Keime, die sich im Staub befinden, aufgewirbelt werden (Luftkeime).
- Mit Schwamm und Allzwecklappen erfolgt nur eine gleichmäßige Verteilung von Schmutz und Bakterien.

Hygienemaßnahmen bei Flächen und Gegenständen		
patientennahe: z. B. Leuchtengriff, Patientenstuhl, Schränke, Tisch am Behandlungsstuhl ... ↓	**sichtbar kontaminierte:** Blut, Speichel, Eiter ... ↓	**schwierig zu reinigende, schwierig zu desinfizierende** mit möglicher Kontamination ↓
Reinigung und Desinfektion durch Wischen mit getränktem Tuch, Sprühdesinfektion für schwierig zu desinfizierende Flächen ↓	Aufnahme mit desinfektionsmittelgetränktem Zellstoff, danach Wischdesinfektion ↓	Barrieremaßnahmen: Abdecken mit entsprechenden Abdeckmaterialien ↓
- nach jeder Behandlung	- sofort	- i. d. R. nicht sterilisierte Maßnahmen zur Abdeckung ausreichend, - bei aseptischem Vorgehen sterile Abdeckung - nach der Behandlung Materialien entsorgen bzw. aufbereiten
durch alle Beschäftigte im Untersuchungs-, Behandlungs- und Wartungsbereich		

2. Hygiene, Vorbeugung und erste Hilfe

Hygienemaßnahmen bei Fußböden	
in **Untersuchungs- und Behandlungsräumen**, die sichtbar kontaminiert wurden (Blut, Eiter ..) ↓	alle übrigen, z. B. **Rezeptionsbereich** ... ↓
Reinigung/Desinfektion durch Wischen (Flächendesinfektionsmittel)	Feuchtreinigung (ohne Zusatz von Desinfektionsmitteln) oder Saugen
unmittelbar nach Abschluss der Behandlung des betreffenden Patienten	am Ende des Behandlungstages
durch alle Beschäftigten im Untersuchungs-, Behandlungs- und Wartungsbereich	durch Reinigungspersonal

39. Für **Absauganlagen** sind folgende **Hygienemaßnahmen** zu treffen:
    - Schläuche, Kupplungen und Köcher der Absauganlagen sind außen zu desinfizieren – nach jedem Patienten,
    - Verwendung von Einweg-Absaugkanülen,
    - nach jedem Patienten Durchspülen des Absaugschlauches, ggf. Filterwechsel,
    - täglich zusätzliche Säuberung mit einem Desinfiziens,
    - Verwendung von zwei Sekrettöpfen mit Deckel, damit jeweils einer als Reserve in ein Desinfektionsmittelbad gelegt werden kann,
    - Mundspülbecken:
      - Reinigung und Wischdesinfektion von außen und innen (nach jedem Patienten)
      - Desinfektionsmittel in das Mundspülbecken gießen (mindestens am Ende des Behandlungstages).

40. Hygiene bei Endoinstrumenten:
    Vordesinfektion mit Reinigung (am besten im Ultraschallbad mit Präparat zur Instrumentendesinfektion in ihrem Ständer)
    Spülen, Trocknung/Verpackung
    Sterilisation im Autoklaven (früher: Heißluftsterilisator → Bruchgefahr) /
    Einsortieren, Entsorgung verbogener Instrumente /
    Exstirpationsnadeln und Wk-Instrumente mit kleinem Durchmesser evtl. nur einmal gebrauchen,
    sonstige: mehrmaliger Gebrauch – mit entsprechender Kennzeichnung der gebrauchten Instrumente (Frakturgefahr, besonders bei maschineller Aufbereitung!).

41. Die Benutzung von rotierenden NiTi-Feilen muss wegen der erhöhten Frakturgefahr exakt dokumentiert werden, indem in den Feilenschaft Kerben geschliffen werden. Dies erfolgt beispielsweise mit dem zur Trepanation verwendeten Diamantschleifer.

2.1.7 Praxisabfallentsorgung

01. - Selbstständige Organisation der einzelnen Praxen nach den amtlichen Richtlinien durch getrennte Sammlung von Haus- und Praxismüll.

- Einfacher, besser und sicherer, aber auch kostspieliger durch Auftrag an ein Entsorgungsunternehmen. Die verschiedenen Landeszahnärztekammern haben deshalb mit mehreren Entsorgungsbetrieben Rahmenverträge für die Praxisentsorgung abgeschlossen. Die Entsorgungsunternehmen stellen schriftliche Bestätigungen der ordnungsgemäß erfolgten Abfallentsorgung aus.

02. Spezielle Praxisabfälle sind:

- infektiöser Sondermüll, z. B. von Risikopatienten
- alte Medikamente und Restmedikamente
- organische Abfälle, wie extrahierte Zähne mit Amalgamfüllungen
- exzidiertes Gewebe
- so genannte Reststoffe.

03. Zu den Reststoffen, die einer besonderen Entsorgung bedürfen (= **Sondermüll**), rechnet man

- Altamalgam
- Entwickler und Fixierer   } Nachweispflicht!
- alte Lösungen und Chemikalien
- alte Filme und alte Röntgenbilder
- Bleifolien.

04. Amalgam fällt vor allem bei der Amalgamverarbeitung an:

- Knetreste und Modellierspäne
- entfernte Füllungsreste
- Amalgamschlamm in Sekrettöpfen, Folien und Sieben
- Abscheidegut aus Amalgamabscheidern
- leere Amalgamkapseln
- leere Quecksilberflaschen.

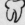

05. Verletzungsgefährdende Abfälle (scharfe, spitze und zerbrechliche Gegenstände) werden in **stichfesten Behältnissen gesammelt** und können dann gut verschlossen in dicken Plastiksäcken mit dem Hausmüll entsorgt werden. Sie werden „sicher umschlossen" entsorgt.

06. Solche Abfälle können auch entsorgt werden durch

- Rückgabe an Apotheken
- Rückgabe an Photogeschäfte
- Recycling-Container
- Rückgabe an Hersteller.

2. Hygiene, Vorbeugung und erste Hilfe

07. Grundsätze des korrekten „Umganges" mit Praxisabfällen sind:

- Die Abfälle müssen nach Abfallarten getrennt – und da, wo sie anfallen – in entsprechende Abfallbehälter gegeben werden.
- Die Abfälle müssen so eingesammelt und befördert werden, dass sich keiner daran schneiden oder stechen kann.
- Flüssige Abfälle dürfen nicht in Abfallsäcken gesammelt werden, sondern nur in festen Behältern.
- Spitze, scharfe oder zerbrechliche Gegenstände dürfen nur sicher umschlossen in Abfallsäcke getan werden.
- Eine Beschädigung der Abfallsäcke ist zu vermeiden. Abfallsäcke sollten nie über den Fußboden geschleift oder geworfen werden. Der Praxishalter muss geeignete technische Hilfsmittel zum Transport des Abfalls zur Verfügung stellen, z. B. fahrbare Müllsackständer.
- Auf gar keinen Fall dürfen infektiöse Abfälle in Wertstoffsammelbehälter, also auch nicht in den gelben Sack.

08. Eine Müllvermeidung im Praxisbereich kann erreicht werden durch

- umweltorientierten Einkauf,
- Bevorzugung umweltfreundlicher Produkte,
- Bevorzugung recyclingbarer Stoffe und Materialien,
- Ersatz von Einweg-Produkten durch „langlebigere" mehrfach nutzbare Mehrweg-Produkte anstelle von Einweg-Materialien,
- Vermeidung von Verpackungsmaterial durch Bevorzugung von Produkten in Verpackungen, die nachgefüllt oder anderweitig wieder verwendet werden können oder vom Hersteller zurückgenommen werden.

2.2 Zwischenfällen vorbeugen und in Notfallsituationen Hilfe leisten

2.2.1 Präventivmaßnahmen

01. An **prophylaktischen Maßnahmen** zur Verhütung allgemeiner Zwischenfälle kann Folgendes empfohlen werden

a) *Erhebung* einer gründlichen *Allgemeinanamnese* mit gezielten Fragestellungen,

b) Positive *Praxiseindrücke*

- ruhige und freundliche Betreuung durch eine allzeit liebenswürdige und adrette Helferin,
- helles freundliches, gut durchlüftetes, nicht überheiztes Wartezimmer,
- Vermeidung von Wartezeiten, damit kein Gedankenaustausch zwischen den Patienten möglich ist.

c) *Ruhige Behandlungszimmeratmosphäre*
- Vermeidung von Hektik und Unruhe,
- alle Fläschchen mit Medikamenten nur für den kurzen Augenblick der Entnahme öffnen, um typischen „Zahnarztgeruch" zu vermeiden,
- immer mit Patient über belanglose Dinge sprechen, um ihn abzulenken,
- darauf achten, dass Arbeitskleidung keine Blutspuren aufweist.

d) *Instrumente*, vor allem chirurgische, sollen in Glasschränken <u>nicht</u> deutlich *sichtbar* aufbewahrt werden.

Instrumente sind so bereit zu legen und zuzureichen, dass der Patient nicht verängstigt wird. In dieser Hinsicht zweckmäßig ist
- Verwendung von Trays,
- Bereitstellung auf abgedeckten Tischchen hinter dem Patienten.

e) *Injektionen*
- werden am besten in *liegender* Position des Patienten vorgenommen
- und Einstichstelle durch *Oberflächenanästhesie* unempfindlich gemacht.

02. Nirgends gilt der alte medizinische Grundsatz *„**Verhüten** ist besser als Heilen"* mehr als für **Risikopatienten**. Für sie gilt:

a) Gezielte Erhebung einer <u>Allgemeinanamnese</u> zur Ermittlung der Grundkrankheiten.

b) Zusammenarbeit mit dem behandelnden <u>Hausarzt</u> unter Ermittlung eventueller Kontraindikationen für einen zahnärztlichen Eingriff.

Unter Umständen muss eine zahnärztliche Behandlung besser auf einen späteren Zeitpunkt verlegt werden, bis eine internistische Versorgung des Grundleidens das zahnärztliche Behandlungsrisiko ausschaltet oder doch verringert.

c) Feststellung evtl. <u>Medikamenteneinnahmen</u>.

d) Orientierung über Überempfindlichkeitserscheinungen; daher immer nach **All-<u>ergiepass</u>** fragen.

e) Vermittlung <u>angenehmer Praxiseindrücke</u>.

f) Ausreichende <u>Kenntnisse</u> des Zahnarztes und seiner Hilfskräfte <u>in Erster Hilfe</u> und Reanimation.

g) Bereitlegen wichtiger Telefonnummern. Die Rufnummern von Hausarzt, „Ersatzarzt" müssen ebenso griffbereit vorliegen, wie die von Notarzt und Krankentransport, damit im Notfall keine Zeit verloren geht und rascheste Hilfe erfolgen kann.

2.2.2 Risikopatient

01. Zur Definition eines **Risikopatienten** gibt es verschiedene Interpretationen. Nach allgemeiner internistischer Auffassung versteht man unter Risikopatienten <u>Menschen</u>, bei denen man infolge angeborener oder erworbener Anomalien und Erkrankungen

2. Hygiene, Vorbeugung und erste Hilfe

im Verlaufe ärztlicher und zahnärztlicher Maßnahmen durch Störungen von Vitalfunktionen, wie Herz, Kreislauf, Atmung, Blutgerinnung, ZNS mit Zwischenfällen bzw. Behinderung des normalen Praxisablaufes rechnen muss.

02. Als **Risikopatienten** haben zu gelten: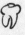

a) Patienten mit *Herz-Kreislauferkrankungen*, wie *Infarktpatienten*, Patienten mit Herzinsuffizienz, mit Herzklappenfehlern, Herzrhythmusstörungen, Bluthochdruck.

b) Patienten mit *Stoffwechselstörungen*, z. B. Diabetes (Wundheilungsstörungen und Parodontitisneigung, Anästhetika ohne Vasokonstriktoren)

c) Patienten mit *hirnorganischen Anfallsleiden*, z. B. Epilepsie (Fallsucht)

d) Patienten mit *zerebralen Durchblutungsstörungen*

e) Patienten mit *Anfallsleiden*, z. B. Tetanie (Muskelkrämpfe)

f) Patienten mit *Herzschrittmachern* (keine Zahnsteinentfernung mit Ultraschall!!)

g) Patienten mit *Blutgerinnungsstörungen*, z. B. Hämophile (Bluter) und Patienten, die Antikoagulantien (z. B. Marcumar bwz. ASS) einnehmen

h) Patienten mit akuter oder chronischer *Atemnot*, z. B. Asthmatiker

i) *Allergiker*

j) *Alkoholiker* bzw. *Potatoren* (= Trinker)

k) *Drogenabhängige*

l) Patienten mit *hochinfektiösen Erkrankungen,* wie **AIDS** oder **Hepatitis**

m) Frauen mit *gefährdeter Schwangerschaft*

n) Auch *alte Menschen,* haben im weitesten Sinne als komplikationsbelastet zu gelten, da sie nicht selten an latenten (verborgenen, nicht bekannten) Herz-/Kreislauferkrankungen, Bluthochdruck, Diabetes, Nierenerkrankungen, Asthma oder Erkrankungen des Bewegungsapparates leiden.

03. Beim **Marcumar**patienten handelt es sich um Patienten, die unter *Antikoagulantienapplikation* (= gerinnungshemmende Medikamente) stehen: Medikamente also, welche die Blutgerinnung mehr oder weniger stark hemmen, damit das Blut im Gefäßsystem nicht gerinnen kann.

Bei *chirurgischen Behandlungsmaßnahmen und Zahnsteinentfernungen* könnte es deshalb zu **unstillbaren Blutungen** kommen. Eine Rücksprache mit dem behandelnden **Hausarzt** über das Absetzen des Medikaments für eine gewisse Zeitspanne ist erforderlich.

Antikoagulantientherapie wird vorgenommen zur Langzeitbehandlung von *Thrombose – Embolie – Herzinfarkt*. Ziel der Behandlung ist, durch eine gesteuerte Hemmung der Blutgerinnung erneute Thrombenbildung im Gefäßsystem zu verhindern. Der Grad der Blutgerinnungsverzögerung wird mit der Thromboplastinzeitbestimmung nach *Quick* ermittelt.

04. a) Der **Quickwert** dient zur Bestimmung der Blutgerinnungsfähigkeit durch exakte Festlegung der Prothrombinzeit (Prothrombin ist ein im Blutplasma vorhandener wichtiger Gerinnungsfaktor). Dabei wird der im Blutplasma eines Gesunden gefundene Wert mit 100 % angesetzt. Bei *thrombose- und infarktgefährdeten Patienten* wird aus therapeutischen und prophylaktischen Gründen durch **Antikoagulantien**gaben die Blutgerinnungsfähigkeit bis zu 20 % gesenkt. Die Werte müssen laufend durch ärztliche Kontrollen überwacht werden, damit es nicht zu Spontanblutungen kommt.

b) Bei einem Wert von 20 % darf **kein blutiger Eingriff** vorgenommen werden wegen der Gefahr unstillbarer Blutungen oder Nachblutung. Blutige Eingriffe dürfen erst bei einem Wert über 30 % erfolgen. Es ist zweckmäßig, immer den behandelnden Arzt zu Rate zu ziehen, der eine *Reduzierung der Antikoagulantiendosis* zu vertreten hat.

05. *Regeln zur Behandlung von* schwangeren *Frauen*:

- Behandlungen, wenn möglich, auf die Zeit nach der Schwangerschaft verschieben!
- Stress in der Praxis vermeiden:
  - keine langen Wartezeiten,
  - Durchführung der Behandlung bevorzugt vielleicht nachmittags wegen eventueller morgendlicher Übelkeit,
  - Behandlung nur in sitzender Position ab 5. Schwangerschaftsmonat wegen Kompressionsgefahr der unteren Hohlvene durch die Gebärmutter,
  - Anwendungsbeschränkung von Arzneimitteln (vor allem während der ersten drei Schwangerschaftsmonate und auch der Stillzeit!),
  - Röntgen möglich, aber nur wenn zwingende Indikation besteht (doppelter Strahlenschutz).

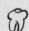

2.2.3 Zwischenfälle

01. Eine präzise Notfallmeldung muss nach Stichworten gegliedert, folgende Angaben enthalten:

Wer ruft an:
- Name der Praxis und der Anruferin

Wo hat sich der Notfall ereignet:
- Praxis, Ort, Straße, Hausnummer, Etage

Was ist passiert:
- Art des Zwischenfalls
- Zustand und Klagen des Patienten bzw.
- welche Schädigungen liegen vor

Welche Hilfe wird benötigt:
- Notarzt, Rettungswagen, Krankentransport

Warten
- auf Rückfragen
- nie sofort auflegen

2. Hygiene, Vorbeugung und erste Hilfe

02. Zur Beherrschung von Notfallsituationen in der Zahnarztpraxis gehört
- Beherrschung von intravenösen (i. v.) Injektionen
- Durchführung einer extrathorakalen (äußeren) Herzmassage
- Richten einer Infusion
- Medikamentöse Versorgung nach standardisiertem Notfallplan
- Vorhandensein einer Notfallausstattung, am besten in einem Notfallkoffer für Zahnärzte mit entsprechendem Notfallbesteck und Notfallmedikamenten
- Rufbereitschaft von Hausarzt, Notarzt und Rettungswagen.

03. Die **häufigsten Komplikationen** im Zusammenhang mit der zahnärztlichen **Lokalanästhesie** sind:
- *Kanülenfraktur* (Nadelbruch),
- *Kreislaufstörungen*, angefangen von der harmlosen Ohnmacht über Kollaps bis hin zum bedrohlichen Schock,
- *allergische* Reaktionen,
- *Fazialislähmung*,
- Auftreten von Parästhesien bzw. *Sensibilitätsstörungen* (vorübergehender zeitweiser Empfindungsausfall),
- *Infektion*, die jedoch bei einwandfreier Asepsis und bei Desinfektion der Einstichstelle sicher zu vermeiden ist.

04. Ohnmacht (Hirnanämie): rasch vorübergehende *Bewusstseinstrübung bzw. -verlust* durch Sauerstoffmangel im Gehirn, verursacht durch eine gewisse Blutleere infolge gestörter Hirndurchblutung.

Kollaps: *Schweres Kreislaufversagen* mit raschem Verfall des Betroffenen als Ausdruck verminderter Lebenstätigkeit.

05. Eine **Ohnmacht** kommt selten blitzartig aus heiterem Himmel. Sie kündigt sich meist an durch Prodrome (Vorboten), die einer aufmerksam beobachtenden ZFA nicht entgehen. Eine nahende Ohnmacht ist zu erkennen an
- zunehmender Gesichts**blässe** und **Schweiß**ausbruch,
- krampfhaftem **Gähnen** und **Unruhig**werden,
- Schwäche und Übelkeit,
- Beeinträchtigung des Hörvermögens; die Betroffenen hören alles **„wattiert",** wie aus weiter Ferne,
- **Schwarzwerden** vor den Augen.

06. Die häufigsten **Ursachen einer Ohnmacht** sind
- **psychische** Momente, wie Angst, Erregung, Schmerz, Ekel, vor allem aber Geruch von Medikamenten,
- **Anblick von Blut** und Instrumenten,
- **vasokonstriktorischer** Zusatz der Anästhetika,
- bestehende **Herz- und Kreislaufschwächen**.

07. a) ***Ruhe*** bewahren, rasch und gezielt handeln (Zahnarzt rufen),

b) ***Patient nie allein*** lassen,

c) sofort **Fremdkörper**, wie Watterollen, Instrumente und Prothesen aus dem Mund **entfernen**,

d) ***Schock-/Flachlagerung***: <u>Kopf tief – Beine hoch</u> (Kippung des Behandlungsstuhls),
bei Krampfzuständen, z. B. bei einem epileptischen Anfall, besser Patienten in Seitenlage auf den Boden legen;

e) **Atemwege freimachen**, d. h. beengende Kleidungsstücke öffnen,

f) **frische Luft** zuführen, d. h. Fenster auf – Ventilator anstellen – in schweren Fällen künstliche Beatmung,

g) Haut- und Schleimhautreize durch **kalte feuchte Umschläge** auf die Stirn oder Riechmittel, wie Kölnisch Wasser, Brechampullen,

h) laufende Kontrolle von Atmung, Puls und Blutdruck.

Nach Wiedererlangung des Bewusstseins

- trägt eine *Tasse heißen, schwarzen Tees* zur Stabilisierung der Kreislaufverhältnisse bei.
- Zur Überprüfung der Normalleistung der Kreislaufverhältnisse ist es ratsam, dass der Patient vor Verlassen der Praxis noch *einige Minuten im Wartezimmer* oder auf dem Flur auf und abgeht.
- Schließlich hat auch noch eine kritische Beurteilung der *Verkehrstauglichkeit* zu erfolgen.

08. Künstliche Beatmung in den Praxisräumen ist möglich mit

- speziellem Beatmungsgerät,
- Lachgasapparat,
- Atembeutel,
- Mund-zu-Mundbeatmung mithilfe eines Orotubus.

09. Atemspende ist möglich durch

- Mund-zu-Mundbeatmung (Abb.)
- Mund-zu-Nasebeatmung
- Beatmung mit Atembeutel
- Beatmung mit Oropharyngealtubus
- Beatmung mit Atemgerät

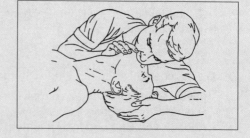

2. Hygiene, Vorbeugung und erste Hilfe

10. Ein Patient muss in die Seitenlage (Abb.) gebracht werden

    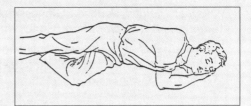

    - grundsätzlich bei mechanischer Verlegung der oberen Atemwege bzw. zur Freihaltung und Sicherung der Atemwege,
    - bei einem epileptischen Anfall,
    - beim bewusstlosen Patienten mit Atmung und fühlbarem Puls.

11. In der Reanimation bedeuten die Buchstaben:

    A = **A**temwege freimachen und freihalten
    B = **B**eatmung
    C = **C**irkulation in Gang bringen – also eventuell extrathorakale (äußere) Herzmassage
    D = **D**rogengabe – also Medikamentenapplikation

12. Anzeichen lebensbedrohlicher Zustände sind

    - weite reaktionslose Pupillen,
    - Atemnot mit pathologischen Atemgeräuschen,
    - Pulslosigkeit,
    - Vernichtungsgefühl mit Todesangst,
    - Lähmungserscheinungen,
    - komatöser Zustand (tiefe, länger dauernde Bewusstlosigkeit).

13. Schon der **Verdacht auf Herzinfarkt** bedeutet für den Zahnarzt rasches und gezieltes Handeln. Denn erfahrungsgemäß entscheidet sich in den ersten Stunden nach Krankheitsbeginn das weitere Schicksal der Patienten. Die Erstversorgung eines Infarktpatienten (z. B. Patient bei Bewusstsein mit Atembeschwerden) erfordert

    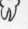

    - rasche *Entfernung aller Fremdkörper* aus der Mundhöhle mit Absaugen von Blut, Schleim, Speichel und evtl. Erbrochenem,
    - fachgerechte Lagerung mit *leicht **erhöhtem** Oberkörper*,
    - völlige körperliche und psychische *Ruhigstellung*; dabei ist es vor allem die ZFA, die durch **beruhigenden** Zuspruch, ermunternde und tröstende Worte, evtl. auch durch Hand auflegen oder Hand halten dem Patienten Mut machen und Zuversicht geben kann,
    - *Schmerzbekämpfung*,
    - *Schockprophylaxe*,
    - ständige Puls- und Blutdruckkontrolle,
    - rascheste Klinikeinweisung nach Anruf von Notarzt.

14. Man hat je nach Ursache und Aussehen drei Blutungsarten zu unterscheiden:

    - ***arterielle** Blutung:* Das Blut aus arteriellen Gefäßen ist **hell**rot (da sauerstoffreich) und entsprechend dem Pulsschlag *rhythmisch **spritzend**.*

- *venöse* Blutung: Venöse Blutungen zeigen ein **dunkel**rotes Aussehen mit einem kontinuierlich **strömenden** Blutaustritt.

- *kapillare* Blutung, auch parenchymatöse Blutung, zeigt sich in Form einer *Sickerblutung* aus dem Endstrombahngebiet, wobei meist auch kleinste Arterien und Venen mitbeteiligt sind.

15. **Nachblutungen** können ausgelöst werden durch

- Einnahme von Blutverdünnungsmitteln bzw. Blutgerinnungshemmenden Mitteln (Marcumar oder auch Aspirin)
- Einnahme von Tages*analgetika* am Abend,
- Genuss von *starkem Tee oder Kaffee*,
- Genuss von *Alkohol*,
- Missachtung eines absoluten *Rauch*verbotes,
- Vornahme von *Mundspülungen*,
- *Wärme*applikation,
- Verletzung eines Blutgefäßes,
- vererbbare Blutgerinnungsstörung.

Bei einem solchen Verhalten ist die Nachtruhe empfindlich gestört. Die Patienten finden keinen Schlaf, sind unruhig und spielen mit der Zunge an der Wunde, wodurch nicht nur die Wundheilung gestört, sondern auch eine Blutung provoziert wird.

16. Vorgehen zur **Bekämpfung von Nachblutungen**

    a) Anwendung von Hämostyptika (blutstillende Mittel) durch
    - lokales Aufbringen direkt im Wundgebiet
    - oder allgemeine Anwendung durch orale Gaben oder Injektionen.

    b) Kompressen durch Aufbisstupfer oder frisches, gebügeltes Stofftaschentuch.

    c) Tamponade mit Gazestreifen oder resorbierbaren Tampons.

    d) Legen einer Naht und Druckverband.

17. Im **Narkose-Zwischenfallbesteck** müssen Medikamente und Materialien für alle möglichen Narkosezwischenfälle enthalten sein:

    - Mundsperrer (Roser-König oder Heister),
    - Zungenzange zum behutsamen Hervorziehen der zurückgesunkenen Zunge, wodurch es zu einer Atembehinderung kommt,
    - Kornzange mit eingeklemmten großen Tupfern oder gestielte Tupfer zum Auswischen von Blut, Schleim, Sekret und Erbrochenem aus der Mundhöhle,
    - Nierenschale,
    - Einwegspritzen,
    - Herz- und Kreislaufmittel, Antiallergika, Atmungsanregende Mittel,
    - Gerät für Beatmung mit Sauerstoff.

2.2.4 Blut, Herz und Blutkreislauf

01. Blut als Transportgegenstand und *Transportmittel*.
Herz als die den Umlauf bewirkende *Doppelpumpe* = *Druck- und Saugpumpe*.
Blutgefäße als *Röhrensytem* für Blutverteilung, -rückleitung und Stoffaustausch.

02. Rote Blutkörperchen = Erythrozyten:

Menge: 4,5 – 5 Millionen in 1 mm^3.
Bildung: rotes Knochenmark; *Abbau*: Milz, Leber, Knochenmark.
Aufgabe: Der rote Blutfarbstoff (*Hämoglobin*), der dem Blut seine rote Farbe verleiht, ermöglicht den Transport des Sauerstoffes (O_2) von der Lunge in alle Gewebe und den Abtransport des Kohlendioxids (CO_2) aus den Geweben in die Lunge = **Gastransport**.

Weiße Blutkörperchen = Leukozyten mit den Untergruppen *Granulozyten, Lymphozyten, Monozyten*:

Menge: 6.000 – 8.000 pro 1 mm^3.
Bildung: Knochenmark und lymphatische Organe.
Aufgabe: „Polizei" des menschlichen Organismus; sie wandern an die Stelle der Gewebsschädigung, Infektion und Entzündung; sie dienen der Abwehr von Krankheitserregern und Giftstoffen; sie kapseln Fremdkörper ab und bilden Abwehrstoffe = **Immunsystem**; sie vermehren sich bei Entzündung.

Blutplättchen = *Thrombozyten*:

Menge: 300.000 in 1 mm^3.
Bildung: Knochenmark; Abbau: Milz, Leber
Aufgabe: Als Träger wichtiger, gerinnungsfördernder Stoffe sind sie maßgebend am Ablauf der **Blutgerinnung** beteiligt (außerdem ist hier noch das Fibrinogen bzw. Fibrin zuständig).

rote Blutkörperchen = Erythrozyten	weiße Blutkörperchen = Leukozyten	Blutplättchen = Thrombozyten
- kernlos, - *Hämoglobin* (roter Blutfarbstoff, eisenhaltig), - Transport von Sauerstoff und Kohlendioxid = *Gastransport*, - ca. 120 Tage (Lebensdauer)	- mit Kern, - Untergruppen: *Mono-, Lympho-, Granulozyten*, - bilden Abwehrstoffe, - Phagozytose = Fresstätigkeit, Wanderzellen, - Vermehrung bei *Entzündung*, - Abwehr, Immunsystem, - wenige Tage	- kernlos, - Zellbruchstücke, - Blutgerinnung (zusammen mit Fibrinogen und Fibrin), - ca. 10 Tage

03. a) Die Blutgerinnung wird eingeleitet durch den Zerfall der **Thrombozyten**, die am verletzten Gefäß einen kräftigen Thrombozytenpfropf gebildet haben.

b) Dabei frei werdende Gerinnungsfaktoren, wie das **Prothrombin,** verwandeln unter dem Einfluss von **Calziumionen** das im Blutplasma vorhandene **Fibrinogen** zu einem unlöslichen, aus langen Fäden bestehenden Faserstoff **Fibrin.**

c) Diese Fibrinfäden bilden einen netzartigen Verband vor der Wunde, den **Faserfilz.**

d) Schließlich entsteht durch kräftiges Zusammenziehen der Fibrinfäden unter Austritt von Serum ein **Gerinnsel** (*Thrombus*), das das Gefäß verschließt.

04. Das Plasma, der **flüssige** Bestandteil des Blutes (ca. 55 %), besteht aus *Serum und Fibrinogen.*

Das Transportmittel für Salze, Zucker, Hormone, Vitamine und die Nährstoffe ist das Serum.

05. Das Herz ist ein etwa faustgroßes, **muskulöses Hohlorgan**, das als **Druck- und Saugpumpe** das Blut in den Gefäßen durch den Körper treibt.

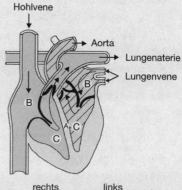

Man unterscheidet, getrennt durch die **Herzscheidewand** (A) (*Septum*), eine **linke** und eine **rechte Herzhälfte**.
Jede Hälfte teilt sich in einen kleineren und dünneren **Vorhof** (B) (*Atrium*) und eine größere, stark muskulöse **Kammer** (C) (*Ventrikel*).

Im Feinaufbau hat man zu unterscheiden:

a) **Herzinnenwand** (*Endokard*) = eine Bindegewebsmembran, die nicht nur das Innere der Herzräume auskleidet, sondern auch die die Vorhöfe und Kammern trennenden Herzklappen bildet.

b) **Herzmuskel**wand (*Myokard*): bestehend aus einer kräftigen auf Dauerleistung spezialisierten *quergestreiften, aber unwillkürlichen* Muskulatur von beträchtlicher Dicke.

c) **Herzoberfläche** (*Epikard*): außen ist das Herz von einer Bindegewebsschicht bedeckt, in die auch Fett eingelagert ist.

d) **Herzbeutel** (*Perikard*) = eine bindegewebige Schutzhülle umschließt das Herz.

e) **Arteriell** versorgt wird das Herz durch zwei **Kranzarterien** (*Koronararterien*), die direkt von der **Aorta** (große Körperschlagader) kommen und zwei **Herzkranzvenen**, die das sauerstoffarme Blut des Herzmuskels aufnehmen und dem rechten Vorhof zuführen.

06. Blutgefäße:

a) Gefäße, die das Blut vom Herzen wegführen= Blutverteiler = **Arterien** (*Schlaga-dern*). Die größte Arterie ist die Aorta, die von der linken Herzkammer ausgeht. Fast alle Arterien führen arterielles Blut (Ausnahme: Lungenarterie)

Blutdruck = Messung des arteriellen Druckunterschieds
(z. B. Hypertonie = Bluthochdruck, Hypotonie = niedriger Blutdruck)

b) Gefäße, die das Blut zum Herzen hinführen = Blutrückleiter = Venen (Blutadern). Die größten Venen sind die obere und untere Hohlvene (vena cava superior und inferior), die das CO_2-haltige Blut in den rechten Vorhof leiten.
Fast alle Venen führen venöses Blut (Ausnahme: Lungenvene).

c) *Haar*gefäße, in denen der Stoffaustausch mit den Geweben erfolgt = **Kapillaren**.

07. Der **große** Kreislauf = **Körper**kreislauf:

Er beginnt in der ***linken*** **Herzkammer:** Aorta – Arterien – Arteriolen – Kapillaren – Venolen – Venen – Hohlvene und endet im **rechten Herzvorhof**.

Der **kleine** Kreislauf = **Lungen**kreislauf:

Er beginnt in der ***rechten*** **Herzkammer:** Lungenarterie – Lunge – Lungenvene und endet im **linken Herzvorhof**.

08. Lymphe und Lymphknoten:

a) spielen eine nicht unwesentliche Rolle im *Stoffwechsel*geschehen.
b) dienen der Entschlackung und *Entgiftung*.
c) reagieren auf Entzündungsreize.
d) haben wichtige *Abwehr*funktionen.
e) Auf dem Lymphweg werden Krebszellen zu anderen Organen transportiert, wo sie *Metastasen* (Tochtergeschwülste) verursachen.
f) Lymphknoten = Filterstationen, um die Ausbreitung von Erregern im Organismus zu verhindern,
- werden tastbar und druckempfindlich nur im Rahmen von Abwehrvorgängen.

09. Die **Pfortader** nimmt eine **Sonderstellung unter den *Venen*** ein:

Sie sammelt das Blut aus dem Magen-Darm-Trakt und leitet es in das Kapillarnetz der Leber weiter. Diese Verzweigung in Kapillaren ist normalerweise die Aufgabe von Arterien.

2.2.5 Atmungssystem

01. a) Nasenhöhle
b) Mundhöhle (*cavum oris*)
c) Speiseröhre (*Oesophagus*)
d) Luftröhre (*Trachea*)
e) Über die Ohrtrompete (*Tuba Eustachii*) in die Paukenhöhle, wo sich das Mittelohr befindet.

02. Zu den **Nasennebenhöhlen** gehören:

A) Stirnhöhle (*sinus frontalis*),

B) Siebbeinzellen *(cellulae ethmoidales)*,

C) Keilbeinhöhle (*sinus sphenoidalis*),

D) **Kieferhöhle** (*sinus maxillaris, Antrum*):
- befindet sich im Oberkiefer (= Maxilla),
- erstreckt sich im Ok oberhalb der Zähne 4 bis 8,
- bei Extraktion dieser Zähne besteht die Gefahr einer MAV,
- Sinusitis ist die Entzündung der Kieferhöhle,
- Empyem wird als Eiteransammlung in einer vorgebildeten Höhle (z. B. Kieferhöhle) bezeichnet.

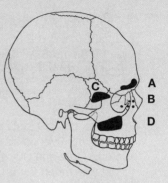

Diese pneumatischen (*luftgefüllten*) Hohlräume sind *mit Schleimhaut ausgekleidet*. Sie dienen einerseits der Gewichtsreduzierung des knöchernen Schädels und andererseits als Resonanzräume für die Stimme, und bestimmen so ihre Klangfarbe (Timbre).

03. Zum **Atmungsapparat** rechnet man:

A = Nasenhöhle (*cavum nasi*)
B = Mundhöhle mit Zunge (*cavum oris* mit lingua)
C = Rachen (*Pharynx*)
D = Kehlkopf (*Larynx*)
E = Weg, den die Einatmungsluft nimmt
F = Speiseröhre (*Oesophagus*)
G = Luftröhre (*Trachea*) mit Knorpelspangen
H = Stammbronchien (*Luftröhrenäste*)
J = Bronchiolen (feinste Verzweigungen der Luftröhrenästchen), die zu den Lungenbläschen führen
K = **Lungenbläschen (*Alveolen*)**
L = Gewebe mit feinsten Lungenkapillaren, welche die Lungenbläschen netzartig umspannen und wo der **Gasaustausch** erfolgt
M = Alveolenmembran
N = Lungen*flügel*
O = Lungen*lappen*

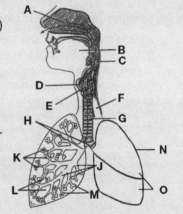

04. Sauerstoffreiche Atemluft von der Außenwelt gelangt in die **Lunge**. In den von *Lungenkapillaren* umsponnenen **Lungenbläschen = Alveolen** findet der Gasaustausch statt: der Sauerstoff der Atemluft wird an das Blut abgegeben und das Kohlendioxid aus dem Blut aufgenommen, das dann über die Lunge abgeatmet wird (*äußere* Atmung = *Lungen*atmung).

Das mit Sauerstoff angereicherte Blut wird in den Lungenvenen in die linke Herzhälfte befördert. Von dort gelangt es über die Aorta in den großen Körperkreislauf zu den Organen und Geweben (*innere* Atmung = *Zell*atmung).

3. Konservierende Behandlung

3.1 Kariestherapie begleiten

3.1.1 Dentition

01. **Dentition** = Zahnung, Zahndurchbruch

02.

1. Milchmolar	12. – 16. Monat
Seitlicher Schneidezahn	7. – 9. Lebensjahr
Eckzahn	11. – 14. Lebensjahr
1. Prämolar	9. – 12. Lebensjahr
2. Molar	10. – 14. Lebensjahr

03. Die *Milchzähne* sind mit **2 ½ bis 3 Jahren** vollständig durchgebrochen.

04. Die **ersten bleibenden** Zähne sind die *1. Molaren*, auch *6-Jahr-Molaren* genannt.

05. Die **ersten bleibenden** Zähne des **Wechselgebisses** sind die *unteren mittleren Schneidezähne*.

06. **Wechselgebiss** = Gebisszustand zwischen dem Verlust des 1. Milchzahnes und dem abgeschlossenen Durchbruch der bleibenden Frontzähne und Prämolaren.

3.1.2 Histologie des Zahnes und des Zahnbetts

01. Die einzige **weiche** Substanz des Zahnes ist die **Pulpa**:

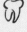

ZAHN**WEICH**SUBSTANZ
Zahnmark = **PULPA**
besteht aus: - **Binde**gewebe, <u>nicht</u> Epithelgewebe, - Blutgefäßen: Arterien und Venen, - Nervenfasern und Lymphgefäßen
befindet sich in einem Hohlraum, der von Dentin gebildet wird: cavum pulpae = Pulpenhöhle und dem/den Wurzelkanal/-kanälen
Odontoblasten liegen an der *Innen*wand der Pulpenhöhle

Ganz außen ist der Schmelz von einer dünnen und hornähnlichen Membran, dem **Schmelzoberhäutchen**, überzogen. Dieses wird beim Gebrauch der Zähne schnell abgenutzt und verschwindet somit.

ZAHN**HART**SUBSTANZEN		
Schmelz = Enamelum, substantia **adamant**i(n)a	**Zahnbein** = Dentin	**Wurzelzement** = cementum
Schmelzbildnerzellen = **Amel**oblasten, **Adamant**oblasten	Dentinbildnerzellen = Odontoblasten	Zementbildnerzellen = Cementoblasten
keine Nachbildung: nach der Zahnentwicklung sterben die Schmelzbildnerzellen ab	Nachbildung: Sekundär- und Tertiärdentin	Nachbildung möglich
= *härteste* Substanz des Körpers = 96 % **an**organische Substanzen, also: härter als Knochen	= *Haupt*masse des Zahnes, 69 % anorganische Substanzen, - bildet die Pulpenhöhle und die Wurzelkanäle	= *knochenähnlichste* Substanz des Zahnes, - Teil des Zahnhalteapparates
besteht aus: Schmelzprismen = sechseckigen Apatitkristallen	besteht aus: Dentinkanälchen mit Tomes'schen Fasern	ist Verankerungsmöglichkeit für Sharpey'sche Fasern

02. Das Dentin ist schmerzempfindlich durch
 a) n. trigeminus,
 b) die Odontoblastenfortsätze.

03. Die Zähne sind elastisch im **Alveolarfortsatz (processus alveolaris)**, dem Teil der *Maxilla* und *Mandibula*, in dem die Zähne stecken, aufgehängt.

Sie werden darin durch die **Sharpey'schen Fasern** der **Wurzelhaut** (*Desmodont oder Periodontium*), welche den schmalen Spalt zwischen Zahnwurzel und Alveole (*Desmodontal- oder Periodontalspalt*) ausfüllen, verankert. Am Zahn sind die Sharpey'schen Fasern im schon erwähnten **Wurzelzement** befestigt.

Nach außen abgeschlossen ist der Zahnhalteapparat durch das **Zahnfleisch** (*Gingiva*).

3. Konservierende Behandlung

04. a) Zahnfleisch = Gingiva,
b) Wurzelhaut = Desmodont = Periodontium, mit Sharpey'schen Fasern,
c) Wurzelzement = cementum,
d) Zahnfach = Alveole,
e) Kieferknochen,
aber **nicht** das Zahnbein = Dentin mit seinen Tomes'schen Fasern.

Zahnbett = Zahnhalteapparat = Parodontium

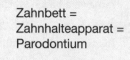

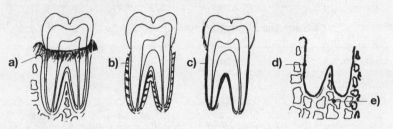

3.1.3 Karies

01. Karies bedeutet **Zahnfäule** oder **Zerstörung der Zahnhartsubstanzen**, d. h. des *Schmelzes, Zahnbeins* und des *Zementes*.

Die Karies ist eine Zivilisationsseuche ersten Ranges. Sie ist eine große Gefahr für die Volksgesundheit; denn mehr als 99 % aller Bundesbürger sind von Karies befallen.

Nach der allgemein gültigen Miller'schen Kariestheorie handelt es sich beim kariösen Geschehen um einen **chemisch-parasitären** Prozess, wonach

- in der **chemischen** Phase durch Vergärung von Speiseresten, vornehmlich Kohlenhydraten, Gärungssäuren entstehen, die Schmelz und Dentin *demineralisieren* (entkalken) und erweichen,

- in der **parasitären** Phase können dann bestimmte **Mikroorganismen** (vornehmlich *Streptokokken*stämme) durch proteolytische (gewebsauflösende) Vorgänge Zahnhartsubstanzen zerstören.

02. Zu Entstehung und Entwicklung der Karies müssen vier Grundfaktoren zusammenwirken:

a) **Zahn**;

b) **Mikroorganismen** (Bakterien), vornehmlich verschiedene *Streptokokken*stämme;

c) **Nahrung** (für Bakterienstoffwechsel), *Kohlenhydrate*: in erster Linie Monosaccharide (Einfachzucker) und Industriezucker (Haushaltszucker);

d) **Zeit** (*Mundhygiene*), Kontakt von Mikroorganismen und Kohlenhydraten mit der Zahnoberfläche und der daraus resultierenden Plaquebildung.

03.

food debris	Ablagerungen von *Nahrungsresten*
materia alba	weißlich-gelbe, nicht strukturierte, abspülbare Ablagerungen von *Mikroorganismen, Epithel- und Blutzellen*
Plaque	festhaftender, zähklebriger, strukturierter, nicht abspülbarer = nicht mit der Munddusche entfernbarer, *bakterieller* (bis zu 80 %) Zahnbelag; weitere Bestandteile: Stoffwechselprodukte der Bakterien, Speisereste, Sekrete und Zellen

!! Beachten Sie bitte auch die **Reihenfolge**:

1.	food debris
2.	materia alba
3.	Plaque

Sie entspricht der *zeitlich* nacheinander folgenden **Entstehung**!

04. a) Plaques bilden den Nährboden für Bakterien, die durch ihre Stoffwechselprodukte Karies verursachen.

b) Plaques beeinträchtigen die natürliche Selbstreinigung des Gebisses.

c) Plaques sind die Grundlage (Matrix) für die Bildung von Zahnstein und Konkrementen.

d) Plaques stellen einen ständigen marginalen Reizfaktor dar und verursachen Zahnbettentzündungen.

05. Die **kariöse Entwicklung** wird **gefördert** durch:

a) kariogene *Mikroorganismen* in der Mundhöhle (Streptokokken).

b) *kariogene Kost*, wie Zucker, Honig, Süßigkeiten aller Art.

c) mangelhafte oder unzweckmäßige Zahn- und Mundpflege.

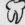

d) ungünstige *berufliche Voraussetzungen*, wie Bäcker, Konditoren, Arbeiter in Zuckerfabriken und in Zucker verarbeitender Industrie.

e) *Speichel*verhältnisse hinsichtlich Menge – Zusammensetzung – Reaktion: geringe Speichelmenge, saurer pH-Wert wirkt ebenso kariogen wie zäher, dickflüssiger (visköser) Speichel.

f) *Entwicklungsstörungen*, wie Mangel an Aufbaustoffen und Mineralisationsstörungen durch Fehlen von Calcium, Phosphor, Fluor und Vitamin D (Hypoplasien).

g) Mundatmung.

h) Zahnfehlstellungen, Zahnengstand.

06. Prädilektionsstellen sind die ***Stellen am Zahn***, an denen **Karies** aufgrund bestimmter Eigenheiten ***bevorzugt*** lokalisiert ist. Es sind dies:

- Fissuren an Backenzähnen und Grübchen an Frontzähnen
- Approximalflächen und
- Zahnhälse

3. Konservierende Behandlung

07. Hinsichtlich der *Tiefen*ausdehnung unterscheidet man:

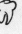

- *caries initialis* = beginnende Karies:
  white spot = weißer Kreidefleck, Entkalkung
- **A** *caries **superficialis*** = **oberflächliche** Karies
  (nur im Schmelzbereich)
- **B** *caries media* = **mittel**tiefe Karies
  (Schmelz- und Dentinbereich)
- **C** *caries profunda* = **tiefe** pulpennahe Karies
  (Schmelz- und tiefer Dentinbereich, in der Nähe der Pulpa)

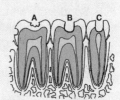

08. Primärkaries = *erst*maliges Auftreten einer kariösen Läsion an einer nicht behandelten Zahnfläche.

Bei **erneutem** Auftreten von Karies, die nach bereits erfolgter konservierender Behandlung im Bereich von vorher behandelten Zahnpartien auftritt, hat man zu unterscheiden:

a) **Sekundärkaries** = **Randkaries** = kariöse *Neu*erkrankung im Bereich der Füllungsränder, also am Rand einer bestehenden Füllung.

b) **Kariesrezidiv** = erneute, unter einer Füllung *fortschreitende* Primärkaries, die bei der Kavitätenpräparation ungenügend entfernt worden war
= erneute Karies im Kavitätenboden einer Füllung.

MERKE! (Frage **06**, **07** und **08**):

*Karies*unterteilung nach **Tiefe**	
im *Schmelz*bereich: - caries initialis - caries superficialis	im *Dentin*bereich: - caries media - caries profunda
Karies**lokalisation**	

- Fissuren
- Approximalraum
- Zahnhals
- Wurzel
- Glattfläche
	- unter einer Füllung:
	  Karies***rezidiv***
	- am Kronen- und Füllungsrand:
	  Sekundärkaries

09. Kariesentstehung:

Nahrungsreste, verklebt mit Speichel, lagern sich auf den Zahnoberflächen ab. Setzen nicht rechtzeitig Mundhygienemaßnahmen ein, entstehen **Zahnbeläge**, die von **Bakterien** (vor allem den Streptokokken) besiedelt werden.

Die Bakterien ernähren sich von den Belägen. Durch den Stoffwechsel der Bakerien werden als Abfallprodukte **Säuren** gebildet.

Die Säuren lösen die Mineralstoffe aus den Zahnhartsubstanzen: sie **entmineralisieren**. In diese entkalkten Stellen dringen die Mikroorganismen ein und scheiden noch mehr Säuren aus. Die Säuren demineralisieren noch mehr Zahnhartsubstanz etc.

10. Zur **Kariesdiagnostik** eignen sich vor allem:

- Inspektion mit bloßem Auge und/oder Vergrößerungshilfe,
- Sondieren mit spitzer (oder stumpfer) Sonde,
- Bissflügelaufnahmen,
- Durchleuchtung (Kaltlichtsonde oder Polymerisationslicht),
- Laserfluoreszenzmessung,
- elektrische Widerstandsmessung.

3.1.4 Instrumente für die Zahnerhaltung

01. *Mundspiegel*, *College*-Pinzette oder *zahnärztliche* Pinzette, (Bogen-)*Sonde*, (Mundspatel)

02. A = **Lötpinzette** für prothetische Laborarbeiten
B = **anatomische Pinzette** zum Halten von Gegenständen
C = **chirurgische Pinzette** zum Fassen lebenden Gewebes bei operativen Eingriffen
D = **College-Pinzette**; eigentliche **zahnärztliche** Untersuchungspinzette
E = **Wurzel**pinzette
F = **Faden-** oder **Naht**pinzette
G = **Taschenmarkierung**spinzette in der Parodontologie

03. Das eine Fassende hat zwei **scharfe Häkchen**, das andere ein **spitzes Häkchen**, die beim Branchenschluss fest ineinander greifen, sodass damit Gewebe sicher gefasst und gehalten werden kann.

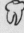

04.

		HARTMETALLbohrer	
A	*Rosen*bohrer		Exkavieren der Kavität = Entfernen von Karies
B	*Fissuren*bohrer mit rechtsgewundener Verzahnung und Querhieb		Kavitätenpräparation
C	*torpedo*förmiger Hartmetallbohrer		Finieren von Kronenstümpfen = Glätten von Kronenstümpfen
		DIAMANTIERTE Bohrer	
D	*birnenförmiger* Diamantbohrer		
E	*zylindrischer* Diamantbohrer		Kavitätenpräparation
F	*kugelförmiger* Diamantbohrer		

05. a) Seit Mitte der 50iger-Jahre gibt es die mit Luft angetriebene kugel- oder luftgelagerte **Dentalturbine** mit Umdrehungszahlen bis zu 250.000 U/min (im Leerlauf: 500.000 U/min).

   b) Seit Mitte der 60iger-Jahre findet anstelle der traditionellen elektrischen Bohrmaschine mit Doriotgestänge, Schnurantrieb und Bohrschlauch der **Mikromotor** Verwendung: Mit entsprechenden Hand- und Winkelstücken, die mit Farbringen markiert sind, lassen sich unterschiedliche Drehzahlbereiche von 2 – 230.000 U/min erzielen.

06. Die **Turbinenanwendung** erfordert u. a. eine ausreichende Luft/Wasserkühlung des Turbinenbohrers und der Präparationsstelle:

   - einmal zum *Schutz der Pulpa* vor Verbrennungsschäden durch die bei den enormen Umdrehungszahlen entstehende Hitze
   - und zum anderen ist zum *eigenen Schutz vor Infektion* durch den aus der Mundhöhle geschleuderten mit Bakterien, Speichel und Bohrstaub angereicherten Spraynebel beim Umgang mit der Turbine immer Gesichtsschutz erforderlich, der Augen, Nase und Mund vollständig abdeckt.

07. Die **Turbinenanwendung** ist **kontraindiziert** bei

   - Abfüllung von Wurzelkanälen,
   - Füllungspolitur,
   - maschineller Wurzelkanalaufbereitung,
   (- Feinpräparation und Glättung von Oberflächen),
   (- Präparationsmaßnahmen in Pulpennähe).

   Die beiden letzten Punkte sind in Klammern gesetzt, da bei diesen Arbeitsgängen die Turbine Anwendung finden *kann*.

08. **Instrumentenablagetabletts** für bestimmte Maßnahmen zur Verbesserung und **Rationalisierung** der Arbeitsweise. Die Instrumente werden nicht mehr einzeln den Schränken entnommen, sondern **alle** für einen bestimmten Behandlungsgang benötigten Instrumente (z. B. zum Legen einer Füllung, Wurzelbehandlung, PA-Behandlung, operative Eingriffe) liegen geordnet und sterilisiert in verschließbaren Metallkassetten.

09. Die besonderen Vorteile eines **Traysystems** sind:

   - Sie können jeder Arbeitsart angepasst werden
   - Vereinfachung der Instrumentation
   - Angenehmere und rationelle Arbeitsweise ohne langes Überlegen und Suchen
   - Arbeitserleichterung und damit Entlastung für Zahnarzt und Helferin: In Praxen mit mehreren Arbeitsplätzen und Mitarbeitern ist das Traysystem besonders wertvoll, da die **Zeit** zum Abräumen, Reinigen, Sterilisieren und Wiederbestückung wesentlich **verringert** wird.

10. Grundsätzlich hat man zu unterscheiden zwischen *absolutem* und *relativem* Trockenlegen:

Absolutes Trockenlegen ist empfehlenswert

a) beim Legen besonders feuchtigkeitsempfindlicher Füllungsmaterialien (z. B. Kunststoffen)
b) bei Verwendung von Wurzelkanalinstrumenten in der *Endodontie* (Wurzelbehandlung → Aspirationsgefahr, aseptische Bedingungen: kein Blut oder Speichel!),
c) beim Bleaching (= Bleichen von Zähnen),
d) beim Einsetzen von Keramikinlays,
e) dem Entfernen von Amalgamfüllungen,
f) oder Kavitätenpräparationen im Allgemeinen.

Man erreicht dies durch Anlegen von **Kofferdam** (Spanngummi).

Relatives Trockenlegen erfolgt

a) unter Verwendung eines *Speichelziehers* oder einer Absauganlage,
b) durch Einlegen von *Watterollen*,
c) Verwendung von Parotis-Watterollen,
d) Anbringung von Hallerklammern,
e) Anlegen von Papillengummi (*Minidam*),
f) im Unterkiefer kann zur Fixierung der Watterollen noch ein Automaton (Zungen-Wangen-Watterollenhalter) angebracht werden,
g) Gabe von *speichelhemmenden Medikamenten*.

 11. Matrizen sind <u>Formbänder aus Stahlblech oder Kunststoff</u>, die mithilfe eines Halters oder einer Spannvorrichtung **zur Errichtung** einer **künstlichen Zahnwand** angelegt werden, um bei mehrflächigen Füllungen das plastische Füllungsmaterial mit kräftigem Stopfdruck in die Kavität zu drücken und einen **exakten Randschluss** erzielen zu können, **ohne** dass **Füllungsmaterial in den Interdentalraum übergepresst** wird (→ Wiederherstellung der natürlichen Zahnform!)

Matrizenarten

- **Ivory**matrize nur für *zwei*flächige Füllungen geeignet.

- **Bandmatrizen**, wie <u>Meba</u>, <u>Universalmatrizenhalter nach Müller (UMH)</u>, <u>Tofflemire</u>, Nyström, Unitec. Bei Verwendung vorgewölbter Bänder lassen sich anatomische Konturen erzielen.

- **Selbstspanner** bzw. Klemmmatrizen, wie Walsermatrizen in O- und X-Form, Apis- und Fustmatrizen sind weniger geeignet, da sie federn.

- Unentbehrliche zusätzliche Hilfsmittel zur Erzielung eines exakten zervikalen Randschlusses sind **Interdentalkeile** aus Holz oder Kunststoff.

 12. A = Tofflemire Bandmatrize
B = Meba Bandmatrize
C = Ivory Matrize

3. Konservierende Behandlung

13. Das vorübergehende **Auseinanderdrängen von Zähnen** (Separieren) ist möglich durch

- *Separator*
- *Interdentalkeile*
- *Retraktionsringe oder -fäden*
- *Guttaperchaeinlage*

14. Automatische **Dosier- und Anmischgeräte** bieten die Vorteile einer

- exakten Dosierung,
- optimalen Konsistenz,
- Verkürzung der Anmischzeit,
- Umwelt- und Gesundheitsfreundlichkeit,
- Vereinfachung und Arbeitserleichterung für die ZFA.

3.1.5 Füllungstherapie und -materialien

01. Die Kavitäteneinteilung nach Black umfasst folgende fünf Klassen:

I = okklusale Kavitäten an den Seitenzähnen
II = approximale Kavitäten an den Seitenzähnen
III = approximale Kavitäten an den Frontzähnen
IV = approximale Kavitäten an den Frontzähnen
   mit Verlust einer Ecke oder der Schneidekante
V = Zahnhalskavitäten

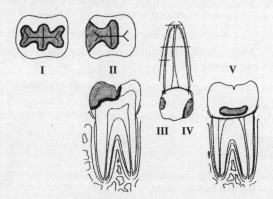

02. Unterfüllungen sind notwendig

- *zum Schutze der Pulpa* vor thermischen Reizen bei Metallfüllungen,
- *zum Schutze der Pulpa* vor chemischen Noxen der Zement- und Kunststofffüllungen,
- zur Schaffung der Kastenform für Inlays und Onlays.

03. Neben dem *Phosphatzement*, dem wichtigsten **Unterfüllungsmaterial**, finden außerdem Verwendung

- *Carboxylatzemente* (z. B. Durelon), bei denen anstelle der starken anorganischen Phosphorsäure eine schwache organische Polyacrylsäure (Carboxylsäure) als Anrührflüssigkeit Verwendung findet,
- *Zinkoxid-Eugenol* haltige Präparate, Lacke und Liner auf Kunststoffbasis,
- erhärtende *Calciumhydroxyd* enthaltende Präparate, z. B. Dycal,
- Glasionomerzemente.

04. **Phosphatzemente**, bestehend aus *Zinkoxid-* und *Magnesiumoxidpulver* sowie einem *Phosphorsäure*gemisch als Anrührflüssigkeit, haben einen breiten Anwendungsbereich als

a) *Unterfüllung* als schützender Isolator zwischen Zahn und Füllungswerkstoff,

b) *Kavitäten*gestaltung bei Inlaypräparation,

c) Abdeckschicht des Überkappungsmaterials bei *indirekter und direkter Überkappung*, sowie Vitalamputation = Pulpotomie,

d) *Fixation*smaterial, sahnig angerührt, zum Einsetzen von Inlays, Kronen und Brücken,

e) *provisorischer* Verschluss.

05. Bei der **Verarbeitung von Phosphatzementen** muss Folgendes beachtet werden

a) Verwendung von *normal*härtendem Zement,

b) Beachtung des richtigen *Mischungsverhältnisses* zwischen Pulver und Flüssigkeit,

c) Verwendung einer *gekühlten dicken Anrührplatte* oder noch besser einer Thermo-Anrührplatte (besonders beim Zementieren von Kronen und Brücken),

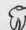

d) Zugabe des *Pulvers* zur Flüssigkeit *in kleinen Portionen*,

e) die einzelnen Pulverportionen nacheinander zügig unter kreisenden Bewegungen einmischen, dabei Spatel immer wieder drehen,

f) keine *nachträgliche Flüssigkeitszugabe*, wenn das Material zu hart geworden ist.

06. **Provisorische Verschlussmaterialien** sollen sein

- leicht einbringbar,
- rasch erhärtend,
- randdicht,
- für einige Tage ausreichend haltbar,
- unschädlich für Zahn und Pulpa,
- leicht entfernbar.

07. Als **provisorische Verschlüsse** können – entsprechend ihrer Zusammensetzung – folgende Gruppen dienen:

- Stangenguttapercha,
- Zinkoxidpräparat (z. B. Cavit),

- Zinkoxid-Eugenol-Zemente,
- Zinkphosphatzemente,
- Kunststoffe nach Zahnersatzpräparation (z. B. Trim oder Protemp),
- auch Zemente – wie Phosphat-, Carboxylat-, EBA-Zemente und Glasionomerzemente (= GIZ).

08. Zinkoxid-Eugenol-Zemente:
- sind ein *provisorisches* Füllmaterial,
- können bei einer **Karies-profunda-Behandlung** eingesetzt werden:
- sie haben bei *indirektem* Kontakt mit dem Zahnmark eine **pulpenberuhigende** Wirkung,
- enthalten **Nelkenöl = Eugenol (= Weichmacher für Kunststoffe)**, weshalb sie bei einer *Kunststoff*füllung <u>nicht</u> als *Unterfüllung* verwendet werden dürfen.

09. Ein ideales *definitives* **Füllungsmaterial,** das allen Anforderungen in gleicher Weise gerecht wird, ist bis heute noch nicht gefunden. Zu universell sind die Ansprüche, die an ein *endgültiges* Füllungsmaterial zu stellen sind. Sie sollen nämlich

a) absolut *gewebsfreundlich*, d. h. nicht pulpenschädlich sein,

b) in etwa die *Härte der Zahnhartsubstanzen* besitzen, sodass sie dem Kaudruck standhalten und nicht abradiert (abgenutzt) werden,

c) eine *gute Haftung* an den Zahnhartsubstanzen haben,

d) einen *exakten Randschluss* ermöglichen und keinen Volumenveränderungen unterliegen, vor allem *nicht schrumpfen*,

e) *mundbeständig* sein, d. h. von der Mundflüssigkeit nicht „ausgewaschen" werden,

f) *zahnähnlich*,

g) *farbbeständig*,

h) und schließlich *leicht zu verarbeiten* sein.

10. a) **Plastische Füllungsmaterialien,** die in *formbarem* Zustand in die Kavität *eingebracht* werden und dort erhärten.

b) **Einlagefüllungen** (Inlays), die außerhalb des Mundes hergestellt und dann mosaikartig mithilfe eines Fixationsmaterials (Phosphatzement) in die Kavität eingesetzt werden.

11. **Plastische Füllungsmaterialien** sind

- Zemente,
- Kunststoffe,
- Amalgame.

Sie sind zunächst formbar und erhärten schließlich in der Kavität.

<u>Definitive</u> plastische Füllungsmaterialien sind vor allem Kunststoffe (Komposite/Kompomere/Ormocere) und Amalgam.

12. Composites = Komposits (wörtlich: zusammengesetzt) sind heute das Füllungsmaterial nicht nur im Frontzahnbereich. Sie haben die Silikatzemente vollständig verdrängt.

Bei den Composites handelt es sich um Kunststoffe, deren *organische* Matrix auf der Autopolymerisatbasis *Polymer/Monomer* beruht und *anorganische Füllstoffe*, wie *Quarz, Glas* und *Keramik* zur Erzielung besserer Eigenschaften, vor allem erhöhter Festigkeit, enthält = Mikrofüller. Komposite, die sowohl große als auch mittlere und kleine Füllstoffe enthalten, nennt man Hybridkomposite.

Außerdem sollte man kennen:
Kompomere = lichthärtende Komposite, die durch Glasionomerzementkomponenten abgeändert werden;
Eigenschaften der Kompomere:

- enthalten kein Wasser,
- geben Fluorid ab,
- für sicheren Halt im Zahn Adhäsiv erforderlich,
- härten durch Polymerisation,
- sind in der Regel Ein-Komponenten-Systeme.

Ormocere = organisch modifizierte Keramikmaterialien.

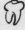
13. Der **Polymerisationsvorgang** der Composite (= **Aushärten** der Kunststoffe) erfolgt
- meist *lichthärtend* durch Bestrahlung mit UV- oder Halogenlampen (=Photopolymerisation)
- oder selbsthärtend durch chemische Umsetzung (=Autopolimerisation).

Dualhärtende Kunststoffe sind Auto- und Photopolymerisate: Sie enthalten einen Aktivator für die chemische Aushärtung sowie einen durch Licht aktivierbaren Aktivator. Verwendung: Einzementieren von Wurzelstiften/Keramikkronen/Inlays.

14.

Tätigkeit der **ZFA**	Tätigkeit des **ZA**
Füllungstray, Grund- und Anästhesiebesteck bereitstellen, Röntgenbild auflegen, Farbauswahl treffen	Anästhesie
	Kontrolle der Farbauswahl
Absaugen	Kofferdam anlegen
	Kavitätenpräparation
Unterfüllung anmischen und anreichen	Legen der Unterfüllung
Matrizenband einspannen und anreichen, Interdentalkeile bereithalten	Matrize anlegen (falls erforderlich: Keile)
Ätzgel auf Pinsel anreichen	Anätzen von Schmelz (und Dentin), Absprühen und Trocknen dieser Stellen
Primer auf Pinsel anreichen	Auftragen von Primer, Trocknen
Bond auf Pinsel anreichen, evtl. Lichthärtung übernehmen	Auftragen von Bond (= Adhäsiv), Kavität ausblasen, Lichthärtung
schichtweises Härten des Kompositmaterials (oder/und Aufgabe des ZA)	schichtweises Einbringen des Kompositmaterials/ Lichthärtung

3. Konservierende Behandlung

Absaugen	Kofferdam entfernen
Polier- und Finierinstrumente bereithalten, Okklusionsfolie	Ausarbeiten und Finieren, Okklusion und Artikulation überprüfen, Polieren, evtl. Fluoridierung

Allerdings gibt es heutzutage bereits Systeme (all-in-one), die das Ätzen, Primen und Bonden in **einem** Präparat vereinen.

15. Gegen eine **Verwendung von Compositen** im Seitenzahnbereich könnte sprechen:
    - ungenügende Abrasionsfestigkeit,
    - unbefriedigende Oberflächeneigenschaften,
    - nicht ausreichende Formstabilität, die zu Randspaltbildung führen kann,
    - Schrumpfung während des Polymerisationsvorgangs.

16. **Amalgame** sind Legierungen (Metallgemische) aus Quecksilber (Hg) mit anderen Metallen. Die Metalle der in der Zahnmedizin verwendeten Feilungen sind Silber (Ag) (65 % und mehr), Zinn (höchstens 29 %), Spuren von Kupfer (Cu) und Zink (konventionell).

17. **Vorteile** einer Amalgamfüllung
    - Ausreichende Endhärte,
    - gute Kantenfestigkeit,
    - ausreichende Abriebfestigkeit,
    - unlöslich im Speichel,
    - relativ preisgünstig,
    - einfache Verarbeitung und Anwendung.

    Nachteile
    - nicht zahnähnlich,
    - guter Wärmeleiter,
    - Verfärbung und Korrosion (Zersetzung von Metallen),
    - Möglichkeit der Allergisierung.

    Die Korrosionsanfälligkeit bei den heute allgemein verwendeten Non-Gamma 2-Amalgamen ist infolge Fehlens der leicht korrodierbaren Zinn-Quecksilberphase wesentlich geringer; außerdem wird durch den Wegfall dieser Phase eine schnellere und bessere Druck- und Kantenfestigkeit erreicht.

18. Die **Güte einer Amalgamfüllung** hängt im Wesentlichen von folgenden Faktoren ab:
    a) Kavitätenpräparation mit Schaffung ausreichender Verankerungsformen und Randgestaltung,
    b) verwendetem Material,
    c) richtigem Mischungsverhältnis,
    d) Anlegen von Matrizen, zusätzlich mit Interdentalkeil,

e) portionsweisem Einbringen,
f) ausreichender Kondensation (Verdichtung) mit Überstopfen,
g) exakter Ausarbeitung der Oberfläche mittels Schnitztechnik,
h) in einer 2. Sitzung nicht forcierter sachgemäßer Politur.

19. - Amalgame können eine *Allergie* hervorrufen.
- Bei Kontakt von Amalgam mit Goldarbeiten (Inlays, Kronen, Brücken) kommt es infolge galvanischer Elementbildung zu *Korrosionserscheinungen* (Zerstörung von Metallen/Zerstörung der Oberfläche durch schädliche äußere Einflüsse).
- Nach dem derzeitigen Erkenntnisstand gibt es jedoch keine wissenschaftlich belegten Beschwerden oder Krankheitserscheinungen als Folge einer Quecksilbervergiftung durch das aus Amalgamfüllungen freigesetzte Quecksilber.

20. Zu den wichtigsten **allergisierenden Medikamenten und Werkstoffen** im zahnärztlichen Bereich gehören
- neben dem *Quecksilber*, das nicht nur im Amalgam, sondern auch in Desinfektionsmitteln enthalten ist, vor allem
- *Kunststoffe*
- **Abformmaterialien**
- **Antibiotika**
- **Anästhetika**
- **Desinfektionsmittel**
- *Waschmittel*

21. Gefahrenquellen für Patient und Praxispersonal bestehen
a) beim Mischprozess zwischen Feilung und Quecksilber
- durch Handmischung mit Mörser und Pistill in früherer Zeit,
- bei Amalgamatoren (mechanische Mischer) mit undichten Geräten und Kapseln,
b) bei der Kondensation mit Ultraschallgeräten,
c) bei Quecksilberüberschussbeseitigung im Munde des Patienten,
d) bei unsachgemäßem Polieren,
e) bei Entfernung alter Amalgamfüllungen,
f) bei unsachgemäßer Entsorgung von Amalgamresten.

22. Der **Umgang mit Quecksilber** erfordert zur Vermeidung von Gesundheitsschäden eine Reihe von Vorsichtsmaßnahmen:

a) Quecksilber (Hg) darf nur in *unzerbrechlichen, gut verschlossenen Behältern* aufbewahrt werden.
b) Hg sollte nur dort verarbeitet werden, wo evtl. verschüttete Partikel ohne größere Schwierigkeiten wieder aufgenommen werden können, d. h. in Räumen mit fugenlosen, aufwischbaren Fußböden, also keine Teppichböden.
c) Verschüttetes Hg muss unverzüglich mit einem Absaugegerät oder mit Zinnfolie aufgenommen und *in ein Gefäß mit reichlich Wasser* gegeben werden.

3. Konservierende Behandlung

d) Amalgam darf bei der Verarbeitung grundsätzlich *nicht mit ungeschützten Fingern* berührt werden.

e) Vorteilhaft ist die Verwendung von Kapseln im automatischen Mischvorgang.

f) Das Mischen von Hand im Mörser mit Pistill ist gefährlich und sollte nicht mehr vorgenommen werden.

g) Dem Verdichten mit Handinstrumenten sollte der Vorzug vor der Ultraschallkondensation gegeben werden, da bei diesem Stopfvorgang wesentlich höhere Quecksilberdampfkonzentrationen auftreten als bei manuellem Vorgehen.

h) Amalgamreste sind **in einem mit reichlich Wasser gefüllten Behältnis** aufzubewahren, da unter Wasser *keine Quecksilberdämpfe* abgegeben werden können.

i) Amalgam darf weder bei der Politur noch bei der Entfernung alter Amalgamfüllungen erhitzt werden, deshalb ausreichend **Wassersprayzufuhr**; darüber hinaus ist es notwendig, Gesichtsschutz zu tragen.

j) Das Nachfüllen von Hg aus Vorratsflaschen hat immer mit größter Vorsicht über einer Auffangwanne zu erfolgen.

k) Von Zeit zu Zeit sind die Mischgeräte auf Quecksilberverunreinigungen zu untersuchen.

l) Die Praxisräume sind mehrmals täglich zu **lüften**.

23. Amalgam darf **nicht mit ungeschützten Fingern** berührt werden

- zum eigenen Schutz vor Gesundheitsschädigungen und
- zur Vermeidung einer Qualitätsbeeinträchtigung durch Verunreinigungen der Haut, wie Schmutz, Schweiß, Mikroorganismen und abgestoßenen Epithelien.

24. Kupferamalgame sind eine unstabile binäre Legierung, aus der eine ständige Quecksilberabgabe erfolgt, sodass mit einer Gesundheitsschädigung gerechnet werden muss.

Außerdem sind sie nicht hart genug, sodass eine starke Abnutzung erfolgt und schließlich verfärben sie sich selbst und die Zähne.

25. - Quecksilber wird in den *Nieren gespeichert*.
- Quecksilber führt zu einer erhöhten Hg-Konzentration im Blut.
- Amalgamfüllungen erhöhen erwiesenermaßen die durchschnittliche Quecksilberbelastung der Bevölkerung.
- Nicht ausgeschlossen werden kann eine *fruchtschädigende Wirkung* des werdenden Lebens durch Quecksilber.
- Nicht schlüssig nachgewiesen sind allgemeine Gesundheitsschäden.

26. - *Kleinkindern* unter dem 6. Lebensjahr
- Patienten mit *eingeschränkter Nierenfunktion*
- Patienten mit *Überempfindlichkeitserscheinungen* = *Allergien*
- Patienen, die Amalgamfüllungen ablehnen
- *Schwangeren*
- zur *retrograden Wurzelfüllung* bei Wurzelspitzenresektionen.

27. Nach Auffassung der DGZMK (Deutsche Gesellschaft für Zahn-, Mund- und Kieferheilkunde) gibt es noch keine im *werkstoffkundlichen Sinne* vollwertige und im *wirtschaftlichen Sinne* gleichwertige **Amalgamalternative**:

 - Goldinlay
 - Keramik-Inlay
 - Kunststoff-Inlay
 - Composite
 - Glasionomer-Zemente
 - Compomere

28. a) Ein *Inlay* ist eine *Ein*lagefüllung im *Okklusal- und Approximalbereich* von Prämolaren und Molaren.

 b) Im Gegensatz dazu umfasst ein *Onlay* auch noch die Höcker, weswegen ein Onlay auch *Auflagefüllung*, Kuppelinlay oder **Höckerschutzinlay** genannt wird.

29. **Einlagefüllungen** lassen sich herstellen aus

 - Metall (Goldlegierungen) in Form von ein- und mehrflächigen Inlays, Onlays und Overlays,
 - Keramik,
 - Kunststoff.

30. Bei entsprechender Indikation ist die **Goldgussfüllung** von unübertrefflicher Haltbarkeit und Qualität. Sie wird von keiner anderen Füllungsart erreicht.

 - Exakte Randgestaltung ist möglich durch *Anfinieren* der geschmeidigen Goldlegierung,

 - damit ist die Gefahr einer sekundären Randkaries wesentlich geringer als bei anderen Füllungsmaterialien,

 - zumal Inlays und Onlays absolut *volumenbeständig* sind, d. h. weder kontrahieren (schrumpfen) noch expandieren (sich ausdehnen)

 - und auch *mundbeständig* sind.

 - Weitere Vorzüge sind, dass sich mit Inlays und Onlays genaue *abrasionsfeste* (abnutzungsfeste) Kontaktflächen zu den Nachbarzähnen erzielen lassen und

 - Kronenanfertigungen durch Gussfüllungen eine außerordentliche Einschränkung erfahren können.

31. Inlays können grundsätzlich nach *zwei Methoden* hergestellt werden:

 Zum einen nach der **direkten Methode**, bei der vom Zahnarzt ein Wachsmodell in der Mundhöhle des Patienten modelliert wird, das dann im Labor gegossen wird. Zum anderen die **indirekte Methode,** bei der der Zahnarzt zuvor Abdrücke vom präparierten Zahn und seinen Nachbarzähnen, sowie einen Gegenbiss anfertigt. Im Labor stellt dann der Techniker ein Hartgipsmodell im Artikulator her und modelliert darauf das Wachsmodell, das dann gegossen wird. Das im Labor ausgearbeitete und polierte Objekt wird dann vom Zahnarzt in einer 2. Sitzung mit Phosphatzement eingesetzt. Im Einzelnen verlaufen die beiden Sitzungen wie folgt:

3. Konservierende Behandlung

Tätigkeit der **ZFA**	Tätigkeit des **ZA**
1. Sitzung	
Grund- und Anästhesiebesteck vorbereiten, Füllungstray bereitstellen, Röntgenbilder auflegen	Anästhesie
Abformmaterial anmischen	Situationsabformung für Gegenkiefer und Provisorium
Absaugen, Unterfüllung anmischen und anreichen, Retraktionsringe oder -fäden vorbereiten	Präparation der Kavität, Legen der Unterfüllung und evtl. der Retraktionsringe oder -fäden
Abformmaterial anmischen, in Abdrucklöffel und Spritze füllen	Abformung (Doppelmisch-, Einphasen- oder Korrekturabformung)
Instrumente für Bissnahme und Schnellübertragung anreichen	Bissnahme, Schnellübertragungsbogen anlegen
Material für Provisorium anmischen und in Abformung füllen	Herstellung und Ausarbeitung des Provisoriums
Anmischen von provisorischem Zement, Artikulationspapier bereithalten, Arbeitsanleitung an das Labor	Einsetzen und Einschleifen des Provisoriums
2. Sitzung	
Grundbesteck und Einzementierungstray bereitstellen	Entfernen des Provisoriums
Innenabdruckmaterial evtl. bereithalten, Absaugen	Einprobe des **Inlays**, Kontrolle der Okklusion und Approximalkontakte, Politur
Anmischen des Befestigungsmaterials	Einzementieren des Inlays, Entfernen der Zementreste, Nachkontrolle der Okklusion und Artikulation

Die Tätigkeit des Absaugens der ZFA ist *fast* bei jedem Arbeitsgang des ZA – zumindest kurzzeitig – erforderlich, weswegen dieser Vorgang nicht ständig erwähnt wurde!!

32. Vorteile:
- Härte und Kaufestigkeit
- gute Ästhetik
- gewebsfreundlich und nicht gesundheitsschädlich
- es handelt sich um ein Sofortinlay, das direkt am Patientenstuhl (chairside) in einer Sitzung unter Wegfall von Laborarbeiten hergestellt wird.

Nachteile:
- sehr kostspielig
- hoher Zeitaufwand
- Anschaffung einer teuren Apparatur
- muss mit Composite eingesetzt werden, daher Randspaltbildung möglich.

3.2 Endodontische Behandlungen begleiten

3.2.1 Anatomie des Schädels und des Knochens

01.

	Hirnschädel		
A	Stirnbein	os frontale	1
B	Scheitelbein	os parietale	2
C	Hinterhauptbein	os occipitale	1
D	Schläfenbein	os temporale	2
E	Keilbein	os sphenoidale	1

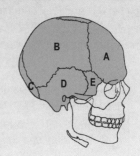

02.

	Gesichtsschädel		
A	Unterkiefer	Mandibula	1
B	Oberkiefer	Maxilla	2
	Gaumenbein (nicht sichtbar)	os palatinum	2
C	Pflugscharbein	Vomer	1
D	Jochbein	os zygomaticum	2
E	Siebbein	os ethmoidale	1
F	Tränenbein	os lacrimale	2
G	Nasenbein	os nasale	2
H	untere Nasenmuschel	concha nasalis inferior	2

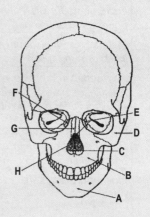

03. A = Knochennaht, die feste Verzahnung zweier Knochen (*sutura*)
    B = Nasenbein (*os nasale*)
    C = Tränenbein (*os lacrimale*)
    D = Augenhöhle (*Orbita*)
    E = Jochbein (*os zygomaticum*)
    F = Oberkiefer (*Maxilla*)
    G = Kinnloch (*foramen mentale*)
    H = Zungenbein (*os hyoideum*)
    J = Unterkiefer (*Mandibula*)
    K = Muskelfortsatz des Unterkiefers (*processus muscularis*)
    L = Gelenkfortsatz des Unterkiefers (*processus articularis = Kondylus*) mit Gelenk-
        köpfchen (*caput*)
    M = Gehöreingang (*porus acusticus*)
    N = Zwischengelenkscheibe im Kiefergelenk (*discus articularis*)

04. A = Hinterhauptbein
    B = Scheitelbein
    C = Schläfenbein

3. Konservierende Behandlung

D = Keilbein
E = Jochbein
F = Gaumenbein
G = Gaumenfortsätze des Oberkiefers

05. A = Kinnspitze (*tuberculum mentale, bzw. protuberantia mentalis*)
B = Kinnloch (*foramen mentale*)
C = Zahnfächerfortsatz (*processus alveolaris*)
D = Unterkieferkörper (*corpus mandibulae*)
E = Unterkieferwinkel (*angulus mandibulae*)
F = Aufsteigender Ast (*ramus ascendens*)
G = Gelenkfortsatz mit Gelenkköpfchen (*processus articularis* mit *caput*)
H = Einschnitt (*Incisur*)
J = Muskelfortsatz (*processus muscularis*)
K = Unterkieferloch (*foramen mandibulare*)
L = Unterkieferkanal (*canalis mandibularis bzw. Mandibularkanal*)

06. Vorderansicht

A = **Stirnfortsatz** (*processus frontalis*)
B = Boden der Augenhöhle (*facies orbitalis*)
C = **Jochbeinfortsatz** (*processus zygomaticus*)
D = Unteraugenhöhlenloch (*foramen infraorbitale*)
E = **Zahnfächerfortsatz** (*processus alveolaris*)

Innenfläche der Maxilla

J = **Stirnfortsatz** (*processus frontalis*)
K = **Kieferhöhle** (**sinus maxillaris** oder **Antrum maxillare** oder **Highmore-Höhle**)
L = **Gaumenfortsatz** (*processus palatinus*)
M = Oberkieferhöcker (*Tuber maxillare*)

07.

Schädellöcher	dazugehöriger Knochen
Schneidezahnloch = ① foramen incisivum	Oberkiefer = Maxilla
größeres Gaumenloch = ② foramen palatinum maius, kleineres Gaumenloch = ③ foramen palatinum minus	Gaumenbein = os palatinum
großes Loch = ④ foramen magnum	Hinterhauptbein = os occipitale
Oberaugenhöhlenloch = ⑤ foramen supraorbitale	Stirnbein = os frontale
Unteraugenhöhlenloch = ⑥ foramen infraorbitale	Oberkiefer = Maxilla
Kinnloch = ⑦ foramen mentale	Unterkiefer = Mandibula (im Bereich der unteren Prämolaren)
Unterkieferloch foramen mandibulare	Unterkiefer = Mandibula (aufsteigender UK-ast, Innenseite)

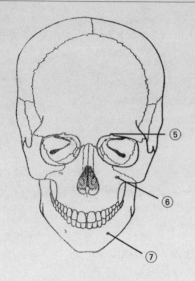
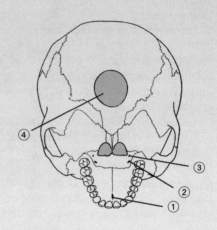

 08.

KIEFERGELENK	
= articulatio temporo-mandibularis	
knöcherner Anteil	
A) Schläfenbein = os temporale:	B) Unterkiefer = Mandibula:
1) Gelenkpfanne = fossa articularis	3) Gelenkfortsatz = processus articularis, Condylus
2) Gelenkhöckerchen = tuberculum articulare	

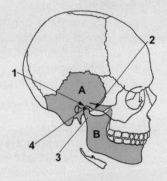

Das Kiefergelenk besteht demnach aus Schläfenbein und UK, nicht aus OK und UK.

Zwischen den Gelenkflächen liegt ein verschieblicher scheibenförmiger *Zwischenknorpel*, der **discus articularis (4)**.

Hier bleibt ein mehr oder weniger breiter **Gelenkspalt**, der zum schmerzlosen Gleiten der Gelenkflächen mit einer **Gelenkschmiere (*Synovialflüssigkeit*)** angefüllt ist.

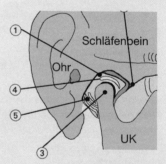

Die aus straffem Bindegewebe bestehende **Gelenkkapsel (5)** hält zwei von Knorpel überzogene Knochenenden (**Gelenkpfanne** und **Gelenkköpfchen**) zusammen.

An der Gelenkkapsel setzen **Bänder** (ligamenta), die einerseits der Befestigung des Unterkiefers am Schädel dienen und andererseits die Unterkieferbewegung begrenzen, sowie die Sehnen der Kaumuskeln, an.

3. Konservierende Behandlung

09. Nach der Form und den dadurch festgelegten Bewegungsmöglichkeiten handelt es sich beim Kiefergelenk um ein **Dreh-Gleitgelenk** und nicht um ein Scharniergelenk.

10. Großer Kaumuskel (*musculus masseter*)
Ursprung: Jochbein und Jochbogen;
Ansatz: äußerer Kieferwinkel des UK;

Innerer/mittlerer Flügelmuskel (*musculus pterygoideus medialis*)
Ursprung: Keilbeinflügel;
Ansatz: innerer Kieferwinkel

Großer Kaumuskel und **mittlerer Flügelmuskel** bilden zusammen **eine Schlinge um den Unterkiefer** und sorgen somit für den Kiefer**schluss**. Im Gebiet des Kieferwinkels haben sie also ihren Ansatz.

Schläfenmuskel (*musculus temporalis*)
Ursprung: Schuppe des Schläfenbeins;
Ansatz: Muskelfortsatz des UK

11. Großer Kaumuskel (*m. masseter*) im Ansatz: Mundschließer (**A**);

Innerer Flügelmuskel (*m. pterygoideus medialis*): Mundschließer (**B**);

Schläfenmuskel (*m.temporalis*): Mundschließer (**C**);

Äußerer Flügelmuskel (*m. pterygoideus lateralis)*: ist an der Mundöffnung beteiligt, wenn sich die äußeren Flügelmuskeln auf beiden Seiten zusammenziehen (**D**).

Bei einseitiger Muskelverkürzung wird der Unterkiefer zur Gegenseite verschoben.

12. Bei *Knirschern* ist der **m. masseter = großer Kaumuskel** vergrößert.
In diesem Zusammenhang kommt es zu **Abrasionen** = *Abrieb von Zahnhartsubstanz durch Zähneknirschen*.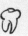

Therapie: **Aufbissschiene**, *die der Behandlung von Funktionsstörungen des Kauorgans dient*:

Diese **Kunststoffschiene** (vorwiegend im OK) soll das Knirschen und Pressen verhindern, indem die *Kaumuskulatur* durch eine **leichte Bisshebung** entspannt wird. (Damit wird die Krafteinwirkung geringer und verteilt sich gleichmäßig auf alle Zähne.)

Hier kommt eine **adjustierte Oberfläche** zur Anwendung, d. h. die Oberfläche der Aufbissschiene wird so *eingeschliffen*, dass die Zähne des Gegenkiefers genau *festgelegte, gleichmäßige Kontakte* zur Schiene haben.

Häufig wird deshalb vor dem Einschleifen die Schiene mit Kunststoff noch aufgebaut.

13. Zu den Mund**öffnern** gehören: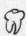

A) Uk-Zungenbeinmuskel = **m. mylohyoideus**
B) Kinn-Zungenbeinmuskel = **m. geniohyoideus**
C) Zweibäuchiger Muskel = **m. digastricus/m. biventer**

Alle Mundöffner befinden sich im Bereich des *Mundbodens*.

Alle Mundöffner sind u. a. am UK (Innenseite) und am Zungenbein (os hyoideum) befestigt.

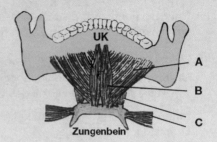

14. Augenringmuskel (*m. orbicularis oculi*) = **1**,
Wangenmuskel (*m. buccinatorius*) = **2**,
Mundringmuskel (*m. orbicularis oris*) = **3**,
Lachmuskel (*m. risorius*),
Lidmuskel, Stirnmuskel, Kinnmuskel,
Muskeln zum Herabziehen der Unterlippe und Heben der Mundwinkel usw.

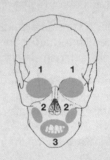

15. **Skelett** = Knochengerüst, Gerippe (gr. *skeleton* = ausgetrockneter Körper, Mumie)
Extremitäten = Gliedmaßen (Arme und Beine) (lat. *extremitas* = Äußerstes Ende)
Processus (lat.) = Fortsatz
Foramen (lat.) = Loch, Öffnung
Tuber (lat.) = Höcker, Verdickung, Wulst
Sinus (lat.) = Bucht, Hohlraum, Höhle
Discus = Zwischenscheibe (gr. *diskos* = (Wurf)scheibe)
Cranium (lat.) = der knöcherne Schädel, bestehend aus Neuro*cranium* = Hirnschädel und Viscero*cranium* = Gesichtsschädel

 16. Das **Knochengewebe**, das sich durch eine besondere Druck-, Biegungs- und Zugfestigkeit auszeichnet, besteht aus einer **verkalkten Grundsubstanz** und <u>Knochenzellen</u> = *Osteozyten*.

- **Ganz außen** wird der Knochen umhüllt von der **Knochenhaut (<u>Periost</u>)**, die folgende Aufgaben zu erfüllen hat:
  - sie enthält die *Knochen bildenden* Zellen (= Osteoblasten),
  - sie dient der *Ernährung* des Knochens (verantwortlich: Blutgefäße),
  - sie ist das *Empfindungs*organ des Knochens (verantwortlich: Nerven),
  - sie dient der *Anheftung* von Sehnen und Bändern am Knochen.

Im Knochenaufbau selbst unterscheidet man

- *außen*: eine *feste* harte schalenartige **Knochenrinde** = (*substantia*) <u>**Compacta**</u> oder <u>**Corticalis**</u>

- *innen*: eine *schwammartige*, poröse, einem lockeren Balkenwerk vergleichbare **Knochensubstanz** = (*substantia*) <u>**Spongiosa**</u>, bestehend aus Knochenbälkchen (*Trabekeln*) und Knochenmarkräumen, die *angefüllt* sind **mit Knochenmark = Myelon**.

3.2.2 Das Nervensystem

01. Im Nervensystem unterscheidet man **drei** grundsätzliche **Systeme**:

- **zentrales Nervensystem** (ZNS) als steuernde Zentrale, in der alle Reize und Impulse ankommen, verarbeitet und beantwortet werden = Reizverarbeitung.

- **peripheres Nervensystem** mit zuleitenden und ableitenden Bahnen
  - *Empfindungs- oder sensible Nerven*. Sie kommen von den Organen, z. B. Haut, Auge, Zähnen und melden dem Hirn Wahrnehmungen, wie Licht, Kälte, Schmerz. Für den **zahnärztlichen Bereich** ist am bedeutungsvollsten der **Trigeminus**.
  - *Bewegungs- oder motorische Nerven*. Sie kommen vom ZNS zu den Skelettmuskeln, Befehle zur Bewegung vermittelnd. Für den **Zahnarzt** am wichtigsten der **Facialis**, der motorische Gesichtsnerv.

- **vegetatives oder autonomes Nervensystem.** Dieses System ist *nicht unserem Willen* unterworfen. Es reguliert und überwacht die lebenswichtigen Funktionen innerer Organe, wie Herztätigkeit, Atmung, Verdauung usw. Es besteht aus zwei Anteilen mit gegenseitiger Wechselwirkung
  - *Sympathicus* als erregender Anteil zur Aktivierung des Organismus
  - *Parasympathicus* mit dämpfendem Effekt zur Regenerierung des Körpers.

02. Zum **Zentralnervensystem** gehören:

- Das **Großhirn** (*Cerebrum*) mit seinen beiden Hälften, verbunden durch den Balken, enthält
  - die Zentren der bewussten Wahrnehmungen, des Willens und Verstandes, sowie aller geistigen Leistungen und seelischen Vorgänge;

  ist Ursprung der 2 x 12 Gehirnnerven,
  wie **V. Nerv** = **fünfter Nerv** = *nervus trigeminus*, der sensible Gesichtsnerv,
  VII. Nerv = **siebter Nerv** = *nervus facialis*, der motorische Gesichtsnerv.

- **Kleinhirn** ist zuständig für automatische Bewegungen und Gleichgewicht

- **verlängertes Mark** (*Medulla oblongata*): Hier liegen die Zentren zur Regulierung elementarer Lebensfunktionen, Kreislauf, Herztätigkeit, Atmung

- **Rückenmark** (*Medulla spinalis*) ist Ursprung aller peripheren Nerven und Sitz des Reflexzentrums.

- **Hirnanhangdrüse** (*Hypophyse*) ist Steuerzentrale aller Drüsen mit innerer Sekretion und selbst Hormonproduzent.

03. Seiner Herkunft nach ist der **n. trigeminus** der **V. Hirnnerv** = **5. Hirnnerv**.
Sein Name bedeutet „*der Drei*geteilte" bzw. „***Drillings****nerv*", da er **drei** **Hauptäste** hat, die ihrerseits wiederum zahlreiche Seitenäste und Abzweigungen abgeben.

Von der Funktion her versorgt er **sensibel** (1., 2. und 3. Ast) *Zähne, Mundschleimhaut, Kieferhöhlen* und *Gesichtshaut*,
und mit dem dritten Ast zusätzlich **motorisch** die *Kau*muskulatur.

- **Erster Ast: V₁ nervus ophtalmicus** (Augenast)
  ▫ zieht zum **Auge** und zur **Stirn**,
  n.supraorbitalis (Oberaugenhöhlennerv)

- **Zweiter Ast: V₂ nervus maxillaris** (Oberkieferast)
  ▨ zur Versorgung des **Oberkiefers**
  mit den Nebenästen,
  n. incisivus zur Versorgung der
  oberen Front**zähne**,
  n. palatinus (**Gaumen**nerv),
  n. infraorbitalis (Unteraugenhöhlennerv).

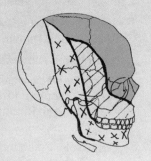

- **Dritter Ast: V₃ nervus mandibularis** (Unterkieferast)
  ⋮⋮ zur Versorgung des **Unterkiefers** mit den Nebenästen,
  n. alveolaris inferior (unterer **Zahn**bettnerv),
  n. lingualis (**Zunge**nnerv),
  n. mentalis (**Kinn**nerv).

MERKE!:

	n. trigeminus = Drillingsnerv = 3-geteilter Nerv	
1. Ast: n. ophthalmicus	2. Ast: n. maxillaris	3. Ast: n. mandibularis
= *Augen*-ast	= *OK*-ast	= *UK*-ast
foramen supraorbitale:	foramen infraorbitale:	foramen mentale:
n. supraorbitalis	n. infraorbitalis	n. mentalis

04. **A** = *Ganglion* (Nervenknoten) *Gasseri* (Autorenname)
  B = V₁ *n. ophtalmicus* (Augenast)
  C = *foramen supraorbitale* (Oberaugenhöhlenloch)
  D = *n. supraorbitalis* (Oberaugenhöhlennerv, Endast von V₁)

  E = V₂ *n. maxillaris* (Oberkieferast)
  F = *n. alveolaris superior* (oberer Zahnbettnerv, Nebenast von V₂)
  G = *foramen infraorbitale* (Unteraugenhöhlenloch)
  H = *n. infraorbitalis* (Endast von V₂, Unteraugenhöhlennerv)

  J = V₃ *n. mandibularis* (Unterkieferast)
  K = *foramen mandibulare* (Unterkieferloch)
  L = *n. lingualis* (Zungennerv)
  M = *n. alveolaris inferior* (unterer Zahnbettnerv, Nebenast von V₃)
  N = *foramen mentale* (Kinnloch)
  O = *n. mentalis* (Kinnnerv; Endast von V₃)
  P = *n. auriculotemporalis* zur Versorgung von Parotis und Kiefergelenk

05. Bei Verletzung des n. mandibularis wird die Hälfte der Unterlippe taub, außerdem fällt die Vitalitätsprüfung der unteren Seitenzähne negativ aus.

06. Der **n. facialis** ist der **VII. Hirnnerv** und bedeutet „*Gesichtsnerv*".

Eine **Facialis-Parese = Gesichtsnervenlähmung** tritt halbseitig in Erscheinung und man sieht auf der kranken Seite:

- kein Stirnrunzeln
- fehlenden Lidschluss
- herunterhängenden Mundwinkel.

07.

Aufgaben im Gesichts-/Kieferbereich des	
n. trigeminus	n. facialis
- Kaubewegungen, - Schließen des Mundes, - Vorschub des Unterkiefers, - Empfinden von Zahnschmerzen, - Fühlen der Zahnkante mit der Zunge	- Runzeln der Stirn, - Schließen der Augen, - Spitzen der Lippen

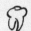

Gründe: N. trigeminus besitzt **motorische** Fasern (3. Ast) für die Kaumuskulatur,
sensible Fasern (1., 2. und 3. Ast) für Empfindungen.
N. facialis ist ein **rein motorischer** Nerv, verantwortlich für Befehle zur Bewegung.

3.2.3 Instrumente zur Schmerzausschaltung

01. Zu **Injektionszwecken** gibt es

- **Einwegspritzen** oder **Einmalspritzen** aus Kunststoff,
- **Carpulenspritzen** oder **Zylinderampullenspritzen** mit Aspirationsmöglichkeit,
- (**Rekordspritzen** aus Metall, Ganzglas).

02. Der **Spritzenkolben** (A) trägt einen Fortsatz mit drei messerförmigen Aspirationshaken. Durch Drehen der Rändelschraube greifen diese Haken in den Gummistopfen der eingelegten Zylinderampulle, sodass der Kolben zurückgezogen werden kann.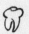

Durch diese **Ansaugmöglichkeit** (*Aspiration*) kann festgestellt werden, ob ein Gefäß angestochen wurde, da dann Blut in die Carpule angesaugt (*aspiriert*) werden würde.

Wäre dieser Fall eingetreten, so darf hier nicht eingespritzt werden (Kreislaufzwischenfall durch Injektion direkt in ein Gefäß! → neue Lage für Kanüle suchen!).

03. Bei **Vorbereitung einer Spritze** muss darauf geachtet werden, dass

- *steril (=aseptisch) vorgegangen wird,*
- *keine Verwechslung von Medikamenten erfolgt,*
- *die Injektionsflüssigkeit nicht trübe oder verfärbt ist,*

- das Haltbarkeitsdatum beachtet wird
- und *keine Lufteinschlüsse* vorhanden sind.

04. Aspiration = Ansaugen der Injektions-/Anästhesielösung,
= Einatmen eines Fremdkörpers (= z. B. Inlays) in die Lunge,
= Kontrolle, ob die Nadel ein Blutgefäß getroffen hat.

3.2.4 Mittel zur Schmerzausschaltung

01. Grundsätzlich sind in jedem Präparat, das zu **Anästhesie** verwendet wird, enthalten

a) *Anästhesielösung*, meist 2%ig, z. B. Novocain, Lidocain, (= Wirkstoff)
b) *gefäßverengender* Zusatz (Vasokonstriktor oder Vasokonstringens), z. B. Adrenalin,
c) *Salze* zur Konservierung und Verbesserung der Gewebsverträglichkeit (Isotonika),
d) *Aqua bidestillata* als Lösungsmittel.

02. Als **vasokonstriktorischer Zusatz** zu **Anästhetika** finden Verwendung:

- *Adrenalin*
- *Nor-Adrenalin*

- *Suprarenin*
- *Epinephrin*   Synthetisch hergestelltes Adrenalin
- *Nor-Epinephrin*

- *Octapressin*
- *Arterenol*

03. Dadurch, dass die **gefäßverengenden Substanzen** = Vasokonstringentien die Durchblutung am Applikationsort beeinflussen und damit den Abtransport der Anästhetika verzögern, kommt es zur

a) **Verlängerung** der **anästhesierenden** Wirkung,
b) **relativen**, aber nicht absoluten **Blutleere** im Operationsgebiet,
c) Vertiefung der Anästhesie.

3.2.5 Anästhesieverfahren

01. Schmerzausschaltung bei Durchführung zahnärztlicher Maßnahmen ist möglich durch

a) Gaben von schmerzstillenden Mitteln (Analgetika),
b) *örtliche* Betäubung (Lokalanästhesie),
c) *Allgemeinbetäubung* (Narkose).

02. - Kavitätenpräparation,
- Kronenpräparation,

- Behandlung der vitalen Pulpa,
- Extraktionen,
- chirurgischen Eingriffen und operativen Maßnahmen,
- Nachbehandlungen,
- Einsetzen von Kronen und Inlays.

03. Lokale Schmerzausschaltung ist möglich durch

a) **Oberflächen**anästhesie
= durch Auftragen eines Lokalanästhetikums wird der Mundschleimhautbezirk (= Oberfläche) unempfindlich gemacht

= Blockierung der oberflächlichen Schmerzrezeptoren, z. B. durch Aufpinseln, Sprayen, Einreiben, Vereisung.

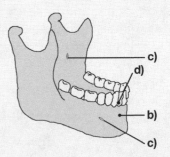

b) **Infiltrations**anästhesie
= im Behandlungsbereich wird ein Lokalanästhetikum eingespritzt, wodurch es in das umgebende Gewebe und den Knochen eindringen (= infiltrieren) kann (z. B. submuköse Injektion in den Mundvorhof)

= Schmerzausschaltung im Endausbreitungsgebiet eines Nerven, im Apexbereich des zu betäubenden Zahnes.

c) **Leitungs**anästhesie
= Injektion in unmittelbarer Nähe eines Nerven, also im Bereich des Nervenstammes

= Blockierung der Reizleitung eines ganzen Nervenstranges an seiner Ein- oder Austrittsstelle in oder aus dem Knochen (f. mandibulare, f. mentale). → Es werden n. mandibularis bzw. n. alveolaris inferior und n. mentalis anästhesiert.

d) **intraligamentäre** Anästhesie
= Schmerzausschaltung im Bereich eines einzigen Zahnes (Injektion in die Bänder = ligamente des Periodontalspalts, also zwischen Zahn und Alveolarknochen) → Injektion in den Wurzelhautspalt.

04. Oberflächenanästhesie ist angezeigt für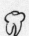

- Vermeidung des Einstichschmerzes bei Infiltrations- und Leitungsanästhesien,
- Inzision oberflächlicher Abszesse,
- Entfernung lockerer, weitgehend resorbierter Milchzähne,
- Ausschaltung des Würgereizes bei Röntgenaufnahmen oder Abdrucknahme,
- Zahnsteinentfernung bei Zahnfleischentzündungen.

05.

Leitungsanästhesien im zahnärztlichen Bereich	
Unterkiefer	**Ober**kiefer
a) *Mandibularis*leitung (am häufigsten): Ausschaltung des n. mandibularis bzw. n. alveolaris inferior	c) *Infraorbitalis*leitung: Ausschaltung des n. infraorbitalis
b) Leitung am *foramen mentale*: Betäubung im *End*ausbreitungsgebiet des n. trigeminus (3. Ast)	d) *Tuber*leitung: Blockierung des n. maxillaris
	e) Leitung am *foramen palatinum*: Anästhesie im *oberen Molaren*bereich
	f) Leitung am *foramen incisivum*: Betäubung vorderer *Frontzahn*bereich

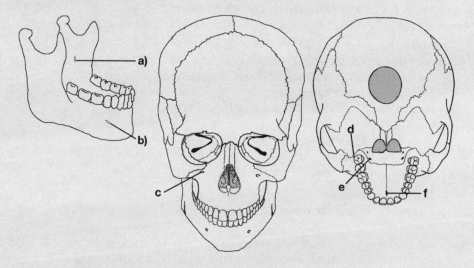

06. Leitungsanästhesien werden *üblicherweise **inner**halb* der Mundhöhle durchgeführt.
Wenn durch eine *Kieferklemme* die Mundöffnung mehr oder weniger stark eingeschränkt ist oder im Behandlungsbereich *Entzündungen* vorliegen, erfolgt der Einstich von **außer**halb der Mundhöhle durch die Wangenhaut.

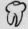

07. Die rechte Unterkieferhälfte und die rechte Zungen- und Lippenhälfte werden taub, weil der n. mandibularis UK Seiten- und Frontzähne, Zunge und Lippe dieser Kieferhälfte versorgt.

08. Wörtlich heißt **intraligamentär** innerhalb der Bändchen. Gemeint ist eine Injektion in den Zahnhalteapparat im Bereich des ligamentum circulare. Es handelt sich um eine sehr wirkungsvolle Abart der Infiltrationsanästhesie, bei der allerdings nur ein Zahn örtlich betäubt wird.

Mit einer sehr dünnen Kanüle wird in den Spalt zwischen Alveole (knöchernes Zahnfach) und Zahnwurzel eingestochen. Meist verwendet man dazu Spezialspritzen,

3. Konservierende Behandlung

mit denen das Anästhetikum (in sehr geringer Dosis) **unter starkem Druck** in die Wurzelhaut eingebracht wird.

09. **Narkose** ist eine für den Betroffenen schwerwiegende zentrale Betäubung durch Narkotika, die am ZNS angreifen und dort zu einer Lähmung des Schmerzzentrums in der Großhirnrinde führen. Als Narkotika finden heute noch Verwendung
    - *Äther,*
    - *Lachgas* (N_2O Stickoxydul),
    - *Halothane* (hochkonzentrierte Kohlenwasserstoffverbindungen).

10. Übliche **Narkosearten** sind:

    a) *Inhalationsnarkose*: Dabei wird das Narkotikum eingeatmet, gelangt über die Lunge ins Blut und auf dem Blutweg ins Gehirn.

    b) *Intubationsnarkose*: Heute allgemein übliche, verbesserte Form der Inhalationsnarkose, bei der ein Tubus (Gummiröhrchen) entweder durch den Mund oder die Nase tief in die Luftröhre eingeführt wird, sodass das Narkotikum/Sauerstoff-Gasgemisch direkt in die Lungen gelangt.

    c) *intravenöse Narkose*: Injektion eines Narkotikums in die Blutbahn.

    d) *rektale bzw. Darmnarkose:* Hier wird das Narkosemittel in Form eines Einlaufes in den Darm gebracht.

    Da die zuletzt genannte Narkoseart nicht steuerbar ist, d. h. die Narkose nicht mehr beeinflussbar ist, wenn sich das Mittel im Organismus befindet, wird diese Art der Narkose wegen ihrer großen Gefahrenbreite nur noch als Basisnarkose, d. h. zur Einleitung einer Narkose gegeben.

11. **Narkosestadien**

    a) Vorstadium oder **analgetisches** Stadium = Stadium der Schmerzlosigkeit bei noch erhaltenem Bewusstsein.

    b) **Erregungs**stadium oder Exzitationsstadium, gekennzeichnet durch gesteigerte Unruhe des Patienten.

    c) **Toleranz**stadium = Stadium tiefer Narkose, in dem operative Eingriffe vorgenommen werden können, da
    - Großhirnrinde gelähmt,
    - alle Reflexe ausgeschaltet und
    - Tonus der Skelettmuskulatur herabgesetzt ist.

    Es kommt darauf an, dieses Stadium aufrecht zu erhalten, damit kein Abgleiten erfolgt ins

    d) **Gefahren**stadium; höchste Lebensgefahr besteht, wenn das Narkotikum auf die Medulla oblongata (verlängertes Mark), in dem sich die lebenswichtigen Zentren für Herz, Kreislauf und Atmung befinden, einwirkt.

    e) **Erwachungs**stadium.

12. Im **Narkose-Zwischenfallbesteck** müssen Medikamente und Materialien für alle möglichen Narkosezwischenfälle enthalten sein:

- Mundsperrer (Roser-König oder Heister),
- Zungenzange zum behutsamen Hervorziehen der zurückgesunkenen Zunge, wodurch es zu einer Atembehinderung kommt,
- Kornzange mit eingeklemmten großen Tupfern oder gestielte Tupfer zum Auswischen von Blut, Schleim, Sekret und Erbrochenem aus der Mundhöhle,
- Nierenschale,
- Einwegspritzen,
- Herz- und Kreislaufmittel, Antiallergika, Atmungsanregende Mittel,
- Gerät für Beatmung mit Sauerstoff.

3.2.6 Erkrankungen der Pulpa und des apikalen Parodontiums

01. Liegt nur eine **teilweise Entzündung des Zahnmarks** im Bereich der Kronenpulpa vor, spricht man von einer *Pulpitis partialis* oder *coronalis*.

Hat sich dagegen die **Entzündung über das gesamte Pulpengewebe** ausgebreitet, liegt eine *Pulpitis totalis* oder *radicularis* vor. Das entzündliche Exsudat kann sein

- *serös* = aus Serum bestehend oder
- *purulent* = eitrig.

02. Die **klassischen Symptome** einer *Pulpitis totalis* sind:

a) kontinuierliche, ohne jeden Reiz auftretende, *lang* anhaltende, ziehende *Schmerzen*,

b) *ausstrahlende* (irradiierende) Schmerzen, sodass der Patient den schuldigen Zahn gar nicht mehr angeben kann,

c) axiale *Klopfempfindlichkeit* des Zahnes infolge sekundärer Hyperämie der Wurzelhaut (Perkussionstest fällt negativ aus!).

Man spricht auch von einer Symptomentrias.

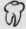

03. a) Das Pulpengewebe stirbt ab; wird *nekrotisch* (**Nekrose = Gewebstod**).

b) In der weiteren Folge kommt es zum **fauligen Zerfall (= Gangrän**),

c) Übergreifen von Zerfallsprodukten, Bakterien und Toxinen auf das periapikale Gewebe, wodurch akute und/oder chronische **Parodontitiden** auftreten können.

04. Während die *akute* Parodontitis, über die Ostitis sowie den Abszess, die Phlegmone oder das Empyem zur *Parulis* („dicke Backe") führen kann, äußern sich **chronisch** periapikale Parodontitiden, die entweder von sich aus langsam entstehen oder unmittelbar im Anschluss an einen akuten Verlauf in ein chronisches Stadium übergehen, in Form eines *Granuloms* oder einer *radikulären Zyste*:

3. Konservierende Behandlung

Granulom
Dabei handelt es sich *nicht* wie oft gehört um ein *Eitersäckchen*, sondern um ein sehr zell- und gefäßreiches *Entzündungsgewebe*, das entweder von einer bindegewebigen Kapsel umschlossen wird oder sich unbegrenzt diffus im periapikalen Raum ausbreitet.

Radikuläre Zyste
Bei einer Zyste handelt es sich um eine **gutartige Hohlraumgeschwulst** an der Wurzel eines **toten = devitalen** Zahnes, die mit einer fettreichen *Flüssigkeit*, vor allem Cholesterin, angefüllt ist. Diese pathologische Aushöhlung im Gewebe wird begrenzt vom **Zystenbalg**, dessen Außenwand aus derbem, straffem Bindegewebe, dessen Innenauskleidung **aus Epithel** besteht.

05. a) **Abszess** = *Eiter*ansammlung, abgekapselt/abgegrenzt, im Gewebe,

    b) **Phlegmone** = *Eiter*ansammlung, nicht abgegrenzt/flächenhaft, im Gewebe,

    c) **Empyem** = *Eiter*ansammlung in einer anatomisch vorgebildeten Höhle, z. B. in der Kieferhöhle.

06. Von einem chronisch veränderten Gewebsbezirk können Mikroorganismen, Toxine und Zerfallsprodukte in den Körper gelangen und – auf dem Blutweg ausgestreut – zu Erkrankungen an entfernt liegenden Organen führen (Sekundärleiden).

    Fokalinfektion bedeutet also infektiöse Erkrankung eines Organs (Sekundärleiden) durch krankmachende Stoffe, die von einem Primär*herd* **(Focus)** ausgestreut wurden.

07. Potenzielle Herde sind neben Rachenmandeln (Tonsillen), Nasennebenhöhlen und Gallenblase vor allem **Zahnherde**. Im Einzelnen können als solche diskutiert werden:

    - alle *avitalen* (pulpentoten) Zähne,
    - alle *wurzelbehandelten* Zähne, vor allem solche mit unvollständiger Wurzelfüllung,
    - chronisch *periapikale Parodontitiden* (Granulome, Zysten),
    - *Restostitiden* (Knochenentzündungen),
    - *radix relicta* (zurückgelassener Wurzelrest),
    - verlagerte Zähne,
    - Kieferhöhlenerkrankungen (chronische Sinusitis),
    - marginale Parodontopathien mit *tiefen* Knochentaschen.

    Herdbedingte Erkrankungen können sein:

    - Rheumatischer Komplex mit Erkrankungen des gesamten Bewegungsapparates (Knochen, Muskeln, Gelenke),
    - Herzschädigungen, z. B. *Endocarditis* (Herzinnenhautentzündung),
    - Nierenschädigungen (*Nephropathien*),
    - Augenerkrankungen, wie Regenbogenhautentzündung (*Iritis*),
    - Erkrankungen im Urogenitalbereich, z. B. *Ovaritis* (Eierstockentzündung).

08.

Fistel	= röhrenförmiger Gang/Kanal
Osteomyelitis	= Entzündung des Knochenmarks
Sequester	= abgestorbenes Knochenstück

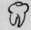
09. Folgen unbehandelter Karies = Kariesfolgeerkrankungen:

Caries profunda (1) – Hyperämie (2) – Pulpitis partialis (3) – Pulpitis totalis (4) – Pulpennekrose – Pulpengangrän – apicale Parodontitis (5) – periapikale Ostitis (6) – subperiostaler Abszess (7) – submuköser Abszess (8)

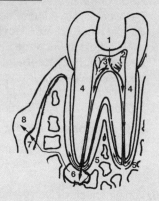

10. nekrotisch = gewebstot; purulent = eitrig; ulzerös = geschwürig zerfallen; gangränös = faulig zerfallen

3.2.7 Endodontie

01. Unter **Endodontie** versteht man alle Maßnahmen,
- die mit der *Erhaltung der vitalen (lebenden)* Pulpa,
- mit der *Entfernung der erkrankten*, nicht mehr erhaltungswürdigen und erhaltungsfähigen Pulpa,
- sowie der entsprechenden *Versorgung des Pulpenraumes und der Wurzelkanäle* in Zusammenhang stehen.

= *Wissenschaft* vom Aufbau, den Erkrankungen und der Behandlung der **inneren Zahnanteile** (= **Pulpa/Zahnmark und Dentin** = ***Endo*dont)**/des Zahninneren.

02. Zu den **Vitalerhaltungsmethoden** (Lebenderhaltung) der Pulpa rechnet man
- indirekte Überkappung (Caries profunda-Behandlung),
- direkte Überkappung,
- Vitalamputation = Pulpotomie.

03. Direkte Überkappung ist die medikamentöse Versorgung einer bei Präparationsmaßnahmen artefiziell (künstlich bzw. ungewollt) **freigelegten, also eröffneten Pulpa** im Bereich gesunden Dentins mit einem *Calziumhydroxid* enthaltenden Präparat (z. B. Calxyl oder Dycal).

Ziel:
- *Neutralisation* der bei einer Entzündung immer vorliegenden Acidosis (saure Reaktion);

3. Konservierende Behandlung

- Anregung zur *Sekundärdentinbildung*, die im optimalen Fall zum vollständigen Verschluss der Trepanationsstelle führen soll und
- *Vitalerhaltung der Pulpa* bei voller Funktionsfähigkeit.

04. a) **Manuell** (mit *Hand*instrumenten): Kerrbohrer = Reamer, Kerrfeilen, Hedströmfeilen, Rattenschwanzfeilen.

b) **Maschinell**: z. B. Giromatic-Winkelstück, das fein gezahnte Reibeahlen (ähnlich den Rattenschwanzfeilen) in hin und her kreisende Bewegungen (Pendelbewegungen) versetzt oder mit maschinellen Nickel-Titan-Feilen.

05.

Wurzelkanalinstrumente	Bezeichnungen	Verwendung
1.	Gatesbohrer	Erweiterung der Wurzelkanal**ein**gänge
2.	Exstirpationsnadel	Entfernung der Pulpa
3. 4. 5. 6.	Kerrbohrer, Kerrfeile, Hedströmfeile, Rattenschwanzfeile	Aufbereitung und Erweiterung der Wurzel**kanäle**
	(Millernadel)	Trocknung des Wurzelkanals, Einbringen von Medikamenten
7.	Lentulo = Förderspirale	Wurzelkanalfüllung, Einbringen von Medikamenten

06. Die angegebenen **ISO-*Nummern*** entsprechen folgenden *Farben* der Handgriffe:

Ab der standardisierten Nummerierung = Stärke (Beginn: **15)** ist die *Reihenfolge der Farben*: **weiß – gelb – rot – blau – grün – schwarz.**

Sie wiederholt sich kontinuierlich.

07. Die **ISO-*Symbole*** entsprechen folgenden *Instrumenten*:

▮	Beutelrockbohrer
✸	Exstirpationsnadel
▲	Reamer =Kerrbohrer
■	Kerrfeile
●	Hedströmfeile
✤	Rattenschwanzfeile
৬	Lentulo = Förderspirale

08. Laut höchstrichterlicher Entscheidung des Bundesgerichtshofes (BGH) in Karlsruhe handelt ein Zahnarzt bewusst fahrlässig, wenn er bei Benutzung von **Wurzelkanal-Kleininstrumenten** keine **Absicherung** benutzt.

In Betracht kommen:

- absolutes Trockenlegen durch Anlegen von **Kofferdam** (Spanngummi) als beste Sicherungsmaßnahme.
- Einspannen in ein **Sicherheitskettchen**, von denen es mehrere Formen gibt.
- Fadensicherung (**Zahnseide**).
- Verwendung von Instrumenten mit festem, langem Griff.
- **maschinelle** Kanalaufbereitung, bei der die Kanalinstrumente in einem Winkelstück fest arretiert sind.

09.

Aufbereitungsinstrument	Wurzelkanalfüllungsinstrument
Kerrbohrer = Reamer	Finger - Plugger
Kerrfeile	Finger - Spreader
Hedströmfeile	Lentulo = Förderspirale
Rattenschwanzfeile	

10. Sensibilitäts-/Vitalitätsprüfung:
= Untersuchung, ob die Pulpa **vital** ist, also **lebt**;

Sie kann auf drei Arten durchgeführt werden:

a) mit **Kälte**spray,
b) mit **elektrischem** Strom,
c) durch **Probeanbohren** des Zahnes ohne Anästhesie.

Aber **nicht** durch Abklopfen des Zahnes = Perkussionsempfindlichkeit: sie gibt an, ob der Zahn periapikal eine Entzündung hat.

11.

Vitalitäts-/Sensibilitätsprüfung	
positiv	negativ
Schmelzkaries	Pulpennekrose
Dentinkaries	Pulpengangrän
Karies profunda	wurzelgefüllter Zahn
Pulpenhyperämie	
Pulpitits serosa	

3.2.8 Endodontische Behandlungsmaßnahmen

01. Zur **Devitalisation** (= Abtöten der Pulpa mit medikamentöser Einlage) **der Pulpa** bei **Mortal**exstirpation und **Mortal**amputation verwendet man

a) früher:
Arsenpräparate, meist in Form des hochwirksamen Arsentrioxids, z. B. Causticin oder

b) heute:
arsenfreie paraformaldehydhaltige Präparate, wie Toxavit oder Depulpin.

3. Konservierende Behandlung

02. Zur **Entfernung** nicht mehr erhaltungsfähiger **Pulpen** gibt es **zwei Möglichkeiten**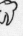

  a) **Vitalexstirpation** ist die *vollständige* Entfernung der noch vitalen Pulpa unter Anästhesie;
  b) **Mortalexstirpation** ist die *vollständige* Entfernung einer vitalen Pulpa nach vorangegangener Devitalisation (Abtötung) der Pulpa.

03. Die **Vitalexstirpation** ist heute die Methode der Wahl in der Pulpitisbehandlung. Sie hat folgende Vorteile:

  a) *Vermeidung* der *giftigen* unbiologischen Devitalisationsmittel.
  b) Durchführung der Behandlung in *einer Sitzung*.
  c) *Rasche Befreiung* des Patienten von seinen Beschwerden.
  d) *Schonung des periapikalen* Mischgewebes, wodurch Heilungsaussichten günstiger sind.
  e) Komplikationsgefahren sind geringer.
  g) Nach zahlreichen Untersuchungen und klinischen Erfahrungen ist die Erfolgsquote bei Vitalexstirpationen wesentlich größer als bei Mortalexstirpationen.

04. Durchführung einer Vitalexstirpation verläuft folgendermaßen

Tätigkeit der **ZFA**	Tätigkeit des **ZA**
Grund- und Anästhesiebesteck vorbereiten, Endobox bereitstellen, Röntgenbild auflegen	Anästhesie
Kofferdamtray bereithalten	Anlegen von Kofferdam
Absaugen, Abhalten	Kavitätenpräparation, Exkavieren der Karies, Abtragen des Pulpendaches = Trepanieren
	Aufsuchen/Erweitern der Wurzelkanaleingänge, Entfernen der Pulpa = Exstirpieren
Patienten Röntgenschürze anlegen, Film einlegen/Tubus einstellen/ Wk-Instrumente	Röntgenmessaufnahme oder Anwendung eines Apexfinders
Endobox, Wasserstoffperoxid- H_2O_2 oder Chlorhexitidin/Chlorhexidindigluconat-CHX Natriumhypochloridlösungen NaOCl bereithalten, Absaugen, Papierspitzen vorbereiten	Wurzelkanal aufbereiten, spülen, trocknen
Wurzelfüllmaterial anmischen, Guttaperchaspitzen vorbereiten	Wurzelkanal füllen
Patient Röntgenschürze anlegen, Film einlegen/Tubus einstellen	Röntgenkontrollaufnahme
Füllungstray und -material bereithalten	Deckfüllung (evtl. prov. Verschluss)
Artikulationspapier in Halter einspannen	Artikulation überprüfen, einschleifen

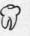

Dies erfolgt normalerweise in *einer Sitzung*!

05.

Vorgang	Instrumente
Anästhesie	*Zylinderampullen- oder Einmalspritze, Kanüle und Anästhetikum*
Abtragen des Pulpendaches	*diamantierter und/oder Rosenbohrer*
Entfernen der Pulpa	*Exstirpationsnadel*
trichterförmige Erweiterung der Wurzelkanal**ein**gänge	*Gatesbohrer*
Aufbereitung und Erweiterung der Wurzelkanäle	*Kerrbohrer, Kerr-, Hedström-, Rattenschwanzfeilen*
Reinigung, Desinfektion und Trocknung der Wurzelkanäle	*Spüllösungen in Einmalspritzen, Papierspitzen/watteumwickelte Millernadeln*
Abfüllung der Wurzelkanäle	*Wurzelfüller = Lentulo*

06. Unter **Gangränbehandlung** versteht man die Versorgung eines avitalen (pulpentoten) Zahnes, der in jedem Fall als infiziert zu betrachten ist.

- Neben der *bakteriell-toxischen* Nekrose (Gewebstod) des Zahnmarks als Folge nichtbehandelter Pulpitiden werden für die Entwicklung einer Gangrän weiter
- *thermische, chemisch/toxische* Reize, z. B. Füllungen ohne Unterfüllung
- *traumatische* Einwirkungen, aber auch *regressive* (rückbildende)Veränderungen der Pulpa verantwortlich gemacht.

Sie führen unter Mitwirkung von Fäulnisbakterien zum **fauligen Zerfall der Pulpa**, was man **Gangrän** nennt. (Geruchsprobe!)

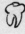

07. Die **klassische Gangränbehandlung** erfolgt in *mehreren* Sitzungen:

1. Sitzung	Materialien
Röntgen des Zahnes, Trepanation des Zahnes, (evtl. Anästhesie) relative Trockenlegung, teilweise Aufbereitung und Spülung des Wurzelkanals, Zahn offen lassen: Verschließen würde erneut zu Schmerzen führen; Bekämpfung der Fäulnisbakterien durch Luftsauerstoff!! Gase entweichen!	*Röntgenbild, Turbine mit Diamant, Winkelstück mit Rosenbohrer, Watterollen, Kerrbohrer oder -feile, Hedström-, Rattenschwanzfeile, Wasserstoffperoxid, Natriumhypochlorid in Einmalspritzen*
2. Sitzung	
Wurzelkanal spülen und trocknen, evtl. medikamentöse Einlage, evtl. provisorischer Verschluss	*Wasserstoffperoxid, Papierspitzen, Kanalinstrument oder Lentulo mit Medikament, Wattepellet, (Cavit evtl.)*

3. Konservierende Behandlung

3. Sitzung (bei Schmerzfreiheit)	
Röntgenmessaufnahme, weitere Aufbereitung des Wurzelkanals,	Röntgenbild, Wurzelkanalinstrumente s. oben,
Spülung und Trocknung des Wurzelkanals, Wurzelfüllung, Röntgenkontrollaufnahme, Deckfüllung	Spüllösungen s. oben, Papierspitzen Lentulo, Wurzelfüllmaterial Röntgenbild, Unterfüllungs- und Füllungsmaterial

08. Eine **Gangränbehandlung** ist von vornherein kontraindiziert,
   - wenn Verdacht auf ein *Herdgeschehen* besteht und
   - sich die Wurzelkanäle *nicht in voller Länge* bis zum Apex aufbereiten lassen.

09.

	Behandlung von	
	Pulpitis	Gangrän
Vitalitäts-/Sensibilitätsprüfung	positiv	negativ
Schmerzen auf	heiß/kalt; süß/sauer	Wärme
Eröffnung des Pulpenraumes	Blut quillt heraus	fauliger Geruch
Methode	Pulpengewebsentfernung, Wurzelkanalbehandlung mit Wurzelfüllung, Röntgen ...	Trepanation, teilweise Wk-aufbereitung, Wk-desinfektion ...
Verschluss	definitiv/provisorisch	ohne (Entweichen der Gase)

10. Eine **Wurzelfüllung** ist notwendig bei
   a) Vitalexstirpationen,
   b) Mortalexstirpationen,
   c) Gangränbehandlungen,
   d) Wurzelspitzenresektionen (Apektomien)
      - vor der Operation,
      - während der Operation
      - oder retrograd (von dem resezierten Wurzelquerschnitt her).

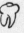

11. Forderungen an ein **Wurzelfüllmaterial**

   - leicht einbringbar,
   - röntgenpositiv = röntgenopak = Verschattung,
   - wandständig mit bakteriendichtem Abschluss der Dentinkanälchen,
   - nicht gewebsschädigend,
   - möglichst desinfizierende Wirkung,
   - möglichst heilungsfördernd,
   - nicht resorbierbar (auflösbar),
   - darf den Zahn nicht verfärben.

12. Zum Abschluss einer **Wurzelbehandlung** nach dem Exstirpationsverfahren muss der aufbereitete, desinfizierte und gereinigte Wurzelkanal vollständig, dicht und wandständig abgefüllt werden zur Vermeidung „toter Räume", die zu einer Reinfektion Anlass geben könnten.

13. **Pulpotomie** = Entfernen der Kronenpulpa und Belassen der vitalen Wurzelpulpa (früher: Vitalamputation)
Mortalamputation = Entfernen der Kronenpulpa und Belassen der devitalen Wurzelpulpa

14. **Wurzelfüllmaterialien**:

    a) **Sealer**:
    1) weichbleibende, nicht härtende Materialien:
       Biologische Pasten, z. B. Calxyl, werden langfristig vom Körper resorbiert. Folge: Die Anwendung dieser Pasten als endgültige Wurzelfüllmaterialien wird einhellig abgelehnt.

    2) weich einzubringende und im Kanal erhärtende Materialien:
       - auf Kunstharzbasis, z. B. AH 26 bzw. AH plus; Diaket
       - auf Calciumsalicylatbasis, z. B. Sealapex;
       - Guttapercha, z. B. Thermafil;
       - auf Zinkoxid/Nelkenölbasis, z. B. Hermetic, Endomethasone;
       - auf Silikonbasis, z. B. Roekoseal, Guttaflow.

    b) **Wurzelfüllstifte**
       aus - Guttapercha, auch als Masterpoint (= Hauptstift) verwendet,
       - Silber oder Titan (Korrosionsgefahr),
       - Kunststoff (fehlende Passgenauigkeit).

Am häufigsten erfolgt eine Kombination aus härtenden Materialien und Stiften mit oder ohne Wärmezufuhr.

15. Abgesehen von **Anästhesiezwischenfällen** kann mit folgenden **Komplikationen** gerechnet werden:

    - *Unter*füllung des Wurzelkanals,
    - *Über*füllung des Wurzelkanals,
    - *Instrumentenfraktur*; betrifft vornehmlich Lentulos, Exstirpationsnadeln und Hedströmfeilen,
    - *Perforation* bzw. via falsa (falscher Weg) = eine artefiziell geschaffene Verbindung zwischen Pulpenraum und Wurzelhautspalt.
    - Auftreten einer *akuten periapikalen Parodontitis*,
    - als Spätfolge Entwicklung einer chronisch periapikalen Ostitis im Sinne eines Granuloms oder einer Zyste.

16. **Nickel-Titan-Instrumente** (z.B. Pro Taper, Flexmaster...):
    - sind sehr flexibel → für Aufbereitung gekrümmter Kanäle gut!
    - können maschinengetrieben rotierend – in Kombination mit einem Gleitmittel – eingesetzt werden,
    - sind deutlich bruchfester als Stahlinstrumente,
    - begradigen Wurzelkanäle nicht.

4. Chirurgische Behandlungen begleiten

4.1 Allgemeine Pathologie

01. *Patho*logie = Lehre von den **Krankheiten**
    Pathogenese = Entstehung und Entwicklung einer Krankheit
    *patholog**isch*** = krank**haft**
    *pathog**en*** = krankmach**end**

    Anamnese = Erforschung und Erhebung der **Krankenvorgeschichte**, vornehmlich durch Befragung des Patienten
    Symptom = **Krankheitszeichen**
    Diagnose = exakte **Feststellung und Benennung einer Krankheit** durch Auswertung der subjektiven und objektiven Erhebungen
    Therapie = **Behandlung**; Summe aller Heilmaßnahmen; bedeutet jedoch **nicht** Heilung
    Prognose = **Vorhersage** über Verlauf und Ausgang einer Erkrankung

    (Die *Reihenfolge* der fünf zuletzt genannten Begriffe beachten!!)

    Ätiologie = Lehre von den Krankheitsursachen
    Noxe = krankheitserregende Ursache bzw. Schädlichkeit
    Prophylaxe oder = **Vorbeugung** zur Verhütung von Krankheiten
    Prävention
    Rezidiv = Rückfall; **erneutes Auftreten** einer Erkrankung
    Resistenz = Widerstandsfähigkeit
    Rekonvaleszenz = Genesungszeit; Zeit nach einer überstandenen Erkrankung bis zum Eintritt völliger Wiederherstellung
    Trauma = Gewalteinwirkung durch Schlag, Stoß oder Fall bei Sport-, Spiel- und Unfall**verletzungen**
    endogen = von **innen** heraus, im Körper selbst entstehend

02. ***Endogene*** Erkrankungen sind

    - *Stoffwechselkrankheiten*, z. B. *Diabetes* (Zuckerkrankheit),
    - *Herz- und Kreislaufstörungen*, z. B. Herzinsuffizienz (Herzschwäche),
    - *Tumore* (Geschwülste).

    Exogene Erkrankungen werden verursacht durch

    - *mechanische* Einwirkungen, z. B. Verletzungen und Unfälle aller Art,
    - *chemische* Einwirkungen, z. B. Vergiftungen (Intoxikation),
    - *parasitäre* Einwirkungen, z. B. Infektionen.

03. **Akute** Erkrankungen

    - treten *plötzlich* auf,
    - gehen mit *mehr oder weniger starken Schmerzen* einher,

- heilen durch Behandlung nach kurzer Zeit aus oder gehen unbehandelt in ein chronisches Stadium über;
  Beispiele: - *Arthritis* (Gelenkentzündung)
  - *Parodontitis* (Zahnbettentzündung),
    aber Ausnahme: *Pneumonie* (Lungenentzündung).

Chronische Krankheiten

- beginnen *schleichend* und verlaufen langsam,
- verursachen *keine oder nur geringe Beschwerden*,
- ziehen sich aber über einen längeren Zeitraum hin und werden ob ihrer Hartnäckigkeit zu bleibenden Leiden und Gebrechen,
- Möglichkeit einer akuten Exazerbation (Aufflammen);
  Beispiele: - Arthrose (degenerative Gelenkabnützung)
  - Parodontose (nichtentzündlicher Zahnbettschwund)
  - chronische Bronchitis.

Zwischen diesen beiden Krankheitsverläufen gibt es auch noch ein weniger heftig verlaufendes Krankheitsbild mit subakutem Verlauf.

  04.

Die fünf Hauptsymptome einer akuten Entzündung	
1) Rötung	*rubor*
2) Überwärmung bzw. Hitzeentwicklung	*calor*
3) Schwellung	*tumor*
4) Schmerz	*dolor*
5) gestörte Funktion	*functio laesa*

Beachten Sie die Fachausdrücke und die Reihenfolge!

  05. Der Fachausdruck lautet **Pus:**
Der Eiter besteht aus Krankheitserregern, weißen Blutkörperchen und eingeschmolzenem Gewebe.

  06.

Tumore = Anschwellung von Gewebe, = Neubildung von Gewebe Hauptmerkmal: autonomes (=selbstständiges), unkontrolliertes Wachstum	
gutartig = benigne	**bösartig** = maligne
normal aufgebaute, reife Zellen	veränderte, atypische Zellen
abgegrenzt	nicht abgegrenzt
langsames, verdrängendes Wachstum	rasches, infiltrierendes Wachstum
keine Metastasen	Metastasen

infiltrierendes Wachstum = Eindringen in benachbarte Strukturen
Metastasen = Tochtergeschwülste

4. Chirurgische Behandlungen begleiten

Gutartige Tumore:

Fibrom = gutartiger Tumor des *Bindegewebes* (Bindegewebszellen = Fibrozyten)
Osteom = gutartiger Tumor des *Knochens* (Knochenzellen = Osteozyten)
Lipom = gutartiger Tumor des *Fettgewebes* (Fette = Lipide)

07. **Bösartige** Tumore:

Karzinom = bösartiger Tumor des Epithelgewebes
Sarkom = bösartiger Tumor des Binde-, Stütz- und Muskelgewebes:
*Osteo*sarkom = bösartiger Tumor des **Knochens**

08. **Epulis** = gutartige Zahnfleischgeschwulst, aus dem Parodontium herauswachsend,
Therapie: Excision = Herausschneiden einer kleinen Schleimhautwucherung

09. **Trauma** = *Verletzung* (Mehrzahl: Traumen).

Grundsätzlich werden unterschieden: **Weichteil-, Knochen-, Gelenk-** und **Zahn-verletzungen**.
Im zahnmedizinischen Fachbereich interessieren hier vor allem die *Zahn*verletzungen:

Zahnverletzungen		
Zahn**frakturen**		Zahn**luxationen**
*Kronen*frakturen	*Wurzel*frakturen	= **gewaltsame Lockerung** eines Zahnes mit vollständigem oder teilweisem Zerreissen der Haltefasern
- *Schmelz*fraktur - Schmelz-Dentin-Fraktur *ohne* Pulpaeröffnung - Schmelz-Dentin-Fraktur *mit* Pulpaeröffnung	- im *koronalen* Drittel - im *mittleren* Drittel - im *apikalen* Drittel - *Längs*fraktur	

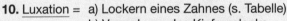

10. Luxation = a) Lockern eines Zahnes (s. Tabelle)
b) Verrenkung des Kiefergelenks.

4.2 Chirurgische Instrumente

01. Eine **Sperrvorrichtung** haben z. B. Tuchklemme, Arterienklemme, Nadelhalter, Kornzange.

02. **A** = obere Prämolarenzange.
B = Bajonettzange zur Entfernung oberer Wurzelreste.
C = obere Molarenzange rechts.
D = Rabenschnabelzange für untere Molaren.

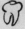 03. 11 = Beinscher Hebel; obere Frontzahnzange mit breitem Zangenmaul
27 = obere Molarenzange mit Zacke links
36 = Wurzelrest, Versuch mit Krallenhebel

04. A = Luersche Hohlmeißelzange zum Abtragen scharfer Knochenkanten
B = Nadelhalter zum Vernähen
C = Zahnfleischschere zum Abschneiden von Zahnfleisch
D = Beinscher Hebel zum Lockern des Zahnes und Ablösen der Gingiva vor einer Extraktion
E = scharfer Löffel zum Auskratzen von Granulationsgewebe
F = Langenbeckhaken zum Abhalten der Wange und des Wundlappens
G = Raspatorium zur Bildung des Muco-Periost-Lappens

05. *Bein* - gerader Hebel
Langenbeck - Wundhaken
Luer - „Knochenknabberzange"
Lindemann - Knochenfräse
Luniatschek - Tamponadestopfer
Miller - eckige oder runde Nadeln zur Wurzelbehandlung
Müller - Bandmatrize
Heister - Mundsperrer

06. - **Küretten** zur Taschentherapie und zum Wurzelglätten in der PAR-Behandlung,
- **Raspatorium** zum scharfen Ablösen des Muco- Periost-Lappens,
- **kugelförmige Knochenfräse** zum Abtragen von Knochen,
- **Rabenschnabelzange** Bezeichnung für alle Extraktionszangen der Unterkieferzähne,
- **scharfer Löffel** zum Auskratzen von Granulationsgewebe,

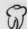 07. - **Luersche Hohlmeißelzange** = Knochenknabberzange,
- **Knochenfräsen:** *kugel*förmige und *Lindemann*fräse.

 08. Bei einer **atraumatischen Nadel** ist der Faden **direkt am Nadelende befestigt**.
Folgen: Das Trauma ist gering (besonders schonendes Nähen möglich).
Das lästige Einfädeln entfällt. Es fehlt das Nadelöhr.

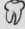 09. Instrumente zur **Wurzelspitzenresektion** und ihre Anwendung:
- **Injektionsspritze** zur Anästhesie (örtliche Betäubung),
- **Skalpell** zur Schnittführung,
- **Raspatorium** zur Bildung der/des Schleimhaut/Periostlappens,
- **stumpfer Wundhaken** (Langenbeck) zur Freihaltung des Operationsgebietes,
- **Knochenfräse** zum Abtragen der Knochenrinde und Freilegung der Wurzelspitze,
- **Lindemannfräse** zum Abtragen der Wurzelspitze,
- **scharfer Löffel** zum Auskratzen des Granulationsgewebes,
- **Nahtbesteck** (chirurgische Pinzette, Nadelhalter, Nadel, Nahtmaterial, Nahtschere) zum Verschluss der Knochenhöhle durch Vernähen der/des Schleimhaut/Periostlappens.

4. Chirurgische Behandlungen begleiten

10. - Entfernung von Wurzelresten im Oberkiefer – **Bajonettzange**,
- Bildung eines Schleimhaut/Periostlappens – **Raspatorium**,
- Eröffnung eines Abszesses – **Skalpell**.

11. Resorbierbare Fäden werden vom Körper aufgelöst, müssen daher nicht entfernt werden (nicht resorbierbar ist das Gegenteil!).

4.3 Chirurgische Behandlungsmaßnahmen

4.3.1 Zahnentfernung

01. Gliederung der **chirurgischen Zahnheilkunde**:
- einfache und operative Zahnentfernung,
- operative Maßnahmen der Allgemeinpraxis, wie Inzisionen, Apektomie, Zystenoperationen,
- Behandlung von Mundkrankheiten,
- Unfallchirurgie (Traumatologie), z. B. Kieferbrüche (Frakturen),
- Tumorchirurgie,
- präprothetische Chirurgie zur Verbesserung des Prothesenlagers, z. B. Vestibulumplastik,
- chirurgische Kieferorthopädie, z. B. Progenieoperation,
- „Spaltchirurgie" (Operation von Lippen-, Kiefer- u. Gaumenspalten),
- Implantologie (Einpflanzung künstlicher Zahnwurzeln),
- plastische Chirurgie (wiederherstellende Chirurgie zur Verbesserung von Formen und Funktionen im Mund-, Kiefer- und Gesichtsbereich).

02. Zahnentfernung ist möglich durch

a) *Extraktion* (Herausziehen mit Zange und Hebel)

b) *operative Entfernung* nach Aufklappung (Osteotomie)
 - frakturierter Zähne nach Extraktionsversuch mit Zange und Hebel
 - radix relicta (zurückgelassene Wurzel)
 - retinierter und verlagerter Zähne

c) *Zahnkeimentfernung* (Germektomie)

03. - Instrumente bereitlegen, am rationellsten im Tray,
- Röntgenaufnahme vorlegen,
- Kopf des Patienten halten und beruhigend auf ihn einwirken,
- Tupfen und Absaugen,
- Aushändigung eines Merkblattes über Verhaltensweisen nach Extraktionen.

4.3.2 Operative Eingriffe

01. - Vorbereiten des Arbeitsplatzes;
- Abdecken des Patienten mit sterilen Tüchern;
- Bereitlegen der benötigten Instrumente, am besten in entsprechendem Tray;
- Instrumente zureichen und abnehmen bei Assistenz am Stuhl;
- Tupfen und Absaugen;
- Abhalten von Wange, Lippen und Zunge;
- Kühlung bei Fräsvorgang;
- Hilfe beim Vernähen;
- ruhiges, freundliches Verhalten dem Patienten gegenüber;
- ständige Beobachtung des Patienten, um Vorboten von Zwischenfällen rechtzeitig dem Zahnarzt zu melden.

02. *Inzision* bedeutet **Hinein**schneiden, Aufschneiden, Einschnitt in Haut oder Schleimhaut, z. B. Spaltung eines Abszesses.

Exzision ist **Heraus**schneiden bzw. Entfernung von Gewebe, z. B. einer Epulis.

03. Exzisionen sind notwendig zur
- Entfernung gewucherter Zahnfleischpapillen (*Papillektomie*),
- Entfernung von Zahnfleischpartien, Abtragen des Zahnfleischrandes (*Gingivektomie*),
- Abtragung eines kleinen Schleimhautlappens bei *dentitio difficilis*,
- Entfernung von Schleimhautwucherungen, wie Epulis, lappigem Fibrom, Schlotterkamm,
- Probeexzision zur Entnahme einer Gewebsprobe zwecks histologischer Untersuchung bei Tumorverdacht.

04. Inzisionen dienen der
- Schnittführung zur Freilegung des Operationsgebietes,
- Spaltung von Abszessen.

05. Die **Wurzelspitzenresektion** (*Apektomie*) im oberen Frontzahnbereich zur operativen Behandlung einer *chronisch periapikalen Parodontitis* (= Entzündung des Zahnhalteapparats um die Wurzelspitze herum) ist ein Routineeingriff der zahnärztlichen Praxis.

Ablauf einer Wurzelspitzenresektion:

(- *Abdecken* des Patienten mit sterilen Tüchern);
- *Anästhesie* (Infiltrations- oder Leitungsanästhesie);
- *Schnittführung* zur Bildung eines Lappens unter Einbeziehung der beiden Nachbarzahnbereiche;
- *Ablösen des Schleimhaut-Periostlappens* über die gedachte Lage der Wurzelspitze hinaus;
- *Freilegung der Wurzelspitze* durch Abtragen der *Korticalis* (Knochenwand) mit kugelförmiger oder Lindemannfräse;

4. Chirurgische Behandlungen begleiten 323

- wenn die Wurzelspitze mit dem krankhaften periapikalen Prozess gut sichtbar freigelegt ist, erfolgt *Abtragen der Wurzelspitze* mit Knochenfräsen unter leichter Abschrägung nach bukkal;
- gründliche *Entfernung pathologischen Knochens und Weichgewebes* (Granulationsgewebe) bis ins gesunde Gewebe hinein;
- *Glättung und Säuberung* der Resektionshöhle;
- Inspektion der Schnittfläche mit *Kontrolle der randdichten Wurzelfüllung*, die in den meisten Fällen schon vor dem operativen Eingriff gelegt wurde;
- Rückklappen des Lappens und *Vernähen*;
- *Röntgenkontrollaufnahme*.

06. Einfache, patientengerechte Erklärung einer **Wurzelspitzenresektion**:

Bei Ihnen erfolgt heute die operative Entfernung der Wurzelspitze eines Zahnes. Das Behandlungsgebiet wird vorher örtlich betäubt. Über dem Zahn wird die Schleimhaut geöffnet, dann etwas Knochen und die Wurzelspitze entfernt. Am Ende der Behandlung wird die Schleimhautöffnung vernäht.

07. Technik einer **Osteotomie/Aufklappung** zur Entfernung einer radix relicta

- *Schmerzausschaltung* durch Infiltrations- oder Leitungs*anästhesie* (Zylinderampullenspritze, Lokalanästhetikum, Kanüle);
- *Inzision* und *Aufklappung* zur *Bildung eines Schleimhaut-Periostlappens* (Skalpell, Raspatorium);
- *Knochenabtragung* zur *Freilegung des Wurzelrestes (Knochenfräsen)*;
- *Entfernung des Wurzelrestes (Hebel)*;
- *Wundtoilette (scharfer Löffel, Wassserstoffperoxid) = Wundsäuberung*;
- *Naht (atraumatische Nadel, Nadelhalter, Pinzette, Schere)*.

08. Einfache, patientengerechte Erklärung einer **Osteotomie** (hier: Wurzelrest):

Bei Ihnen wird heute operativ ein Wurzelrest entfernt. Nach örtlicher Betäubung wird die Schleimhaut in diesem Gebiet geöffnet, etwas Knochen und schließlich der Wurzelrest entnommen. Am Ende der Behandlung wird die Öffnung in der Schleimhaut vernäht.

09. In der Abbildung handelt es sich um eine operative Entfernung eines früher zurückgelassenen Wurzelrestes durch Aufklappung der Schleimhaut und Abtragung des Knochens über dem Wurzelrest, um ihn entfernen zu können (= Osteotomie/ Aufklappung).

10. Ziel einer **retrograden Wurzelfüllung** ist der hermetische, bakteriendichte Abschluss des Wurzelkanals zur **Verhinderung des Übertritts von Bakterien und Zerfallprodukten** aus dem infizierten Wurzelkanal in das periapikale Gewebe.

Erfahrungsgemäß sind die meisten Misserfolge nach Apektomien auf eine mangelhafte Abdichtung zurückzuführen. Deshalb gibt es nicht wenige Zahnärzte, die es für zweckmäßig halten, in allen Fällen eine Resektion mit einer retrograden Wurzelfüllung abzuschließen.

Unerlässlich ist eine retrograde Wurzelfüllung immer

- wenn es nicht gelingt, die Wurzelkanäle in voller Länge bis zum Apex aufzubereiten,
- wenn Wurzelkanalkleininstrumente im Kanal abgebrochen sind und nicht mehr entfernt werden können; somit eine Wurzelfüllung von koronal her nicht mehr möglich ist,
- wenn frakturierte (abgebrochene) Kanalinstrumente über den Apex hinausragen,
- wenn der zu resezierende Zahn eine Stiftkrone trägt.

Vorgehen

- Nach Blutstillung im periapicalen Bereich wird am Resektionsstumpf in die Mündung des Wurzelkanals mit einem Kegelbohrer im Mikrowinkelstück eine untersichgehende Kavität präpariert.
- Nach Spülung, Säuberung und Trocknung der Knochenhöhle wird mit einem feinen Träger ein Wurzelfüllmaterial in die Kavität eingebracht und mit einem zarten Kugelstopfer kondensiert (verdichtet).
- gewissenhafte Entfernung der Füllungsüberschüsse mit Exkavator.

11. In der Abbildung handelt es sich um den Zustand nach einer Zystenoperation **Partsch II** mit retrograder Wurzelfüllung, also um eine **ZYSTEKTOMIE**:
Eine Operationstechnik, bei der *kleinere Zysten vollständig ausgeschält (entfernt) werden* und die *Wunde fest vernäht* wird.

Im Gegensatz dazu kommt die **ZYSTOSTOMIE** (bleibt **o**ffen, wird **nicht vernäht**) **Partsch I** bei *großen Zysten* zur Anwendung:
Dabei wird ein *Teil der Zystenwand entfernt*, sodass die Zystenflüssigkeit abfließen kann. Die *Zystenhöhle wird zu einer Nebenbucht der Mundhöhle*, **Kiefer- oder Nasenhöhle**.

MERKE!: Zyste = Hohlraumgeschwulst mit Epithelbalg, gefüllt mit Flüssigkeit!

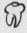

Partsch II	Partsch I
Zystektomie	Zystostomie
kleinere Zysten	größere Zysten
Zyste vollständig entfernt	Zyste = Nebenhöhle der Mundhöhle
Naht	keine Naht (**offen**)

12. Heute wird grundsätzlich, wo immer vertretbar, der **Zystektomie** der Vorzug gegeben.

Zystostomie nur in Fällen mit *übergroßer Zyste*, wenn die totale Entfernung erhebliche Nachteile, z. B. eine *Spontanfraktur,* befürchten ließe.

13. Eine **Kieferhöhleneröffnung** = MAV = **M**und-**A**ntrum-**V**erbindung = Mund-Kieferhöhlen-Verbindung kann festgestellt werden durch
    - *Nasenblasversuch* oder/und
    - vorsichtiges Sondieren mit einer *Knopfsonde* = *Silberblattsonde*.

    Es wird empfohlen, grundsätzlich nach *jeder Extraktion **oberer Seitenzähne*** mithilfe des Nasenblasversuches zu prüfen, ob es zu einer Eröffnung der Kieferhöhle gekommen ist.

14. Beim **Nasenblasversuch**
    - hält sich der Patient die Nase zu, der Mund bleibt offen.
    - und versucht über die Nase auszuatmen;
    - eine Eröffnung der Kieferhöhle liegt vor, wenn dabei die Luft über die Mundhöhle entweicht und/oder man Blasen in der Alveole sieht.

    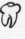

15. Es handelt sich um einen **plastischen Verschluss** einer *eröffneten Kieferhöhle*. Er wird notwendig, wenn bei *Extraktion oberer Backenzähne* die Kieferhöhle unfreiwillig eröffnet wird: ein Ereignis, das ohne Verschulden des Behandlers eintreten kann, da die *oberen Prämolaren- und Molarenwurzeln* oft nahe an den Kieferhöhlenboden heran – ja sogar in die Kieferhöhle hineinragen können.

    Die Versorgung erfolgt, nachdem man sich nach Anfertigung einer Röntgenaufnahme davon überzeugt hat, dass keine Erkrankung der Kieferhöhle vorliegt, durch eine *plastische Deckung* mit Zahnfleisch/einem gestielten Muco-/Periostlappen, der über die Perforationsstelle geklappt und vernäht wird.

16. Die Wunde sollte besonders geschont werden, wobei jeder Druck auf die Naht vermieden werden sollte (möglichst nicht husten, nießen oder schnäuzen). Musiker mit Blasinstrumenten oder Sportflieger sollten ihre Tätigkeiten vorübergehend nicht ausführen.

17. | | |
    |---|---|
    | **Alveolotomie** | = Abtragen des Alveolarknochens, |
    | **Germektomie** | = Entfernung eines Zahnkeims, |
    | **Hemisektion** | = Durchtrennung eines – meist unteren – Molaren mit Wurzelfüllung des verbliebenen Teils, |
    | **Implantation** | = Einpflanzen, z. B. eines künstlichen Prothesenankers, |
    | **Sequestrotomie** | = Entfernung eines abgestorbenen Knochenstücks. |

4.3.3 Präprothetische Chirurgie und Implantologie

01. Unter **präprothetischer Chirurgie** versteht man alle operativen Maßnahmen zur Verbesserung des Prothesenlagers, also zur Verbesserung des Prothesensitzes, mit den zwei grundsätzlichen Möglichkeiten

    a) Verbesserung der anatomischen Verhältnisse durch
       - Korrekturen am *Knochen* oder
       - an der *Schleimhaut*;
    b) direkte Verankerung von Zahnersatz am Kiefer mit Halteelementen für den Halt von Prothesen (*Implantate*).

02. Der Verbesserung des Prothesenlagers – und somit des Sitzes einer Prothese (→ **präprothetische Chirurgie**), dienen

- Beseitigung störender hoch ansetzender Wangen- und Lippenbändchen (*Frenektomie*),
- Behandlung eines Schlotterkammes (Schlotterkammexzision),
- Entfernung von Lappenfibromen,
- Abtragung und Glätten scharfer Knochenkanten und Knochenvorsprünge,
- Abtragen eines stark ausgeprägten *torus palatinus* (Knochenvorwölbung in der Mitte des harten Gaumens),
- Tuberplastik (= operative Verkleinerung/Modellierung der Tuber maxillae),
- Vestibulumplastik zur Mundbodensenkung durch Tiefenverlagerung der Mundbodenmuskulatur.
- Aufbau des Kieferkamms mit körpereigenem oder körperfremdem Material.

03. Die zwei wichtigsten **Implantationssysteme** waren bzw. sind:

a) *subperiostales* Implantat (**früher** angewendet)
  = Einpflanzung eines zwischen Schleimhaut/Periostdecke und Knochenoberfläche des zahnlosen Kiefers eingelagerten Metallgerüstes mit senkrecht stehenden Zapfen, die durch die Schleimhaut in die Mundhöhle ragten und zur Verankerung des Zahnersatzes dienten.

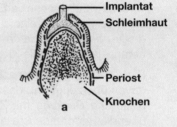

Folge: Durch häufige Entzündungen wurde der Alveolarknochen stark abgebaut (Abb. a).

b) *enossales* oder Wurzelimplantat (heute)
  = Einbringen eines alloplastischen (nicht körpereigenen) Implantatkörpers in eine frische Alveole (Sofortimplantat) oder in ein später operativ aufbereitetes Knochenbett (Spätimplantat) (Abb. b).

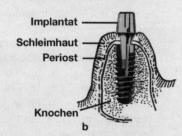

enossales Implantat = künstliche Zahnwurzel, die in den Knochen (os) eingepflanzt wird.

04. Die bekanntesten **Implantatformen** sind:

- Schrauben- oder Zylinderimplantate (z. B. Titan),
- Blatt- oder Klingenimplantate.

05. Voraussetzungen für ein erfolgreiches orales Implantat

- Implantatsystem
- Implantatmaterial
- lokale Faktoren, vor allem Beschaffenheit des Implantatbettes hinsichtlich Knochenstruktur und ausreichendem „Knochenangebot"
- Beherrschung der Operationstechnik

4. Chirurgische Behandlungen begleiten

- Mitarbeit des Patienten hinsichtlich
  - Intensivierung seiner mundhygienischen Maßnahmen
  - und Wahrnehmung der regelmäßigen Kontrolluntersuchungen
- Art der prothetischen Suprakonstruktion und Zeitpunkt der prothetischen Versorgung
- enge Indikationsstellung (allgemeinmedizinische Voraussetzungen).

06. Implantat – *Indikation*

- **Einzelzahnverlust** im Frontzahnbereich, vor allem nach traumatischem Zahnverlust unter Umgehung einer dreigliedrigen Brücke, zumal dann, wenn die *Brückenpfeiler kariesfrei* sind.
- Ein- oder beidseitige Freiendsättel im Ober- und Unterkiefer **zur Schaffung von Schaltlücken** zur Erzielung eines prothetischen Lückenschlusses unter Vermeidung eines herausnehmbaren Zahnersatzes, wenn keine Endpfeilerzähne mehr vorhanden sind

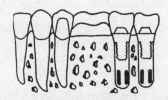

- Unterstützungsimplantate zur **Pfeilervermehrung** bei größeren Schaltlücken
- Zur Stabilisierung der Retention und Lagestabilität von **totalen Prothesen**, wenn mit herkömmlichen Mitteln keine ausreichende Verankerung und volle Funktionstauglichkeit erreicht werden kann.

07. Aufklärungspunkte vor Implantationen:

- kurze Erklärung des **Prinzips** einer Einpflanzung mit knapper Schilderung des Operationsverfahrens
- Aufzeigung möglicher **Alternativen**
- Hinweis auf mögliche **Komplikationen**
- **Erfolgsaussichten**
- **Verhalten** nach dem Eingriff
- Unterrichtung über **Kosten und Kostenbeteiligung**
- **Einwilligungserklärung** des Patienten.

08. Biokompatibel = gewebefreundlich:
bei Implantaten ist dies Titan oder Keramik.

4.3.4 Chirurgische Kieferorthopädie

01. Unter dem Begriff **chirurgische Kieferorthopädie** werden alle operativen Maßnahmen zusammengefasst, die dazu beitragen, erworbene oder angeborene Dysgnathien (Folgezustände abwegiger Kieferentwicklung), bei denen funktionelle Störungen des Kauorgans und/oder Deformitäten der Gesichts-Kieferregion vorliegen, zu korrigieren.

Solche Eingriffe sind:
- Diastemaoperation,
- Progenieoperation,
- Korrektur eines Tiefbisses,
- Prognathieoperation,
- Lippenbändchenoperationen.

02. Retention ist der Zustand, dass ein voll entwickelter Zahn ohne besondere Veränderungen im Kiefer verbleibt und seine Durchbruchszeit gewissermaßen „versäumt".

Neben der totalen Retention gibt es auch noch die **Halbretention** oder unvollständige Retention, wenn die Krone nur teilweise durchbricht und dann in dieser Stellung verharrt. Halbretinierte Zähne stellen Schmutznischen dar mit all ihren negativen Folgen. Am meisten betroffen sind obere Eckzähne.

Verlagerung, die meistens bei oberen Eckzähnen und unteren Weisheitszähnen vorkommt, hat ihre Ursache bei Keimentwicklung in abnormer Richtung. Dabei ist sowohl eine Drehung um die Querachse (Kippung), als auch eine Drehung um die Längsachse (Torsion), möglich.

03. Die **Durchbruchszeiten** unterliegen starken Schwankungen. Erst bei größeren Ausnahmen spricht man von einer **verfrühten** (dentitio praecox) oder einer **verzögerten** (dentitio tarda) **Zahnung**. Ursachen für die gar nicht so seltene dentitio tarda sind

- allgemeine Wachstumsverlangsamung,
- innersekretorische Störungen, vor allem der Schilddrüse,
- *Persistenz* (Stehenbleiben) von Milchzähnen,
- Schädigungsfolge des Ersatzzahnes nach Traumatisierung des Milchzahnes durch *Intrusion* (Pfählung = Hineinstoßen eines bereits durchgebrochenen Zahnes in die Alveole).

04. Normalerweise verläuft der **Zahndurchbruch** (Dentition) ganz unauffällig und beschwerdefrei. Es sind in erster Linie Weisheitszähne des Unterkiefers (sapientes), die infolge Platzmangels zu entzündlichen Prozessen während der Durchbruchsphase führen können.

Ein **erschwerter Zahndurchbruch** = dentitio difficilis kann ganz erhebliche Beschwerden verursachen; sie bestehen in

- *Schmerzen* unterschiedlicher Intensität,

- *Ödembildung* (Schwellung) im Bereich des durchbrechenden Zahnes und seiner Umgebung, sodass der Aufbiss gestört ist,
- in schwereren Fällen kommt es auch zur *Beeinträchtigung des Allgemeinbefindens* mit Fieber, Abgeschlagenheit und richtigem Krankheitsgefühl, sodass Arbeitsunfähigkeit gegeben sein kann,
- hinzu kommen *Schluckbeschwerden*,
- regionale *Lymphknotenschwellung*,
- *Kieferklemme*.

4.3.5 Postoperative Beratung und Komplikationen

01. **Verhaltensregeln nach Extraktion** und **operativen Eingriffen** = **postoperative Beratung**:

   - Nahrungsaufnahme erst dann, wenn taubes Gefühl völlig abgeklungen ist (Gefahr des Zungenbisses); falls erforderlich: in den ersten Tagen flüssig-breiförmige Kost;
   - Hinweis auf *Einschränkung der Verkehrstüchtigkeit*;
   - in den nächsten Tagen *Vermeidung körperlicher Anstrengungen und sportlicher Aktivitäten*; (Nachblutungsgefahr!)
   - *kein Kaffee-, Tee- oder Alkoholgenuss*; (Nachblutungsgefahr!)
   - *Rauchverbot*;
   - möglichst wenig sprechen;
   - keine Wärmeapplikation, sondern *Kühlung* mit feuchten kalten Umschlägen oder Kühlkissen zur Vorsorge oder Bekämpfung auftretender Schwellungen;
   - Mundpflege ist sorgfältig weiter zu betreiben mit Ausnahme des unmittelbaren Wundbereiches;
   - Spülungen und Saugen an der Wunde schaden (Infektionsgefahr – leere Alveole); nur nach dem Essen kurze Spülungen mit abgekochtem lauwarmem Wasser oder Kamillentee;
   - sollte es zu einer Nachblutung kommen, besteht die erste Selbsthilfe darin, am besten ein frisches, *gebügeltes Stofftaschentuch* auf die Wunde zu legen und ganz fest zuzubeißen, sodass eine Kompression entsteht;
   - nicht hinlegen, sondern aufrecht sitzen; wenn die Blutung nach 1 – 2 Stunden nicht zum Stehen kommt, muss der behandelnde Zahnarzt oder außerhalb der Sprechstundenzeit der zahnärztliche Notdienst aufgesucht werden; dies gilt auch für das Auftreten anderer Komplikationen;
   - Kontrolltermine einhalten.

02. Bei geringer Nachblutung sollte der Patient auf Tupfer oder Kompresse beißen bzw. mit Eisbeutel oder Kühlkissen kühlen.

03. Die häufigsten **Komplikationen** im Zusammenhang mit **Zahnentfernungen** und **operativen Eingriffen** sind

- Nachschmerzen (dolor post),
- Nachblutungen,
- Eröffnung der Kieferhöhle bei Entfernung oberer Prämolaren und Molaren,
- Störungen der Wundheilung durch
  Infektionen, trockene Alveole oder allgemeine Abwehrschwäche.

04. Dolor post bedeutet **Nachschmerzen** nach Extraktionen und operativen Eingriffen, die ein gewisses Maß überschreiten; die häufigsten **Ursachen** sind

- Wundinfektion,
- Gewebstraumatisierung,
- scharfe Knochenkanten,
- Sequesterbildung,
- zurückgelassene Wurzelreste,
- Störung der Wundheilung.

05. Die **Wundheilung** kann **gestört** sein durch

a) allgemeine Faktoren, wie

- schlechte Reaktionslage des Patienten,
- schlechte Gewebsdurchblutung,
- unvernünftiges Verhalten des Patienten, z. B. Nichtbeachtung eines strikten Rauchverbotes und Mundspülungen,

b) lokale Störfaktoren

- Wundinfektion,
- Zerfall des Blutkoagulums,
- Fremdkörper in der Wunde,
- Traumatisierung der Wundränder.

06. Unter **Kieferklemme** versteht man das Unvermögen, den Mund ganz oder teilweise zu **öffnen**; es handelt sich also, anders ausgedrückt, um eine **Behinderung der Mundöffnung**.

Die häufigsten Ursachen dafür sind:

- dentitio difficilis (erschwerter Zahndurchbruch),
- Fortleitung eines entzündlichen Prozesses auf die Kaumuskulatur,
- Kiefergelenkerkrankungen,
- als Folge traumatischer Einwirkungen Kieferfraktur (Knochenbruch) oder Luxation (Ausrenkung),
- nach schwierigen langdauernden operativen Eingriffen, z. B. Entfernung verlagerter Weisheitszähne.
- neurogen durch Störungen im Nervensystem, z. B. Fazialislähmung.

Bei **Kiefersperre** handelt es sich um eine **Behinderung des Mundschlusses:** Der Patient kann also den Mund nicht mehr schließen.
(Denken Sie hierbei an eine Tür, die klemmt oder sperrt!)

4.4 Arzneimittellehre

4.4.1 Allgemeines, Formen und Anwendung von Arzneimitteln

01. *Pharmakologie* = Lehre von den Arzneimitteln
    Toxikologie = Lehre von den Giften
    Applikation = Verabreichung, Darreichung
    Tagesdosis = Menge eines Medikamentes, die der Patient über den ganzen Tag verteilt einnehmen muss
    Infusion = einfließen lassen, „Dauertropf"
    Innunktion = Einreibung
    Injektion = Einspritzung
    Inhalation = Einatmung zu therapeutischen Zwecken
    Prämedikation = medikamentöse Vorbereitung, Vorbehandlung
    Rezept = ärztliche Anweisung zum Arzneibezug
    causal = ursächlich
    palliativ = lindernd
    symptomatisch = Symptome betreffend
    substituierend = einen Mangel ersetzend
    toxisch = giftig

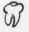

02. **Arzneimittel** im Sinne des Arzneimittelgesetzes sind Zubereitungen aus Stoffen, die dazu bestimmt sind, durch Anwendung am oder im menschlichen oder tierischen Organismus

    a) Beschaffenheit, Zustand oder Funktion des Körpers oder seelischer Zustände erkennen zu lassen oder zu beeinflussen,

    b) vom menschlichen oder tierischen Körper erzeugte Wirkstoffe oder Körperflüssigkeiten zu ersetzen,

    c) Krankheitserreger, Parasiten oder körperfremde Stoffe zu beseitigen oder unschädlich zu machen.

03. **Feuergefährliche = leicht entzündliche Stoffe**, wie Chloräthyl, Äther, Benzin haben ein gelbes Etikett mit Flammenzeichen und dem Aufdruck „Feuergefährlich" zu tragen; sie müssen von den übrigen Medikamenten getrennt an einem geschützten Ort vor Hitzeeinwirkung gelagert werden, z. B. Händesinfektionsmittel.

04.

Symbol	C	Xi	T
Eigenschaft	ätzend	reizend	giftig
Beispiele	Ätzgel, Phosphorsäure 30%-iges Wasserstoffperoxid	Desinfektionsmittel Röntgenchemikalien	Quecksilber (Hg) Formaldehyd

05. Aufbewahrung von Arzneimitteln:

- getrennt von übrigen Materialien und Geräten,
- für Unbefugte unzugänglich,
- möglichst geschützt vor Sonnenlicht und Hitzeeinwirkung,
- Betäubungsmittel in einem gesonderten Schrank aufbewahren,
- Verfallsdaten regelmäßig kontrollieren,
- Arzneimittel übersichtlich/alphabetisch einordnen.

06. *Tablette*: feste, verschieden geformte, aus Pulver gepresste Arzneimittelzubereitung;

Dragee: Tablette mit einem *Überzug* (*Zucker*, Stärke oder Fette);

Kapsel: Hohlformen in einer *löslichen Hülle* (zumeist aus *Gelatine*); das Medikament wird erst im Dünndarm freigegeben;

Suppositorium: Zäpfchen enthalten den Wirkstoff in einer leicht schmelzenden Grundmasse, die sich bei rektaler (Mastdarm bzw. Enddarm) oder vaginaler Einführung (Scheide) auflöst und die wirksame Substanz freigibt, z. B. Vaginalzäpfchen = Ovula;

Tinktur: alkoholische Auszüge aus pflanzlichen und tierischen Stoffen;

Aerosol: künstlich vernebelte Medikamente (enthalten feste oder flüssige Schwebstoffe in Luft).

07. A) ENTERAL =
über den Verdauungsapparat:

1) **per os** bzw. **oral** (durch den Mund): Tabletten, Kapseln, Dragees, Tropfen.
sublingual (unter der Zunge)

2) **rektal** (Einführung in den Mastdarm):
Suppositorien (Zäpfchen).

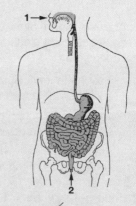

B) PARENTERAL =
unter Umgehung des Verdauungsweges:

1) **Inhalation** (Einatmung zu therapeutischen Zwecken):
Aerosol

2) **Injektion** (Einspritzung):
Spritze

3) **perkutan** (durch die Haut):
Pflaster, Umschläge ...

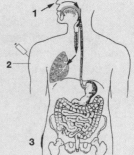

4. Chirurgische Behandlungen begleiten

08. Injektionen (Einspritzungen) sind möglich:

- *subkutan* (s.c.)   unter die Haut,
- *intrakutan* (i.c.)   in die Haut,
- *submukös* (s.m.)   unter die Schleimhaut, z. B. Lokalanästhesien!
- ***intramuskulär (i.m.)***   in die Muskulatur,
- ***intravenös (i.v.)***   in die Vene,
- *intraartikulär* (i.art.)   in ein Gelenk,
- *intrakardial* (i.car.)   in das Herz.

09. Intramuskuläre Injektionen (= i.m.) können dort vorgenommen werden, wo große Muskelpakete vorliegen:

- in erster Linie in die *Gesäß*muskulatur,
- *Oberschenkel*muskulatur,
- *Oberarm*muskulatur.

10. Darreichungsformen für **Antibiotika** sind:

a) *Infusion*

b) *intramuskuläre Injektion*: Sie ist immer dann indiziert, wenn rasche Wirkung erforderlich ist oder Darmunverträglichkeit besteht,

c) *per os*, meist in Form von Kapseln, die sich erst im Darm auflösen, um Inaktivierung durch den sauren Magensaft zu vermeiden,

d) *lokal* durch Puder, Salben, Styli (Wundkegel),

e) Außerdem sollten Antibiotika über einen längeren Zeitraum gleichmäßig dosiert werden (z. B. 3 x tgl. bzw. 2 x tgl.). Erfolgt dies nicht, besteht die Gefahr einer Resistenzbildung der Bakterien gegen das nicht nach Anweisung des Zahnarztes eingenommene Antibiotikum. Der verordnete Zeitraum, nicht die Packungsgröße ist für die Dauer der Einnahme entscheidend. Bei Juckreiz oder Ausschlägen sollte der Arzt aufgesucht werden.

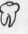

11. Die Übersetzungen der Darreichungsformen = Applikationsarten lauten: **intramuskulär** = in einen/den Muskel, **rektal** = über den Mastdarm, **intravenös** = in eine/die Vene, **peroral** = durch den Mund, **sublingual** = unter die Zunge, **perkutan** = durch die Haut.

4.4.2 Arzneimittelgruppen

01. Einfluss auf die **Verkehrssicherheit** nehmen:

Narkotika	= Mittel zur Allgemeinbetäubung,
Lokalanästhetika	= Mittel zur lokalen Schmerzausschaltung,
Analgetika	= schmerzstillende Mittel,
Sedativa	= Beruhigungsmittel,
Hypnotika	= Schlafmittel,
Psychopharmaka	= auf die Psyche dämpfend wirkende Arzneimittel.

02. Alkoholgenuss in **Verbindung mit Arzneimitteleinnahme** hat zur Folge, dass abgesehen von der enthemmenden Wirkung des Alkohols, die *Wirkungsdauer* zahlreicher Arzneimittel durch Abbremsen des Abbaues in der Leber stark *verlängert* wird. Dies gilt vor allem für Analgetika, Hypnotika, Sedativa einschließlich Tranquilizern, wie Valium und Psychopharmaka.

03. Es gibt **Hämostyptika** = blutstillende Mittel mit
- gerinnungsfördernder Wirkung,
- gefäßwandabdichtender Wirkung,
- oder antifibrinolytischer Wirkung.

04. Anwendungsmöglichkeiten von **Hämostyptika** sind:

a) *lokale* Anwendung
- als Pulver zum Aufstreuen,
- als Tupfer und Gazestreifen,
- als Stäbchen oder Wundkegel,
- als resorbierbare Tampons.

b) *orale* Gaben
als Flüssigkeit, Tabletten oder Kapseln.

c) *Injektion*.

05. *Arsen* = früher häufig angewendetes Devitalisationsmittel (Abtötung der Pulpa) (Kaustikum)
Clauden = Hämostyptikum (Blutstillungsmittel)
Fluorid = Kariesprophylaktikum (Mittel zur Verhütung und Bekämpfung von Zahnfäule)
Marcumar = Antikoagulans (Mittel zur Verzögerung der Blutgerinnung)
Isocillin oder Neomycin = Lokalantibiotika
N 2 = Wurzelfüllmaterial
Suprarenin = Vasokonstringens (Gefäß verengendes Mittel)
Valium = Tranquilizer (Beruhigungsmittel)
Wasserstoffperoxid = H_2O_2 (Oxidationsmittel, dessen Wirkung auf der Abspaltung von Sauerstoff beruht)
Ultracain/Xylestesin = Lokalanästhetika
Zinkoxid-Nelkenöl = Mittel zur indirekten Überkappung der Pulpa

06. Ätzmittel = *Kaustika*
Blutstillungsmittel = *Hämostyptika*, z. B. Thrombinpulver
Blutgerinnungshemmende Mittel = *Antikoagulantien*, z. B. Marcumar
Blutdruck senkende Mittel = *Antihypertonika*
Entzündungshemmende Mittel = *Antiphlogistika*
Fieber senkende Mittel = *Antipyretika*
Mittel gegen Vergiftungen = *Antidota*
Gewebszusammenziehende Mittel = *Adstringentien*
Herzmittel = *Kardiaka*

4. Chirurgische Behandlungen begleiten

Kreislaufmittel	= *Analeptika*, z. B. Koffein
Krampflösende Mittel	= *Spasmolytika*
Mittel gegen Überempfindlichkeitserscheinungen	= *Antiallergika, Antihistaminika*
Schmerzmittel	= *Analgetika (Verordnung häufig nach operativen Eingriffen, z. B. Ibuprofen)*

07. Antibiotika, deren klassischer „Stammvater" Penicillin ist, sind Stoffwechselprodukte bestimmter Schimmelpilze. Heute werden sie auch synthetisch oder halbsynthetisch hergestellt. Sie greifen im Organismus in die Lebensvorgänge bestimmter Krankheitserreger (**Bakterien**) ein, sodass sie entweder eine stark entwicklungshemmende Wirkung (**bakteriostatisch**) ausüben oder aber sie vernichten sie schon von sich aus (**bakterizid**).

08. Antibiotika sind **antibakteriell** hoch wirksame Mittel
= Mittel gegen bestimmte, aber nicht alle Bakterien:

- Verminderung pathogener Bakterien, vor allem gegen grampositive Bakterien (Kokken und Spirochäten),
- mit Einschränkung gegen gramnegative Bakterien, aber völlig **ohne** Wirkung gegen Viren.

09. Hauptnachteile der **Antibiotika**:

a) Sich rasch entwickelnde Resistenzbildung (Widerstandsfähigkeit) der Bakterien gegenüber den Antibiotika, sodass die Effektivität gleich null wird.

b) Sensibilisierung der Patienten bringt Überempfindlichkeitserscheinungen, die zu schweren Nebenwirkungen führen können, angefangen von Hautausschlägen bis hin zum lebensbedrohlichen anaphylaktischen Schock → Absetzen dieses Antibiotikums!

c) Bei oraler Einnahme Beeinträchtigung der normalen Mundhöhlen- und Darmflora.

d) Antibiotika sind nicht viruzid.

e) Regelmäßige und pünktliche Einnahme (3 x tgl. – alle 8 Stunden – oder 2 x tgl. – 12 Stunden) für den verordneten Zeitraum erforderlich.

4.4.3 Das Rezept

01. *Privat*rezept, *Kassen*rezept und *Betäubungs*mittelrezept.

Für **Betäubungsmittel** gelten Sonderregelungen. Sie müssen auf besonderen Formularen, die diebstahlsicher aufzubewahren sind, verordnet werden.

02. Ein **Rezept** ist eine *schriftliche Anweisung des Arztes an den Apotheker* zur Zubereitung und Abgabe von Medikamenten. Da das Rezept im juristischen Sinne eine *Urkunde* ist, muss es

- dokumentenecht, also mit *Tinte, Kugelschreiber oder Schreibmaschine* geschrieben sein, sowie

- *Datum und Unterschrift* des Zahnarztes/Arztes tragen;
- Missbrauch und Fälschung werden nach StGB streng bestraft.

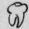

03. Jedes **Rezept** muss enthalten:

a) **Ausstellungsdatum** (wegen der Gültigkeitsdauer)
b) **Name und Anschrift des verordnenden Zahnarztes** (mittels Stempel)
c) **Name und Anschrift des Patienten** (z. B. mittels Chipkarte)
d) Ordinatio, **Verschreibung** des Arzneimittels
e) Signatur, Anweisung für den Patienten, wie das Medikament einzunehmen ist – falls abweichend von der Packungsbeilage,
f) **Unterschrift des Zahnarztes**, eigenhändig und voll ausgeschrieben.

04. In der **Ordinatio** ist anzugeben:

- Name oder Zusammensetzung der verordneten Medikamente, dabei
- Darreichungsform
- Menge
- maximal 3 Medikamente pro Rezept.

05. Bei diesen **Abkürzungen** handelt es sich um Hinweise für den Apotheker, die in lateinischer Sprache gegeben werden.

Rp.	= recipe = nimm!
Drag.	= Dragee
Tbl.	= Tabletten
Supp.	= Suppositorien (Zäpfchen)
OP	= Originalpackung = kleinste Menge
N1/N2/N3	= Normpackung, Packungsgröße
p.c.	= pro communitate = Sprechstundenbedarf
ad. man. med.	= ad manus medici = zu Händen des Arztes
ad us. propr.	= ad usum proprium = zum eigenen Bedarf
noctu	= Nachtvermerk: Patient ist von der Bezahlung des Nachtzuschlags befreit.
S.	= signa, signatur = beschrifte!

06.

Abgabegruppen der Arzneimittel			
freiverkäuflich	**apotheken**pflichtig		
- keine Verschreibung durch Arzt/Zahnarzt notwendig - keine Abgabebeschränkung - Verkauf auch außerhalb der Apotheke möglich	nicht verschreibungspflichtig: - keine Verschreibung durch Arzt/Zahnarzt - Apothekenverkauf	verschreibungspflichtig: - Rezept erforderlich - Apothekenverkauf - Gültigkeit: Privatrezept: 3 Monate - Kassenrezepte: nur 4 Wochen Abrechnung über die Kasse möglich.	Betäubungsmittel: - dreiteiliges, nummeriertes, registriertes Rezept - Apothekenverkauf - Gültigkeit: 7 Tage

07.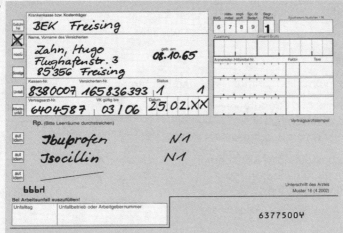

08. Normpackungen:
N1: Zum Test der Verträglichkeit. Krankheitsbehandlung von kurzer Dauer, kleinste Packungsgröße
N2: Krankheitsbehandlung mittlerer Dauer
N3: Dauertherapie

4.5 Psychodontie

01. a) Psychodontie (Ableitung griech. psyche = Seele; odous, odontos = Zahn)
    = psychologisch orientierte Zahnheilkunde, d. h. die Einbeziehung und Anwendung der Erkenntnisse der modernen allgemeinen und medizinischen Psychologie bei der Zahnbehandlung einmal dem *Patienten* gegenüber, aber auch untereinander im *Praxisteam*.

    b) Psychologie
    = Lehre vom Seelenleben schlechthin, also Wissenschaft und Lehre von Voraussetzungen und Beweggründen, Erscheinungen und Zuständen des bewussten und unbewussten Seelenlebens.

    c) Psychagogik (Ableitung griech. agoge = Führung)
    = Menschenführung durch seelische Beeinflussung mit dem Ziel der Persönlichkeitsfestigung. Die Psychagogik will vor allem beim psychisch Gestörten eine bessere Harmonisierung seiner Verhaltensweisen anstreben durch seelische Führung mit pädagogischen Mitteln und Steuerungshilfen.

    d) Psychosomatik (Ableitung griech. soma = Leib, Körper)
    = Lehre von den Wechselbeziehungen und Wechselwirkungen zwischen Seele und Leib. Man weiß, dass seelische Vorgänge Entstehung und Weiterentwicklung körperlicher Erkrankungen verursachen bzw. fördern können und umgekehrt.

Klassisches Beispiel dafür ist die Entstehung von Magengeschwüren durch seelischen Stress. Die psychosomatische Medizin verlangt die Behandlung des ganzen Menschen als eine Leib-/Seeleneinheit.

02. Patiententypologie

A) In Abhängigkeit vom Biorhythmus: Tag- und Nachtmenschen

B) Nach psychologischen Grundtypen:
   - introvertiert (verschlossen)
   - extrovertiert (lebensfroh, aufgeschlossen).

C) Konstitutionstypologie nach Kretschmer:
   - leptosomer (schmalgebauter) Typ
   - athletischer (kräftiger) Typ
   - pyknischer (gedrungener) Typ.

D) Temperamenttypen
   - Sanguiniker (lebhaft, temperamentvoll)
   - Choleriker (leidenschaftlich, reizbar)
   - Phlegmatiker (träge, schwerfällig)
   - Melancholiker (schwermütig, trübsinnig).

E) Besonders aufschlussreich dürfte eine Einteilung nach Verhalten und Benehmen in der Praxis sein:

   a) Der ideale Patient, der seinem Zahnarzt und seinem Team vorbehaltlos vertraut und keinerlei Schwierigkeiten macht.

   b) Der ganz normale Patient, der als „Durchschnittspatient" immer höflich und korrekt ist und alle Anordnungen befolgt.

   c) Der schwierige Patient, der Unruhe und „dicke Luft" in den Praxisablauf bringt.

   d) Der nervöse Patient, auch als „Nervensäge" bezeichnet, mit milieubedingten Problemen.

   e) Der Tatmensch, der sehr von sich eingenommen und anspruchsvoll ist, alles besser weiß und sich in alles einmischt.

   f) Der gewissenhafte Patient, der regelmäßig zur Behandlung kommt und eine mustergültige Zahn- und Mundpflege betreibt.

   g) Der gleichgültige Patient, ein „Gebissschlamper", der sein Gebiss verkommen lässt, Zahn- und Mundpflege total vernachlässigt und nur zur Behandlung kommt, wenn er unerträgliche Schmerzen hat.

   h) Problempatienten.

03. In der Abbildung ist ein leptosomer (asthenischer = schwächlicher) Typ gezeigt (Ableitung griech. leptos = schmal). Der schmalbrüstige, hoch gewachsene asthenische Typ mit durchschnittlichem Längenwachstum, schmalem Schultergürtel, langem dünnen Hals, langen dünnknochigen Gliedmaßen, schmalem Gesicht mit vorspringender Nase und schwach entwickeltem Unterkiefer hat relativ kräftige Zähne mit mehr länglich rechteckigen oder länglich sich verjüngenden Formen.

4. Chirurgische Behandlungen begleiten

04. Zu den *Problempatienten* rechnet man:

- überängstliche Patienten
- Kinder aller Altersstufen
- körperlich und geistig Behinderte
- psychisch Kranke
- Alterspatienten mit geriatrischen Problemen
- Patienten mit besonders schwierigen anatomischen Verhältnissen
- Risikopatienten

05. Im Umgang mit Patienten sind unbedingt zu vermeiden:

- schlechte Manieren
- dumme, schnippische Äußerungen oder ironisch-spöttische Bemerkungen
- unfreundliches, unhöfliches Benehmen und Verhalten
- Taktlosigkeit und Aufdringlichkeit
- Bevormundung und Besserwisserei
- mangelnde Hilfsbereitschaft
- unzureichende Auskünfte und Informationen
- Vernachlässigung und Gleichgültigkeit
- Bagatellisierung der Beschwerden
- ungepflegtes Äußeres
- unzureichende Hygiene

06. Ursachen für „Zahnarztangst" sind

- frühere schmerzhafte Erfahrungen
- Angst auslösende Praxisreize
  - glitzernde Instrumente
  - makabre Bilder
  - „Zahnarztgeruch"
- Übertragungsängste durch Berichte von Schauermärchen anderer Patienten
- falsche Zusicherung schmerzfreier Behandlung.

07. Eine erfolgreiche *Kinderbehandlung* verlangt

- *planmäßige Vorbereitung* des Arbeitsplatzes, der frei sein muss von furcht- oder ekelerregenden Eindrücken, wie anatomischen Bildern, glitzernden Instrumenten etc.
- *keine längeren Wartezeiten* durch optimales Bestellsystem
- *keine Langzeitbehandlungen*, da die Aufmerksamkeitsspanne und Geduld bei Kindern in aller Regel kurz ist
- *Vermeidung von Hektik*, nervöser Hast oder Unruhe
- *keine „dicke Luft"*, sondern aufgeschlossene, harmonisch-heitere Praxisatmosphäre
- *nie Strafandrohungen*
- *Vermeidung von „Babysprache"*, auch Reizworte, wie Blut, Spritze, Pulpentod u. Ä., die angstinduzierend auf das kindliche Gemüt wirken könnten

- *keine vorwurfsvollen oder herabsetzenden Äußerungen,*
- sondern vielmehr Lob und Anerkennung aussprechen
- nach dem Motto: „Kleine Geschenke erhalten die Freundschaft" sollte man Kindern ihrem Alter entsprechend kleine materielle Belohnungen, wie Kleinspielzeug, das man das Kind selbst aussuchen lässt, Zahnpasten- oder Zahnbürstenproben, jedoch niemals Schokolade oder andere Schleckereien und Süßigkeiten schenken.

08. Eigenschaften einer **ZFA**, die speziell in der **Kinder**behandlung erforderlich sind:

- eine von Herzen kommende und zu Herzen gehende *Liebe zu Kindern*
- *freundliches Wesen* und ständige gute Laune
- *menschliche Wärme* und wohlwollende Nachsicht für kindliche Schwächen
- unerschütterliche *Ruhe* und *Riesengeduld*
- Fähigkeit, auf die Psyche und Eigenarten eines Kindes ohne Vorbehalte eingehen zu können
- Einfühlungsvermögen in die Vorstellungswelt eines Kindes
- liebevolle Hilfsbereitschaft
- selbstsicheres Auftreten
- nie Selbstbeherrschung verlieren oder sich provozieren lassen.

09. Bei der Behandlung *Schwangerer* ist zu beachten:

- bei normalem Verlauf einer Schwangerschaft *können alle notwendigen* Behandlungsmaßnahmen durchgeführt werden
- bei einer so genannten gefährdeten Schwangerschaft sollte man sich insbesondere in den ersten drei Monaten auf Notmaßnahmen beschränken und in jedem Fall Kontakt mit dem betreuenden Frauenarzt aufnehmen
- keine langen Wartezeiten → Behandlungsstress vermeiden!
- nach Abstimmung mit der Patientin: besonders in den ersten Schwangerschaftsmonaten Behandlungen am Vormittag durchführen (morgendliche Übelkeit)
- *Röntgenaufnahmen dürfen* laut RöV wegen der Strahlenbelastung nur bei zwingender Notwendigkeit angefertigt werden und dann nur mit **doppeltem** Strahlenschutz
- bei *Anästhesien* müssen, besonders im Spätstadium einer Gravidität, *adrenalinfreie* Anästhetika Verwendung finden wegen der drohenden wehenanregenden Nebenwirkungen des Adrenalins
- vom 5. Schwangerschaftsmonat an: Behandlung in sitzender Position (→ Gefahr der Kompression der unteren Hohlvene durch die Gebärmutter!)

10. Begriffsbestimmung der Behinderung:

Behinderung ist nicht mit Krankheit gleichzusetzen, sondern bedeutet eine bleibende, wenn auch nicht unveränderliche Beeinträchtigung körperlicher, psychischer und psychosozialer Funktionen.

4. Chirurgische Behandlungen begleiten

Nach dem Bundessozialgesetz wird unterschieden:
- geistige Behinderung
- Körperbehinderung
- Sprachbehinderung
- Sinnesstörungen
- seelische Behinderung
- Mehrfachbehinderung

11. - *Gewährung von Sonderterminen* mit Sorge für rasche Behandlung ohne Wartezeiten
    - *planmäßige Vorbereitung* des Arbeitsplatzes, sodass Behandlungsmaßnahmen zügig durchgeführt werden können
    - *behutsame rücksichtsvolle Betreuungshilfen*
      - vom Betreten der Praxis bis zur Entlassung
      - vor allem am Behandlungsstuhl durch
        - richtige Lagerung
        - abstützende Hilfen
        - Vermeidung einer Blendung durch die Leuchte
        - Verhinderung von Lärmbelastung
    - Vermeidung übertriebener Fürsorglichkeit und Bevormundung
    - Vermeidung plumper Vertraulichkeit
    - Vermeidung aufdringlicher Neugier oder Anteilnahme an ihrem schweren Schicksal
    - wohlwollende, verständnisvolle Beharrlichkeit bei erforderlichen Informationen und Maßnahmen.

5. Parodontologische Behandlung

5.1 Behandlungen von Erkrankungen der Mundhöhle und des Zahnhalteapparates begleiten

5.1.1 Erkrankungen des Zahnhalteapparates

01. **Gesunde Gingiva:**
    - ist *blassrosa*
    - hat eine mattglänzende, orangenschalenartige *gestippelte* Oberfläche,
    - besitzt eine Sulcustiefe *von ca. 2 mm*,
    - blutet **nicht** bei leichter Berührung.

02. Die <u>Teile der Gingiva bzw. der Mundschleimhaut</u> sind:

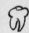

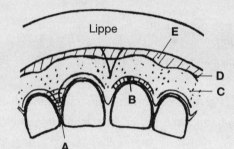

A) ***Zahnfleischpapille*** = Zahnfleisch zwischen den Zähnen, das vestibulär und oral jeweils eine Erhebung bildet;

B) ***marginale Gingiva*** = *Zahnfleischrand*: frei, haftet am Zahnhals mithilfe des inneren Saumepithels, 1,5 bis 2,5 mm breit;
zwischen Zahnoberfläche und marginaler Gingiva befindet sich eine 1 bis 2 mm tiefe Zahnfleischfurche = **sulcus** gingivae.

C) ***Gingiva propria*** = *eigentliches Zahnfleisch* (= **attached** = **befestigte** *Gingiva*): unverschieblich auf dem Alveolarknochen befestigt, 1 bis 9 mm breit;

D) ***Mucogingivalgrenze*** = Grenze zwischen verschieblicher Schleimhaut (= Mucosa) und befestigter Gingiva (= Zahnfleisch);

E) ***Mundschleimhaut*** = Mucosa: verschieblich.

03. Die *Mundschleimhaut* besteht aus **unverhorntem, mehrschichtigem Plattenepithel**.

Epithelgewebe ist *Deck*gewebe, d. h. es *bedeckt* innere und äußere Oberflächen. An *Stellen starker Beanspruchung*, z. B. befestigter Gingiva oder Gaumen, kann eine **Verhornung** angedeutet sein.

5. Parodontologische Behandlung

04.	Gingivitis	Zahnfleischentzündung ohne echte Zahnfleischtaschen und ohne Knochenabbau (Pseudotaschen)
	Gingivitis ulcerosa	geschwürige Zahnfleischentzündung (ulcus = Geschwür)
	Gingivahyperplasie	Vermehrung der Zahnfleischzellen*zahl* und dadurch Vergrößerung des Zahnfleisches
	Gingivahypertrophie	übermäßige Vergrößerung der Zahnfleischzellen und dadurch Vergrößerung des Zahnfleisches
	Stomatitis	Entzündung der gesamten Mundschleimhaut

05. **Parodont*ium*** = *Zahnhalteapparat, Zahnbett*
Parodonto*logie* = *Lehre vom Zahnhalteapparat*
Parodonto*pathie* = *Erkrankung des Zahnhalteapparats*
Parodont*itis* = *Entzündung des Zahnhalteapparats,*
kann unbehandelt zu Zahnverlust führen!

06. Zum **Zahnhalteapparat** = **Parodontium** gehören:
Zahnfleisch = Gingiva,
Knochen = os und Zahnfach = Alveole,
Wurzelhaut = Periodontium, Desmodont und die Sharpey'schen Fasern,
Wurzelzement = cementum.

07. Die einfache Bewertungsmethode des Zahnhalteapparatzustandes bzw. die wichtigste Entscheidungshilfe, ob eine PAR-Behandlung notwendig ist oder nicht, heißt **PSI** = **P**arodontaler **S**creening **I**ndex:
= Schnelltest zur Beurteilung des parodontalen Zustandes.

Das Gesamtgebiss wird in 6 verschiedene Abschnitte (= **Sextanten** = 1/6 des Gesamtgebisses) unterteilt; **S1** bedeutet Ok Seitenzähne im 1. Quadranten, **S2** Ok Frontzähne ...

Mit einer speziellen *PAR-Sonde* = *WHO-Sonde* wird Zahn für Zahn untersucht – hinsichtlich der Taschentiefe,
Blutungsneigung des Zahnfleisches und
Rauigkeiten an der Zahnoberfläche.

Pro Sextant wird nur der höchste Wert der möglichen Befunde (Code 0 bis 4) notiert.
Ergebnis: Code 3 und 4 = Voraussetzung für die PAR-Behandlung.

	Code 0	Code 1	Code 2	Code 3	Code 4
schwarzes Band	vollständig sichtbar			teilweise sichtbar	verschwindet ganz
Blutung	—	auf Sondieren		auf Sondieren möglich	
Plaque/Zahnstein	—		vorhanden	möglich	
defekte Restaurationsränder	—		ja	möglich	
Sondiertiefe	<3,5mm			3,5-5,5mm	>5,5mm
	gesund	Gingivitis		Parodontitis	

08. Die **vier Formen von Parodontalerkrankungen**, die für den Parodontalstatus wichtig sind:

PARODONTITIS			
aggressiv		*chronisch*	
lokalisiert	generalisiert	lokalisiert	generalisiert
Hauptmerkmale: klinisch gesunder Patient, rasch voranschreitende Gewebsdestruktion, familiäre Häufung		Hauptmerkmale: am meisten vorkommende Parodontitisform, Bildung von Zahnfleischtaschen und/oder Gingivarezessionen	
Beginn: während der Pubertät,	Patient jünger als 30 Jahre	bis 30 % der Zahnflächen befallen	mehr als 30 % der Zahnflächen befallen,
Befall: Incisivi und 1.Molar,	approximaler Befall: mehr als 3 Zähne, außer Incisivi und 1. Molar,		leicht: 1-2 mm Attachmentverlust, mittel: 3-4 mm Attachmentverlust, schwer: 5 mm u. mehr Attachmentverlust
nachgewiesene Serumantikörper	schwache Serumantikörper		

09. Bei den **gingivalen Erkrankungen** werden unterschieden:

A) *Plaques-induzierte*:
   bilden den Hauptanteil,
   werden modifiziert durch z. B. Medikamente, Mangelernährung;

B) *Nicht Plaques-induzierte*:
   werden verursacht durch z. B. Viren (Herpes), Pilze, spezifische Bakterien, Traumen.

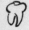
10. Nekrotisierende PAR-Erkrankungen = Erkrankungen des Zahnhalteapparats, verbunden mit dem Absterben von Gewebe:

NUG	NUP
= **n**ekrotisierende **u**lzeröse **G**ingivitis	= **n**ekrotisierende **u**lzeröse **P**arodontitis
- *gingivale Nekrosen* (ausgestanzte Papillen), - *gingivale Blutung*, - *Schmerz*, - *Pseudomembranen*, - *Foetor ex ore (Mundgeruch)*	*Nekrose* - *des gingivalen Gewebes*, - *des Desmodonts*, - *des Alveolarknochens*

5. Parodontologische Behandlung

11. Zu den *entwicklungsbedingten oder erworbenen* **Deformationen und Zuständen** gehören:

    (A) lokalisierte zahnbezogene Faktoren, welche die Plaqueretention begünstigen:
    z. B. Zahnanatomie, Rekonstruktion/Apparaturen

    (B) mukogingivale Verhältnisse:
    z. B. Rezessionen, gingivale Vergrößerungen

    (C) Schleimhautveränderungen auf zahnlosen Kieferkämmen:
    z. B. verminderte Tiefe des Vestibulums

    (D) okklusales Trauma:
    kann ein Fortschreiten einer Parodontitis fördern.

12. Die drei großen Komplexe in der **Ätiologie der Zahnbetterkrankungen** sind

    a) *lokale* bzw. exogene Reizfaktoren, z. B. Biofilme an Zahnoberflächen und Zahnfleischtaschen, starker Nikotingenuss,

    b) *funktionelle* Störungen, wie vorzeitige Kontakte, Gleithindernisse und Parafunktionen, wie **Pressen**, **Knirschen**, **Leermahlen**,

    c) *endogene* Faktoren, wie Diabetes, Erkrankungen des weißen Blutbildes, also Störungen des Immunsystems.

13. Zu den **lokalen Reizfaktoren** rechnet man auch:

    a) **weiche** Zahnbeläge
    - *materia alba* (Zahnbelag schlechthin, weich und leicht abwischbar),
    - *Plaque* (festsitzender, zähklebriger, strukturierter, bakterieller Belag),

    b) **harte** Zahnauflagerungen
    - *supra*gingival = **oberhalb** des Zahnfleischrandes = *Zahnstein*
    - *sub*gingival = **unter** dem Zahnfleisch im Bereich der pathologischen Taschen = *Konkremente*

    c) akzidentelle Reize
    - *food impaction* (Einpressen von Speise),
    - überstehende *Füllungs- und Kronenränder*,
    - *Traumatisierung* des Zahnbetts bei Behandlungsmaßnahmen (iatrogene Faktoren).

14. Die **Unterschiede** zwischen **Zahnstein** und **Konkrementen** liegen in:

Unterscheidungsmerkmale	**Zahnstein**	**Konkremente**
Lage	*supra*gingival	*sub*gingival
Härte	*weniger* hart	*härter*
Aussehen	gelblich	braun/schwarz
Ablagerungsform	*große* Partien	*kleine* Inselchen
Entstehung	*Kalzium*ausfällungen aus dem Speichel	Blutausfällungen
Bedeutung	reizt *Zahnfleischoberfläche*	fördern die pathologische *Tasche*

5.1.2 Vorbereitung zur Behandlung von Parodontopathien (Zahnbetterkrankungen)

01. Nach einer Vorbereitungsphase (sog. *Vorbehandlung*) wird aufgrund umfassender Erhebungen nach dem Parodontalstatus ermittelter

- anamnestischer Angaben,
- lokaler und funktioneller Befunde

ein **Therapieplan** zur Versorgung der erkrankten Parodontien erstellt.

Danach soll die Durchführung der

Taschentherapie,
Funktionsberichtigung, sowie der
prothetischen, parodontalgerechten Versorgung und
Nachbehandlungen nach geltenden Richtlinien

in einem sinnvollen systematischen Ablauf erfolgen.

02. Die **Behandlungsmaßnahmen** im Rahmen einer **systematischen PAR-Behandlung** umfassen folgende Abschnitte:

a) *Vorbehandlung*

b) umfassende *Befunderhebungen* nach dem deutschen Parodontalstatus zur Diagnosefindung und Therapieplanung.

c) eigentliche *Parodontalbehandlung*
   - Taschentherapie
   - Funktionstherapie
   - Mukogingivalchirurgie und andere chirurgische Eingriffe, wie Frenektomie, Transplantate, Hemisektion etc.

d) *Nachbehandlung*

e) *prothetische Versorgung* durch parodontalgerechten Lückenschluss, da die meisten PAR-Behandlungen in einem mehr oder weniger ausgeprägten Lückengebiss durchgeführt werden müssen

f) *Erhaltungstherapie*, da PAR-Patienten „Dauerpatienten" sind.

03. Die **Vorbehandlung** dient in erster Linie der Schaffung *guter mundhygienischer* Verhältnisse

- durch Entfernung aller **lokaler Reizfaktoren** und
- zur Information, Demonstration und Anleitung des Patienten zu einer zweckmäßigen **Mundhygiene**.

Im Einzelnen umfasst die **Vorbehandlung** = Initialtherapie:

a) gründliche Entfernung weicher und harter Zahnauflagerungen in mehreren Sitzungen,

b) Beseitigung überstehender Füllungs- und Kronenränder = Reizfaktoren,

c) Beseitigung von Okklusionsstörungen,

5. Parodontologische Behandlung

d) Aufklärung und Erziehung des Patienten zu einer intensiven Zahn- und Mundpflege mit Ernährungsberatung,

e) Behandlung aller kariöser Defekte,

f) Extraktion nicht mehr erhaltungswürdiger Zähne.

04. Zahnsteinentfernung ist möglich

- mit scharfen *Handinstrumenten*, vor allem mit in verschiedenen Richtungen gebogenen Scalern und
- maschinell mit *Ultraschallgeräten*, wie Cavitron mit sichel- und scalerähnlichen Aufsätzen.

05. Die **Zahnsteinentfernung** mit **Ultraschallgeräten** hat folgende Vorteile:

a) rationelle Arbeitsweise,

b) Arbeitserleichterung,

c) bei sachgerechtem Vorgehen mit ausreichender Wasserberieselung und kräftigem Absaugen ist keine Schädigung der Zahnhartsubstanzen zu befürchten,

d) für den Patienten relativ angenehm und meist schmerzlos.

Wichtig für Zahnarzt und Assistenz ist das Tragen von Gesichtsschutz.

Beachten Sie hier außerdem die Anamnese: Herzschrittmacher!! (Handinstrumente gefordert)

06. Die **Wartezeit** ist eine **Kontrollzeit**.

a) In erster Linie soll festgestellt werden, dass der Patient eine **ausreichende Mundpflege** betreibt. Ohne diese ist trotz aller zahnärztlicher Bemühungen kein Dauererfolg möglich. Bei mangelnder oder gar fehlender Mitarbeit des Patienten sind Rückschläge zwangsläufig vorprogrammiert.

b) Ferner soll festgestellt werden, ob
  - die **entzündlichen Erscheinungen** auf die Vorbehandlung angesprochen haben und
  - nach Rückgang der entzündlichen Veränderungen **noch pathologische Taschen** bestehen.

c) Schließlich müssen die **Vertragsbestimmungen der Krankenkassen** erfüllt werden.

07. Zu den **Aufgaben einer ZFA** bei der Vorbehandlung gehören

- Vorbereitung und Assistenz bei der Zahnreinigung,
- Aufklärung und Motivation des Patienten,
- Instruktion, Demonstration und Kontrolle mundhygienischer Maßnahmen (vgl. Prophylaxe),
- Ratschläge zur zweckmäßigen Ernährung (siehe Ernährungsberatung),
- evtl. Bedienung der Munddusche,
- Erstellung eines einfachen Mundhygieneindex, z. B. API, SBI ...

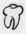

5.1.3 Parodontalstatus

01. Vor Durchführung einer systematischen **PAR-Behandlung** müssen folgende **Unterlagen** erstellt sein

a) ein in allen Punkten ausgefüllter *Parodontalstatus*,

b) *OPG/OPT=Orthopantomogramm* oder kompletter Röntgenstatus mit allen vorhandenen Zähnen, Panoramaaufnahmen.

02. Der **Parodontalstatus** ist
- Krankenkassenformular
- Krankenblatt und
- Abrechnungsformular.

03. Parodontalstatus:

<u>Blatt 1:</u>

Links:
1) **Personalien des Patienten** werden automatisch von der Versichertenkarte übernommen.
2) Ergebnisse aus der Patientenbefragung zum **allgemeinen** Gesundheitszustand.
3) Eintragungen der Patientenangaben zur Vorgeschichte der **Parodontalerkrankung**.
4) Ergebnisse der **zahnärztlichen Untersuchung** (bejahendenfalls sind die entsprechenden Kästchen anzukreuzen).

Neu: darunter ein Feld mit Anschrift der Krankenkasse für fensterumschlaggerechte Versendung.

Rechts:
5) genaue **Diagnose**, darunter: evtl. Therapieergänzung.
6) Ausstellungsdatum des Planes, Kassennummernstempel des Zahnarztes, Unterschrift des Zahnarztes.

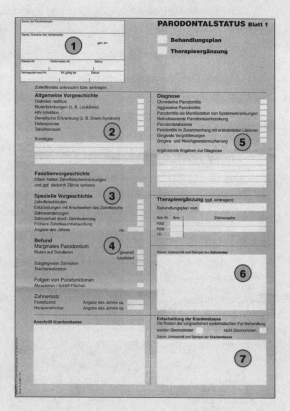

5. Parodontologische Behandlung

7) **Kostenübernahmeerklärung** der **Krankenkasse**: Datum und Stempel der Krankenkasse, Unterschrift der Krankenkasse.

Blatt 2:

wird beherrscht von einem speziellen, den *parodontalen Bedürfnissen* Rechnung tragendem *Zahnschema*.

Darüber und darunter Planungsteil für Ober- und Unterkieferzähne mit den Spalten
- taschentherapeutische Maßnahmen: geschlossenes/offenes Vorgehen,
- Rezessionen.

Unten: Abrechnungsteil, getrennt in
- vorgesehene Maßnahmen und Stellungsnahme des Gutachters,
- erfolgte Abrechnung tatsächlich erbrachter Leistungen.

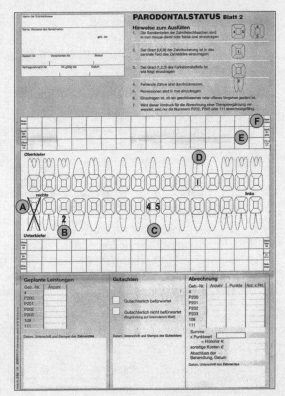

Abbildung für Antworten **03** und **04**

04. So genannte MUSS-Angaben bzw. Hinweise zum Ausfüllen auf einem Parodontalstatus sind:

A) fehlende Zähne
B) freiliegende Bi- oder Trifurkationen (Grad 1, 2, oder 3):
   Grad 1: bis 3 mm in horizontaler Richtung,
   Grad 2: mehr als 3 mm in horizontaler Richtung,
   Grad 3: durchgängig.
C) pathologisch vertiefte Zahnfleischtaschen in mm
D) Zahnlockerungsgrade: I, II, III
E) Planung eines geschlossenen oder offenen Vorgehens (ankreuzen!)
F) Rezessionen in mm

05. Die Eintragungen am **Prämolaren** bedeuten:

arabische Zahlen 4 und 5:
mesiale und distale Taschentiefe in mm,
arabische 3 im Wurzelbereich:
Grad des Furkationsbefalls,
römische Zahl II: Lockerungsgrad.

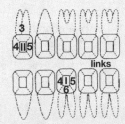

Die Eintragungen am **Molaren** besagen:

arabische Zahlen 4, 5:
mesiale und distale Taschentiefe in mm,
arabische 6 im Kronenbereich:
buccale Taschentiefe in mm,
römische Zahl I: Lockerungsgrad.

06. Ab mehr als **3,5 mm Taschentiefe** bzw. Sondiertiefe wird der betreffende Zahn angekreuzt, d. h. er ist behandlungsbedürftig, (in Kombination mit PSI-Wert – Code 3 oder 4 – oder mit den neuen bekannten Diagnosen auf PAR-Status).

07. Im Gegensatz zu anderen Ländern kennt der deutsche Parodontalstatus nur **drei Lockerungsgrade** mit der Interpretation:

   I   = gering horizontal (0,2 mm – 1 mm)
   II = moderat horizontal (mehr als 1 mm)
   III = ausgeprägt horizontal (mehr als 2 mm) und in vertikaler Richtung

08. Die **Muss-** und **Kann-**Befunde des **PAR-Status**:

Muss-Befunde	**Kann**-Befunde
fehlende Zähne	vorhandene Karies
mesiale und distale Taschen	vorhandene Füllungen
Lockerungsgrad der Zähne	Kronen und Brücken
freiliegende Bi- und Trifurkationen	marktote Zähne

09. Wichtige *Fachbegriffe* des **PAR-Status**:

Abrasion	Abrieb von Zahnflächen
endodontale Läsion	Verletzung von Pulpa (*Endo*dont = *innere* Zahnanteile = Pulpa und Dentin)

Furkation	Gabelung mehrwurzeliger Zähne: Bifurkation: Gabelung zweiwurzeliger Zähne, z.B. untere Molaren/oberer erster Prämolar Trifurkation: Gabelung dreiwurzeliger Zähne, z.B. obere Molaren
Furkationsbefall	Die Zahnfleischtaschen sind so ausgeprägt, dass man beim Sondieren die Furkationen der mehrwurzeligen Zähne ertasten kann
Rezession	frei liegender Zahnhals, verursacht durch das Zurückweichen der Gingiva

5. Parodontologische Behandlung

Taschentherapie	Behandlung entzündeter Zahnfleischtaschen
geschlossenes Vorgehen: entspricht der **geschlossenen Kürettage**, d. h. **ohne** direkte Sicht und **ohne** Skalpell	Entfernung subgingivaler harter Beläge und Granulationsgewebes, Anfrischung des Wurzelzements **ohne** Aufklappung
offenes Vorgehen: entspricht der **offenen Kürettage**, d. h. **mit** direkter Sicht und **mit** Skalpell	Entfernung subgingivaler harter Beläge und Granulationsgewebes, Anfrischung des Wurzelzements **mit** Aufklappung
Debridement	Abtragung oberflächlicher *Nekrosen* (= *abgestorbenen Gewebes*) in der Zahnfleischtasche

10. Als **Therapieergänzung** kann gegebenenfalls nach Abschluss eines *geschlossenen* Vorgehens entschieden werden, ob eine *offene* Kürettage noch beantragt werden muss.

11. a) In weit fortgeschrittenen und ganz schweren Fällen mit einem progredienten (unaufhaltsam fortschreitenden) Verlauf eines aggressiven parodontalen Geschehens wird man sich zufrieden geben müssen, wenn man durch Schaffung tragbarer hygienischer Mundverhältnisse eine spürbare **Verlangsamung** des krankhaften Prozesses erreicht.

    b) Ein voller **Behandlungserfolg** ist es, wenn es gelingt, dem krankhaften Geschehen **Einhalt** zu gebieten und ein weiteres Fortschreiten der Erkrankung zu stoppen. Dies gelingt in den meisten Fällen durch *Entzündungsbeseitigung* und weitgehende *Eliminierung pathologischer Taschen*, wodurch es durch Gewebsschrumpfung infolge Narbenbildung zu einer festen, manschettenartigen Wiederanlagerung des Zahnfleischrandes an die Zahnoberfläche kommt.

    c) Höchstes Ziel einer PAR-Behandlung aber ist das **reattachment**, das nur unter günstigsten Voraussetzungen erreicht wird.

    Grundbedingungen für jeden Behandlungserfolg sind

    - bedingungslose Mitarbeit des Patienten durch Intensivierung einer zweckmäßigen Mundhygiene, sowie
    - laufende Kontrollen im Recall-System mit regelmäßigen Nachbehandlungen.

12. Unter **reattachment** (engl. Wiederverhaftung) versteht man das Wiederanheilen bzw. *Wiederanwachsen des Zahnfleisches an die Zahnoberfläche* im Zahnhalsbereich nach Kürettage oder Lappenoperation. Dies erfolgt durch Bildung neuer Sharpey'scher Fasern, die durch ebenfalls neugebildetes Zement an der Zahnoberfläche befestigt werden, sowie durch Knochenneubildung.

    Zu einem reattachment kann es nur kommen, wenn

    - eine *totale Wurzelglättung* mit restloser Beseitigung der Konkremente und der avitalen, nekrotischen Zementschicht gelungen ist und
    - das proliferierte (gewucherte) innere Saumepithel entfernt worden ist.

5.1.4 Parodontologische Behandlungsmaßnahmen

01. Parodontometer = Parodontalsonde = WHO-Sonde, zum Messen der Taschentiefe, (A) mit Skalierung (mm)
Scaler, zur Zahnsteinentfernung (Konkremententfernung nur bei offener Kürettage/flap), (B)
Küretten, zur Konkremententfernung und Entfernung der nekrotischen Zementschicht, (C)
Ultraschallgeräte, zur maschinellen Zahnsteinentfernung wie Cavitron u. a.

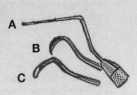

Unterscheidung von	Scaler (B)	Kürette (C)
Arbeitsende	**spitz**	**abgerundet**
Schneidekante(n)	zwei	eine (Gracey-Kürette) oder zwei (Universalkürette)
Querschnitt	drei**eckig**	halb**rund**
Entfernung	**supra**gingivale, festsitzende Ablagerungen = *Zahnstein*	**sub**gingivale, festsitzende Ablagerungen = *Konkremente*

02. Behandlungsmethoden zur Beeinflussung pathologischer Taschenverhältnisse sind

- geschlossene oder offene *Kürettage* = geschlossenes oder offenes Vorgehen,
- *Gingivektomie* (operative Entfernung des Zahnfleischrandes),
- *Gingivoplastik* (operative Umformung des Zahnfleischrandes),
- *Lappenoperation:*
  a) nach der klassischen Methode
  b) mit Gingivoplastik und *Osteoplastik* (Knochenkorrekturen).

03. Die **geschlossene Kürettage** verlangt vom Behandler viel Geschicklichkeit und Erfahrung, vor allem aber ein feines Tastgefühl, da ohne Sicht des Auges gearbeitet werden muss.

In örtlicher Betäubung werden quadrantenweise durch Küretten von der pathologischen Tasche aus

- Konkremente entfernt,
- nekrotisches Zement von der Wurzeloberfläche abgeschabt = deep scaling,
- und das proliferierte Epithel mit entzündlich verändertem Bindegewebe – also krankhaft verändertes Taschengewebe – entfernt mit anschließender Wurzelglättung = root planing;
- nach Reinigung der Wundflächen mit H_2O_2 wird häufig zur besseren Wundheilung für einige Tage ein Zahnfleischverband angelegt.

Mit der Kürettage soll

- eine Ausschaltung marginaler/subgingivaler Irritationen,
- eine Umgestaltung der Taschenverhältnisse im Sinne einer völligen Beseitigung oder Abflachung bzw. Einebnung, sowie
- Straffung des Zahnfleischsaumes erzielt werden.

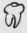

5. Parodontologische Behandlung

04. Unter **Lappenoperation** (engl. *flap*), weswegen man im deutschen Sprachgebrauch auch von „Fläppen" spricht, versteht man eine gründliche *Wurzelglättung (root planing)* und *Kürettage* unter der Sicht des Auges. Durch Aufklappung, d. h. Bildung eines Schleimhaut-Periostlappens, werden Knochen und Parodontien übersichtlich freigelegt.

Nach Lappenbildung kann zusätzlich zu Kürettage (Auskratzung) und Scaling (Wurzelglättung) auch noch eine Bearbeitung des Knochens zur Verbesserung der Knochenmorphologie (Osteoplastik) vorgenommen werden.

05. Durchführung einer **Lappenoperation**:

- Anästhesie (Infiltrations- oder Leitungsanästhesie): *Spritze, Kanüle, Anästhetikum, Grundbesteck,*
- Aufklappung durch Bildung eines Schleimhaut-Periostlappens: *Skalpell, Raspatorium, Pinzette,*
- Konkrementerentfernung und Glättung der Wurzeloberfläche: *Küretten, evtl. Scaler,*
- evtl. Bearbeitung des Knochens und der Knochentaschen (Osteoplastik): *Knochenfräsen, scharfer Löffel,*
- Reinigung des Operationsgebietes und Kontrolle: *Kochsalzlösung, sterile Tupfer, Spritze, stumpfe Kanüle, Wasserstoffperoxid,*
- evtl. Kürzung (Gingivektomie) und Modellierung des Zahnfleischrandes (Gingivoplastik): *Zahnfleischschere, Skalpell oder Elektrotom,*
- Reposition des Lappens und Wundverschluss durch Interdentalnähte: *atraumatische Nadel, Nadelhalter, Schere, Pinzette,*
- evtl. Anlegen eines Zahnfleischverbandes: *Material für Zahnfleischverband, Vaseline,* Wiederbestellung zur Nachkontrolle nach 1 – 2 Tagen,
- Nahtentfernung nach etwa 1 Woche: *Grundbesteck, Schere, Pinzette.*

06. Zur **Funktionstherapie** mit dem Ziel einer Belastungsumstellung und Funktionsverbesserung dienen:

a) *Bissausgleich* durch Einschleifmaßnahmen,

b) *Ausschaltung von Parafunktionen*, vornehmlich durch Aufbissbehelfe, wie Miniplastschiene,

c) evtl. *kieferorthopädische Maßnahmen* zur Rückorientierung gedrehter oder gewanderter Zähne,

d) *myofunktionelle Therapie* zur Versorgung von Muskel- und Gelenkbeschwerden,

e) *parodontalgerechter Lückenschluss* durch prothetische Versorgung,

f) *Stabilisierungsmaßnahmen* durch Schienen.

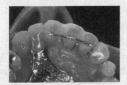

07. Durch entsprechende **Einschleifmaßnahmen** sollen Fehlbelastungen einzelner Zähne ausgeschaltet und eine *ausgeglichene Okklusion und Artikulation* geschaffen werden.

Erreicht wird dies durch

a) Beseitigung von Früh- bzw. Primär- oder vorzeitigen Kontakten, die zu Okklusionsstörungen führen,

b) Herstellung eines störungsfreien „Rundbisses" durch Befreiung der Artikulationsbewegungen von Gleithindernissen im Links- und Rechtsseitbiss, sowie im Vorbiss.

c) Verkleinerung ausgeprägter flächenhafter Kontakte auf punktförmige Vielpunktkontakte.

5.1.5 Erkrankungen der Mundschleimhaut

01. *Erkrankungen der Mundschleimhaut* (Stoma oder Mucosa) sind:

- **Stomatitiden**: *Stomatitis simplex* (einfache Mundschleimhautentzündung) und *Stomatitis ulcerosa* (geschwürige Mundschleimhautentzündung),

- **Virus**infektion: *Herpes* (Bläschenkrankheit),

- **Pilz**erkrankungen (Mykosen): *Soor* = weißliche, abwischbare Beläge auf der Schleimhaut, die mit einer Schwächung des Immunsystems einhergehen (u. a. Aids, Leukämie)

- **Leukoplakie** = weißliche, nicht abwischbare Veränderung der Schleimhaut, kann entarten, weshalb sie den Präkanzerosen (= Krebsvorstufen) zugeordnet wird.

- **Lichen planus** = weißliche Veränderungen sehr verschiedener Formen, meist in der Wangenschleimhaut, mit unklarer Ursache,

- **Ansaugen der Wangenschleimhaut** = weißliche Veränderungen, die nichts mit Lichen planus zu tun haben,

- **bakterielle** Erkrankung: *Aktinomykose* (Strahlenpilzerkrankung),

- **Tuberkulose**,

- **Lues** in allen drei Stadien,

- **Aphthen** (Gewebsdefekte mit unklarer Ursache), – siehe 02. –

- Rötung und Schwellung der Schleimhaut als Folge **allergischer Reaktionen** (Quincke-Ödem),

- **Epulis** (s. chirurgische Behandlung),

- **Fibrom** = Irritationsfibrom: gutartiger Tumor der Mundschleimhaut, der häufig durch Reizung der Schleimhaut (z. B. durch Zahnersatz) entsteht.

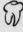

02. Aphthen sind rundliche stecknadelkopf- bis linsengroße **weiß-gelbliche** Schleimhautdefekte, die von einem entzündlich **rötlichen, etwas erhabenen Hof** umgeben sind. Das Zustandekommen der Aphthen ist weitgehend **unklar**. Viele Menschen leiden an chronisch rezidivierenden (immer wiederkehrenden) Aphthen.

Aphthen sind zwar harmlos und heilen auch ohne Behandlung vollständig ab, aber sie sind **sehr schmerzhaft** und äußerst berührungsempfindlich, insbesondere auf heiß und kalt, süß und sauer, sodass die Nahrungsaufnahme schwer beeinträchtigt ist.

03. **Herpes** ist der Oberbegriff für einen mit **Bläschenbildung** einhergehenden Ausschlag, der meist an Übergangsstellen von Schleimhaut zur Haut lokalisiert ist, z. B. Herpes labialis (Lippenbläschen) oder als Begleiterscheinung fiebriger Erkrankungen (Herpes febrilis) auftritt (Viruserkrankung).

5.2 Röntgen- und Strahlenschutzmaßnahmen vorbereiten

5.2.1 Physikalische Grundlagen

01. **Eigenschaften der Röntgenstrahlen**

   a) Sie pflanzen sich wie Lichtstrahlen *geradlinig* fort, sind kurzwellig und energiereich, haben aber eine geringere Wellenlänge als Licht.

   b) Sie besitzen die Fähigkeit, in feste *Materie* einzudringen und *Gewebe* zu *durchdringen*, wobei die Eindringtiefe und -stärke von der Dichte der bestrahlten Stoffe abhängig ist.

   c) Sie bringen *fluoreszierende Stoffe* zum *Aufleuchten* (Prinzip der Röntgendurchleuchtung).

   d) Sie *schwärzen* fotografische Filme und Platten (Prinzip der Röntgenaufnahmen).

   e) Sie können *bösartige* Geschwülste *zerstören* (Prinzip der Röntgentherapie).

   f) Sie verursachen aber auch unerwünschte *Zellschädigungen* (biologische Wirkung): hemmen das Zellwachstum, zerstören Gewebe.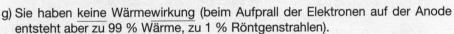

   g) Sie haben keine Wärmewirkung (beim Aufprall der Elektronen auf der Anode entsteht aber zu 99 % Wärme, zu 1 % Röntgenstrahlen).

   h) Sie wirken ionisierend.

02. **Synonyme für Röntgenstrahlen** sind:

   - Ihr Entdecker selbst nannte sie **X-Strahlen**.

   - Von ihrer Entstehung her handelt es sich um **Kathodenstrahlen** und **Bremsstrahlen**.

   - Röntgenstrahlen rechnet man auch zu den **ionisierenden Strahlen**, weil sie die Fähigkeit besitzen, elektrisch neutrale Atome oder Moleküle in positiv oder negativ geladene Ionen umzuwandeln. Sie ionisieren Moleküle in der Zelle.

03. Zur **Erzeugung von Röntgenstrahlen** ist notwendig:

a) *Minus*pol = *negativer* Pol = **Kathode**, Elektronenquelle
b) **Elektronen**beschleuniger (hohe Spannung von 50 – 70 kV),
c) *Plus*pol = *positiver* Pol = **Anode**, Bremskörper

Röntgenstrahlen werden in einem hochevakuierten (luftleer gemachten) Hartglasbehälter erzeugt, der zwei Elektroden enthält.

Die negative Kathode besteht aus einem schwer schmelzbaren Glühfaden, der bei hohen Temperaturen Elektronen austreten lässt.

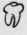

Durch Anlegen einer hohen Spannung 50 – 70 kV (50.000 – 70.000 Volt) bewegen sich die Elektronen mit rasender Geschwindigkeit auf die gegenüberliegende **positive Anode** (auch Antikathode genannt) zu. Dort werden die **Elektronen** durch einen Bremskörper in Form einer schräg gestellten Wolframplatte **abgebremst**.

Die hohe kinetische Energie (Bewegungsenergie) wird zum größten Teil in **Wärme (99 %)**, zum geringsten Teil in **Röntgenstrahlen (nur 1 %)** umgewandelt.

Je **höher** die Röhren**spannung** (kV = **kiloV**olt), desto energie**reich**er und **härter** wird die Röntgenstrahlung mit **größerer** Durchdringungsfähigkeit.

Je *niedriger* die Spannung, desto energie*ärmer* und *weicher* wird die Röntgenstrahlung mit *geringerer* Durchdringungsfähigkeit.

Die **Stromstärke** (mA = **milliA**mpère) bestimmt die **Intensität** der Röntgenstrahlen.

04. Röntgenstrahlen dienen

a) *diagnostischen* Zwecken (Befunderhebung) und
b) zur Strahlentherapie in der *Behandlung bösartiger Tumore*.

05. Röntgenaufnahmen sind u. a. indiziert (angezeigt):

Zahnerhaltung und Parodontologie

- Kariesdiagnostik,
- zur Feststellung pathologischer Veränderungen an der Wurzelspitze,
- Mess- und Kontrollaufnahmen bei der Wurzelbehandlung,
- Feststellung von Art und Ausmaß des marginalen Knochenabbaues.

Zahnärztliche Chirurgie

- vor Entfernung verlagerter Zähne, vor allem von Weisheitszähnen,
- nach Extraktionen und operativen Eingriffen
  • zur Kontrolle,
  • bei Nachschmerzen,
  • Verdacht auf radix relicta,
- Kieferhöhlenerkrankungen,
- Kiefergelenkerkrankungen,
- nach Unfällen,
- zur Fokussuche bei Verdacht auf Fokalinfektion.

Prothetik

- Prüfung der Erhaltungsfähigkeit und -würdigkeit von Zähnen bei der Planung für
  - festsitzenden Zahnersatz (Kronen und Brücken),
  - herausnehmbaren Zahnersatz (partielle und totale Prothesen)
- Überprüfung der Kieferverhältnisse im Hinblick auf Wurzelreste, verlagerte Zähne usw.

Kieferorthopädie

- Überprüfung der Zahnanlagen,
- Feststellung des Wurzelwachstums,
- Überprüfung persistierender Milchzähne,
- Aufklärung über Schädel-, Gesichts- und Kieferentwicklung.

06. Röntgenröhre:

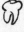
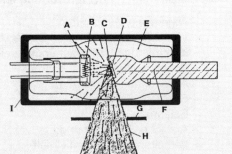

- **A/B** = Kathode:
- **B** = Glühfaden/Glühwendel
  = Glühdraht (Elektronenquelle)
- **C/D/F** = Anode:
- **C** = Brennfleck (Fokus) oder
- **D** = Wolframplatte (zum Abbremsen der Elektronen)
- **E** = evakuierter Glaskolben (luftleer)
- **F** = Kupferblock
- **G** = Primärstrahlenblende
- **H** = Nutzstrahlen = Primärstrahlen
- **I** = Schutzmantel

07. Ein Röntgenapparat besteht aus:

a) *Röntgengehäuse* mit Röntgenröhre, Filter, Blende und Tubus,

b) *Tragarm*,

c) *Befestigungsvorrichtung* am Säulenstativ – Wandarm – oder unmittelbar an der Dentaleinheit.

d) *Transformator* zur Umformung der Netzspannung von 220 Volt auf die zur Erzeugung von Röntgenstrahlen notwendigen Spannung von 50 – 70 kV.

e) *Zeit- und Auslöseschalter* zur Belichtung; früher mit langem, dehnbarem Kabel, heute mit elektronischem Auslöser.

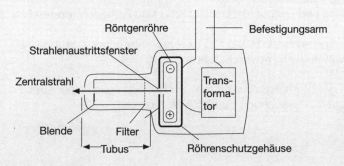

08. Die **Blende** ist eine Einrichtung, welche den durch den Röntgenfilter kommenden Strahlenkegel bündelt, die **das Nutzstrahlenbündel begrenzt**.

Die *Mitte = Zentrum dieses eingeengten Nutzstrahlenbündels* oder *die Achse des Primärstrahlenbündels* ist der **Zentralstrahl**, der dann am Tubus austritt.

09. Der **Filter** (dünnes Metallplättchen aus Aluminium) filtert/absorbiert **weiche, energiearme** Strahlung heraus (Herabsetzung der Strahlenbelastung der Haut).

5.2.2 Strahlenschutz (Röntgenverordnung)

01. Die **Strahlenschutzverordnung** enthält folgende Abschnitte:

- Allgemeine Vorschriften,
- Voraussetzungen für den Betrieb einer Röntgenanlage,
- Kontroll- und Überwachungsbereiche,
- Schutzmaßnahmen,
- Aufzeichnungspflichten,
- Strahlenbelastung,
- Belehrung,
- Ärztliche Überwachung,
- Verhalten nach einem Unfall.

02. Durch **Röntgenstrahlung** besonders **gefährdet** sind:

- **Gonaden** (**Keimdrüsen** bzw. Fortpflanzungszellen), Embryo (Leibesfrucht),
- **Schilddrüse**
- **Blutbildende Organe** (Knochenmark, Lymphknoten),
- Haut (in Form von Verbrennungen und Ekzemen),
- Groß ist auch die Gefahr von Genschädigungen mit Beeinträchtigung der Erbsubstanz und der Möglichkeit des Auftretens von Missbildungen in späteren Generationen (genetische Schäden).

03. Der für den **Strahlenschutz** Verantwortliche (***Praxisinhaber***) hat seine *Mitarbeiter*

- **vor** *Beginn der Tätigkeit* und in **jährlichen** Abständen,
- über *Arbeitsmethoden, mögliche Gefahren und Schutzmaßnahmen* bei der Anwendung von Röntgenstrahlen zu belehren,
- über Inhalt und Zeitpunkt der Belehrung sind **Aufzeichnungen (= schriftlich)** zu führen,
- die von der belehrten Person zu **unterzeichnen (mit Datum)** sind,
- Aufbewahrungspflicht von **5 Jahren**.

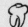
04. Rechtfertigende Indikation = Angabe zur Notwendigkeit einer Aufnahme, wird nach persönlicher Untersuchung durch ZA festgestellt.

05. Zum **Schutze des Patienten** ist notwendig:

a) Befragungs- und Aufzeichnungspflicht

- zur Vermeidung von Mehrfachuntersuchungen nach **früheren Aufnahmen** fragen.
- Jede weibliche Person im gebärfähigen Alter muss nach einer bestehenden **Schwangerschaft** gefragt werden, auch negative Beantwortung ist aufzuzeichnen.
- Ein **Röntgenpass** muss bereitgehalten und dem Patienten angeboten werden.
- Die Aufzeichnungspflicht erstreckt sich auch auf **variable und Standarddaten**, aus denen die Größe der Strahlenbelastung ermittelt werden kann.

b) Anlegen einer Schutzeinrichtung

- **Bleischürze, -umhang** mit einem Bleigleichwert von 0,4 mm oder eines
- **Strahlenschutzschildes** mit Bleigleichwert von 0,5 mm.

c) Reduzierung (= Verminderung) der Strahlenbelastung

durch **hoch- und höchstempfindliche Filme** bei *intra*oralen Aufnahmen und **Verstärkerfolien** bei *extra*oralen Filmen.

06. Eine **Verminderung der Strahlendosis** wird erreicht durch:

- Verwendung **höchstempfindlicher** Filme,
- Verwendung von **Verstärkerfolien**,
- Verwendung von Filmhaltern,
- Verwendung eines *Lang*tubus,
- Begrenzung der Feldgröße (Bestrahlungsfeld) auf 6 cm im Durchmesser,
- niedrige Belichtungszeit,
- **digitales** Röntgen.

07. Abstands-Quadrat-Gesetz:

Die Intensität der Strahlung vermindert sich mit dem Quadrat der Entfernung. Wenn der Abstand von der Röhre verdoppelt wird, beträgt die Intensität der Strahlung $1/4$.

Bei doppelter Tubuslänge vervierfacht sich die Belichtungszeit.

08. Standarddaten, die nur eingetragen werden müssen, wenn Änderungen erfolgen, sind: Röntgenapparat betreffend, kV-Zahl, Belichtungszeit, Filmmaterial, Filmverarbeitungsdaten.

Variable Daten: Angaben zur Person, Zeitpunkt der Aufnahme, Objekt, Anzahl der Aufnahmen.

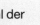

09. Die **Belichtungszeit** muss **veränderbar** sein, weil **Knochen** unterschiedlich dick sind und es **Filme** mit unterschiedlicher Empfindlichkeit gibt.

10. Die **Belichtungszeit** ist abhängig von

a) Leistung des Röntgenapparates (Röhrenspannung),

b) Empfindlichkeit des Filmes (Verwendung höchstempfindlicher Filme),

c) Strahlendurchlässigkeit der verschiedenen Kieferabschnitte; so müssen z. B. Unterkiefermolaren wegen der dicken Korticalis (kompakter Knochen) länger belichtet werden als Zähne des Oberkiefers, → Dichte des durchstrahlten Objekts.

d) Abstand Film-Fokus.

11. Bei bestehender *Schwangerschaft* (= Gravidität) ist zu beachten:

a) Röntgenaufnahmen nur bei zwingender Notwendigkeit, wenn ohne sie eine sichere Diagnose nicht gestellt werden kann,

b) Anlegen eines doppelten Strahlenschutzes, also Schürze *und* Strahlenschutzschild,

c) Begrenzung der Anzahl der Aufnahmen.

12. In der **Definition** der RöV handelt es sich beim *Kontrollbereich*

- um den Bereich, in dem Personen eine effektive **Dosis von mehr als 6 mSv im Jahr** erhalten können und sich in der Regel nur der Patient aufhalten darf.

- Praktisch ist es der Sicherheitsabstand von **1,5 m** zirkulär **um die Strahlenquelle**, also der Bereich, der **weniger als 1,5 m von der Röntgenröhre** entfernt ist.

- Er ist abzugrenzen durch bauliche Maßnahmen und die Kennzeichnung „**Kein Zutritt Röntgen**" während der Betriebsbereitschaft des Gerätes/der Röntgenuntersuchung. Er ist demnach nur *während der Einschaltzeit* des Röntgengerätes zu kennzeichnen.

- Von **Personen unter 18 Jahren und Schwangeren** darf er nur betreten werden, wenn sie **untersucht oder behandelt** werden.

- **Auszubildende** zahnmedizinische Fachangestellte **zwischen 16 und 18 Jahren** dürfen sich im Kontrollbereich nur aufhalten für Einstellungen am Patienten. Dies gilt auch für *Schwangere* (Auszubildende, ZFA, Studentin).

13. Äquivalentdosis ist das Maß für die *biologische Wirkung einer ionisierenden Strahlung*.
Maßeinheit: **Sievert = Sv.**
Röntgenstrahlen werden vom Körper nicht abgebaut, sodass sich ihre Wirkung summiert = **Summationseffekt = Kumulation**.

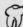

14. Personen, die ausnahmsweise den **Kontrollbereich** betreten dürfen:

- müssen über 18 Jahre alt sein (außer zu Ausbildungszwecken und zur eigenen Untersuchung)

- dürfen nicht schwanger (außer wegen einer zwingenden Indikation) sein und müssen

- Schutzkleidung und Dosimeter (= Strahlenmessgerät, wobei dieses in einer **Zahnarztpraxis nicht** getragen werden muss: hier gibt es *keine* **strahlenexponierten Personen**) tragen.

15. Zum eigenen **Schutz vor Röntgenstrahlen** ist notwendig:

    - sich *nie ungeschützt* im Kontrollbereich aufhalten,
    - Sicherheitsabstand von *1,5 m entgegengesetzt* zur Richtung der Nutzstrahlung einhalten,
    - Film nicht selbst halten.

16. Die **Anwendung** von Röntgenstrahlen darf **nur der Zahnarzt** anordnen.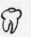

    Röntgen darf nur:
    - der Zahnarzt,
    - Personen mit nachgewiesenen Kenntnissen im Strahlenschutz unter Aufsicht des ZA,

    Aber: Eine *Auszubildende* darf Röntgenaufnahmen am Patienten *einstellen*.

17. ZFA teilt Patienten mit Zahnschmerzen, der eine Röntgenaufnahme angefertigt haben möchte, mit, dass dies der Zahnarzt entscheiden wird.

18. Aufbewahrungsfristen: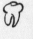

    - alle *Aufzeichnungen über Röntgenbehandlungen*: 30 Jahre nach letzter Behandlung,
    - *Röntgenbilder und Röntgenbefunde* bei unter 18-Jährigen: bis sie das 28. Lebensjahr vollendet haben,
    - *Röntgenbilder und Röntgenbefunde* bei über 18-Jährigen: 10 Jahre,
    - *Aufzeichnungen über Belehrungen* (Zeitpunkt, Inhalt, Unterschrift der unterwiesenen Personen): 5 Jahre,
    - *Prüfungsergebnisse* der Filmverarbeitung/der Röntgengeräte und der Dunkelkammerbeleuchtung in ein Formblatt eintragen: 2 Jahre,
    - *Prüfkörperaufnahmen*: 2 Jahre,
    - Aufzeichnungen einschließlich der Prüfkörperaufnahme der *Abnahmeprüfung*: für die Dauer des Betriebs, mindestens 2 Jahre nach Abschluss der nächsten vollständigen Abnahmeprüfung.

19. Prüfkörperaufnahmen:

    = Vergleichsfilme mit verschiedenen Dichtestufen, die zur Qualitätssicherung bzw. Konstanzprüfung dienen,

    - dienen zur Überprüfung der Standarddaten des Röntgengerätes (monatlich),
    - dienen zur Überprüfung der Qualität der Entwicklerlösung (wöchentlich),

- die optische Dichte des mittleren Streifens darf maximal eine Stufe nach oben oder unten von der Vergleichsaufnahme (Ursprungsaufnahme) abweichen,
- die vorschriftsmäßige Begrenzung des Nutzstrahlenbündels zeigt sich durch das Ausmessen der belichteten Filmteile (max. Abweichung +/- 2 mm).

20. Unter **optischer Dichte** versteht man den Schwärzungsgrad auf einem entwickelten Film: Bei einer Konstanzaufnahme erkennt man drei Streifen unterschiedlicher optischer Dichte (= Streifenmuster).

Ausgangsbild (= Abnahme- oder Masteraufnahme) und eben angefertigte Prüfkörperaufnahme sollten übereinstimmende Streifen aufweisen. Abweichungen um eine Stufe nach oben oder unten sind noch in Ordnung.

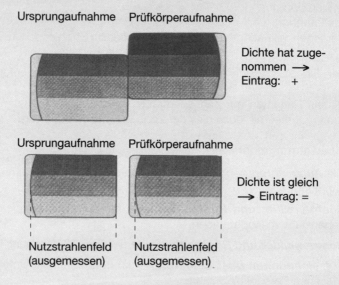

Das **Nutzstrahlenfeld** ist die Fläche des Films, die von den Nutzstrahlen getroffen wird. Es wird durch die Blende (= heller Streifen am Bildrand) begrenzt. Die maximale Abweichung darf +/– 2 mm betragen.

21. Die gekennzeichneten Teile des Prüfkörpers heißen:

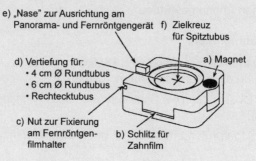

e) „Nase" zur Ausrichtung am Panorama- und Fernröntgengerät
f) Zielkreuz für Spitztubus
d) Vertiefung für:
• 4 cm Ø Rundtubus
• 6 cm Ø Rundtubus
• Rechtecktubus
a) Magnet
c) Nut zur Fixierung am Fernröntgenfilmhalter
b) Schlitz für Zahnfilm

5. Parodontologische Behandlung

22. Die **Temperatur des Entwicklers** muss vorher geprüft und dokumentiert werden.

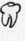

23. Qualitätssicherung der Röntgendiagnostik:

QUALITÄTSSICHERUNG DER RÖNTGENDIAGNOSTIK	
wöchentlich	*Entwickler*qualität/Konstanzaufnahme
monatlich	*Geräte*prüfung/Konstanzaufnahme
jährlich	*Dunkelkammerbeleuchtung*/Prüfkörperaufnahme
alle 3 Jahre (ungefähr)	*diagnostische* Qualität/Patientenbilder
alle 5 Jahre	*Gesamtanlage*/Sachverständiger

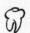

24. Die Überprüfung der Röntgeneinrichtung vor Inbetriebnahme durch den Hersteller oder Lieferanten nennt man Abnahmeprüfung.

25. Bei der Überprüfung der Dunkelkammerleuchte bzw. des Handschuhkastens wird eine belichtete, ausgepackte Prüfkörperaufnahme halbseitig mit lichtundurchlässigem Karton abgedeckt. So liegt der Film eine Minute in der Dunkelkammer bzw. im Lichtschutzvorsatz. Dann wird der Film wie üblich entwickelt.

Besteht auf dem entwickelten Film zwischen dem abgedeckten und nicht abgedeckten Bereich kein Unterschied, ist alles in Ordnung.

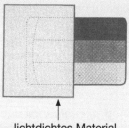

lichtdichtes Material

25. Der Filmschleier: - wird von den entwickelten Fotoschichten erzeugt (= Grundschleier)
    - verschlechtert die Qualität der Abbildung (Stärke des Schleiers bei einem alten Film)
    - kann die Diagnostizierbarkeit beeinträchtigen.

5.2.3 Röntgenaufnahmeverfahren

01. Bei **intraoralen Aufnahmeverfahren** liegt ein folienverpackter *Film* in den Kleinformaten 2 x 3 cm, 3 x 4 cm, 4 x 5 cm (für Aufbissaufnahmen) *innerhalb* der Mundhöhle.

Bei den **extraoralen Aufnahmen** wird ein großformatiger *Film* in einer Kassette mit Verstärkerfolien *außerhalb* der Mundhöhle angelegt.

02. Intraorale Aufnahmearten

a) Zahneinzelaufnahmen in *Halbwinkel-* oder *Rechtwinkel*technik,
b) *Bissflügel*aufnahmen (auch bite-wing genannt),
c) *Aufbiss*aufnahmen,
d) Spezialaufnahmen, wie
   - Röntgen*mess*aufnahmen,
   - *Le Master*-Aufnahme,
   - *exzentrische* Aufnahmen = Aufnahmen zur Lokalisationsbestimmung (z. B. Lage von Zähnen und Wurzeln).

03. Halbwinkeltechnik
ist eine Aufnahmeart nach der Isometrieregel von Cieszynski, wonach der **Zentralstrahl** (ZS) in Höhe der Wurzelspitze senkrecht auf die **Winkelhalbierungs**ebene (WHE) *zwischen Zahnachse und Filmachse* (Auffangebene) trifft.

Bei der Paralleltechnik soll der **Zentralstrahl** im rechten Winkel *auf den Film und das Objekt (= Zahn)* treffen. Der Film wird parallel zur Zahnachse eingelegt. Deshalb ist Verwendung eines *Filmhalters* und eines Langtubus erforderlich.

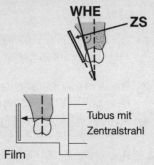

Filmhalter = Visier- oder Zieleinrichtungen zur richtigen Einstellung des Tubus. Diese Technik ermöglicht eine möglichst genaue Bestimmung der Wk-Länge.

04.
Es handelt sich um eine **Bissflügelaufnahme** zur Darstellung der Interdentalräume und **Approximalflächen**. Der Patient **beißt auf einen** *Flügel* (= Halter).

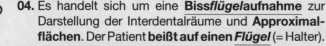

Sie ist geeignet zur

- Früherkennung versteckter **Approximalkaries** und
- Beurteilung des **marginalen Knochenrandes oder limbus alveolaris** in der Parodontaldiagnostik.

Der besondere **Vorteil** der Bissflügelaufnahmen liegt darin, dass *Ober- und Unterkieferzähne im Kronen- und zervikalen Wurzelbereich* auf *einer* Aufnahme zur Darstellung kommen und somit aus der Sicht des Strahlenschutzes besonders vorteilhaft sind.

05. *Aufbissaufnahmen*
sind auch intraorale Aufnahmen. Der Patient **beißt hier auf den** *Film*.

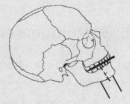

Sie dienen der Darstellung von **Speichelsteinen** (Uk Mundboden),
verlagerten Zähnen (z. B. retinierte Eckzähne),
Fremdkörpern.

5. Parodontologische Behandlung

06. Bei **exzentrischen Aufnahmen** wird die **Röntgenröhre** verschoben, **nicht** der **Film**.

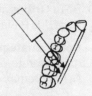

Sie sind Aufnahmen zur **getrennten Darstellung von Wurzelkanälen**,
also auch von Wurzel*füllungen*
und zur **Lagebestimmung eines *verlagerten* Zahnes**.

07. Zu den **extraoralen Aufnahmen** gehören:

a) Gesichts- und Schädelaufnahmen zur Darstellung von **Kieferhöhle (NNH)** und **Kiefergelenk (Kiefergelenkaufnahme)**

b) Panoramaschichtaufnahmen = PSA oder das Orthopantomogramm = **OPG**.

c) Fernröntgenseitenaufnahme = **FRS** = Spezialprojektion für die Kieferorthopädie

d) **Handwurzelaufnahme** (wird neben FRS für die Kieferorthopädie am häufigsten verwendet).

08. Verstärkerfolien (grau):

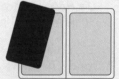

- werden für ***extra*orale** Aufnahmen verwendet,
- liegen auf ***beiden*** Seiten des Films (schwarz),
- nützen die **fluoreszierende** Wirkung der Röntgenstrahlen, um die Strahlendosis/Strahlenbelastung zu verringern (verkürzte Belichtungszeit!):

Sie **leuchten auf** (= fluoreszieren), wenn sie von den Röntgenstrahlen getroffen werden und **belichten zusätzlich** den Film.
Fehlt eine der beiden Folien, dann wird das entwickelte Bild **heller**.

09. Die Abbildungen zeigen folgende **Aufnahmetechniken**:

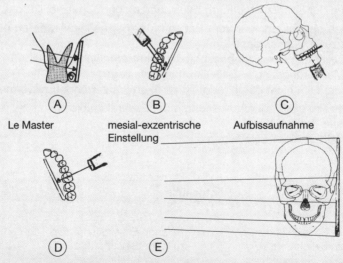

A Le Master
B mesial-exzentrische Einstellung
C Aufbissaufnahme
D orthodiale Einstellung
E Fernröntgenseitenaufnahme

10. Beim **Orthopantomograph** liegen Film und Tubus außerhalb der Mundhöhle. Der Kopf des Patienten bleibt fixiert, während Film und Strahlen um ihn herum kreisen.

Panoramatechnik ist eine Aufnahmeart, die es ermöglicht, mithilfe spezieller Röntgenapparate die gesamte Zahnreihe eines oder beider Kiefer als Rundaufnahme (= Panorama) vergrößert wiederzugeben.

Beim **Status-X-Gerät** wird die Strahlenquelle in die Mundhöhle eingeführt, sodass der Strahlengang von innen nach außen erfolgt und das Bild von Kiefer und Zähnen auf einen außen am Gesicht angelegten Film projeziert wird. (Heute nicht mehr!)

11. - **Aufhellungen** = Radioluzenzen (= dunkel!): z. B. *Zysten, Kieferhöhle, leere Alveole, foramen mentale ...*
   Ein *apicaler Entzündungsherd* stellt sich auf dem Röntgenbild auch als dunkler Fleck dar, weil *Granulationsgewebe strahlendurchlässiger* als Knochen ist.
   - **Verschattungen** = Radioopazitäten (= hell!): z. B. *Kronen, Schmelz,* Wurzelfüllungen, Stiftaufbau ...

12. Die *Durchlässigkeit für Röntgenstrahlen* sinkt in der Reihenfolge:
Luft – Pulpagewebe – Dentin – Zahnschmelz – Gold.

Die *Röntgenstrahlendurchlässigkeit* nimmt in der Reihenfolge ab:
Schleimhaut – Knochen – Zahnhartsubstanz – Gold.

13. Zur Erzielung **qualitativ einwandfreier Röntgenbilder** müssen folgende *Grundregeln* beachtet werden:

   a) *metallhaltige Fremdkörper,* wie Prothesen, Brillen und Schmuck (z.B. Piercings...) sind aus dem Untersuchungsbereich *zu entfernen,* weil von ihnen störende Streustrahlen ausgehen und sie das Röntgenbild verfälschen und somit die Diagnose erschweren können.

   b) *aufrechte Sitz- und Kopfhaltung.*

   c) Anlegen der *Schutzvorrichtung* (Bleischürze oder Schutzschild).

   d) *Einlegen des Filmes,* der vom Patienten selbst gehalten werden muss, wobei *darauf zu achten* ist, dass
   - die Belichtungsseite (unbeschriftete Seite) zahnwärts,
   - der Markierungsring (= Delle) kronenwärts liegt
   - und der Film nicht durchgedrückt wird, um Verzerrungen zu vermeiden.

   e) *korrekte Projektion* durch Ausrichten des Zentralstrahls in
   - apikaler Projektion,
   - und orthoradialer Einstellung.

   f) *Belichtung*

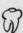

14.

Röntgenbild	
zu hell	zu dunkel
- zu kurze Entwicklungszeit,	- zu lange Entwicklungszeit,
- zu kurze Belichtungszeit,	- zu lange Belichtungszeit,
- zu niedrige Strahlendosis,	- zu hohe Strahlendosis,
- zu kalter Entwickler,	- zu warmer Entwickler,
- verbrauchter Entwickler	- zu konzentrierter Entwickler

5. Parodontologische Behandlung

15. Helle Flecken werden verursacht durch:
- **Luftbläschen** auf der Filmoberfläche während des Entwickelns,
- **Verunreinigung** des Röntgenfilms durch die Fixierlösung vor der Entwicklung.

16. _Film_**nahe** Objekte werden besonders scharf und größenrichtig abgebildet.

17. Zahnwurzeln werden deutlich _zu lang_ abgebildet, wenn der **Einstellwinkel** der Röntgenröhre _zu flach_ war.

Zahnwurzeln werden deutlich _zu kurz_ abgebildet, wenn der **Einstellwinkel der Röntgenröhre** _zu steil_ war.

18. Artefakt = Kunstgebilde auf Röntgenaufnahmen, z. B. Knick im Film, Kratzer oder Wasserflecken auf dem Film, Ablösen der Filmschicht. (Ableitung von: ars = die Kunst, facere = machen)

19.

Fehlerhafte Röntgenbilder

Röntgenbild	Beschreibung	Ursache
	schwarzes, undurchsichtiges Bild	**un**entwickleter Film wurde dem **Tageslicht** ausgesetzt
	Bildteil ist durchsichtig	falsche **Tubus**einstellung, ein Teil des Bildes blieb unbelichtet
	Rastermuster, zu helles Bild	seitenverkehrte **Positionierung des Filmes** im Mund, Belichtung erfolgte durch die Bleifolie des Filmpacks hindurch
	kontrastarmes, flaues Bild	**unterentwickeltes** Röntgenbild, häufig durch verbrauchten Entwickler bedingt
	helle durchsichtige Flecken	**Fixierbadspritzer** vor dem Entwickeln auf den Film gelangt
		Die Röntgenschürze ragt in diesem OPG in den Strahlenbereich

20. Maßnahmen gegen **Würgereiz**:

a) Aufforderung an Patienten zu ruhiger *Nasenatmung*.

b) Zügiges und entschiedenes Vorgehen beim Anlegen des Filmes und *Ablenkung durch Gespräche*.

c) *Medikamentöse Vorbereitung* zur Ausschaltung des störenden Reflexes durch
   - Lutschen von Anästhesietabletten
   - oder besser durch Aufsprayen/Auftragen eines Oberflächenanästhetikums.

21. Wichtige **Grundsätze der „Röntgenhygiene"** sind:

- *hygienische Händewaschung* mit Handdesinfektionsmitteln,

- *Kontakt* der Hände *mit der Mundschleimhaut* des Patienten beim Einbringen bzw. beim Entfernen des Filmes ist zu *vermeiden* durch
  - Tragen von Einweghandschuhen und
  - Verwendung von sterilisierbaren Filmhaltern, die sofort nach Gebrauch in eine Desinfektionsmittellösung zu legen sind oder von Einmalfilmhaltern.

- Die in der Mundhöhle *kontaminierten Filme* sind vor der Weiterverarbeitung
  - durch Sprühdesinfektion zu *desinfizieren*, oder
  - mit einem desinfizierenden Einmaltuch abzuwischen, oder
  - in einer sterilisierbaren Schale bzw. auf einem desinfizierenden Einmaltuch abzulegen.
  - → Bei infektiösen Risikopatienten vor dem Röntgen Film in Sterilisationsfolie einschweißen!

- Eine *Zwischendesinfektion* der zwangsläufig kontaminierten Geräteteile und Gegenstände, wie Röntgengehäuse, Tubusse, Griffe, Kopfstütze, Kinnstütze beim Orthopantomographen, Oberteil der Bleischürze, Strahlenschutzschild u. a. m. hat bei jedem Patienten, am besten durch Wischdesinfektion zu erfolgen. Gerade Bleischürze und Schutzschild bedürfen einer besonderen Aufmerksamkeit, da eventuell aus der Mundhöhle fließender Speichel zu einer Verunreinigung führen kann.

- Der Aufbissteil beim OPG erhält einen Kunststoff-Einmalüberzug und sollte desinfizierbar und sterilisierbar sein.

22. Unter **digitalem Röntgen** versteht man die *elektronische Bildaufzeichnung ohne Film*. Die digitalen Röntgensysteme bestehen aus folgenden Anteilen:

a) Röntgensensor, Ausleseeinheit, Computer und Drucker (**direktes** System)

b) Speicherfolie, Laserscanner, Computer und Drucker: Die Speicherfolie wird belichtet. Dann erfolgt mit einem Lesegerät die Übertragung der Daten an den Computer (**in**direktes System).

5. Parodontologische Behandlung

23. Grundsätzlich erfordert das **digitale Röntgen** zunächst einmal die Bereitschaft, sich weiterzubilden und sich mit den Fragen der digitalen Radiographie vertraut zu machen. Auch ist eine gewisse Zeit der Einarbeitung notwendig.

Vorteile
- *weniger Strahlenbelastung*
- mindestens gleich *gute Bildqualität* gegenüber dem Film und zuverlässige diagnostische Ergebnisse
- Korrektur und Optimierung der Aufnahme mithilfe des Computers
- *Wegfall von Film* und *Filmverarbeitungsmaterial*
- das wiederum bedeutet weniger Abfallentsorgungsprobleme und damit *Umweltfreundlichkeit*
- vorteilhafte *Archivierung*
- *günstige Kommunikation* mit Kollegen, Ärzten und Kliniken; diese ist durch Ausdrucke auch möglich mit Kollegen, die über keinen Computer verfügen.

Nachteile
- *Hohe Investitionskosten* mit Fragen der Wirtschaftlichkeit; sie werden jedoch durch Wegfall von Filmen und Dunkelkammerarbeit, sowie Archivierung zu einem Rechenexempel
- Umstellung auf ein *neues System mit Einarbeitungsnotwendigkeit*, dazu kommen evtl. allgemeine *Computerprobleme*.

24. Zur **Qualitätssicherung beim digitalen Röntgen** gehören:

A) Prüfung des Röntgengeräts:
- Hochkontrast,
- Niedrigkontrast, } monatlich bzw. alle 3 Monate mit Zustimmung der
- Grauwert, zahnärztlichen Stelle

B) Prüfung des Befundmonitors → täglich bzw. 1 x pro Monat (s. S. 370)!

25. Beim **Niedrig**kontrast werden die vier Kontrastfelder bewertet. Bei diesen muss der Kontrastunterschied sichtbar sein. Er wird wiederum in der Anzahl der sichtbaren Bohrungen angegeben (z. B. intraorales Röntgen: vier Bohrungen) = Überprüfung des Mindestkontrasts.

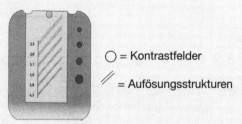

○ = Kontrastfelder

// = Aufösungsstrukturen

26. Beim **Hochkontrast** wird bewertet, ob die dargestellten Linienstrukturen eindeutig als voneinander getrennte Linien zu erkennen sind (z. B. intraorales Röntgen: Wert 5,0) = Überprüfung der Mindestauflösung.

27. Durch eine so genannte Histogrammfunktion wird mithilfe der Anwendungssoftware der visuelle **Grauwert** überprüft. Ein Histogrammbild wird erstellt. Ein Mittelwert wird angezeigt: er darf nur eine maximale Abweichung von 20 % zum Bezugswert für die Kostanzprüfung aufweisen.

28. Zur Prüfung des Befundmonitors gibt es spezielle Testbilder:
    - Vor jedem Arbeitstag soll das 5 %-**Graufeld** innerhalb des 0 %-Feldes und das 95 %-**Graufeld** innerhalb des 100 %-Feldes, A
    - einmal im Monat sollen die Strichraster in den Ecken und in der Mitte ohne Lupe erkennbar sein = **Kontrastauflösung** B, die von weißen Linien gebildeten Vierecke sollen verzerrungsfrei sein = **Bildgeometrie** C. Keine **Farbartefakte** darf der homogene graue Hintergrund zeigen.

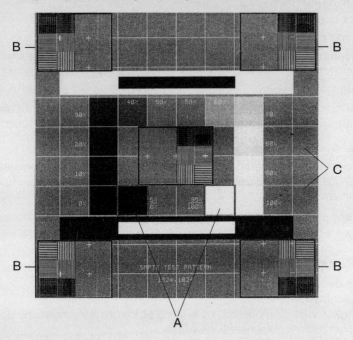

29. Das Bild muss zum Vergleich der Helligkeitswerte eingeschnitten bzw. ein Streifen abgeschnitten werden, da nur so ein aussagekräftiger Dichtevergleich möglich ist.

5.2.4 Verarbeitung der Röntgenfilme

01. - Ganz außen befindet sich eine **weiße, genarbte Hülle** aus Kunststoff zum Schutz gegen Mundfeuchtigkeit (A).
    - **schwarzer Papierumschlag** schützt gegen einfallende Lichtstrahlen (B).
    - **Metallfolie (D) aus Zinn, Blei oder Aluminium** soll eine Doppelbelichtung des Filmes von der Rückseite her durch Streustrahlung verringern, sowie die hinter dem Film (C) liegenden Gewebe *vor zusätzlicher Strahlenbelastung* schützen.

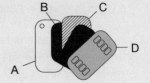

5. Parodontologische Behandlung

02. - *Schichtträger* aus *Polyester*,
  - beidseitig eine äußerst dünne *Haftschicht*, aus Gelatine und Kunststoff bestehend.
  - Darauf wiederum beidseitig die **licht- und röntgenstrahlenempfindliche** Schicht, bestehend aus **Silberbromid**körnchen in Gelatine.
  - Ganz außen auf beiden Seiten eine *Schutzschicht* (Lack).

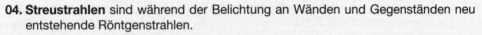

03. Bleifolie:
  - liegt auf der Rückseite des Zahnfilms (nicht bei extraoralen Aufnahmen),
  - vermindert eine Belichtung der Rückseite des Films durch Streustrahlen,
  - vermindert, dass das hinter dem Film liegende Gewebe bestrahlt wird.

04. Streustrahlen sind während der Belichtung an Wänden und Gegenständen neu entstehende Röntgenstrahlen.

Sie besitzen eine *kontrastmindernde* Wirkung. Dagegen hilft die *Metallfolie* (nur bei intraoralen Filmen) in der Zahnfilmverpackung.

05. Die Delle
  - dient der Unterscheidung von Vorder- und Rückseite des Zahnfilms,
  - liegt in Richtung Schneidekante/Kaufläche,
  - ermöglicht die Zuordnung zur linken oder rechten Kieferhälfte.

06. Lagerung unbelichteter Röntgenfilme
  a) **kühl** (10 – 20°); → Sicherung der Haltbarkeit!
  b) **trocken** (40 – 60 % relative Luftfeuchtigkeit);
  c) **strahlengeschützt**: keine Lagerung im Raum, wo geröntgt wird. Tagesbedarf in Bleikassetten; → kurzwellige Strahlung führt zu Schleierbildung!
  d) Röntgenfilme sind **nur begrenzt haltbar**; daher keine große Vorratshaltung und Lagerung nach Verfallsdaten;
  e) Zur Vermeidung von Druckschäden Filme **nicht übereinander stapeln**, sondern hochkant in Reihen nebeneinander.

07. Beim Auspacken belichteter Röntgenfilme:
  - Lichteinfall verhüten,
  - Film nicht zu hastig aus der Packung ziehen, da sonst durch elektrische Entladungen Blitzfiguren auf dem Film entstehen,
  - Film nur an den Kanten anfassen zur Vermeidung von Fingerabdrücken,
  - Vermeidung von Kratzern durch Fingernägel,
  - Film nur mit trockenen Fingern anfassen.

08. Bei der **Filmentwicklung** unterscheidet man

a) die *manuelle* Verarbeitung in Tankentwicklung,

b) die *halbautomatische* und *vollautomatische* Verarbeitung in Entwicklungsmaschinen, wobei sich die vollautomatische Verarbeitung immer mehr und mehr durchgesetzt hat.

09. Die **belichteten Filme** durchlaufen die **Bäder**

- Entwickler,
(-Zwischenwässerung, bei *neueren* Entwicklungsautomaten nicht mehr vorhanden, in den Prüfungsfragen aber sehr wohl),
- Fixierbad,
- Endwässerung,
- Trocknung.

10. Im **Entwickler** sind Stoffe enthalten (wie Hydrochinon), welche die von Röntgenstrahlen getroffene Silberbromidschicht **in schwarzes metallisches Silber umwandeln**. Der Film muss 5 Minuten im Entwickler liegen, damit alle belichteten Körnchen **geschwärzt** sind.

Die **Zwischenwässerung** dient zur restlosen Entfernung von Entwicklerflüssigkeit. Verunreinigungen von Entwickler mit Fixierer und umgekehrt, machen beide Lösungen unbrauchbar.

Im **Fixierbad**

- werden die unbelichteten Kristalle entfernt, indem Natrium-Thiosulfat (Fixiersalz) die **unentwickelten, unbelichteten** Silberhalogenide aus der Gelatineschicht des Filmes **herauslöst**.

- Das Fixierbad enthält weiter Substanzen zur Neutralisierung des alkalischen Entwicklers

- und Härtungsmittel für die Gelatineschicht des Filmes, um ihn vor Kratzern zu schützen.

Schluss- oder Endwässerung, die immer mit Wasser zu erfolgen hat, dient der restlosen Entfernung aller benutzten Chemikalien, Trocknung.

11. Die Abbildung zeigt eine vollautomatische **Röntgenfilm-Entwicklungsmaschine.** Sie arbeitet nach folgendem Prinzip:

- Der Transport der Filme durch die verschiedenen Bäder (Entwickler – Fixierer – Endwässerung – Trocknung) erfolgt durch ein Rollensystem, das aus paarweise angeordneten Walzen besteht.

- Durch den Wringeffekt (Auspressen) der Rollen wird eine Verschleppung der Chemikalien von einem in das andere Bad verhindert, sodass die Zwischenwässerung entfallen kann.

- Vor dem Bildauswurf ist eine Trocknungsvorrichtung eingebaut.

5. Parodontologische Behandlung

12.
- Verunreinigungen durch unsaubere oder nasse Hände,
- Fingerabdrücke,
- Kratzer durch Beschädigung der Emulsionsschicht. Sie können verursacht werden
  - beim Auspacken
  - durch Filmklammern
  - wenn Filme im Bad aneinander liegen,
- Verwendung verbrauchter oder verunreinigter Chemikalien,
- falsche Entwicklungszeiten,
- Wassertropfen auf Film,
- Lichteinfall vor Entwicklung,
- ungenügende Reinigung und Wartung der Entwicklungsmaschinen,
- ungenügende Endwässerung führt dazu, dass sich die Filme im Laufe der Zeit verfärben und verblassen.

13. Das **Abschwächerbad** besteht aus zwei Lösungen

Lösung A: In 1.000 ccm Aqua destillata werden 100 g Natrium-Thiosulfat (Fixiersalz) aufgelöst.

Lösung B: In 100 ccm Aqua destillata werden 10,0 g rotes Blutlaugensalz gelöst.

Getrennt sind beide Lösungen längere Zeit haltbar. Unmittelbar vor Gebrauch werden 100 ccm Lösung A und 5 – 10 ccm Lösung B in einer kleinen Schale zusammengegeben.

Der ausfixierte und gewässerte Film wird unter Kontrolle des Auges so lange hin und her geschwenkt, bis gute Kontraste zu erkennen sind.

14. Die **Verarbeitung belichteter Röntgenfilme** läuft folgendermaßen ab:

- ausreichende Markierung,
- vorsichtiges Auspacken,
- Entwickler bei 18 Grad 5 Minuten,
- Zwischenwässerung von wenigstens 5 Minuten,
- 10 Minuten Fixierung,
- Endwässerung wenigstens 20 Minuten unter fließendem, kaltem Wasser,
- trocknen,
- beschriften,
- einordnen, am besten in Steckrahmen;
- gesetzliche **Aufbewahrungspflicht** für Röntgenfilme beträgt **10 Jahre**,
- neu: bei *Kindern und Jugendlichen unter 18 Jahren* bis zum **28. Lebensjahr**.

15. Abfallentsorgung:

Verbrauchte Entwickler- und Fixierlösungen und die *Metallfolien* der Zahnfilme werden in getrennten Gefäßen gesammelt und einer Entsorgungs-/Spezialfirma übergeben.

Sie müssen also als **Sondermüll** entsorgt werden.

5.2.5 Strahlentherapie

01. Außer zu diagnostischen Zwecken kommen Röntgenstrahlen auch noch zur Tumortherapie, besonders bösartiger Tumoren, zur Anwendung. Da ionisierende Strahlen ein hohes Durchdringungsvermögen haben, werden Krebszellen und gesunde Zellen geschädigt. Die Strahlentherapie kommt als Vor- oder Nachbestrahlung in Kombination mit der operativen Entfernung eines Tumors in Betracht.

02. Es sind dies:
- Wärmestrahlen
- Kurzwellen
- Laserstrahlen

03. Kurzwellenbestrahlungen sind indiziert bei:
- Kieferklemme,
- neuralgiformen Beschwerden,
- Infiltraten und entzündlichen Prozessen, die sich in Abheilung befinden,
- chronisch entzündlichen Erkrankungen.

04. - Bestrahlungen dürfen nur auf Anordnung des Zahnarztes vorgenommen werden.

- Vor einer Bestrahlung müssen **alle Metallteile**, wie Uhren, Armbänder und dgl. **abgelegt** werden, um Verbrennungen der Haut durch das erhitzte Metall zu vermeiden.

- Vor der Bestrahlung soll die **Haut leicht einvaseliert** werden.

- **Dosierungsvorschriften** müssen genau eingehalten werden.

- **Niemals** darf **anästhesiertes** Gebiet bestrahlt werden; da die Wärmeempfindung fehlt, kann es sehr schnell zu Verbrennungen an Haut und Schleimhaut kommen.

- Bei jeder Unregelmäßigkeit ist die Bestrahlung sofort abzubrechen und der Chef zu verständigen.

05. Laser ist die englische Abkürzung von

Light
amplifikation by
stimulated
emission of
radiation.

Lasergeräte führen zur Verstärkung einer Lichtstrahlung durch erzwungene Strahlenemission eines Kristalls. Im Brennpunkt einer in den Laserstrahl gestellten Linse, entstehen elektromagnetische Strahlen, die in Wärme umgewandelt werden.

5. Parodontologische Behandlung

06. Die bekanntesten Lasersysteme sind:

- CO_2-Laser
- Erbium: YAG-Laser
- Nd: YAG-Laser
- Argonionen-Laser
- Kombinations-Laser

07. Aufgrund zahlreicher Studien und Erprobungen erschließt die Lasertechnik ein breites Indikationsspektrum:

- diagnostische Zwecke in der Gesichts-, Kieferchirurgie
- operativer Bereich der Kieferchirurgie
- Kariesprävention und Kariestherapie
- Endodontie
- Parodontologie
- Metallbearbeitung (Laserschweißen in der Zahntechnik).

08. Da der Laserstrahl eine relativ blutarme Schnittführung gewährleistet und den Heilungsvorgang günstig beeinflussen kann, eignet er sich besonders zur

- Abszessspaltung
- Exzisionen
- Gingivektomie
- Frenektomie
- Vestibulumplastik
- Mucogingivalchirurgie in der PAR-Behandlung.

09. In der Zahnerhaltung können Laserstrahlen angewandt werden zur:

- Kavitätenpräparation, besonders bei Zahnhalsdefekten
- Fissurenversiegelung
- Desensibilisierung empfindlicher Zahnhälse
- Wurzelkanalaufbereitung (Keimreduktion)
- Entfernung der Schmierschicht (= smear layer)
- Parodontalbehandlung

10. Befolgung der Strahlenschutz-Maßnahmen, wie sie im Rahmen der Unfallverhütungsvorschriften für den Betrieb von Lasern zur Vermeidung von Schädigungen durch die Laserstrahlen, vor allem Augen und Haut betreffend, vorgeschrieben sind:

- Kennzeichnung entsprechend der Klasse
- Kennzeichnung des Laserbereiches und Abgrenzung während des Betriebes (ggf. Warnleuchte)
- Unterrichtung und Anweisung durch den „Anwender" bzw. derjenigen, die sich im Laserbereich aufhalten
- Tragen einer Schutzbrille.

6. Prophylaxemaßnahmen planen und durchführen

6.1 Allgemeines zur Prophylaxe

01. Nicht nur die Zahnheilkunde, sondern die gesamte Medizin ist in einem Wandel begriffen, insofern als man von der *curativen* (heilenden) Versorgung weg hin zu *Präventiv*maßnahmen (Vorbeugung) tendiert, in der richtigen Erkenntnis eines uralten medizinischen Grundsatzes, wonach *Verhüten besser ist als Heilen*. Die **präventive Zahnheilkunde = Prävention = Prophylaxe** beschäftigt sich also mit der *Verhütung* oder *Vorbeugung* von Krankheiten.

02. Gesundheitserziehung ist eine große, verantwortungsvolle Aufgabe von

- Eltern oder anderen Erziehungsberechtigten,
- Gesetzgeber,
- Kindergärten und Schulen,
- Krankenkassen,
- Massenmedien,
- Mütterberatungsstellen,
- Volkshochschulen,
- Bundeswehr,
- Betrieben,
- vor allem aber Ärzten und Zahnärzten mit ihren Mitarbeitern.

03. Phasen einer systematischen **Gesundheitserziehung**

a) Gesundheitliche Aufklärung = allgemeine Information durch Gesundheitsdienste und Massenmedien.

b) Gesundheitsberatung = individuelle Information in Zahnarztpraxen, wobei klare und eindeutige Ratschläge zu erteilen sind, die auch realisierbar sind.

c) Gesundheitspflege = praktische Maßnahmen nach Instruktionen und Demonstrationen.

d) Gesundheitsbildung = Erziehung zu einem gesundheitsbewussten Verhalten in allen Lebenslagen mit Stärkung der Eigenverantwortlichkeit der Patienten.

04. Schwierigkeiten bei der **Motivation von Patienten** zu präventivem Zahngesundheitsverhalten ergeben sich vor allem daraus, dass Motivation

- nicht nur in der Vermittlung von Kenntnissen und Fertigkeiten besteht,
- sondern insbesondere auch auf eine Änderung von Einstellungen und Verhaltensweisen beim Patienten abzielt. Deshalb sind folgende Erschwernisse zu beachten:
- Art und Weise der Gesprächsführung ist wichtig, um beim Patienten überhaupt Gehör zu finden;

- auch wiederholt gestellte Fragen sind ausreichend zu beantworten, ohne ungeduldig zu werden;
- weniger Ideologie, sondern realistische Didaktik;
- nicht Fanatismus mit erhobenem Zeigefinger oder missionarischer Eifer, sondern geduldige wohlwollende Zuwendung;
- keine Überschätzung der ärztlichen Autorität;
- keine Überbewertung isolierter Informationen. Manche „Gesundheitserzieher" glauben, viel von der Materie zu verstehen, berücksichtigen dabei aber zu wenig oder gar nicht die menschlichen Schwächen und Aufnahmefähigkeiten der Patienten;
- Missachtung sozialer Sprachbarrieren mit individueller Anpassung an Sprachschatz und Begriffsvermögen, also „Wie sag ich's meinem Kinde?";
- Furchtapelle und Übertreibungen erzeugen meist defensive Reaktionen;
- keine Überheblichkeit zur Schau tragen, sondern Vorbild sein und Glaubwürdigkeit vermitteln.

05. a) *Individual*prophylaxe, beim Einzelnen in der Praxis
    b) *Gruppen*prophylaxe, vor allem in Kindergärten und Schulen
    c) *Kollektiv*prophylaxe, z. B. Trinkwasser-, Speisesalzfluoridierung

06. Obwohl der erzieherische Wert und psychologische Aspekt der Gruppenprophylaxe nicht zu leugnen sind, liegt der Schwerpunkt prophylaktischer Aktivitäten in der *zahnärztlichen* Betreuung durch den Zahnarzt und seine Mitarbeiter, sowie in *eigenverantwortlichem* Bemühen des Patienten nach Information und Instruktion durch Zahnarzt und seine Mitarbeiter.

07. **Prophylaktische Maßnahmen** sind besonders sinnvoll
    - in der frühen Kindheit,
    - durch Vorbildwirkung der Eltern,
    - durch gesundheitserzieherische Mitwirkung von Kindergärtnerinnen und Lehrern,
    - bei Patienten mit gesundheitsbewusster Einstellung, die von sich aus Wünsche und Interesse an Information und Unterweisung in Prophylaxe kundtun.

08. **Prophylaxemaßnahmen** im zahnärztlichen Bereich sind notwendig bei
    - Karies,
    - Zahnbetterkrankungen,
    - Zahnstellungs- und Kieferanomalien.

09. Mit **Prophylaxemaßnahmen** werden erreicht:
    a) Reduzierung der Zahl neu auftretender kariöser Defekte,
    b) Verhinderung der Entstehung bzw. Ausbreitung marginaler Zahnbetterkrankungen (Parodontopathien),
    c) Sicherstellung des Erfolges zahnärztlicher Sanierungsmaßnahmen.

10. Die **vier Säulen** der **präventiven Zahnheilkunde** sind

a) Härtung der Zahnhartsubstanzen durch *Fluoridierung* und *Versiegelung*,
b) umfassende zweckmäßige *Mundhygiene*,
c) *regelmäßige zahnärztliche Betreuung* durch Kontrolluntersuchungen und Frühbehandlung.
d) ausgewogene zahngesunde *Ernährung*.

MERKE!

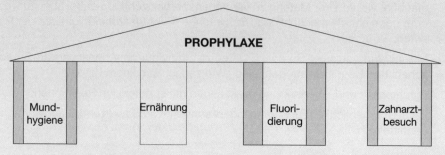

11. Prophylaxemaßnahmen sind besonders angezeigt bei

- Kindern und Jugendlichen,
- Patienten mit starker Kariesanfälligkeit,
- Patienten mit beruflicher Gefährdung,
- Patienten mit Neigung zu Parodontalerkrankungen,
- zur Vermeidung von Rückfällen nach PAR-Behandlungen,
- Patienten mit festsitzendem Zahnersatz oder partiellen Prothesen,
- kieferorthopädischer Behandlung,
- Schwangeren,
- Behinderten.

12. Grundschema des Ablaufes einer systematischen **Prophylaxebehandlung**:

a) *Vorgespräch*,
in dem der Patient mit der Problematik bekannt gemacht und überzeugt werden soll, dass eine intensive Mitarbeit seinerseits unerlässliche Voraussetzung für den Behandlungserfolg ist.

b) *Programmvorschlag*
Nach Klärung der Bereitschaft zur Mitarbeit muss der Patient erfahren, dass
- sich das Programm über einen längeren Zeitraum erstreckt und
- laufende Kontrollen erforderlich sind.
- Erklärung des Prophylaxeprogramms.

c) *Programmablauf → Fachgebiet der Prophylaxe beinhaltet:*
- Zahnbefunderhebung (Karies-Risiko-Diagnostik);
- Zahnbettbefundung mit **P**apillen**b**lutungs**i**ndex (**PBI**) oder PSI;
- Plaqueindex, z. B. **A**pproximalraum**p**laque**i**ndex (**API**) nach Anfärbung;
- Speicheltests
- professionelle Zahnreinigung

- evtl. Fluoridierung
- praktische Unterweisungen und Übungen in mundhygienischen Maßnahmen (Motivation);
- allgemeine Ernährungsberatung mit Aufzeigen von bisherigen Ernährungsfehlern.

13. **Prophylaxedemonstrationen** haben sich zu erstrecken auf

- geeignete Zahnbürste;
- Demonstration der Bürstentechniken am Modell;
- Übung der Bürstentechniken am Modell und im Munde vor dem Spiegel;
- Demonstration zusätzlicher Hilfsmittel, wie Zahnseide, Interdentalraumbürstchen, elektrische Zahnbürste und dergl.;
- evtl. Demonstration der Prothesenpflege;
- Fluoridprophylaxe;
- Kontrollsitzungen mit Remotivation.

14. Geeignetes **Instruktionsmaterial** für **Prophylaxedemonstrationen** sind:

- okkludierende Kiefermodelle,
- Bildmaterial, besonders geeignet für Kinder sind Wandtafeln,
- Merkblätter,
- Broschüren und Aufklärungsschriften,
- audiovisuelle Unterrichtung mit Dia-Tonprogrammen, Kurzfilmen und Videotechniken.

6.2. Jüngere Patienten

01. Der Zahn und die ihn umgebenden Gewebe benötigen zu Aufbau und Entwicklung **Bau**stoffe, wie

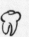

- Proteine (Eiweißstoffe),
- Mineralien, wie Calcium, Phosphor, Eisen,
- Spurenelemente = chemische Elemente, die im Körper nur in sehr kleinen Mengen vorkommen, vor allem Fluoride,
- Vitamine, vornehmlich Vitamin D.

02. Besonders reich an den genannten **Aufbau**stoffen sind folgende **Nahrungsmittel**:

- Milch und Milchprodukte, wie Quark, Käse, Joghurt, Sauermilch;
- hochwertige Getreideerzeugnisse, wie Haferflocken, Weizenkeimbrot Knäckebrot, Vollkornbrot;
- Frischgemüse und Salate, wie Karotten, Spinat, Tomaten und Kohlarten;
- Obst, das zu kräftigem Kauen zwingt, wie z. B. Äpfel;
- Hülsenfrüchte und Reis;
- mageres Fleisch und Fisch, vor allem Meeresfische; Muttermilch.

03. Muttermilch ist unersetzbar; denn sie entspricht in idealer Weise den Bedürfnissen des Säuglings.

a) Sie enthält alle für die Entwicklung des Kindes notwendigen Bestandteile in geeigneter Form und Menge, auch alle zur Zahn- und Gebissentwicklung notwendigen Bausteine.

b) Sie ist leicht verdaulich.

c) Sie hat die richtige Temperatur (34 – 37°).

d) Stillen zwingt den Säugling zur Arbeitsleistung; denn an der Mutterbrust wird nicht nur gesaugt, sondern es müssen auch Melkbewegungen ausgeführt werden. Durch ein so frühzeitiges „Training" der Kaumuskulatur werden Wachstumsreize auf Muskulatur und Unterkiefer ausgeübt.

e) Mit der Muttermilch werden dem Kind natürliche Abwehrstoffe der Mutter zugeführt, sodass es weniger krankheitsanfällig ist.

f) Zu diesen physiologischen Vorteilen kommt noch ein nicht hoch genug einzuschätzender psychologischer Faktor: Unbewusst fühlt sich das Kind an der Mutterbrust geborgen, sodass die Beziehungen zwischen Mutter und Kind besonders innig werden.

04. Eine sinnvolle **Ernährung** darf nicht erst beim *Neugeborenen* oder gar erst beim *Kleinkind* beginnen. Schon während der *Schwangerschaft* muss die werdende Mutter darauf achten, dass dem werdenden Kind alle Stoffe, die es zu seiner gesunden Entwicklung benötigt, in ausreichender Menge und Qualität zugeführt werden.

Im Einzelnen gilt

a) ausgewogene **Mischkost** mit Deckung des Eiweiß- und Kohlenhydratbedarfes aus Lebensmitteln pflanzlicher und tierischer Herkunft.

b) Einschränkung von Nahrungsmitteln mit einem hohen Anteil an Zucker und Fetten.

c) wenig Süßigkeiten
   - „zuckriges" nur zu den Hauptmahlzeiten, wenn die Möglichkeit zu anschließendem Ausspülen und Reinigung (ca. eine halbe Stunde später) besteht,
   - keine Süßigkeiten zu den Zwischenmahlzeiten,
   - niemals „Betthupferl", in welcher Form auch immer.

d) viel Frischobst und -gemüse als Vitamin C- und Ballaststofflieferant.

e) derbe, faserreiche, zum Kauen zwingende Kost zur Förderung der natürlichen Selbstreinigung.

f) Es ist ein Ammenmärchen, das längst wissenschaftlich widerlegt ist, wonach jedes Kind die Mutter einen Zahn kostet. Wenn es auch Tatsache ist, dass während der Schwangerschaft vermehrt Karies und Zahnbetterkrankungen auftreten, so hat das seine Ursachen
   - in dem veränderten, stark sauren Mundhöhlenmilieu,
   - in der Veränderung des Hormonhaushaltes
   - und einer unzureichenden Mundhygiene der werdenden Mütter.
   In der Schwangerschaft müssen daher die Frauen zu einer besonders intensiven Zahn- und Mundpflege angehalten werden.

6. Prophylaxemaßnahmen planen und durchführen

g) fluoridreiche Ernährung

h) Unerlässlich sind darüber hinaus regelmäßige zahnärztliche Kontrollen.

i) Zusätzliche Gaben von Kalzium-, Vitamin- oder Fluoridtabletten nur nach Verordnung durch Zahnarzt oder Hausarzt. Sie sind bei einer ausgewogenen Mischkost meistens gar nicht notwendig.

05. - Eine interne Fluoridaufnahme während der Schwangerschaft kommt nur dem Milchgebiss zugute, da sich die Milchzähne im letzten Schwangerschaftsdrittel in der Verkalkung befinden. Die frühere Annahme, Fluoride könnten die Placentaschranke nicht überwinden, kann heute nicht mehr aufrecht erhalten werden.
- Ab dem 6. Lebensmonat wird beim Säugling mit der Fluoridzufuhr begonnen, wodurch die Karies hemmende Wirkung für die bleibenden Zähne, deren Verkalkung kurz nach der Geburt einsetzt, groß ist.
- Da durch Ionenaustausch der Kariesschutz allmählich wieder verloren geht, müssen fortlaufend Fluoride lokal neu zugeführt werden.
- Nach Abschluss der Zahnentwicklung kann eine Fluorideinlagerung in den Schmelz nur noch lokal erfolgen.
- Da die endgültige Zahnentwicklung mit dem Durchbruch des Zahnes noch nicht definitiv abgeschlossen ist, sollte sich der Zeitraum der Fluoridierungsmaßnahmen auf viele Jahre erstrecken.
- Eine effektive Fluoridierung beginnt mit dem 6. Lebensmonat und hat sich bis zum 12. – 14. Lebensjahr zu erstrecken. Weiterhin sind Fluoridierungsmaßnahmen (einmal pro Woche mit Fluoridgel bei älteren Kindern) absolut empfehlenswert.

06. - Generelles Verbot von Süßigkeiten ist absolut unrealistisch.
- Empfehlung von Süßigkeiten mit einem hohen Anteil an Zuckerersatzstoffen.
- Keine Süßigkeiten zu Zwischenmahlzeiten.
- Süßigkeiten nur dann, wenn Möglichkeit zum anschließenden Ausspülen und Zähneputzen (eine halbe Stunde später) besteht.
- Wenn Süßigkeiten,
  • dann größere Menge, z. B. eine Tafel Schokolade, **auf einmal**, als kleinere Mengen über den ganzen Tag verteilt.
- Verwendung von zuckerfreiem und/oder fluoridhaltigem Kaugummi vermindert die Bildung von Zahnbelägen.

- Immer wieder muss den Patienten klar gemacht werden:
  • Süßes ist für Zähne ungesund,
  • Süßes verdrängt hochwertige Kost,
  • Süßes macht dick,
  • zu viel Süßes kann auch krank machen.

07. Für die kariöse Schädigung der Zähne ist nicht nur die **Art** der zuckerigen Nahrungs- und Genussmittel ausschlaggebend, sondern auch ihre **Verweildauer in der Mundhöhle**.

- Mit jeder Zuckerzufuhr entsteht ein *stark saures* Mundhöhlenmilieu.
- *Spült* und reinigt man *nach jeder Mahlzeit* seine Zähne, ist die Zeit der Säurebildung nur sehr kurz und kaum schädlich.
- Reinigt man die Zähne nicht oder wird zwischen den Mahlzeiten über den ganzen Tag hinweg genascht und geschleckt, dann können die entstandenen Gärungssäuren ungehemmt und über Stunden hinweg ihr Zerstörungswerk entfalten.

08. Zusammenfassende Übersicht über die wichtigsten *Ernährungsregeln* zur Verhütung von Karies und Zahnbetterkrankungen:

a) Abwechlungsreiches und sorgfältig zubereitetes Essen mit einem hohen Anteil an tierischem und pflanzlichem Eiweiß, sowie Spurenstoffen und Vitaminen.

b) Ausgewogene Energielieferanten mit wenig kariogenen Kohlenhydraten.

c) Vermeidung von Nahrungs- und Genussmitteln mit einem hohen Zucker- und tierischem Fettgehalt.

d) Geregelte Nahrungseinnahme mit drei Haupt- und zwei Zwischenmahlzeiten.

e) Harte, faserreiche, zum Kauen zwingende Kost, die
   - nicht nur zu einer besseren Ausnutzung der Nahrung und damit auch zur Vermeidung von Magen/Darmbeschwerden beiträgt,
   - sondern auch zur natürlichen Selbstreinigung des Gebisses
   - und bei Kindern zur Kiefer- und Gesichtsentwicklung.

f) Zwischenmahlzeiten auf ein Minimum beschränken.

g) Süßigkeiten nur zu den Hauptmahlzeiten oder wenn Möglichkeit zum Ausspülen und zur Zahnreinigung (eine halbe Stunde später) besteht.

h) Möglichst selten und wenig Süßes. Wenn es auch in absehbarer Zeit nicht zu erreichen sein wird, die lieb gewordenen „süßen Gewohnheiten" unserer Patienten nachhaltigst zu beeinflussen, so dürfen wir nicht nachlassen in unseren Bemühungen, Patienten anzuhalten und zu motivieren, sich in ihren Essgewohnheiten umzustellen.

i) Nach dem abendlichen Zähneputzen, d. h. unmittelbar nach der letzten Nahrungsaufnahme, darf (außer Wasser ohne Kohlensäure) nichts mehr getrunken und gegessen werden.

j) Nach jeder Nahrungsaufnahme Zähne zunächst durchspülen und später putzen.

Auf einen kurzen Nenner gebracht, kann zusammenfassend gesagt werden, dass eine zweckmäßige, zahngesunde Ernährung

- die notwendigen **Aufbaustoffe (Eiweiß), Energielieferanten (Kohlenhydrate)**, sowie ausreichend **Spurenelemente** und **Vitamine** in ausgewogener Form und Menge enthalten muss,
- aber **wenig** Bestandteile an zahnzerstörenden Substanzen, vornehmlich **niedermolekulare Zucker**.

09. Stufe A: Von größter Bedeutung ist die Zahnpflege im frühen Kleinkindesalter.

- Die Zahnpflege beginnt daher, sobald sich die ersten Milchzähne in der Mundhöhle eingestellt haben, also zwischen dem 1. und 2. Lebensjahr.
- Dabei obliegt die Reinigung zunächst der **Mutter** oder dem **Vater**.
- Die Schwierigkeiten der kindlichen Mundhöhle gestatten noch nicht den Einsatz üblicher Mundhygienehilfsmittel.

Die Mutter wischt vielmehr nach der letzten Mahlzeit die Zähnchen von allen Seiten, besonders am Zahnfleischrand, mit einem Wattestäbchen oder Mullläppchen gründlich ab.

Stufe B: In dieser Phase soll das **Kind** möglichst schnell lernen, selbst die Zähne zu putzen. Das Mundpflegeverhalten der Kinder wird wesentlich durch die **Beobachtung der Eltern** geprägt, die dem Vorbild der Eltern nacheifern.

- Sobald das Kind den Wunsch nach einer Zahnbürste äußert und genügend manuelle Geschicklichkeit besitzt, was im Alter von 3 – 5 Jahren sein wird, kann es anfangs noch mit elterlicher Hilfe vor dem Spiegel unter Verwendung einer kleinen **Kinderzahnbürste und Kinderzahnpasta** die Zähne selbst putzen.
- Die ersten Putzversuche des Kleinkindes sind zunächst noch reichlich unbeholfen; dabei müssen auch kindlich-spontane Schrubberbewegungen in Kauf genommen werden.
- Kinder dürfen nicht kritisiert oder schlecht gemacht werden; man muss sie vielmehr mit Lob und Hilfsangeboten anspornen.
- Allmählich wird man dann die Kleinkinder dazu anhalten, von der freien Putzmethode zur **Fones-Technik/Rotations**methode oder **KAI-Methode** überzugehen, indem man sie auffordert, kleine Kreise auf die Zähne zu „malen".
- Immer wieder ist Überwachung und Kontrolle durch die Eltern nötig, wozu sich Färbetests bestens eignen.
- Ab diesem Lebensabschnitt sollten auch regelmäßige Vorstellungen beim Zahnarzt erfolgen, um einfach die jeweilige Praxis ohne Bohren kennen zu lernen.

Stufe C: Ab dem **6. Lebensjahr**, in dem die 2. Dentition einsetzt, benützen die Kinder eine **Kurzkopf-Kinderzahnbürste** und **Zahnpasta**.

- Gespült und später geputzt wird nach jeder Hauptmahlzeit.
- Jetzt kann auch eine reibungslose Überführung der Fonestechnik zur KAI-Methode oder **Basstechnik** erfolgen (Rot-Weiß-Technik).

10. Mit dem **Einstellen des 6-Jahrmolaren** erfolgt eine entscheidende Phase der Gebissentwicklung hinsichtlich Okklusion und Artikulation: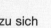

- Die **1. Molaren** bestimmen weitgehend die **richtige Verzahnung** des permanenten Gebisses und die Bisshöhe.
- Müssen schon beim Schulkind diese Zähne infolge fortgeschrittener kariöser Zerstörung entfernt werden, gerät die gesamte Architektonik des Gebisses durcheinander.

- Seine anatomischen Besonderheiten machen den 6-Jahrmolaren zudem im besonderen Maße kariesanfälliger, da er der größte Zahn des menschlichen Gebisses ist, und eine *sehr faltenreiche Oberfläche mit meist sehr tiefen Furchen und Grübchen* hat.
- Die kariöse Gefährdung dieses Zahnes wird noch erhöht, da er oft lange in Kontakt mit tief kariösen Milchzähnen steht.

11. Die größte **Gefahr** besteht auch heute noch in der **Nichterkennung als bleibender Zahn.**

    - Auch heute noch wird der **6-Jahrmolar** von vielen Eltern – sei es aus Unkenntnis, sei es aus Nachlässigkeit – für einen Milchzahn gehalten, in der irrigen Annahme, dass vor ihm, der ja ein Zuwachszahn ist, kein Milchzahn ausgefallen ist.
    - Der 1. Molar bricht als erster bleibender Zahn schon vor den Schneidezähnen meist unbemerkt durch und ist somit schon rein zeitlich am längsten den schädlichen Einflüssen ausgesetzt, zumal er sich in ein mehr oder weniger stark kariöses Milchgebiss einstellen muss.
    - Die Bürstenreinigung durch das Kind ist meist unzulänglich.
    - Kinder nehmen leider zu viel klebrige weiche Nahrungsmittel und Süßigkeiten zu sich.

    Fazit:
    Eltern kann nicht eindringlich genug klar gemacht werden, dass die ersten (zwischen dem 5. und 6. Lebensjahr) im Munde erscheinenden Zähne, die sich unmittelbar hinter den letzten Milchzähnen einstellen, die ersten großen bleibenden Backenzähne sind, die als kostbares Gut besonders zu hegen und pflegen sind.

12. Bei der **Fissurenversiegelung** werden Fissuren (=Furchen!!) und Grübchen der (Prämolaren und) Molaren, den Hauptprädilektionsstellen der Karies, nach gründlicher Reinigung mit einem schnellhärtenden dünnflüssigen Adhäsiv- (gut haftenden) Composite ausgefüllt. Dadurch wird ein speichel- und bakteriendichter Verschluss des Fissurensystems erreicht, sodass kariogene Substanzen nicht mehr in die Fissuren eindringen und ihr Zerstörungswerk beginnen können. Ziel der Versiegelung: weniger Füllungen im Seitenzahnbereich!!

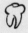

13. Eine **Fissurenversiegelung** verläuft in folgenden Phasen:

    a) eventuell absolute Trockenlegung (Kofferdam), sonst relative
    b) gründliche Reinigung der zu versiegelnden Fissuren mit Pinsel- und Radbürstchen, fluoridfreie Reinigungspasten,
    c) sorgfältiges Abspülen und Trocknen,
    d) Anätzen der Fissuren mit Ätzgel (z. B. 30 %iger Phosphorsäure), Einwirkungsdauer nach Empfehlung des Herstellers (Pinsel/Applikationsspritze),
    e) erneut gründliches Absprühen zur Entfernung der Säurereste,
    f) (Wechsel der Watterollen), bei Kofferdam nicht erforderlich,
    g) eingehende Trocknung,

h) *Auftragen* des Versieglers mit Pinselchen, Sonde oder Applikationsspritze (keine Luftbläschen!),
i) *Erhärtung* des Versieglers durch Lichtpolymerisation,
k) Überprüfung der Okklusions- und Artikulationsverhältnisse, gegebenenfalls Einschleifen,
l) Fluoridierung zur Remineralisation.

Beachten Sie auch die *Reihenfolge*!

Kurzfassung:
Säubern der Fissuren, Abspülen, Trocknen/Anätzen mit Phosphorsäure/Absprühen, Trocknen/Auftragen und Härten des Versieglers, Überprüfen der Artikulation und Okklusion.

14. Bei einer erweiterten Fissurenversiegelung werden die Fissuren zusätzlich mit kleinsten Diamantbohrern bearbeitet bzw. aufgezogen. Ansonsten entspricht der Ablauf einer prophylaktischen Fissurenversiegelung in Kombination mit einer kleinen Kompositfüllung.

15. a) Eine **Fissurenversiegelung** ist auch in diesem Alter bei Vorliegen folgender Faktoren **nicht** angebracht:

    - niedriges Kariesrisiko,
    - Kunststoffallergie,
    - flaches Höcker-/Fissurenrelief,
    - keine eingezogenen, kariesgefährdeten Fissuren/Grübchen,
    - verfärbte Fissuren – spät nach der Eruption.

    Außerdem ist auch zu bedenken: eine schlechte Fissurenversiegelung ist schlechter als keine!

    Ansonsten ist der *beste* Zeitpunkt einer Versiegelung im **ersten halben Jahr nach dem Durchbruch** des zu versorgenden Zahnes.

    b) **Vorteile**
    - einfaches, *völlig schmerzfreies* Verfahren ohne präparatorische Maßnahmen;
    - *individuelle Prophylaxe*, die gerade von Kindern und Jugendlichen gut angenommen wird;
    - frühe Gewöhnung des Kindes an ein *nicht unangenehmes „Zahnarztmilieu"*;
    - die prophylaktische Versiegelung stoppt erwiesenermaßen Entstehung und Entwicklung einer Fissurenkaries;
    - auf lange Sicht werden *Füllungen im Seitenzahnbereich* immer *weniger*.

    Nachteile
    - *unvollkommener Schutz*, da nur die Fissuren erfasst werden, nicht aber die Approximalflächen;
    - *Wiederholungsnotwendigkeit* nach ca. 2 – 3 Jahren, da die Versieglerretention im Laufe der Zeit abnehmen kann;

- nicht unbedenklich, da Patienten glauben könnten, auf mundhygienische Maßnahmen weitgehend verzichten zu können; deshalb müssen die Patienten mit Nachdruck darauf hingewiesen werden, dass es sich bei der Versiegelung um eine wirkungsvolle Bereicherung und Ergänzung der präventiven Zahnheilkunde handelt, die jedoch mundhygienische Maßnahmen und regelmäßigen Zahnarztbesuch nicht ersetzt.
- regelmäßige Kontrollen (alle 4 - 6 Monate) unerlässlich!!

6.3 Ursachen der Parodontalerkrankungen, Zahnbeläge und Prophylaxemaßnahmen

01. Mit **mundhygienischen Maßnahmen** sollen Zähne und Zahnzwischenräume sowie die gesamte Mundhöhle sauber gehalten werden durch

- Beseitigung von Speiseresten;
- Beseitigung weicher und harter Beläge;
- außerdem soll eine milde Massagewirkung auf das Zahnfleisch ausgeübt werden.

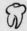

Es gilt der **Grundsatz, dass** ein sauberer Zahn nicht krank werden kann und Karies ohne Belagbildung nicht möglich ist.

02. **Plaques**
- sind ein idealer *Nährboden für Bakterien*,
- in den Plaques entstehen *Säuren*,
- führen zu *Irritationen des Zahnhalteapparates*,
- bilden die *Grundlage für Zahnstein- und Konkrementbildung*: Ohne Plaque kein Zahnstein!

03. **Plaques** sind *festhaftende*, strukturierte, zäh verfilzte, **bakterielle weiche** Zahnbeläge, die sich bereits wenige Stunden nach Genuss besonders zuckerhaltiger Nahrungsmittel bilden. Sie bestehen neben abgestoßenen *Epithelzellen* und Speiseresten überwiegend aus einer Vielzahl von *Mikroorganismen*, vornehmlich Streptokokkenarten und deren Stoffwechselprodukten.

04. **Klassifizierung pathologischer Zahnauflagerungen**

a) **weiche** Auflagerungen (*oral debris*):
- *Nahrungsreste* = food debris
- *materia alba* (weicher Zahnbelag schlechthin)
  = weiche, gelbliche, lose, leicht abwischbare Ablagerungen, bestehend aus organischem Material.
- *mikrobielle Plaque* (s. Antwort 03).

b) **harte** = mineralisierte Auflagerungen:
- *supragingival* = **Zahnstein**
  = mineralisierte Beläge und Plaques durch Calciumausfällungen des Speichels.

6. Prophylaxemaßnahmen planen und durchführen

Bakterien am Zahnstein können zu Entzündungen des Zahnfleisches und marginalen Parodonts führen.
- subgingival = **Konkremente**
Sie beruhen ebenfalls auf Mineralisationsvorgängen der subgingival gelegenen Plaques aufgrund entzündlicher Erscheinungen im Sulcusbereich unter Mitbeteiligung von Serummineralsalzen und *Blutfarbstoff*abbauprodukten, was den Konkrementen ihre braune bis schwarze Farbe verleiht.

05. Voraussetzung für Patientenmotivation:

- *angenehme* Atmosphäre schaffen,
- entspannte kommunikative Unterhaltung,
- Probleme des Patienten erkennen und respektieren,
- *keine Schulmeisterei*,
- keine Fachausdrücke auf zu hohem Niveau,
- Gefühl der Unterlegenheit beseitigen,
- objektive Information und Instruktion,
- *Eingehen* auf spezielle Situation und individuelle Bedürfnisse des Patienten,
- Erstellung eines Plaqueindex.

06. Zur Anfärbung der Plaques finden Verwendung:

- Kautabletten (besonders zum häuslichen Gebrauch), erythrosinfrei,
- Lösungen (Plaque-Test Indikatorliquid), erythrosinfrei;

Es werden reine Lebensmittelfarben verwendet, die leicht wieder entfernbar sind. Die Unterscheidung zwischen älteren und neueren Zahnbelägen ist möglich.

Durch **Anfärben** in der Prophylaxe:

- macht man *Plaque*, aber nicht Karies sichtbar,
- wird der Patient besser zur *Mitarbeit motiviert*.

07. Diese Art der Plaqueanfärbung ist leicht und rasch durchführbar:

- Aufbringen einer fluoreszierenden Farbstofflösung.
- Bei Betrachtung mit einer Blaulicht-Lampe kommen Plaques in einer gelblich-grünen Fluoreszenz deutlich zur Darstellung.

08. Der API, der auch von einer ZFA ohne weiteres auszuführen ist,

- ist sehr *einfach und schnell* vorzunehmen;
- es wird nicht gefragt, ob viel oder wenig Plaque vorhanden ist, es wird nur eine *Ja- oder Nein-Entscheidung* verlangt;
- der Plaquebefall des Gebisses wird *in Prozent* der Zahnflächen angegeben,
- der API eignet sich vor allem für die laufende Beurteilung der Mundhyieneverhältnisse,
- dem Patienten kann *unmissverständlich bewiesen* werden, wie erfolgreich seine aktuellen Reinigungsbemühungen tatsächlich sind.

09. Ablauf der **Erstellung eines API** = **A**pproximalraum-**P**laque-**I**ndex:

- Darstellung der Plaques mit einem Farbstofftest,
- Inspektion der Interdentalräume,
  - im 1. und 3. Kieferquadranten von oral
  - im 2. und 4. Kieferquadranten von vestibulär
- festgestellt wird nur, ob Plaque vorhanden ist oder nicht,
- **vorhandene** Plaque wird mit einem (+);
- **fehlende** Plaque mit einem (–) in die entsprechenden Kästchen des Befundbogens eingetragen,
- der Prozentwert des Plaquesbefalls errechnet sich aus der Formel:

$$\frac{\text{Summe der positiven Plaquesmessungen} \times 100}{\text{Gesamtzahl der vorhandenen Approximalraummesspunkte}} = \text{API}$$

oder wird einfacher anhand vorbereiteter Tabellen abgelesen.

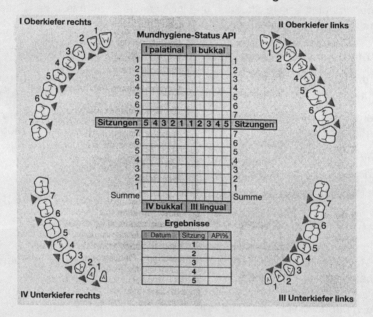

10. Richtwerte des **API:**

100 – 70 % = völlig unzureichende Mundhygiene
70 – 35 % = unbefriedigende Mundhygiene
35 – 25 % = gute Mundhygiene
unter 25 % = erstrebenswerte optimale Mundhygiene

6. Prophylaxemaßnahmen planen und durchführen

11.

INDICES			
Karies	Plaque	Gingiva	Parodontium
Kariesbefall	aktuelle Mundhygiene (**kurz**fristig)	*Entzündungsgrad* der Gingiva Mundhygiene (**lang**fristig)	*Entzündungsgrad* des Parodontiums Mundhygiene (**lang**fristig)
dmf-t	API	PBI	PSI
DMF-T	Quigley und Hein (QuHI)	SBI oder modifizierter SBI	
DMF-S	VPI	Taschensekret/Sulcusfluid	

12. Die Kariesindices sind Maßzahlen für die von Karies betroffenen Zähne einer Person.

    Die Buchstaben bedeuten:

    D = decayed = kariös,   *Groß*buchstaben = bleibende Zähne
    M = missing = fehlend   *Klein*buchstaben = Milchgebiss!
    F = filled = gefüllt
    T = teeth = Zähne   höchster erreichbarer Wert : 28!

    Auch kann anstelle von **T** ein **S** stehen, was dann S = surface = Oberfläche bedeutet; höchster erreichbarer Wert : 128.

    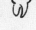

13. **Plaque**indices (zur Kontrolle der Hygienefortschritte/Prophylaxeerfolgs → Erkennung von Problemzonen = Sauberkeitsmaß des Gebisses):

    - **API** = Approximalraum-Plaque-Index: **Anfärben**, *Plaque: ja/nein* im Approximalraum
    - **QuHI** = Plaqueindex nach Quigley/Hein: **Anfärben**, *wie viel* Plaque an vestibulären Zahnoberflächen → Grade 0 - 5;
    - **VPI** = Visible-Plaque-Index: **ohne** Anfärben, *Plaque: ja/nein* an supragingivalen Zahnoberflächen; guter Wert : 50 % und weniger.

14. **Gingiva**indices: (zur Kontrolle der Hygienefortschritte/Prophylaxeerfolgs)

    - **PBI** = Papillen-Blutungs-Index: Sondierung des Zahnfleischsulcus im **Papillenbereich**, Blutungsgrade 0-4;
    - **SBI** = Sulcus-Blutungs-Index: Sondierung des *gesamten* Zahnfleisch*sulcus*, Form- und Farbveränderungen der Gingiva Blutungsgrade 0-5;
    - **modifizierter SBI**: Blutung: *ja/nein* (keine Gradeinteilung! wie beim API);
    - **Taschensekret/Sulcusfluid**: je stärker die *Entzündung*, desto mehr **Sekret** am Filterpapierstreifen wird sichtbar.

15. Fester Bestandteil eines Prophylaxekonzeptes zur **Kariesfrühdiagnostik** sollten **Kariesrisikotests** v. a. *bei Kindern* bzw. **Speicheltests** sein.

    Kann eine Primärinfektion durch die Bezugsperson nicht verhindert werden, so erkennt man möglichst früh ein Risikopotenzial.

Die Tests
- sind angezeigt, sobald und solange Zähne in der Mundhöhle vorhanden sind.
- sind also nicht auf eine Altersgruppe beschränkt.
- können zur Mundhygiene motivieren und das Ergebnis objektivieren.
- kommen bei therapieresistenten bzw. fortschreitenden Parodontalerkrankungen zur Anwendung.
- werden vor Implantationen und parodontalchirurgischen Eingriffen genutzt.

16. Verschiedene *Arten* von Karies- bzw. Speicheltests:

A) Keimzahl – und *Bakterienart*nachweis:
- Dentocult (Orion Diagnostica),
- CRT = Caries Risk Test (Ivoclar Vivadent),

*Markerkeim*nachweis für die Antibiotikatherapie bei Parodontalerkrankungen:
- micro Dent (Hain)

Pilze- und *Hefe*nachweis:
- fungident (Hain)

B) Speichelfließrate und *Pufferkapazität* des Speichels:
- Dentobuff
Speicheldiagnostik:
- Cario Check plus (Hain)

C) Aktivitätsnachweis der Plaque:
- Clinpro cario L-Pop (Espe) (Hauptstoffwechselprodukt: Milchsäure)

17. Das *neueste Verfahren* ist der Clinpro Cario L-Pop:

Mit einem **Teststäbchen**, das den *Zucker Saccharose* enthält, wird eine Probe des Biofilms, der sich auf der **Zunge** befindet, entnommen. Die daraus gebildete **Milchsäure**menge wird über eine Farbreaktion gemessen.

Ergebnis:
Die Menge an Milchsäure, die innerhalb von 2 Minuten hergestellt wird, entspricht der Leistungsfähigkeit der Bakterien = Kariespotenzial.

Vorteile:
- ein Ergebnis innerhalb *kurzer Zeit* direkt *am Stuhl*,
- Einsparung von *Kosten (niedriger Preis)* und Zeit,
- Vermittlung der *Bedeutung der Vorsorge* an den Patienten.

18. Frühe Anzeichen und **Signale für** Entstehung und Vorstadium von **Zahnbetterkrankungen** sind

- Neigung zu Zahnfleischentzündungen,
- Zahnfleischbluten,
- Unbehagen beim Kauen,
- Mundgeruch (Foetor ex ore bzw. Halitosis), besonders am Morgen,
- Lockerung und Wanderung von Zähnen,
- empfindliche Zahnhälse,

- wenn trotz guter Zahnpflege immer wieder in rascher Folge Plaquebildung auftritt,
- nach Erhebung des PSI hohe Code-Werte.

19. **Zahnbetterkrankungen** kann weitgehendst vorgebeugt werden durch:

   a) *gesunde, natürliche Lebensweise* mit viel körperlicher Bewegung

   b) *ausgewogene, zweckmäßige Ernährung* hinsichtlich
   - Zusammensetzung
   - Konsistenz
   - Essgewohnheiten

   c) *Intensivierung der täglichen Zahn- und Mundpflege* durch
   - gründliche mechanische Reinigung mit Bürste und Zahnseide zur Beseitigung von Speiseresten und Belägen aller Art,
   - Zahnfleischmassage,
   - vielleicht Mundbäder durch Mundspülungen (oder Mundduschen).

   d) laufende *Betreuung durch Zahnarzt*
   - ständige Überwachung und Kontrollen
   - regelmäßige Entfernung von Zahnstein und Konkrementen
   - optimale Füllungstherapie
   - parodontalgerechten prothetischen Lückenschluss

   e) *Vermeidung übler Gewohnheiten* (= Habits), wie Pressen, Knirschen, Leermahlen, Bleistift-Kauen und dergl.

   e) bei Kindern und Jugendlichen: ständige Überwachung der Gebissentwicklung und Zahnstellung während der Zahn- und Kieferentwicklung.

20. Vorrangig zu betreuende **Patientengruppen** sind
   - Schwangere,
   - Kleinkinder, Schulkinder und Jugendliche,
   - Behinderte,
   - PAR-Patienten,
   - Patienten mit hoher Kariesfrequenz,
   - Patienten mit Lückengebissversorgung,
   - gut motivierbare, an Zahngesundheit interessierte Patienten.

21. **Prophylaxemöglichkeiten** in der Hand des *Zahnarztes*:
   - sorgfältige **Kariesdiagnostik** mit regelmäßiger Anfertigung von Bissflügelaufnahmen zur Erfassung approximaler Frühkaries, Kariesdiagnostiktests,
   - Kariesvorsorgebehandlung durch **Fluoridierungsmaßnahmen** und Fissurenversiegelung,
   - Regelmäßig gründliche **Entfernung weicher und harter Beläge**,
   - **Beseitigung lokaler Reizfaktoren**, wie überstehende Kronen- und Füllungsränder,
   - Politur der Füllungen,
   - frühzeitige Behandlung von **Zahnfehlstellungen** und Bissanomalien durch kieferorthopädische Maßnahmen,
   - gewissenhafte Einweisungen und Schulungen in **mundhygienischen** Maßnahmen und *Ernährungsberatung* und Erstellung des PSI.

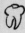

22. Durch klebrige, weiche Nahrungsmittel – besonders zuckerhaltige – enstehen weiche, klebrige Beläge, die sich nicht mehr wegspülen lassen. In diesen Plaques leben reichlich Bakterien, die zur Entzündung des Zahnfleisches beitragen.
Befinden sich die Beläge lange genug auf der Zahnoberfläche, dann lagern sich Speichelsalze ein: es entsteht Zahnstein. Dieser ist auch für die Entzündungen des Zahnfleisches verantwortlich – durch die Besiedelung seiner Oberfläche mit Bakterien.

23. Prophylaxemöglichkeiten in der Hand des *Patienten*:

- Regelmäßige Vorsorgeuntersuchungen und Kontrollen beim Zahnarzt, mindestens 2 x jährlich.
- Optimale mundhygienische Maßnahmen unter Anwendung zweckmäßiger Hilfsmittel.
- Ausgewogene, abwechslungsreiche Ernährung unter weitgehendem Verzicht auf Süßigkeiten aller Art.
- Individuelle Fluoridierungsmaßnahmen.

Die Bedeutung gesunder Zähne ist offensichtlich: Sie

- steigern das Selbstbewusstsein
- fördern das Wohlbefinden
- geben Freude am Sprechen und Kauen
- ersparen viel Leid
- sind der schönste natürliche Schmuck (Zeichen für Gesundheit und Lebensfreude).

6.4 Ernährungsberatung und Zuckerersatzstoffe

6.4.1 Verdauungsapparat und Ernährung

01.

Verdauungssystem	
Stationen	**Aufgaben**
Mundhöhle = cavum oris	Nahrungsaufnahme/ mechanische Zerkleinerung/ Beginn der Kohlenhydratverdauung
Rachen = Pharynx	Schluckvorgang
Speiseröhre = Ösophagus	Nahrungstransport
Magen = gaster, ventriculus	Nahrungssammlung/ Säurebildung/Infektionsabwehr Beginn der Eiweißverdauung
Dünndarm: Zwölffingerdarm = Duodenum	Aufspaltung der Nahrung durch Enzyme/ Resorption/ Beginn der Fettverdauung
Dickdarm = colon Mastdarm = rectum	Eindickung durch Wasserrückresorption/ Ausscheidung der unverdaulichen Nahrungsschlacken

02. Zu den **Grundnahrungsstoffen** gehören:

a) **Eiweiß (*Proteine*)** als Bausteine des Lebens
b) **Kohlenhydrate (*Saccharide*)** als Energie- bzw. Brennstofflieferanten
c) **Fette (*Lipide*)** als Energie- bzw. Brennstofflieferanten und zur Depotbildung
d) Mineralien, wie Natrium, Kalium, Calzium, Phosphor, Eisen und Spurenelemente, wie Fluorid und Jod
e) Vitamine, wie A, B, C, D

03. Vitamin*vorkommen*

Vitamin A:
Grüne Pflanzenteile, Gemüse, Früchte, besonders in Karotten, Spinat, Salaten, Milch, Butter, Eidotter, fette Fische, Lebertran.

Vitamin B:
Man spricht von einem Vitamin-B-Komplex, da es hier mehrere Gruppen (Vitamin $B_1 - B_{12}$) gibt; am wichtigsten sind:
B_1: in den Hüllen von Reis, Roggen, Weizen, Gerste und Hülsenfrüchten, Erbsen, Linsen, Bohnen, sowie Hefe, Muskelfleisch und Innereien.
B_{12}: Milch, Hefe, Eidotter, Weizenkeimlinge, Leber.

Vitamin C:
Zitrusfrüchte, wie Zitrone, Orange, Mandarine, Grapefruit; Beerenfrüchte, wie Erdbeeren, Stachelbeere, Johannisbeere; Frischgemüse, wie Spinat, Salate, Tomaten, Kohl, Kartoffel, Paprika.

Vitamin D:
Milch, Butter, Eidotter, fette Fische, UV-Strahlen des Sonnenlichtes.

Vitamine	Bedeutung für	Krankheiten
A	Augen, Haut	Nachtblindheit, brüchige Fingernägel
B	Nerven	Nervenentzündungen
C	Schleimhaut, Abwehr	Gingivitis, Skorbut, Infektanfälligkeit
D	Knochen, Kalkhaushalt	Rachitis, fehlerhafte Schmelzbildung
K	Blutgerinnung	Blutgerinnungsstörung, Blutungsneigung

04. Einen hohen **Fluoridgehalt** weisen auf:

- Spinat, Erbsen, Reis,
- See- und Süßwasserfische,
- Milch und Milchprodukte,
- schwarzer Tee,
- Mineralwasser.

05. A = Mundhöhle mit Zunge (*cavum oris mit lingua*)
B = Rachen (*Pharynx*)
C = Speiseröhre (*Oesophagus*)
D = Luftröhre (*Trachea*)

E = Zwerchfell (*Diaphragma*): Muskelplatte mit Öffnungen zum Durchtritt von Nerven und Gefäßen, sowie Speiseröhre; trennt den Brustraum von der Bauchhöhle
F = Magen (*Gaster* gr., *ventriculus* lat.)
G = Zwölffingerdarm (*Duodenum*)
H = Dünndarm mit den Abschnitten Leerdarm (*Jejunum*) und Krummdarm (*Ileum*)
J = Blinddarm (*Caecum*)
K = Wurmfortsatz (*Appendix vermiformis*)
L = Dickdarm (*Colon*) mit seinen verschiedenen Abschnitten
M = Mastdarm bzw. Enddarm (*Rectum*)
N = After (*Anus*)

06. Die **Bauchspeicheldrüse** (*Pancreas*) produziert – als **exo**krine Drüse – den **Bauchspeichel** mit **Fermenten** und **Enzymen** zur Eiweiß-, Fett- und Kohlenhydratverdauung.

Als Hormondrüse (= **endo**kriner Anteil) bildet sie das *Insulin*. Bei Insulinmangel kommt es zu Störungen im Kohlenhydratstoffwechsel. Es kommt zur Zuckerkrankheit (**Diabetes**).

07. Aufgaben der **Leber** (= **größte** Drüse des Körpers):

   a) **Produktion von Galle**, die für die **Fett**verdauung notwendig ist (Aufbewahrungsort für Gallensaft = Gallenblase).

   b) **Speicherung überschüssiger Kohlenhydrate** durch Aufbau von Glycogen.

   c) **Aufbau von Harnstoff** und Abgabe an die Nieren.

   d) **Abbau** verbrauchter **Blutkörperchen**.

   e) *Entgiftungs*organ, das Alkohol, Medikamente und andere Körpergifte abbaut.

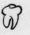

08.

	Vorverdauung		
Was?	Wo?	Womit?
1. Kohlenhydrate = Saccharide	Mundhöhle = cavum oris	Amylase, Ptyalin
2. Einweiße = Proteine	Magen = gaster, ventriculus	Salzsäure = HCl, Pepsin
3. Fette = Lipide	Dünndarm: Zwölffingerdarm = Duodenum	Gallensaft

6.4.2 Hormonsystem

01. Die meisten Drüsen (= **exokrine Drüsen**) geben ihr Sekret über einen **Ausführungsgang** an äußere, z. B. *Schweißdrüsen* oder *Ohrspeicheldrüse* (Parotis), oder an innere Oberflächen, z. B. *Darm* oder *Harnwege* ab.

Im Gegensatz dazu liefern *innersekretorische* = *endokrine* **Drüsen** ihre Wirkstoffe, die Hormone, *direkt* **in die Blutbahn**, um an anderen Organen spezifische Wirkungen hervorzurufen.

02. Übersicht der **Hormondrüsen** des Menschen:

- **Hirnanhangdrüse** (*Hypophyse*): neben der Produktion eigener Hormone, besonders im Vorderlappen, *zentrale Steuerungsstelle* der hormonellen Funktionen.
- **Schilddrüse** (*Thyreoidea*): Schilddrüsenhormone (z. B. Thyroxin) regulieren *Stoffwechsel und Wachstum*.
- **Nebenschilddrüsen** (*Epithelkörperchen*): Regulation des Kalkstoffwechsels und *Knochenaufbaus*.
- **Thymusdrüse**: wichtig für *Wachstum* im Kindesalter.
- **Bauchspeicheldrüse** (*Pancreas*): Die Langerhannschen Inseln produzieren *Insulin*, das den *Blutzuckerspiegel* reguliert.
- **Nebennieren**: Im Nebennierenmark wird Adrenalin erzeugt, der Gegenspieler des Insulins. Die Hormone der Nebennierenrinde bezeichnet man als Korticoide.
- **Keimdrüsen** (*Gonaden*): die Hoden (*Testes*) beim Mann und bei der Frau die Eierstöcke (*Ovarien*) bilden Sexualhormone, z. B. Androgene und Östrogene.

6.4.3 Ernährungsberatung und Zuckerersatzstoffe

01. Eine harte **ballaststoffreiche Ernährung**

- regt die *Speichelsekretion* an,
- zwingt zum kräftigen Kauen; beides zusammen bewirkt eine *natürliche Selbstreinigung* des Gebisses;
- führt zu einer natürlichen *Demastikation* (*physiologische Abnutzung des Gebisses*),
- bei Kindern fördert sie Gesichts- und Kieferentwicklung.

02. a) **Zucker** gibt einen geradezu idealen <u>Nährboden</u> für *säureproduzierende* <u>Mikroorganismen</u> ab.

b) Zucker fördert <u>Belag- und Plaquebildung</u>.

c) Zucker schafft ein stark <u>saures Mundhöhlenmilieu</u>, wodurch die Zähne um so schneller entkalkt werden.

d) Zucker führt zur EPS-Bildung (*Extrazelluläre Polysaccharidbildung* = besonders klebriges Stoffwechselprodukt der Mikroorganismen).

e) Alle Kariesforscher sind sich darüber einig, dass leicht vergärbare Zucker mit die Hauptursache der Zahnkaries sind.

03. Die wichtigsten **Zuckerarten** in der menschlichen Nahrung sind;

a) **Einfach**zucker (***Mono***saccharide), wie
  - Glucose und Dextrose (Traubenzucker),
  - Fructose (Fruchtzucker).

b) **Zweifach**zucker (***Di***saccharide), wie
  - Saccharose (Rohr- oder Rübenzucker bzw. Industrie- oder Haushaltszucker),
  - Maltose (Malzzucker).

} niedermolekulare Kohlenhydrate

Am gefährlichsten sind die *niedermolekularen Monosaccharide,* da sie **rasch** und direkt **zu Säuren**, den so genannten Gärungssäuren, wie Milch- oder Essigsäure abgebaut werden. Am stärksten plaquefördernd ist Saccharose.

04. Hochwertige, d. h. **wenig kariogene Kohlenhydrate** (→zahngesund) sind:

- Getreideprodukte, wie Brote aller Art,
- Flocken aus Hafer, Weizen, Gerste oder Hirse,
- Kartoffeln,
- Reis,
- Hülsenfrüchte,
- hartes, zum Kauen zwingendes Obst, z. B. Äpfel,
- Nüsse,
- ungesüßte Obstsäfte.

Unter *hoch* **kariogenen Kohlenhydraten** (→zahnungesund) versteht man:

- **alle Zuckerarten**, besonders in klebriger Zubereitung, wie Honig, Marmelade, Konfitüre, Nuss-Nougatcremes,
- **alle Süßigkeiten**, wie Drops, Bonbons, Karamellen, Gummibärchen, Schokolade,
- **Konditoreierzeugnisse**, wie Kuchen, Torten, Cremes, Süßgebäck, gesüßte Sahne, Speiseeis,
- **weiche Früchte**, wie Bananen, Feigen und Dörrobst, z. B. Rosinen,
- **gesüßte Getränke**, wie Cola, Limo, Traubensaft, Süßweine, Liköre,
- Honig, Zuckerlösungen oder Sirup **auf Schnullern**, wie es leider immer noch zur Beruhigung von Säuglingen und Kleinkindern praktiziert wird.

05. Unter den **zuckerfreien Süßungsmitteln** unterscheidet man *zwei Gruppen*:

A) *Zuckeraustauschstoffe* wie

- *Sorbit*: wird am häufigsten verwendet (in Süßwaren, Zahnpasta und Mundwasser), in Birnen und Äpfeln vorhanden,
- *Xylit*: wird vorwiegend für Kaugummis, Diätlimonaden und Fruchtbonbons verwendet, in Früchten, Gemüsen und Pilzen vorhanden,
- *Isomalt*: wird für Bonbons und Schokolade verwendet, aus Handelszucker hergestellt,
- *Mannit, Palatinit*.

B) *Süßstoffe* („Diabetikerzucker") wie

- *Saccharin*: ist nicht kariogen, kann nicht in allen Lebensmitteln verwendet werden (eingeschränkte Koch- und Backfestigkeit),
- *Zyclamat*: nicht kariogen,
- *Acesulfam, Aspartam*.

06. Vorteile der **Zuckerersatzstoffe**:

Sie

- süßen ohne zu kariogenen Säuren abgebaut zu werden, d. h. sie sind *„zahnfreundlich",*

- haben *keinen Nährwert*, machen also auch nicht dick (dies gilt nicht für Zuckeraustauschstoffe),
- außerdem entfällt die Bildung extrazellulärer Polysaccharide (EPS), sodass *weniger Plaque* entsteht.

Diesen großen Vorteilen steht an **Nachteilen** gegenüber, dass sie

- zu *Durchfällen* führen können,
- nicht *gerade billig* sind
- und von der Bevölkerung bislang noch immer nicht so recht angenommen werden.

07. Begriff „ohne Zuckerzusatz" bedeutet:
    a) saccharosefrei

    b) kann aber rasch vergärende Zucker wie Fructose/Glucose enthalten.

08. Zahnmännchen = zahnfreundlich = keine vergärbaren Zucker → weder Karies noch Schmelzerosionen!

09. **Richtlinien für gesunde Zwischenmahlzeiten:**

    - Zu Zwischenmahlzeiten grundsätzlich keine Süßigkeiten.
    - Das Bedürfnis nach Süßem sollte stets mit der Hauptmahlzeit gestillt werden.

    - Wenn auf Süßes nicht verzichtet werden kann, sollte Produkten mit Zuckerersatzstoffen der Vorzug gegeben werden.
    - Süßes nur dann, wenn die Möglichkeit besteht, unmittelbar danach die Zähne durchzuspülen und ca. eine halbe Stunde später die Zähne zu putzen.
    - Zwischenmahlzeiten sollten nicht zu üppig ausfallen.
    - Geeignete Nahrungsmittel für eine knappe Zwischenmahlzeit sind:
      - hartes Obst, z. B. ein Apfel,
      - ungesüßter Fruchtsaft,
      - Käse- oder Wurstbrot,
      - Magerjoghurt,
      - Glas Milch mit einer Schnitte Vollkornbrot, belegt mit Butter oder noch besser Margarine.

10. a) **Milch** ist ein wichtiger Eiweißlieferant.

    b) Milch enthält in großer Menge Mineralien, Spurenelemente und Vitamine, wie Calcium, Phosphor, Fluoride, Vitamin D.

    c) Milch ist vor allem für Säuglinge und Kinder das wichtigste Grundnahrungsmittel.

    d) Weniger vorteilhaft sind dagegen gesüßte Milchprodukte, wie Kakao, Bananenmilch, Früchtejoghurts und Kinder-Milchschnitten.

    e) Milch ist auch kein Durstlöscher.

6.5 Hilfsmittel bei der Zahnreinigung

01. A) Zur „**Grundausstattung**" der Hilfsmittel zur täglichen Zahn- und Mundpflege gehören

- Zahnseide und Superfloss (in der Mitte verdickter Kunststofffaden),
- Handzahnbürste,
- Zahnpasten,
- elektrische Zahnbürste,
- eventuell Mundwasser,
- Plaque-Revelatoren (Belagsentdecker).

B) Ergänzungshilfen darüber hinaus sind:

- Spezialbürstchen, wie Spiralbürstchen, Monobürstchen (Einzelbüschelbürstchen),
- Zahnhölzchen,
- Stimulatoren,
- Wasserstrahlgeräte (Mundduschen),
- zuckerfreier Kaugummi,
- Taschenpflegeset.

02. Die **Zahnbürste** besteht aus dem *Stiel* (Gesamtlänge der Bürste) *(A)* in zweckmäßigen Abmessungen für Kinder, Jugendliche und Erwachsene, dem *Griff (B)*, und dem *Bürstenkopf (C)* mit *Borstenbündeln (D)*, die im Bürstenkopf verankert sind. Die Borstenbündel bilden ein *Borstenfeld (D)*, das plan (= eben) sein sollte.

03. Eine **gute Zahnbürste** muss **folgende Forderungen** erfüllen

- griffiger, nicht zu kurzer Stiel,
- kleiner, abgerundeter Bürstenkopf, damit auch schwer zugängliche Zahnflächen von der Reinigung erfasst werden,
- dichter mehrreihiger Borstenbesatz (*multitufted* = mehrbüschelig bzw. vielfach gebündelt),
- planes Borstenfeld eignet sich besser zur Zahnfleischmassage als Anordnung der Borsten in Dachform bzw. V-Form,
- meist mittelharte Borsten,
- abgerundete Borsten,
- keine Naturborsten, sondern Kunststoffborsten.

04. Absolute Einigkeit herrscht darüber, dass Kunststoffborsten geeigneter sind als Naturborsten; denn **Naturborsten** sind

- zu wenig steif und **verformen** *sich schnell*,
- ihre Enden sind lanzettenartig spitz und **splittern** *leicht*, sodass sie Zahnfleischverletzungen hervorrufen können,
- unhygienisch, da sie einen **Markkanal** besitzen, der zum *Schlupfwinkel* für Speichel, *Detritus* (Zerfallsreste) und Mikroorganismen wird: der Markkanal nimmt auch Feuchtigkeit auf, sodass die Bürste *schwer zu trocknen* ist.

6. Prophylaxemaßnahmen planen und durchführen

05. Zahnbürsten müssen **gepflegt** und richtig aufbewahrt werden
- nach Gebrauch: gründliches Abspülen unter fließendem Wasser, um sie von Zahnpastaresten und anderen Einlagerungen zu säubern,
- so aufbewahren, dass sie an der Luft trocknen können; daher nicht in Köcher oder Schrank geben, sondern
- mit dem Bürstenkopf nach oben in den Zahnbecher stellen.

06. Eine **Zahnbürste** hat ausgedient und muss durch eine neue **ersetzt** werden
- immer nach Überstehen einer schweren Infektionskrankheit, wie Angina, Pilzerkrankung, schwere Grippe,
- wenn Deformierungen der Borsten auftreten, d. h. die Borsten nicht mehr senkrecht stehen und sich verbogen haben bzw. Entfärbung der Indikatorborsten;
- im Allgemeinen wird eine regelmäßig benützte Zahnbürste nach ca. 1–3 Monaten nicht mehr funktionstüchtig sein.

07. Grundsätzlich ist zu sagen, dass eine **elektrische Zahnbürste** zwar durchaus empfehlenswert, aber nicht unbedingt notwendig ist.
- Ihr Reinigungseffekt ist nicht wesentlich größer als der mit richtiger Putzmethodik geführten Handzahnbürste;
- Vorteile sind, dass
  - aufgrund des kleinen Bürstenkopfes alle Zahnflächen gut erreicht werden,
  - bei Groß und Klein der Spieltrieb angesprochen wird, sodass das Zähneputzen Spaß macht, zumindest eine gewisse Zeit lang,
  - die Zahnpflege bei Kindern, Kranken, Behinderten und älteren Patienten (eingeschränkte Feinmotorik) durch beispielsweise einen dickeren und damit griffgünstigeren Zahnbürstengriff wesentlich erleichtert wird.

08. Kosmetische **Zahnpasten**
- unterstützen nachhaltig den mechanischen Reinigungseffekt der Zahnbürste, erhöhen somit den Gesamtputzeffekt
- und entfalten eine kurzfristige desodorierende (geschmacksverbessernde) Wirkung mit einem Frischegefühl.

09. Zahnpasten bewirken
- keine Verhinderung des Ansatzes von Zahnstein oder gar die Auflösung von Zahnstein,
- und damit nicht speziell kein Auftreten von Parodontopathien,

weil entsprechende Zusätze keine therapeutische Bedeutung haben, da ihre Einwirkungszeit zu kurz ist und die Medikamente durch den Speichel schnell verdünnt und fortgespült werden.

10. Zusammensetzung von Zahnpasten:

a) **Wasser**

b) **Putzkörper** oder Abrasivstoffe, wie Schlämmkreide, Calciumphosphate, Silikate, Aluminiumoxide.

c) **Feuchthaltemittel**, z. B. Glycerin.

d) **Binde-**, Verdickungs-und Stabilisierungsmittel, wie Schleime, Gels, Stärke, Alginate.

e) Netz- oder **Schaummittel** (= oberflächenaktive Stoffe), z. B. Natrium-Laurylsulfonate.

f) **Geschmackskorrigentien** bzw. Süßstoffe, wie ätherische Öle, Menthol, Pfefferminzöl.

g) **Farb- und Konservierungsstoffe**.

h) **medikamentöse Zusätze** (z B. Fluoride, Chlorhexidin)

11. Bei **Netzmitteln** (Tensiden)

- ist eine Intoxikation (Vergiftung) nicht zu befürchten, da der *Netzmittelgehalt niedrig* (0 –2%) ist;
- der geringe Anteil an Netzmitteln führt auch zu *keiner Schädigung der Gingiva*;
- auf Netzmittel kann aber *nicht völlig verzichtet* werden, da sie als grenzflächenaktive Substanzen die Fähigkeit besitzen, die Oberflächenspannung des Wassers herabzusetzen, sowie durch Schaumbildung und emulgierenden Effekt die Reinigungskraft der Bürste und der Abrasivstoffe der Zahnpaste erleichtern und fördern.

12. Eine **gute Zahnpaste** muss **frei** sein **von**

- zu grobkörnigen Putzkörpern, damit der Schmelz nicht angegriffen wird und Füllungen und Kronen zerkratzt werden,
- säurehaltigen Substanzen,
- so genannten Weißmachern, vor denen ganz besonders gewarnt werden muss. Ungepflegte Zähne, die mit Belägen dick überzogen sind oder Raucher- oder Teebelag aufweisen, bekommen nach gründlicher Reinigung – auch ohne Weißmacher – ihre „Naturfarbe" wieder zurück.
- Der Anteil an Netzmitteln soll möglichst niedrig gehalten werden.

13. Medizinische Zahnpasten sind Zahnpasten mit spezifischen Zusätzen zur

a) *Kariesprophylaxe* (Fluoridzusatz)

b) *Prophylaxe der Zahnbetterkrankungen* durch Zusätze von
  - Desinfizientien,
  - Adstringentien (Gewebszusammenziehende Mittel),
  - Antiphlogistika (Entzündungshemmende Mittel),
  - aktivierenden und stimulierenden Stoffen, wie Vitaminen,
  - Antiplaquemittel.

6. Prophylaxemaßnahmen planen und durchführen

Abgesehen von den fluoridhaltigen Zahnpasten mit vielfach erwiesener kariesprophylaktischer Wirkung, ist der therapeutische Effekt von medikamentösen Zusätzen in der Parodontologie noch nicht vollständig nachgewiesen.

14. Durch diese mit ätherischen Ölen oder anderen Aromatika versetzten Lösungen werden
    - nur die von der Bürste losgelösten Speisereste und Beläge aus der Mundhöhle herausgespült
    - und infolge desinfizierender Beigaben und Geschmackskorrigentien neben der Erfrischung der Mundhöhle Verbesserung der Atemluft für kurze Zeit erreicht.

    Man kann jedoch den Effekt der Mundwässer wesentlich erhöhen, wenn man damit nicht nur spült, sondern Mundbäder macht, derart, dass man die Spülflüssigkeit für ein paar Minuten kräftig durch die Zahnzwischenräume presst und wieder zurücksaugt.

    Zum unkomplizierten Mundbaden gibt es heute gebrauchsfertige Mundspüllösungen, wie Meridol oder Hexoral, die vor allem dann angebracht sind, wenn keine Möglichkeit zum Zähneputzen gegeben ist.

15. Die mechanische Plaqueentfernung durch die tägliche Mundpflege ist mühsam und zeitraubend. In **Chlorhexidingluconaten**, wie Chlorhexamed, Plakout und Hexetidinpräparaten, wie Hexoral, glaubt man, Antiplaques gefunden zu haben, die
    - nicht nur den **Keimgehalt der Mundhöhle vermindern** (bakteriostatisch/bakterizid),
    - sondern auch die **Plaquebildung hemmen**.

    Diese Präparate kommen meist als 0,1 – 2%ige Spüllösungen zur Anwendung. Sie können jedoch nur kurzfristig eingesetzt werden und eignen sich nicht zur Dauerbehandlung wegen nicht unerheblicher Nebenwirkungen.

16. Die Anwendung solcher **Antiplaquepräparate** ist vor allem dann sinnvoll, wenn eine mechanische Plaquebeseitigung nicht oder nur schwer möglich ist, z. B.
    - bei Problempatienten (Behinderten, Gebrechlichen und Kranken),
    - vor und nach chirurgischen Eingriffen, auch parodontalchirurgischen, zur Verbesserung der Heilungschancen und zur Infektionsprophylaxe,
    - bei hochakuten Gingivitiden und Stomatitiden,
    - als Prophylaxemaßnahme vor Anwendung von Turbine und Ultraschallgeräten zur Verminderung des Keimgehaltes der Mundhöhle.

17. Bei der Anwendung von **Chlorhexidin- und Hexetidinpräparaten** muss mit folgenden _Nebenwirkungen_ gerechnet werden:
    - bräunliche Verfärbungen von Zunge und Zähnen,
    - Beeinträchtigung der Geschmacksempfindung (Geschmacksirritationen),
    - Schädigung der Mundschleimhaut durch erhöhte Epitheldesquamation (Abschilferung),
    - Resistenzbildung der Mundhöhlenflora.

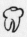

18. Bewährte **Hilfsmittel zur Mundhygiene** mit dem Ziel der Reinigung der **Zahnzwischenräume** sind

    - Zahnseide,
    - Superfloss,
    - Dento-Tape (Zahnband),
    - Zahnhölzer (Dreikanthölzer),
    - Interdentalbürstchen (Zahnzwischenraumbürstchen),
    - Interdentalstimulatoren,
    - (Wasserstrahlgeräte bzw. Mundduschen).

19. Die verschiedenen **Arten von Zahnseide** sind:

    - gewachste Zahnseide,
    - ungewachste Zahnseide,
    - Dento-Tape,
    - Superfloss.

ZAHNSEIDE			
gewachst		ungewachst	
Vorteile	Nachteile	Vorteile	Nachteile
- für Anfänger geeignet, - lässt sich besser halten, - leichter über den Kontaktpunkt führen, - fasert nicht so schnell auf, - ist etwas dicker	Wachsmaterial verteilt sich auf der Zahnoberfläche, wodurch die Einwirkung von Fluoriden behindert wird.	- für Fortgeschrittene geeignet, - fächert sich auf, - Plaquebestandteile werden zwischen den Fasern festgehalten, - besserer Reinigungseffekt, - ist sehr dünn, deshalb Anwendung bei engeren Zahnzwischenräumen	bei Rauigkeiten oder Stufen: Auffasern oder Reißen möglich

Sonderformen:

A) **Dento-Tape** = *bandförmige* Zahnseide, dicker und breiter, wodurch ein guter Reinigungseffekt entsteht (für Patienten mit ausreichend durchlässigen Kontaktpunkten);

B) **Superfloss**: besteht aus einem *normalen* Zahnseidenanteil, einem *bauschigen* Abschnitt und einem *versteiften* Ende zum Einfädeln für leicht erweiterte Zahnzwischenräume (für Patienten mit Brücken, verblockten Kronen oder festsitzenden Kfo-Apparaturen).

20. Bei den **Interdentalstimulatoren**, die prinzipiell nur auf Anordnung des Zahnarztes benützt werden sollen, handelt es sich um **auswechselbare kegelförmige Gummi-** oder Kunststoff**spitzen**, die in einem Haltegriff oder an Griffenden spezieller Zahnbürsten angebracht sind oder werden. Sie kommen erst dann zur Anwendung, wenn Zahnfleischretraktionen zu freiliegenden Zahnzwischenräumen (besonders nach parodontalchirurgischen Eingriffen) geführt haben.

Sie dienen der

- *Reinigung* der Zahnzwischenräume in geringem Maße,
- *milden Massage* des Zahnfleisches,
- Anregung der *Keratinisierung* (Verhornung),
- funktionellen *Formung des Zahnfleischrandes*.

21. **Wasserstrahlgeräte** bzw. Mundduschen, die es

   a) elektrisch betrieben, oder mit

   b) direktem Anschluss an den Wasserhahn – mit auswechselbaren Mundstücken für jedes Familienmitglied – gibt, haben sich als zusätzliche Hilfsmittel der täglichen Mundhygiene bewährt.

   - Sie spülen die durch die Bürste losgelösten Zahnauflagerungen weg.
   - Sie säubern Retentionsstellen an Zahnersatz und kieferorthopädischen Apparaten von Speiseresten und materia alba.
   - Sie bewirken eine milde Zahnfleischmassage.
   - Sie fördern die Epitheldesquamation (Abschilferung).
   - Sie wirken durchblutungsfördernd, wodurch entzündliche Veränderungen am Zahnhalteapparat gebessert werden.
   - Die Griffe sind häufig dicker als bei den üblichen Handzahnbürsten und damit griffgünstiger.
   - Sie geben den Patienten ein Gefühl der Sauberkeit und Frische. Gerade wegen dieser unbestreitbaren Vorzüge muss den Patienten aber mit aller Deutlichkeit klargemacht werden, dass Wasserstrahlgeräte **keine festhaftenden Plaques beseitigen** und mit dem Wasserstrahl **Beläge in den Sulcus *eingepresst*** werden können (Folge: Entzündungen).

6.6 Zahnputztechniken

01. Im Grundsätzlichen unterscheiden sich die verschiedenen **Zahnputztechniken** durch

    a) Ansatz der Bürste am Zahn bzw. Zahnfleischrand,
    b) Neigung der Borsten zur Zahnachse am Beginn und Ende der Bewegung,
    c) eigentlichen Bewegungsablauf.

02. Die wichtigsten <u>**Bürstmethoden**</u> sind

    a) Kreisel- oder <u>Rotationsmethode</u> = ***Fones*-Technik** (Kinder und Patienten <u>mit gesunden Parodontien</u>),

    b) Rolltechniken = ***Stillman*methode** in vielen Modifikationen (Patienten ohne Parodontalerkrankungen),

c) Rüttelmethode nach **Bass** und Modifikationen (Jugendliche und Erwachsene mit gesundem Parodontium, auch PAR-Patienten),

d) Vibrationsmethode, z. B nach **Charters** (Patienten mit Parodontopathien),

03. Einigkeit herrscht darüber, dass die horizontale **Schrubbertechnik** rundweg abzulehnen ist aus folgenden Gründen:

- Reinigung ist unzureichend, da gerade die Interdentalräume nicht nur nicht erfasst, sondern sogar durch Speisereste und Beläge, die von den Glattflächen der Zähne losgescheuert wurden, zusätzlich verschmutzt werden.
- Bei zusätzlicher Benutzung einer harten Zahnbürste und einer grobkörnigen Zahnpasta können am Zahnhals sehr schmerzhafte keilförmige Defekte hervorgerufen werden.
- Gefahr von Zahnfleischverletzungen ist groß.

04. **A** = Rotationstechnik nach Fones
B = Rolltechnik nach Stillman
C = Bass-Methode

05. Die **Rolltechnik oder Stillmanmethode** ist eine Rot-Weiß-Methode (rot = Zahnfleisch, weiß = Zahn) für Patienten ohne Parodontalerkrankungen. Sie läuft in folgenden drei Phasen ab:

a) *Anstellphase*: Die Bürste wird in einem Winkel von ca. 45° zur Zahnachse am Gingivalrand angesetzt, Borsten *apikal*wärts gerichtet, leicht angedrückt, sodass das Zahnfleisch etwas blass erscheint.

b) *Bewegungsphase*: Jetzt wird der Bürstengriff so gedreht, dass der Bürstenkopf über Zahnfleisch und Zahnkrone hinweg abrollt. Dabei streifen die Borstenschäfte zunächst das Zahnfleisch, das so leicht massiert wird. Dann streichen die Borsten über die Zahnflächen und fegen dabei gleich einem Besen auch die Interdentalräume aus. In einem Arbeitsgang kommt es somit zur Beseitigung von Speiseresten und Belägen, sowie zur Massage der Gingiva.

c) *Rückstellphase*: Rückführung der Bürste in Ausgangstellung von Phase A in entgegengesetzter Richtung ohne Kontakt mit Zahnkrone und Gingiva.

06. Es handelt sich um die **Charters-Methode,** die nur bei PAR-Patienten zur Anwendung kommt.

Sie ist zur Einebnung pathologischer Taschen bei fortgeschrittenen Parodontitiden, freigelegten Interdentalräumen und hypertrophischem Zahnfleisch indiziert.

Da die Methode nicht leicht erlernbar ist, kann sie nur geschickten Patienten empfohlen werden.

6. Prophylaxemaßnahmen planen und durchführen

Technische Durchführung:

- Wie die Abbildung zeigt, wird die Bürste etwa im Winkel von ca. 45° mit **kronen**wärts gerichteten Borsten (also genau umgekehrt wie bei der Rolltechnik) angesetzt. Hier handelt es sich also um eine Weiß-Rot-Technik.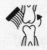

- Bei diesem Ansatz dringen die Borstenspitzen in die Interdentalräume ein, während die Borstenschäfte dem Zahnfleisch aufliegen.

- Unter Belassung der Borsten in dieser Position werden ohne Lageveränderungen unter leichtem Druck kleine vibrierend-rüttelnde Bewegungen ausgeführt; dadurch erfolgt durch die Borstenspitzen eine Lockerung der Beläge im Interdentalraum und durch die Borstenschäfte eine milde Zahnfleischmassage, wodurch die Durchblutung gefördert wird.

07. Heute ist eine bei uns weit verbreitete Zahnputztechnik die KAI-Methode. Sie läuft in drei Schritten ab:

A) **K** = **K**auflächenreinigung:
horizontales Hin- und Herbewegen der Bürste auf den Okklusalflächen → „Schrubben"

B) **A** = **A**ußenflächenreinigung. (≙ Fones-Methode)
kreisende Bewegungen der Bürste an den Außenflächen → „Kreise/Wolke malen"
vom Zahnfleisch zu den Zahnkronen

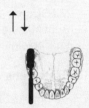

C) **I** = **I**nnenflächenreinigung:
vertikale Bewegung der Bürste an den Innenflächen → „Fegen/Wischen"
vom Zahnfleisch zu den Zahnkronen

08. **Zeitpunkt und Häufigkeit:** Idealerweise sollten die Zähne aus kariesprophylaktischer Sicht nach jeder Mahlzeit zunächst durchgespült und nach ca. 30 Minuten geputzt werden. Da dies jedoch kaum zu realisieren sein wird, muss aber als Grundregel gelten:

- 2 x täglich Zähneputzen und zwar
- morgens **nach** dem Frühstück
- und abends nach der letzten Nahrungsaufnahme.

Dauer:

Gesamtdauer 2 – 3 Minuten, wobei die einzelnen Zahngruppen nie mehr als 3 Zähne umfassen dürfen und mindestens 6 x an gleicher Stelle bearbeitet werden müssen, unabhängig von der angewandten Bürstentechnik.

Die Zeit wird häufig von Patienten unterschätzt und sollte deshalb zwischendurch immer wieder kontrolliert werden durch

- Sanduhr
- häusliches Anfärben der Beläge mit Plaque-Revelatoren.

09. Zahnpflege hat mit System zu erfolgen:

Warum?
Zum Schutze vor Karies und Zahnbetterkrankungen nach dem Motto: Ein sauberer Zahn wird selten krank.

Wann?
Nach jeder festen Nahrungsaufnahme (nach einer halben Stunde).

Wie oft?
Mindestens 2 x täglich: morgens **nach** dem Frühstück und abends nach der letzten Mahlzeit.

Wie lange?
Mindestens 2 Minuten bzw. bis nach Färbetest alle Verfärbungen beseitigt sind.

Womit?
Zahnseide, multitufted Zahnbürste und fluoridhaltiger Zahnpaste.

Wie?
Mit System und Methodik (Rot-Weiß-Technik) bei parodontalgesundem Patienten: Außenflächen - Innenflächen und Kauflächen der Zähne; rechts oben beginnend im Uhrzeigersinn fortfahrend.

10. Systematik des Zähneputzens

- Sinnvoll ist es für Rechtshänder, zuerst rechts oben am letzten Molaren beginnend, die **Vestibulär**flächen (Außenseiten) der Oberkieferzähne zu bearbeiten.
- Anschließend werden, angefangen vom letzten Molaren im Unterkiefer, links die Außenflächen der Unterkieferzähne gereinigt.
- Dann werden in gleicher Reihenfolge die **oralen** Flächen (Innenflächen) gebürstet.
- Abschließend werden, wiederum in der gleichen Reihenfolge die **Okklusal**flächen (Kauflächen) von Ober- und Unterkieferzähnen gereinigt.
- Einteilung der Zahnreihen in 6 Abschnitte von 2-3 Zähnen (vestibulär/lingual bzw. palatinal/okklusal) → pro Abschnitt: 5-6 Bürstenbewegungen.

11.
Auch mit guten **Bürstentechniken** werden nur die Innen- und Außenseiten, sowie Kauflächen der Zähne erfasst. In die Zahnzwischenräume aber dringen die Borsten der Zahnbürste nicht genügend weit ein, sodass die Approximalflächen der Zähne von Plaque bedeckt bleiben. Gerade von diesen Flächen gehen aber Karies und Zahnfleischentzündungen aus; daher müssen auch diese Flächen regelmäßig neben dem Bürsten zusätzlich gereinigt werden. Dazu nimmt man gewachste bzw. ungewachste Zahnseide oder Superfloss, dessen bauschiger Abschnitt des Fadens bei gutem Reinigungseffekt die Verletzungsgefahren des Zahnfleisches verringert.

12.
- Ein genügend langes Stück **Zahnseide** (ca. 30 – 40 cm) wird mehrmals um die Mittelfinger beider Hände geschlungen, bis etwa 10 cm dazwischen vom Faden übrig bleiben.

- Daumen und Zeigefinger spannen den Faden und führen ein 2 – 3 cm stramm gespanntes Stück durch vorsichtiges Hin- und Herziehen über den Kontaktpunkt der beiden Zähne in den Interdentalbereich; dabei ist darauf zu achten, dass die

6. Prophylaxemaßnahmen planen und durchführen

Zahnseide auf keinen Fall mit einem plötzlichen Ruck in den Zahnzwischenraum schnellt, was unweigerlich Verletzungen der Zahnfleischpapille zur Folge hätte.

- Nun wird die Zahnseide unter schabenden Auf- und Abbewegungen entlang der einen und dann der anderen Approximalfläche bis unter den Zahnfleischsaum geführt; in diesem unteren Bereich sind Hin- und Herbewegungen zu vermeiden, da sie zu Zahnfleischverletzungen führen würden.

- Der Faden wird entweder durch den Kontaktpunkt nach koronal oder seitlich aus dem Zahnzwischenraum gezogen.

- Nach der Reinigung eines Zahnzwischenraumes wird das plaquebesetzte Stück Zahnseide auf den Mittelfinger einer Hand aufgewickelt und ein 2 – 3 cm sauberes Stück vom Mittelfinger der anderen Hand abgewickelt und in den nächsten Interdentalraum eingebracht.

- Es gibt zahlreiche Zahnseidenhalter, welche die Handhabung von Zahnseide erleichtern.

13. Vorteile des Kauens von **zuckerfreiem** (=Kariesprophylaxe!) **Kaugummi**

- Anregung der Speichelproduktion, sodass ein *dünnflüssiger Reizspeichel* eine natürliche Spülwirkung/Selbstreinigung entfaltet.
- Durch den ständig vermehrten Speichelfluss wird eine günstige Speichelreaktion um den Neutralwert erzielt; frühe Mineralverluste werden ausgeglichen = Remineralisation.
- Durch eine Verminderung der Calciumkonzentration des Speichels wird die Zahnsteinbildung gehemmt.
- *Milde Massagewirkung* auf Zahnfleisch und Kaumuskulatur führt zu einer Kräftigung des gesamten Mastikations-(Kau)apparates.
- Gegenmittel *gegen Parafunktion*, wie Pressen und Leermahlen.
- *Ersatz von Knabbertrieb* und Verlangen nach Süßigkeiten zwischen den Mahlzeiten.
- Kaugummikauern muss aber eindringlich klar gemacht werden, dass auch zuckerfreier Kaugummi die herkömmliche Zahnpflege mit Bürste, Paste und Seide nicht ersetzen kann!!

14. PZR = Professionelle Zahnreinigung:
- geht über die übliche Zahnsteinentfernung hinaus,
- hängt umfangmäßig vom Befund ab,
- richtet sich somit nach dem Mundhygienezustand des Patienten.

Folgende *Einzelschritte* gehören dazu:

A) *Grob*reinigung
B) *Fein*reinigung
C) Politur
D) *Pulverstrahl*reinigung

6.7 Fluoridierungsmaßnahmen, Wirkungsweise und Versiegelung

01. Fluoridierungsmaßnahmen bewirken

a) *Hemmung des Wachstums* von Mikroorganismen *(Bakterien)*/Behinderung des Stoffwechsels der Plaquebakterien und der von den Mikroorganismen produzierten Enzyme, die für die Auflösung der organischen Grundsubstanz von Schmelz und Dentin verantwortlich sind. → antibakterielle Wirkung(!)

b) *Beschleunigung der Remineralisation* (= erneute Verkalkung) des Schmelzes durch Vorhandensein einer hohen Fluoridionenkonzentration an der Schmelzoberfläche in der Remineralisationsphase.

c) Anreicherung des Zahnschmelzes mit Fluoriden durch Einlagerung von Fluoriden in die Kristallgitter des Schmelzes (Fluorapatit) führt zu einer erhöhten *Widerstandsfähigkeit (= Resistenz) des Schmelzes* gegen die entkalkenden Gärungssäuren.

02. Bei der **Fluoridprophylaxe** wird nicht elementares Fluor, das in freier Form ein gefährliches giftiges Gas ist, verwendet, sondern das Spurenelement Fluor in gebundener Form als **Fluorid**, z. B. als Natrium- oder Aminfluorid (von Natur aus in bestimmten Lebensmitteln und in jedem Trinkwasser vorhanden).

03. Fluoridprophylaxe wird erreicht, wenn schon während der *Entwicklungszeit* der Zähne ausreichend Fluoride angeboten werden, sodass der Zahn durch Fluoridanreicherung optimal mineralisiert (verkalkt) in die Mundhöhle durchbrechen kann. Solcher Schmelz ist widerstandsfähiger gegen äußere Einflüsse als Schmelz, der nur wenig Fluorapatit enthält.

04. Übersicht der **Fluoridierungsmöglichkeiten:**

A) *Systemisch* durch orale Aufnahme von

- Trink**wasser** (TWF),
- Trink**milch**,
- Koch**salz**,
- **Tabletten**,
- Fluoridreicher **Nahrung**,

B) *Lokale* Behandlung der Zahnreihen

1) durch **Touchieren** (Einpinseln) und Einbürsten mit
   - F-Lösungen,
   - F-Gels,
   - F-Lacken.

2) Verwendung fluoridhaltiger *Zahnhygienika*
   - Zahnpaste,
   - Mundwasser (Spülungen),
   - Kaugummi,
   - Polierpasten.

Systemische Anwendungen wirken natürlich zunächst auch lokal, so wie die lokalen Applikationsmöglichkeiten eine gewisse systemische Wirkung zeigen können.

05. a) Die karieshemmende Wirkung der Fluoridierung ist signifikant (statistisch gesichert). Zahlreiche Statistiken, erstellt aufgrund jahrzehntelanger Beobachtungen und Erfahrungen, sprechen in den Eckwerten von 30 – 60 % Kariesreduktion (Kariesrückgang).

b) Gesundheitliche Schädigungen oder Nebenwirkungen sind bei der therapeutischen Dosis von 1 ppm (part per million) oder 1 mg mit Sicherheit nicht zu befürchten. Selbst eine Dosis von 5 ppm über einen längeren Zeitraum eingenommen, führt noch zu keinen gesundheitlichen Schäden.

c) Im Übrigen handelt es sich bei der TWF um eine Fluoridanreicherung, da in jedem Wasser ohnehin Fluoride enthalten sind, in manchen Wässern sogar in einer Konzentration, die die therapeutische Dosis um ein Vielfaches übersteigt.

06. Nachteile

- Zwangsmaßnahme;
- das deutsche Lebensmittelgesetz erlaubt keine Beimengung von Fremdstoffen zum Wasser;
- in gewisser Weise unrationell, da auch die Wassermengen, die nicht als Trinkwasser gebraucht werden, mit Fluoriden angereichert sind.

Vorteile

- Kollektivmaßnahme mit Massenvorbeugung;
- Regelmäßige konstante Fluoridzufuhr;
- Signifikante Kariesreduktion in allen Ländern mit TWF, vor allem in den USA, im Mittel um 50 %.

07. *Tabletten*fluoridierung

Nachteile

- Gewisse technische und organisatorische Schwierigkeiten bei mangelhafter Mitarbeit und Überwachung durch Eltern und Erzieher;
- bei Gemeinschaftsbezug in Kindergärten und Schulen wird die Fluoridierung durch Ferien unterbrochen;
- oft fehlen Durchhaltevermögen und Verantwortungsbewusstsein;
- sie erweckt Sorglosigkeit gegenüber der Einnahme von Pharmaka (Arzneimitteln) und kann somit eine Tablettensucht fördern.
- Gefahr einer Schmelzfluorose: deshalb nur noch bei Kindern/Jugendlichen mit hohem Kariesrisiko empfohlen!

Vorteile

- Die Effizienz (Wirksamkeit) der Tablettenfluoridierung ist durch weltweite Erfahrungen nicht unumstritten;
- einfache Darreichungsform;

- Maßnahme, mit der gezielt bestimmte Bevölkerungsgruppen, wie Kinder, Jugendliche und Schwangere, zu erfassen sind.

08. DGZMK- Empfehlung zur *Fluoridprophylaxe*:

	Alter					
	Geburt	1	2	3	4	5	6
fluoridiertes Jodsalz	häusliche Basisprophylaxe					
Fluoridtabletten	nach Fluoridanamnese bei hohem Kariesrisiko (Dosierung abhängig vom Alter und der Fluoridkonzentration im Trinkwasser)					
Zahnpasta	1 x täglich 500 ppm			2 x täglich 500 ppm		1000 bis 1500 ppm
Fluoridlack				bei hohem Kariesrisiko durch Zahnarzt		immer möglich
Mundspüllösungen						
Elmex Gelee						1x wöchentlich

Ältere Kinder mit hohem Kariesrisiko können die Tabletten nach gründlicher Zahnreinigung einnehmen und langsam unter der Zunge zergehen lassen, da so ein Teil der Fluoridierung auch lokal zu Stande kommt.

Vereinfachte Darstellung der neuesten Empfehlung der DGZMK

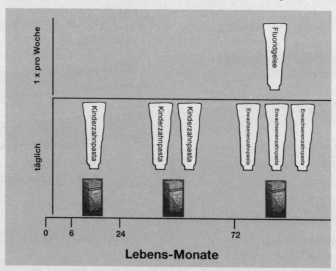

Vor dem **6. Lebensmonat** sind also *keine* Fluoridierungsmaßnahmen erforderlich.

09. Fluoridierungen können *lokal* vorgenommen werden

- durch Spülen (Lösungen),
- durch Touchieren (Lacke, z. B. 0,7%iger Difluorsilanlack oder Lösungen),
- durch Einbürsten (Zahnpaste),

- mit Spezialapplikatoren:
  in Form von Mundlöffeln, Miniplastschienen, Silikonabdrücken und Spritzen mit stumpfen Kanülen (Gel),
- durch Beschichten von Prothesenklammern,
- durch Beschichten von kieferorthopädischen Apparaten.

Trotz erwähnter Spritzenvorrichtung erfolgt **keine Injektion** in die Gingiva/Schleimhaut!!

Von größter Wichtigkeit ist, dass vor Durchführung einer lokalen Fluoridierung eine **gründliche Reinigung der Zahnoberflächen** vorgenommen wird.

10. - Wie vergleichende Untersuchungen (insbesondere von Schweizer Forschern) gezeigt haben, besitzen fluoridhaltige Zahnpasten bei regelmäßigem kontinuierlichem Gebrauch einen karieshemmenden Effekt.
    - Sie sind zur Ergänzung anderer Fluoridierungsmaßnahmen durchaus empfehlenswert.
    - Verwendung für Kleinkinder ist als Kinderzahnpasta mit reduziertem Fluoridgehalt in Ordnung.

11. Evtl. Fluorschädigungen im Sinne einer **Allgemeinfluorose** können sich zeigen
    - in Leberschädigungen,
    - Schilddrüsenstörungen,
    - vor allem aber in Veränderungen an Knochen und Bändern.

Die **Dentalfluorose** ist gekennzeichnet durch *mottled teeth* (gefleckte Zähne bzw. weiße Schmelzflecken). Dabei handelt es sich um Verkalkungsstörungen durch ein Überangebot an Fluorid, die während der Schmelzbildung entstehen können. Nach Durchbruch der Zähne können keine mottled teeth mehr entstehen.

6.8 Kieferorthopädie

6.8.1 Diagnostik der Kieferorthopädie

01. Die **Kieferorthopädie** befasst sich mit Erkennung, Beurteilung und Behandlung von Gebiss- und Kieferanomalien, die sich
    - aus Fehlstellungen der *Zähne*,
    - *Kiefer*deformierungen,
    - sowie falscher *Bisslage* und regelwidriger *Verzahnung* zusammensetzen.

02. Die **kieferorthopädische Befundung** umfasst
    - Anamnese, mit wichtigen Daten der Gebiss- und Kieferentwicklung;
    - exakte klinische Befundaufzeichnungen anhand spezieller Erhebungsbögen mit allgemeinen und funktionellen Befunden;
    - umfassende Röntgenuntersuchungen;

- Kiefermodellanalyse;
- Gesichtsanalyse;
- Fotoanalyse.

03. Die **Röntgenuntersuchung** erstreckt sich auf

a) **Orthopantomogramm** = **OPG**/*OPT*, zur Feststellung von Zahnanlagen, dem Entwicklungsstand aller Zähne, Dentitionsverhältnissen, apikalen Veränderungen, und parodontalen Befunden.

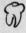

b) **Fernröntgenseitenaufnahmen** = **FRS** sind ein wichtiges Hilfsmittel für die kieferorthopädische Diagnose, Prognose und Kontrolle des Behandlungsverlaufes. Sie geben nämlich Aufschlüsse über den Einbau des Kauorgans in den Schädel und lassen Rückschlüsse zu auf das zu erwartende Kieferwachstum.

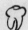

c) **Handröntgenaufnahmen** dienen zur Bestimmung des so genannten Knochenalters und geben Auskunft über die zu erwartende Knochenentwicklung.

04. Kiefermodelle dienen

- zur Modellanalyse und Vermessung
- zur Herstellung der Behandlungsapparate
- zur Begutachtung und Planung
- zur Dokumentation der Ausgangs-, Zwischen- und Endbefunde.

05. Die Notwendigkeit zur **kieferorthopädischen Behandlung** ergibt sich u. a. auch deshalb, weil

- durch Stellungsanomalien der Zähne, z. B. Engstand, Schmutznischen entstehen, welche die Reinigung behindern und den *Kariesbefall* begünstigen;
- durch Fehlstellungen die *Kaufunktion* beeinträchtigt wird;
- durch die ungleichmäßige Belastung einzelner Zähne oder Zahngruppen *Zahnbetterkrankungen* gefördert werden;
- durch das Einbeißen der Zähne des Gegenkiefers (tiefer Biss oder Deckbiss) *Zahnfleischentzündungen* ausgelöst werden können;
- für später einmal notwendige *prothetische Maßnahmen* günstigere Voraussetzungen geschaffen werden.

06. Erfahrungsgemäß liegt die **Hauptursache eines unbefriedigenden Behandlungsergebnisses** in einer unzureichenden Mitarbeit des Patienten; deshalb ist notwendig

- von Anfang an durch ausführliche Information und eindringliche Aufklärung Interesse und Verständnis von Eltern und Kindern für die Kieferorthopädie zu wecken;
- ausführliche Einweisungen zum Gebrauch der Geräte;
- Anweisungen zur notwendigen Pflege der Geräte; so gehören herausnehmbare Geräte in spezielle Behälter, wenn sie nicht getragen werden;
- Intensivierung der täglichen Mundpflege; dies gilt besonders für festsitzende Apparaturen, bei denen gründliche Reinigung mit Bürste allein erschwert ist, sodass Gefahr der Entwicklung von Karies und Zahnfleischentzündungen groß ist;

- Einhaltung der zahlreichen Nachbehandlungs- und Nachuntersuchungstermine, denn kieferorthopädische Maßnahmen ziehen sich über mehrere Jahre hin;
- bei Schwierigkeiten auch außerhalb der Kontrolltermine Zahnarzt aufsuchen.

6.8.2 Missbildungen und Anomalien im Kieferbereich

01. Entwicklungshemmungen bei der vorgeburtlichen Bildung des Gesichtes und Mundes bezeichnet man als **Spaltbildungen**, die einseitig und beidseitig vorkommen können. Man unterscheidet:

- Lippenspalten, auch Hasenscharte genannt,
- Gaumenspalten und
- Lippen-Kiefer-Gaumenspalten, im Volksmund auch Wolfsrachen genannt.

02. Es gibt zahlreiche **Zahnanomalien** = Abweichungen von der Norm, wie

- Anodontie (völlige Nichtanlage des Milchgebisses und/oder des bleibenden Gebisses)
- *Hypo*dontie (Zahn**unter**zahl) (siehe **03.**),
- *Hyper*dontie (Zahn**über**zahl), z. B. Mesiodens (überzähliger Zahn im Frontzahnbereich),
- *Hypoplasien* sind Hartsubstanzdefekte an Schmelz und Dentin infolge Mineralisationsstörungen während der Zahnentwicklung aufgrund struktureller Veränderungen,
- *Anomalien der Zahnform*, z. B. Zapfenzahn (dens emboliformis).

03. Infolge **phylogenetischer Reduktion** (stammesgeschichtliche Rückentwicklung) sind bei vielen Menschen nicht mehr angelegt:

- obere und untere Weisheitszähne,
- obere seitliche Schneidezähne,
- obere und untere Prämolaren.

04. Strukturelle Veränderungen an den Zähnen können hervorrufen:

- *konnatale Lues* = angeborene Lues: den Hutchinsonzahn,
- *Rachitis* = Vitamin D-Mangel: Hypoplasien,
- Schilddrüsenstörungen (wie *Myxödem, Kretinismus*), ebenfalls Hypoplasien.

05. Aussehen und Formen der Hypoplasien sind sehr vielgestaltig, die verschiedenen Gradausprägungen entsprechen. Man kann unterscheiden:

a) opake (kreidige) Flecken,

b) dicht nebeneinander liegende Pünktchen und Grübchen, die über eine größere Fläche verteilt sind,

c) Furchen und Bänder, die in Wellenform zirkulär um den Zahn verlaufen,

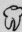

d) Aplasien (flächenhaftes Fehlen von Schmelz), als schwerste Form einer Hypoplasie.

06. Kennzeichen des **Regelbisses = Neutralbisses**:

a) Der mesiobukkale Höcker des **oberen 1. Molaren** zeigt in die mesiobukkale Fissur des unteren 1. Molaren.

b) Die Spitze des **oberen Eckzahns** zeigt zwischen den unteren Eckzahn und 1. Prämolaren.

c) Die sagittale und vertikale Stufe der **Frontzähne** beträgt etwa 2 mm.

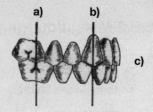

07.	Eugnathie	regelrechtes Gebiss = Regelverzahnung, Neutralbiss, Normalbiss (siehe **06.**)
	Dysgnathie	Gebiss-/Kauorganfehlentwicklung, jede Abweichung von der Eugnathie, Fehlstellung von Kiefern und Zähnen

08. *Ursachen* der **Dysgnathien**:

a) genetisch
b) Vitaminmangel
c) frühzeitiger Zahnverlust durch Karies
d) bad habits
e) fetale Störungen (z. B. Medikamente, Strahlung ...)

09. Zu den **bad habits** = *schlechte Angewohnheiten* gehören:

a) Lippenbeißen und -saugen,
b) Zungenpressen,
c) Daumen-/Fingerlutschen,
d) Nägelkauen.

10.	Retention	*Fehlender oder verzögerter Zahndurchbruch* *Grund: Engstand der Zähne, Zahnüberzahl, Verlagerung ...*
	Persistenz	*Milchzahn verbleibt über den normalen Zeitpunkt hinaus im Mund* *Grund: Nichtanlage/Verlagerung/Retention des bleibenden Zahnes*
	Elongation	*Verlängerung eines Zahnes über das Okklusionsniveau hinaus* *Grund: fehlender Kontakt eines Zahnes zu seinem Gegenzahn (= Antagonist)*
	Diastema	*Lücke zwischen zwei benachbarten Zähnen* *Grund: ausgeprägtes Lippenbändchen, verzögerter Durchbruch der benachbarten Zähne*
	Mittellinienverschiebung	*Mittellinie zwischen den mittleren Schneidezähnen von OK und UK stimmt nicht mit der Gesichtsmitte überein*

11. Kieferkompression:

Kennzeichen: schmaler OK, frontaler Engstand, hoher Gaumen,
häufigster Grund: Mundatmung,
mögliche Folge: erschwerte Nasenatmung.

12. Einteilung der Zahnanomalien nach Angle

A: Klasse **I** = ***Neutral***biss oder Regelbiss
B: Klasse **II$_1$** = ***Distal***biss mit <u>vor</u>stehenden oberen *Frontzähnen* (**Protrusion**)
C: Klasse **II$_2$** = ***Distal***biss mit <u>zurück</u>stehenden oberen *Frontzähnen* (**Retrusion**)
D: Klasse **III** = **Mesial**biss oder Vorbiss oder Progenie

13. Die zwei wichtigsten vom Neutralbiss bzw. vom eugnathen Gebiss (ausgeglichenes gut funktionierendes **Regelgebiss**) abweichenden Unregelmäßigkeiten der Verzahnung sind

- **Mesialbiss** = **Progenie**: Bei der echten Progenie handelt es sich meist um eine vererbliche, *übermäßige Größenentwicklung des **Unterkiefers*** in sagittaler und transversaler Richtung mit starker Ausprägung eines **umgekehrten Überbisses**; auch kommt es zu typischen Profilveränderungen mit stark *vorspringendem **Kinn*** und einer *Stufenbildung der Lippen*.

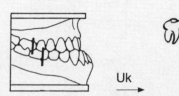
Uk →

- **Distalbiss** = **Prognathie**: Sie ist gekennzeichnet durch eine sagittale *Überentwicklung des **Oberkiefers***, der *Unterkiefer* erscheint nach *distal* verlagert. Die oberen Frontzähne stehen zu weit nach vorne, sodass ein fliehendes Profilbild (Vogelgesicht) entsteht.

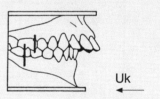
Uk ←

14. Wie die Markierungsstriche an den **6-Jahrmolaren** zeigen, ist der Oberkiefer zu weit nach vorne entwickelt. Gleichzeitig stehen die oberen Schneidezähne nach vorn. Der <u>Unterkiefer</u> ist nach <u>distal</u> verlagert. Es handelt sich also um einen ***Distal*biss** = **Prognathie** mit **Protrusion** (= **Vorstehen**) der oberen Schneidezähne.

15. Ursachen für eine **Prognathie** sind

- Vererbung,
- Lutschen,
- Mundatmung,
- behinderte Nasenatmung,
- falsche Schlaflage.

16. Die **Nasenatmung** wird **behindert** durch:

a) Septumdeviation (Verbiegung der Nasenscheidewand), die angeboren oder durch Trauma erworben sein kann,

b) Hyperplasie der Nasenschleimhaut,

c) Nasenpolypen,
d) Nasendeformitäten,
e) hohen Gaumen und Schmalkiefer,
f) Hyperplasie der Nasenmuscheln,
g) Fremdkörper in der Nase,
h) gutartige oder bösartige Tumoren.

17.

Bissituation im Frontzahnbereich		
Abbildung	Bezeichnung	Erklärung
	Neutralbiss, **Regel**biss, **eugnather** Biss	sagittale Stufe: ca. 2 mm, vertikale Stufe: ca. 2 mm
	Kopfbiss	Schneidekanten **beißen aufeinander**, kein Überbiss; starke Abnutzung der Schneiden, nur Kneifwirkung
	offener Biss	mehr oder weniger großer **Spalt** klafft beim Schlussbiss, keine Scherwirkung beim Abbeißen
	tiefer Biss	großer Überbiss – vertikal (mehr als 2 mm), UK-Front von OK-Front möglicherweise **verdeckt**, Frontzähne greifen weit übereinander, häufig beißt UK-Front in palatinale OK-Schleimhaut
	Deckbiss	Ausgleich einer zu großen OK-Basis durch **Retrusion** der OK-Schneidezähne, großer Überbiss – vertikal, Einbisse in Gegenkieferschleimhaut möglich
	frontaler **Kreuz**biss	UK-Front steht **vor** OK-Front, **umgekehrter** Überbiss

18. *Artikulation*: **Gleitbewegung/Verschiebung** der Zahnreihen gegeneinander (Artikulationspapier!)

Ruheschwebelage: In Ruhe, also bei entspannter Muskulatur, ergibt sich ein **interokklusaler Abstand** der Zähne **von 1 – 2 mm**.
→ entspannte Haltung des UK
→ Die **Zähne** berühren sich im Ruhezustand normalerweise **nicht**, also **kein Kontakt der Zahnreihen**.

Okklusion: Schlussbiss, Kontakt der Zahnreihen bei zwanglosem Kieferschluss.

Okklusions- und Artikulationsstörungen können beseitigt werden durch:
a) Einschleifen
b) Versorgung mit Onlays bzw. Teilkronen!

Okklusionstörung = Frühkontakte beim Zusammenbeißen;
Artikulationsstörung = Gleithindernis bei Kaubewegungen,
Abrasion = Abnutzung/Abrieb der Zahnhartsubstanzen,
Erosion = oberflächlicher Defekt im Zahnschmelz, in der Haut oder Schleimhaut, Auflösung der Zahnhartsubstanzen duch Säureeinwirkung.

6.8.3 Kieferorthopädische Therapiemöglichkeiten

01. Die bekanntesten herausnehmbaren kieferorthopädischen Geräte sind aktive Platte und Aktivator.

- Die **aktive Platte** ist eine Dehnplatte, bestehend aus einer geteilten Basisplatte aus Kunststoff mit Dehnschraube, Halteelementen und Labialbogen.

- Der **Aktivator**, den es in vielen Modifikationen gibt, ist ein passives funktionskieferorthopädisches Gerät, das durch Muskeltätigkeit bewegt wird. Durch die anregende Wirkung körpereigener Kräfte können damit Bisslagen und Bisshöhen korrigiert werden.

Nachteile:
- Der Behandlungserfolg hängt wesentlich von der Mitarbeit des Patienten ab;
- lange Behandlungsdauer.

02. **Multibandapparaturen**, von denen es mehrere Techniken gibt, bestehen aus *Befestigungselementen* für *aktiv wirkende Drahtbögen*.

Als Befestigungselemente finden Stahlbänder und Brackets (Schlösser und Röhrchen) Verwendung. Diese sind entweder auf den Bändern, die dann mit Zement eingesetzt oder direkt mithilfe der Säure/Ätztechnik auf der Zahnoberfläche befestigt werden.

Von Federn und Gummizügen wirken die Kräfte der Bögen auf das Kausystem ein.

03. **Kieferorthopädische Geräte** können verankert werden

*a) extra*oral:
z. B.durch Kopf- Kinnkappen, Headgear

*b) intra*oral:
über Zahngruppen (intramaxillär) oder über die beiden Kiefer (intermaxillär).

7. Prothetische Behandlungen begleiten

7.1 Ältere Patienten

01. Typische *altersbedingte Eigenheiten* sind:

- Redseligkeit oder Bedachtsamkeit
- Konzentrations- und Gedächtnisstörungen als Folge einer Hirnleistungsschwäche
- Starrsinn und Rechthaberei
- Schwerfälligkeit (körperliche Vitalität lässt nach, brauchen mehr Zeit)
- Toleranzminderung, Gefühlsstörungen und Verstimmungen; alte Menschen sind leicht reizbar, missmutig und schnell „verschnupft" oder verärgert
  → es entstehen leichter Missverständnisse
- depressive Störungen und Hemmungen
- Hypochondrie (eingebildete Krankheiten oder Beschwerden)
- Dissimulation = Gegenteil von Simulation, d. h. das Verbergen oder Verheimlichen von Krankheitssymptomen oder Krankheiten.

02. Typische *Krankheiten*, die *im Alter* auftreten:

- Diabetes mellitus (Zuckerkrankheit) und andere Stoffwechselstörungen, wie Gicht, Fettstoffwechselstörungen (Cholesterinaemie)
- Hypertonie (Bluthochdruck)
- Koronarinsuffizienz (Herzschwäche)
- Nephropathien (Nierenerkrankugen)
- Arteriosklerose (Gefäßveränderungen)
- chronische Bronchitis oder andere Atemwegserkrankungen
- Verschleiß- oder Abnutzungserkrankungen, vor allem der großen Gelenke (Hüfte, Knie) und Wirbelsäule
  → Osteoporose (bei Extraktionen: erhöhte Kieferbruchgefahr!)
- Erkrankungen des Nervensystems, z. B. Parkinson (Schüttellähmung)
- gehäuftes Auftreten von benignen (gutartigen) und malignen (bösartigen) Tumoren (Geschwülsten), z. B. Karzinom (Krebs)
- Nachlassen der Sehkraft und Sehschärfe
- Schwerhörigkeit
- verminderte Speichelbildung
- vergrößerte Zunge (bedingt durch Zahnverlust)

03. Grundsätze psychologischer *Betreuung älterer Menschen*:

- ausreichend Zeit nehmen (keine Hektik verbreiten)
- **gute Manieren** und **höfliches Benehmen** in allen Situationen.

7. Prothetische Behandlungen begleiten

- **korrekte Anrede** unter Vermeidung plumper Vertraulichkeiten und Anbiederungen; Anreden, wie „Na, wie geht es uns denn heute, Opa", die möglicherweise gar nicht böse gemeint sind, empfindet ein älterer Patient nicht nur ausgesprochen deplatziert und unhöflich, sondern weit mehr noch als respektlos und entwürdigend.

  Individualität und Altersweisheit sind positive Werte, die im Umgang mit Senioren respektiert und anerkannt werden müssen.

- laut und deutlich sprechen
- **liebevolles Eingehen** auf ihre Nöte und Schwierigkeiten (kleine Gefälligkeiten, wie in den Mantel helfen/Türe aufhalten)
- immer **ernst nehmen**, keine Bagatellisierung ihrer Beschwerden; alte Menschen neigen ohnehin zur Dissimulation
- großherziges Hinwegsehen über altersbedingte Eigenheiten und Absonderlichkeiten, wie Starrsinn, Ungeduld, Besserwisserei und dgl.
- Bereitschaft und Fähigkeit, sich in die Vorstellungen und Gemütsbewegungen älterer Menschen einzufühlen
- **Rücksichtnahme** auf altersbedingte Erkrankungen und Gebrechen
- Verständnis für generell verminderte physische und psychische Belastbarkeit.
  → Termine für eine Behandlung in mehreren Sitzungen (keine langen Behandlungen) → keine langen Wartezeiten
- Merk- und Informationszettel mitgeben

04. Sachgemäße **Betreuung von Prothesenpatienten** durch die **ZFA**:

- theoretische und praktische Hilfen
  - im Umgang und Handhabung der neuen Prothese
  - sowie bei der Überwindung anfänglicher Schwierigkeiten beim Essen und Sprechen
- Anweisungen und Instruktionen zur
  - zweckmäßigen Prothesenpflege
  - und effizienten mundhygienischen Maßnahmen
    - mit geeigneter Bürste und Bürstentechnik (griffgünstige Elektrozahnbürste, Prothesenbürsten)
    - im Umgang mit Zahnseide und anderen Interdentalraum-Pflegegeräten
    - Zweckmäßigkeit von Mundduschen usw. → Überfordern Sie den Patienten hier nicht (seine Feinmotorik kann erheblich eingeschränkt sein)!
- Ernährungsberatung und diätetische Ratschläge
- Überzeugung des Patienten von der Notwendigkeit
  - einer regelmäßigen zahnärztlichen Betreuung
  - mit unerlässlichen Nachkontrollen und Nachuntersuchungen, deren ordnungsgemäße Terminierung und Organisation der ZFA obliegt – mit Hinweis auf die Vorteile eines Recalls (eventuell ein Prophylaxeheft anlegen!) → Wählen Sie Ihre Worte behutsam (keine „Belehrungen")! Wiederholen Sie Wichtiges (Geben Sie Merk- und Informationszettel mit!).

05. a) *Patienten mit totalem Zahnersatz* bedürfen einer besonderen fachlichen Betreuung und psychologischen Zuwendung: Der Patient sollte zurzeit keinen größeren psychischen Belastungen ausgesetzt sein.

b) Die Patienten müssen auf **Anpassungsschwierigkeiten** und eventuelle **Behinderungen** hingewiesen werden.

- Patienten sollen wissen, dass eine noch so gute Prothese ein gesundes natürliches Gebiss nicht vollwertig ersetzen kann.
- Bei Auftreten von unvermeidlichen Druckstellen muss die Praxis aufgesucht werden.
- Anfangs immer bestehende Sprechschwierigkeiten, insbesondere mit S- und Zischlauten, müssen mit konsequenten Sprechübungen angegangen werden.
- Probleme bei der Nahrungsaufnahme bleiben nicht aus; daher soll in den ersten Tagen nach Eingliederung der Prothese möglichst breiige Kost eingenommen werden; soll nicht abgebissen, sondern Nahrung in kleine mundgerechte Bissen geschnitten oder gebrochen werden; darf nicht einseitig gekaut werden, sondern müssen beim Kauen beide Seiten gleichmäßig in Anspruch genommen werden.
- Patient bewusst machen, dass sich auf den Prothesen, aber auch auf Prothesenunterseiten Ablagerungen aus Speiseresten, Zellteilen und Mikroorganismen bilden können = ideale „Bakterienbrutstätten".

7.2 Abformmaterialien und Abformtechniken

01. Abdrucknahme zur Gewinnung von Arbeitsmodellen ist nötig zur Herstellung von:

- Inlays und Onlays,
- Kronen und Brücken,
- partiellen und totalen Prothesen,
- Resektionsprothesen und Epithesen,
- Gegenkieferabformung,
- kieferorthopädischen Apparaten,
- Kieferbruchschienen,
- Parodontalbehandlung,
- Planung und Dokumentation.

02. Die **Abdrucklöffel** werden unterschieden in

a) *Konfektions*löffel aus Metall oder Kunststoff (industriell hergestellt), in Standardgrößen,

b) *individueller* Löffel (nach Abdrucknahme, im Labor hergestellter Löffel), für den jeweiligen Patienten = Individuum angefertigt.

 03. A) Hydrokolloidlöffel (Uk), erkennbar an den Röhrchen für den Wasseranschluss,

7. Prothetische Behandlungen begleiten

B) perforierter Teillöffel,
C) perforierter Löffel (Uk, teilbezahnt),
D) perforierter Löffel (Ok, vollbezahnt),
E) perforierter Löffel (Ok, unbezahnt),
F) Ok-Löffel mit wulstartig verdicktem Rand.

} perforiert = mit Löchern
besserer Halt des
Abformmaterials!

04. Grundforderungen an ein Abformmaterial:

a) *einfache* Verarbeitung,
b) gute allgemeine und lokale *Verträglichkeit*,
c) *angenehmer Geruch* und *Geschmack*,
d) günstige *Abbindezeit*,
e) ausreichende *Festigkeit oder Elastizität*,
f) genaue *Detailwiedergabe*,
g) hohe *Dimensionstreue*,
h) geeignete Konsistenz,
i) gutes Verhalten zu den Modellwerkstoffen.

05. Klassifizierung der Abformmaterialien

a) **Starre** Massen
   - irreversibel-starr (Gips und Kunststoffabformmaterialien)
   - reversibel-starr (thermoplastische Materialien, wie Stents, Kerrmasse, Guttapercha)

b) **Elastische** Massen
   - irreversibel-elastisch (Polyether = Polyäther)
   - reversibel-elastisch (thermoplastisches Material, wie Hydrokolloid)

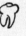

06. Irreversibel-elastische Materialien sind

a) Alginate, z. B. *Palgat*

b) Elastomere (Sammelbegriff für gummielastische Kunststoffabformmassen)
   - Polyäther, z. B. *Impregum*
   - Silikone, z. B. *Optosil/Xantopren*
   - Polysulfide, z. B. *Permlastik*

07. Man findet bei den **irreversibel-elastischen Materialien** folgende **Konsistenzen**:

a) niedrig viskös = *dünn*fließend = *light body*,
b) mittel viskös = *mittlere* Fließfähigkeit = *regular*,
c) hoch viskös = *zäh*fließend = *heavy body* = *putty*.

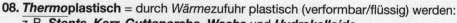

08. *Thermo*plastisch = durch *Wärme*zufuhr plastisch (verformbar/flüssig) werden:
z. B. **Stents, Kerr, Guttapercha, Wachs** und **Hydrokolloide**.
Hydrokolloide: - werden zur Abformung beschliffener Zähne verwendet,
   - müssen möglichst bald bzw. sofort nach der Abdrucknahme ausgegossen werden.

09. <u>Indikation</u> der Abformmaterialien:

STARR		ELASTISCH	
starr-irreversibel	**Indikation**	**elastisch-irreversibel**	**Indikation**
Abformgips	Verschlüsselungen	Alginate	Situationsmodelle für Gegenkiefer, Kfo, Prothetik ...
ZnO – Eugenol – Paste, Kunststoffpaste	Unterfütterungen	Elastomere	vielseitig einsetzbar
starr-reversibel	**Indikation**	**elastisch-reversibel**	**Indikation**
Kompositionsmassen (Stents, Kerr)	Funktionsrandgestaltung	Hydrocolloide	vielseitig einsetzbar
Guttapercha	Resektionsprothesen		
Wachse	direkte Inlays		

10. **Gipsabdrücke** haben den **Nachteil**,
    - dass sie <u>nicht vollständig entnommen</u> werden können, sondern gebrochen und mühsam wieder zusammengesetzt werden müssen;
    - wenn der Abdruck <u>zu früh entnommen</u> wird, schmiert der <u>Gips</u> und der Abdruck wird ungenau,
    - falls der <u>Gips zu hart</u> geworden ist, besteht Gefahr einer <u>unfreiwilligen Entfernung lockerer Zähne, Kronen</u> und <u>Füllungen</u>.

11. Herstellung eines **Gipsmodells, z. B. Gegenkiefermodells**:
    - Die *Genauigkeit* des Modells ist abhängig vom richtigen *Mischungsverhältnis* des Gipspulvers zum Wasser.
    - Das *Verhältnis* Wasser zu Pulver ist **nicht** von der Größe des Abformlöffels abhängig, aber die *Menge* von Wasser und Pulver.
    - Das Pulver sollte in das Wasser eingerührt werden und nicht umgekehrt: Also **zuerst** das **Wasser** in den Gipsnapf geben, dann das Pulver!
    - Die *Abbindezeit* wir durch die Temperatur des Wassers und des Raumes beeinflusst: **Hohe** Temperatur bedeutet **kurze** Abbindezeit, niedrige Temperatur lange Abbindezeit.

12. **Alginatverarbeitungsregeln**
    - Alginatpulver ist <u>trocken</u> und in verschlossenen Dosen aufzubewahren,
    - vor Entnahme des Pulvers <u>Dose schütteln</u>,
    - auf keinen Fall darf Alginatpulver mit einem feuchten Instrument entnommen oder „nachgefasst" werden,
    - Pulver und kaltes Wasser von 20° C mit <u>Messbechern</u> der jeweiligen Fabrikate genau nach Vorschrift <u>abmessen</u>,

- Anmischen (Wasser in Pulver!) in einem dickwandigen Gumminapf mit einem breiten Metallspatel zu einem homogenen klümpchenfreien Brei zuerst vorsichtig, dann zügig und kräftig spateln,
- die vom Hersteller angegebene Anmischzeit (ca.1 Minute) sollte eingehalten werden, Löffel gleichmäßig befüllen,
- vor dem Einbringen in den Mund kann der gefüllte Löffel mit feuchtem Finger vorgeformt und glatt gestrichen werden, Einstreichen der Kauflächen mit Alginat,
- der Löffel muss ohne Druck gehalten werden, bis Gelzustand erreicht ist; (Abbindezeit beträgt etwa 3 – 5 Minuten, wobei hier die Raumtemperatur und die Wassertemperatur eine große Rolle spielen, im Praxisbetrieb meist kürzere Abbindezeit) → Mitarbeit des Patienten anregen! → Löffel entnehmen.

13. *Nach der Entnahme* aus dem Mund erfolgt:

   a) Reinigung durch **vorsichtiges Abspülen** (fließend lauwarmes Wasser),
   b) **Desinfektion** durch - *Einsprühen* (alkoholhaltige Sprühdesinfektionsmittel, Peressigsäurepräparate, Perbensäure, Aldehyde ...)
   oder   - Geräte (Hygojet mit Impresept, Mucalgin ...),
                  - Tauchdesinfektion in einer Desinfektionswanne,
   c) **gründliches Nachspülen** (unter fließendem Wasser),
   d) **Ausgießen** des feuchten, aber nicht nassen Abdrucks mit Gips.

Falls dies nicht möglich ist, ist
- kurzfristiges Einschlagen in feuchten Zellstoff oder Tuch,
- noch besser kurzfristige Aufbewahrung im Frischhaltebeutel mit feuchtem Zellstoff = **feuchte Kammer**,
- oder – falls vorhanden – Einlegen in einen *Hygrophor* (Feuchtigkeitskammer).

!!!**Niemals** jedoch längere Zeit *ins Wasser* legen, da das Material sonst **quillt**!!!
Andererseits schrumpft der abgebundene Abdruck durch Wasserverdunstung!

14. **Haftung der Alginate** am glatten Metallöffel wird erreicht durch:

   - Aufpinseln oder Aufsprühen von **Haftlacken**,
   - Anbringen von **Leukoplast- oder Tesakreppstreifen**,
   - Verwendung **perforierter** Abformlöffel = Abformlöffel mit Löchern,
   - Verwendung von Abformlöffel mit **wulstig verdicktem Rand**.

15. **Gummielastische Abformmaterialien** zeichnen sich durch ein Rückstellungsvermögen aus, d. h. sie gehen nach Entnahme aus der Mundhöhle in ihre ursprüngliche Form zurück, ohne sich zu deformieren.

   - Sie sind **formstabil**;
   - sie **trocknen nicht aus** und schrumpfen nicht (z. B. Polyether/Silikone);
   - daher können sie **länger liegen bleiben**, ehe sie ausgegossen werden;
   - sind vom dünnflüssigen Brei bis zum dicken knetbaren Klumpen erhältlich;
   - Doubliermöglichkeit für kombinierte Abdrucktechniken;
   - universell anwendbar.

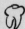
16. Gummielastische Abformmaterialien werden benötigt zur Herstellung von:

    - Inlays und Onlays,
    - Kronen und Brücken,
    - partiellen Prothesen aller Art,
    - Funktionsabformungen,
    - Unterfütterungen.

17. Der *Doppelmischabdruck* ist ein *einzeitiges* Abformverfahren, wobei zur *gleichen Zeit* dünnfließendes und zähplastisches Material angerührt wird.

    - Der Behandler spritzt das von der ZFA angemischte und in eine Spezialspritze eingefüllte *dünnflüssige Material um die präparierten Zähne* und in die Zahnfleischfurchen,
    - und stülpt unmittelbar anschließend den von der ZFA vorbereiteten, mit *zähplastischem Abformmaterial beschickten Abdrucklöffel* darüber, solange das vorgespritzte Material noch fließfähig ist, sodass *beide Abformmaterialien gleich*zeitig abbinden können.
    = gleichzeitige Abformung mit Basis- und Präzisionsmasse!

    Dieser Abdruck wird **einmal** in den Mund des Patienten eingebracht.

18. *Korrektur*abdruck = *zweizeitige* Abformung von präparierten Zähnen mit Vorabformung (zähfließendes Material/Knetmasse) = 1. Abdruck,
    anschließender Feinabformung (dünnfließendes Material/Präzisionsmasse) = 2. Abdruck.
    → zweiphasige Abformung mit Basis- und Präzisionsmasse!

    Dieser Abdruck wird **zweimal** in den Mund des Patienten eingebracht.

19. Bei der *Funktionsabdrucknahme* bewegt der Patient Lippen, Wange und Zunge, damit durch die Bewegungen Bänder und Muskelansätze, die in die Kammhaut (= unbewegliche Schleimhautabdeckung des Alveolarkammes) einstrahlen, in Funktion abgeformt werden.

    Der Funktionsabdruck ist ein besonderes Verfahren **zur Herstellung totaler Prothesen**, der nicht nur eine optimale Randgestaltung ermöglicht, sondern auch dazu beiträgt, dass beim Essen, Sprechen, Lachen und Gähnen die totale Prothese ruhig auf ihrem Prothesenlager liegen bleibt und eine Randabdichtung erreicht wird (Verbesserung der Haftwirkung!).

20. Anatomische Abformung = *Situations*abformung,
    = Darstellung des abgeformten Kiefers oder Kieferbereichs in **Ruhe**,
    d. h. Mund- und Schleimhautbewegungen werden nicht erfasst.

    Diese Art von Abformung dient der Herstellung von *Situationsmodellen* für diagnostische Zwecke oder *Arbeitsmodellen* für beispielsweise individuelle Löffel, Schienen ...

7.3 Zahnersatz, Wiederherstellung und Erweiterung

7.3.1 Allgemeines

01. Gliederung der **prothetischen Zahnheilkunde:**

a) Versorgung des *teilbezahnten* Kiefers mit
   - festsitzendem Zahnersatz (Kronen, Brücken) oder
   - herausnehmbarem Zahnersatz (partielle Prothesen),

b) Versorgung des *unbezahnten* Kiefers durch
   - definitive totale Prothesen oder
   - Sofortprothesen (Immediat- und Interimsprothese).

c) *Defektprothetik*, d. h. prothetische Versorgung erworbener Knochen- und Weichteildefekte, wie Obturator, Epithesen,

d) *Gnathologie* (Kieferfunktionslehre),

e) *Werkstoffkunde*.

02.

festsitzender Zahnersatz	*kombinierter* (festsitzend-herausnehmbarer) Zahnersatz	herausnehmbarer Zahnersatz
- *Einzelkronen,* - *Brücken*: 1) **ohne** Überkronung der Pfeilerzähne: a) Inlaybrücke, b) Klebe- bzw. Marylandbrücke, 2) **mit** Überkronung der Pfeilerzähne: a) Endpfeilerbrücke b) Freiendbrücke c) Schwebebrücke	- teilbezahnter Kiefer: *partielle Modellgussprothese* mit * Teleskopen, * Stegen, * Geschieben, * Knopfankern, * Riegeln *teleskopierende* Prothese; cover-denture *teleskopierende* Brücke - unbezahnter Kiefer: * *Implantat*-getragene Totalprothese	- teilbezahnter Kiefer: *partielle Prothese (Kunststoff)* a) mit **gebogenen** Klammern, oder b) mit **gegossenen** Klammern = Modellgussprothese, - unbezahnter Kiefer: Total-/Vollprothese

03. Cover-Denture = Zwischenform zwischen Teilprothese und Totalprothese. Der Zahnersatz hat aber das **Aussehen einer totalen Prothese mit funktioneller Randgestaltung**:

Der *gesamte Kieferbereich* wird demnach von der Prothese *abgedeckt*.
Diese Prothese (= denture) bedeckt (= to cover) einen *Kiefer*, der nicht ganz zahnlos ist und die vorhandenen *Restzähne*, die in die Prothese eingearbeitet werden.

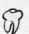

Man unterscheidet die Bedeckung:

a) vorhandener Zähne durch Teleskopkronen,
b) vorhandener Zahnstümpfe durch Wurzelstiftkappen mit Verankerung im Wurzelkanal.
Diese Prothese ist *gingival gelagert* und stützt sich zusätzlich auf den Restzähnen ab.

04. Für kombiniert festsitzend-herausnehmbaren ZE bieten sich Geschiebe, Stege, Teleskop- und Konuskronen an.

7.3.2 Festsitzender Zahnersatz

01. Kronen sind indiziert

a) wenn die natürliche Zahnkrone so stark zerstört ist, dass eine Füllung nicht mehr möglich ist,
b) aus kosmetisch/ästhetischen Gründen
  - zur Korrektur von kleineren Stellungsanomalien, z. B. Diastema, gedrehte oder gekippte Zähne,
  - wenn Zähne verfärbt sind, z. B. avitale Zähne,
  - bei Schmelzdefekten, z. B. Hypoplasien,
  - bei atypischen Formen, z. B. Zapfenzahn,
c) wenn sie als Brückenpfeiler benötigt werden.

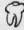

02. A = metallische Vollkrone/Vollgusskrone in Tangentialpräparation (= konisch)
  B = vestibulär verblendete Verblendkrone in Hohlkehlpräparation
    (= abgerundete Stufe)
  C = Jacket- bzw. Mantelkrone mit breitem zirkulären Schulterverlauf
    (Stufenpräparation)
  D = Stiftkrone mit Stiftverankerung im Wurzelkanal, schmaler Ringumfassung und Rückenplatte aus Metall
  E = Jacketkrone mit Stiftaufbau
  F = Doppelkronenprinzip mit Geschiebewirkung zur Verankerung von Prothesen:
    a) Teleskopkrone (geradwandige Präparation)
    b) Konuskrone (kegelförmige Präparation)
  G = Teilkrone bzw. Dreiviertelkrone: Teile der Zahnsubstanz bleiben erhalten.

03. Bei der *Jacket*krone handelt es sich, wie der Name sagt, um eine *Mantel*krone aus Porzellan oder Kunststoff **ohne** jede Metallunterlage.

Die **Verblendkrone** besteht aus einem Metallgerüst (Gold), das den Stumpf vollständig mit Metall umfasst, wobei im sichtbaren Bereich eine zahnfarbene Verblendung eingearbeitet wird.

Diese Verblendung ist möglich durch

- Kunststoff
- oder durch Aufbrennen von Porzellan auf die Metallfläche; man spricht dann von einer Metallkeramikkrone.

04. Eine **provisorische Stumpfversorgung** ist notwendig

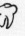

- in erster Linie zum <u>Schutze der Pulpa</u> vor thermischen, chemischen und bakteriellen Reizen,
- zur **Vermeidung von Zahnwanderungen** und -kippungen,
- zur <u>**Sicherung der Okklusion**</u> und Kaufunktion (Bisshöhe und Kontaktpunkte),
- aus **kosmetischen Gründen**.

05. *Provisorische* Stumpfversorgung ist möglich mit

- individuell angefertigten Kunststoffkronen, denen der Vorzug gegeben werden soll,
- vorgefertigten zahnfarbenen Kunststoffkronen,
- Konfektionskronen aus Celluloid (Frasaco-Kronen) für den sichtbaren Bereich,
- Konfektionskronen aus Zinn für den Molarenbereich (vorwiegend bei Kinderbehandlung).

06. Herstellung eines **individuellen Provisoriums** erfolgt in folgenden Arbeitsgängen:

- Alginat- oder Silikonabdruck **vor** der Kronenpräparation, Ränder korrigieren, trocknen;
- nach der Stumpfpräparation werden im Alginatabdruck die Kronen der Stumpfzähne mit einem schnellhärtenden Kunststoff, z. B. Scutan oder Bis-Acrylkompositmaterial ausgefüllt;
- der so behandelte Alginatabdruck wird über die Zähne gestülpt;
- kurz vor endgültigem Abbinden des Kunststoffes wird der Abdruck aus dem Mund genommen (Kontrolle eines Reststückes auf der Hand der ZFA!);
- nach endgültiger Erhärtung wird das Scutan-Provisorium aus dem Abdruck entfernt und ausgearbeitet, wobei dem zervicalen Rand besondere Aufmerksamkeit zu widmen ist (Einprobe!);
- Politur;
- Prüfung störungsfreier Okklusions- und Artikulationsverhältnisse;
- Einsetzen mit provisorischem Befestigungsmaterial,
- sorgfältigste Entfernung des Überschusses.

07. Einer **Kronen- oder Brückenanfertigung** muss eine gründliche klinisch-röntgenologische Untersuchung vorausgehen, die sich zu erstrecken hat auf

- Inspektion,
- Vitalitätsprobe/Sensibilitätsprobe,
- Beurteilung der parodontalen Verhältnisse hinsichtlich Taschentiefe und Lockerungsgrad,
- Röntgenuntersuchung,

- evtl. Planungsmodelle,
- Planung und Besprechung mit dem Patienten.

08. Die **Herstellung einer <u>Krone</u>** wird in folgenden Arbeitsgängen vollzogen:

1. Sitzung:
- Schmerzausschaltung,
- Alginatabdruck für das individuelle Provisorium,
- Alginatabdruck des Gegenkiefers,
- Stumpfpräparation nach bewährten Präparationsregeln,
- Einlegen von Retraktionsfäden bzw. -ringen,
- Abformung der beschliffenen Zähne,
- Anfertigung eines Quetschbisses zur Lagebestimmung der beiden Kiefer zueinander,
- in besonderen Fällen mit schwierigen Artikulationsverhältnissen hat eine Bissregistrierung (z. B. mit dem Schnellübertragungsbogen) zu erfolgen,
- Farbbestimmung,
- Provisorische Versorgung der Zahnstümpfe (s. Frage/Antwort 06.).

Labor:
Modellherstellung und Anfertigung der Krone.

2. Sitzung:
- Entfernung des Provisoriums,
- Einprobe der Krone mit Kontrolle von Randschluss, Kontakten und Artikulationsverhältnissen,
- evtl. Vornahme von Korrekturen,
- provisorisches oder endgültiges Einsetzen,
- Entfernung des Zementüberschusses,
- Schlusskontrolle.

3. Sitzung:
Nachkontrolle hinsichtlich
- Sitz
- Okklusion und Artikulation
- Parodontalverhältnissen.

09. **Brücken** dienen zum Schließen einer oder mehrerer Zahnlücken. Sie bestehen aus
- Brückenankern (A), = Kronen, mit denen die Brücke an den natürlichen, präparierten Zähnen befestigt ist, welche Brückenpfeiler und Brückenglieder miteinander verbinden;
- <u>Brückenpfeilern</u> (B), welche der Befestigung der Brücken dienen
  = präparierte Zähne,
- <u>Brückengliedern/Brückenkörpern</u> (C), welche die fehlenden Zähne ersetzen
  = künstlicher Zahn einer Brücke.

In der Abbildung handelt es sich um eine 6-gliedrige <u>mehr</u>spannige Auflagebrücke = Brücke, die mehr als eine Lücke überbrückt.
- Spanne = <u>Lücke zwischen natürlichen Zähnen</u>, die überbrückt werden muss.

7. Prothetische Behandlungen begleiten

10. **Brücken** lassen sich nach verschiedenen Gesichtspunkten klassifizieren:

    A) nach der *Anzahl* der Pfeiler und Brückenglieder (3 – 14-gliedrig)

    B) nach der *Lokalisation* der Pfeiler (einspannig und mehrspannig, wobei eine Spanne das Gebiet ist, das ein Brückenkörper zwischen 2 Pfeilern ersetzt)

    C) nach der *Art der Brückenanker*, z. B. Inlaybrücke, Endpfeilerbrücke, Freiendbrücke

    D) nach der *Art des Brückenkörpers* (Schwebebrücke oder Auflagebrücke).

11. **Endpfeiler**brücke = Brücke, die mesial und distal **von Pfeilern begrenzt** ist.

    Freiendbrücke = Brücke, die **nur an einem Ende** durch **Brückenpfeiler** getragen wird (statisch ungünstiger Hebel, Kippung der Brückenpfeiler möglich) = frei endendes Brückenglied.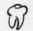

12. **Brückenarten**, die hinsichtlich der **Form ihres Zwischengliedes** unterschieden werden: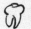

    A) **Schwebe**brücke: Das Zwischenglied hat *keinen Kontakt zur Schleimhaut*. Es ist unterspülbar und nicht im sichtbaren Bereich angezeigt.

    B) **Tangential**brücke: Das Zwischenglied *liegt der Schleimhaut* des Kieferkamms drucklos und kleinflächig *auf*.

    C) **Spalt**brücke: Spaltförmiger Abstand des Zwischenglieds zur Schleimhaut, weshalb es zur Retention und Einlagerung von Speisen kommt.

    D) **Sattel**brücke: Da das Zwischenglied großflächig der Schleimhaut *aufliegt*, ist die Reinigung und Parodontalhygiene **ungünstig**.

13. Die **Tätigkeit** der **ZFA** bei der **Kronen- und Brückenherstellung** erstreckt sich auf

    - Vorbereitung des Arbeitsplatzes mit Instrumenten und Materialien,
    - guter Ausleuchtung des Arbeitsfeldes,
    - Abhalten von Lippen, Wange und Zunge,
    - ausreichender Kühlung und Absaugen,
    - Hilfeleistung bei der Anfertigung individueller Provisorien,
    - provisorisches Befestigungsmaterial anrühren, einfüllen und Zahnarzt reichen,
    - Einlegen von Watterollen und Trocknen des Stumpfes,
    - sahniges Anrühren des Fixationszementes, in die Krone einfüllen und dem Zahnarzt reichen.

14.

KUNSTSTOFF-verblendung	KERAMIK-verblendung
- geringere Kosten	- höhere Kosten
- mögliche Verfärbung	- keine Verfärbung
- deutlicher Abrieb	- stabil gegen Abrieb
- bessere Reparaturmöglichkeit	- schlechtere Reparaturmöglichkeit
- (Abplatzen unwahrscheinlicher)	- (Abplatzen möglich)
- gute Ästhetik	- bessere Ästhetik

15. Bei der Herstellung von Kronen- und Brückenarbeiten versteht der Zahntechniker unter der Abkürzung **NEM** eine **Nichtedelmetall-Legierung** (goldreduzierte Legierung).

16. Die Vollkeramik Zirkondioxid ist absolut reaktionslos: Eine Sensibilisierung des Körpers ist ausgeschlossen. Sie besitzt keine elektrische Leitfähigkeit.

7.3.3 Herausnehmbarer Zahnersatz

01. **Partielle Prothesen** = Teilprothesen, die der Wiederherstellung der vollen Kaufunktion im Lückengebiss dienen und das Restgebiss vor Fehl- und Überbelastungen schützen sollen, lassen sich wie folgt einteilen

   a) nach *Kaudruckverteilung*
   - schleimhautgetragen,
   - parodontal abgestützt,
   - parodontal-gingivale Lagerung.

   b) nach *Verankerung am Restgebiss*
   - mit Klammern, von denen es zahlreiche Typen, z. B. Auflageklammern und Systeme (z. B. Neyklammer) gibt,
   - mit Geschieben und Gelenken,
   - mit Stegkonstruktionen,
   - mit Teleskopverankerung.

   c) nach *Lückenbildung*

02. a) Bei der **schleimhautgetragenen Prothese** lastet der gesamte Kaudruck auf der **Mundschleimhaut**.

   b) **Parodontal abgestützt** bedeutet, dass der Kaudruck durch Auflageklammern oder Geschiebe auf den **Zahnhalteapparat der Restzähne** übertragen wird, wodurch die Schleimhaut entlastet wird.

03. Nach der **Klasseneinteilung** des Lückengebisses nach **Kennedy** bedeutet:

   I = doppelseitige Freiendlücke
   II = einseitige Freiendlücke
   III = Schaltlücke
   IV = Frontlücke, auch Schaltlücke.

04. Eine **partielle Prothese** besteht aus
   a) *Prothesenbasis*, dem Teil, der der Schleimhaut aufliegt;
   b) *Prothesensattel*, dem Teil der Prothesenbasis, der die künstlichen Zähne trägt;
   c) dem **Verbindungsteil** zwischen den beiden Sätteln
   - im Oberkiefer einer Platte, meist Lochplatte oder einem Transversalbügel
   - im Unterkiefer einem Sublingualbügel.

7. Prothetische Behandlungen begleiten

05. Der eigentlichen **Modellgussprothesenherstellung** muss zur Vorbereitung des Gebisses

a) eine gründliche Untersuchung der Mundhöhlenverhältnisse mit Röntgenaufnahmen und Vitalitätsproben des Restzahnbestandes
b) eine Versorgung kariöser Defekte mit Füllungen oder Kronen
c) eine Planung und Besprechung mit dem Patienten vorausgehen, ebenso evtl. Einschleifen für Auflageklammern.

1. Sitzung
evtl. Einschleifen der Auflagen,
anatomischer Abdruck (falls erforderlich: in nächster Sitzung Abdruck mit individuellem Löffel),
Gegenkieferabdruck.

2. Sitzung
Einprobe des Stahlgerüstes,
Bissnahme,
Farbbestimmung.

3. Sitzung
Wachseinprobe mit aufgestellten Zähnen.

4. Sitzung
Eingliederung,
Artikulationskontrolle.

5. Sitzung
Kontrollsitzung hinsichtlich Passgenauigkeit und Artikulationsverhältnissen, evtl. Druckstellenbeseitigung.

06. *Totale* Prothesen, auch ***Voll***prothesen genannt, dienen

- zur Herstellung einer ausreichenden Kaufunktion im zahnlosen Kiefer,
- zur Laut- und Sprachbildung,
- ästhetisch/psychologischen Gründen zur Verbesserung des Aussehens.

07. Die **totale** Prothese hält im Wesentlichen durch den Luftdruck. Damit der Luftdruck wirksam werden kann, muss der zwischen Prothesenbasis und Schleimhaut gelegene **Unterdruckraum** völlig abgedichtet werden durch

- *dicht schließenden Rand* (**Ventilrand**abschluss)
- und durch die *Adhäsionskräfte* (**Haftkräfte**) eines dünnen Speichelfilmes.

Die Einlagerung der umgebenden Muskeln in die Außenfläche der Prothese trägt außerdem zum besseren Halt bei.

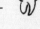

08.

Praxis:	Labor:
1. Sitzung: Anatomischer Abdruck von Ober- und Unterkiefer	Kiefermodellherstellung, Anfertigung von individuellem Löffel
2. Sitzung: Funktionsabdruck	Kiefermodellherstellung, Anfertigung von Bissschablonen
3. Sitzung: Bissnahme, (Schnellübertragungsbogen!), Zahnform- und Farbbestimmung	Montage der Modelle mit Bissschablonen im Artikulator, Aufstellung der Zähne in Wachs

4. Sitzung: Wachseinprobe	Fertigstellung der Prothesen in Kunststoff
5. Sitzung: Einschleifen, Eingliederung der fertig gestellten Prothese	
6. Sitzung: 1. Nachkontrolle mit evtl. Druckstellenbeseitigung, weitere Sitzungen mit Nachkontrollen und Korrekturen.	

09. a) **Anatomischer Abdruck** mit Alginat;

b) Anfertigung eines **individuellen Löffels** im Labor durch Techniker;

c) **Einpassen des Funktionslöffels** im Munde des Patienten mit

- Beseitigung störender Ränder oder aufbauende Randgestaltung mit Kerrmasse
- Abformung mit einem langsam abbindenden Elastomer
- Während des Abbindens des Funktionsabformmaterials führt der **Patient aktiv Bewegungen** aus, spitzt die Lippen, bewegt die Wangen und macht Schluckbewegungen, während der Zahnarzt zusätzlich Lippen und Wangen des Patienten abzieht und bewegt.

d) Funktionsabdruck dient der Gestaltung des Prothesenrandes und wird im Labor **ausgegossen**.

10. Die **Bissnahme** dient in erster Linie der **Kieferrelationsbestimmung**:

- Mithilfe einer im Labor auf dem vom Funktionsabdruck gewonnenen Gipsmodell hergestellten Bissschablone (= Kunststoffplatte, die *anstelle der Zähne Wachswälle* trägt), wird die **Lagebeziehung des Unterkiefers zum Oberkiefer** in vertikaler und horizontaler Ausdehnung, sowie zum Kiefergelenk festgelegt. Dies erfolgt mit speziellen Hilfsmitteln und nach verschiedenen Methoden.
- Außerdem werden an den (mit zwei Klammern bzw. Gips) fixierten Wachswällen noch **Hilfslinien** für den Zahntechniker zur Orientierung für die Zahnaufstellung angebracht:
Die Markierungen betreffen **Mittellinie, Lippenschlusslinie, Eckzahnlinie** und **Lachlinie**.

11. Die **Stützstiftregistrierung** ist wichtig für die *Rekonstruktion der ursprünglichen Zentrallage* bei Kiefern, die wenig oder gar nicht bezahnt sind. Häufig hat der Unterkiefer seine korrekte Lage in Bezug auf den starren Oberkiefer verlassen.
Der **Gesichtsbogen** dient dem schädelbezüglichen Einartikulieren der Modelle.
Der **Artikulator** ist ein Arbeitsgerät zum Nachahmen der Kieferbewegungen.

12. In beiden Fällen kann es sich um eine *Sofort*prothese handeln:

Die **Immediatprothese** (*immediat* = *unmittelbar,* Sofortprothese) wird vor der Zahnentfernung angefertigt und in **unmittelbarem** Anschluss an die Extraktion **eingegliedert** (= endgültige Prothese).

Sie wird nach der Ausheilungsphase und somit der Knochenumbildung **unterfüttert**:

7. Prothetische Behandlungen begleiten

- In der 1. Sitzung wird ein anatomischer Abdruck genommen (s. 424).
- Auf dem davon gewonnenen Gipsmodell werden dann die zur Extraktion vorgesehenen Zähne radiert (herausgeschnitten) und die Prothese hergestellt.
- In der nächsten Sitzung werden die Zähne extrahiert und sofort die Prothese eingesetzt.

Als **Interimsprothese** bezeichnet man eine Übergangsprothese oder *provisorische* **Prothese** (häufig eine Teilprothese mit *gebogenen* Klammern). Sie kann zwar auch **sofort** nach der Extraktion eingegliedert werden, aber hier **überbrückt** man nur die **Zeit** bis zur endgültigen, neuen prothetischen Versorgung (= temporäre, zeitlich begrenzte Prothese) = vorläufiger Zahnersatz bis zur endgültigen Versorgung.

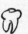

13. Behandlungsablauf/Terminplanung bei einer Immediatprothese:

a) *Situations-/anatomische Abformung* mit Alginat und konfektioniertem Löffel, (1. Sitzung),
b) *Funktionsabformung* mit Elastomer und individuellem Löffel, (Zahnform/-farbe!), (2. Sitzung),
c) *Bissnahme* mit Bissschablonen, (3. Sitzung),
d) *Wachseinprobe*, (4. Sitzung),
e) *Extraktion der Restzähne* und danach sofortige Eingliederung der Totalprothese (5. Sitzung). → in späterer Sitzung: Unterfütterung!

14. Nach einer mehr oder weniger langen Tragezeit von Prothesen verändert sich das Prothesenlager, vor allem bedingt durch *ungleichmäßigen Knochenabbau*. Dies hat zur Folge, dass die Prothese nicht mehr richtig „sitzt".

→ Unterfütterung = Wiederherstellungsmaßnahme, bei der eine mangelhaft sitzende Prothese durch Auftragen von Prothesenkunststoff auf die Schleimhautseite dem Kiefer wieder genau angepasst wird:

In solchen Fällen wird eine Unterfütterung der Prothese nach dem **direkten** oder **indirekten** Verfahren vorgenommen.

Im Allgemeinen wird der indirekten Unterfütterung der Vorzug gegeben. Danach wird vom Zahnarzt nach gründlicher Säuberung und Trocknung der Prothese diese als Funktionsabformlöffel benützt. Die Prothese wird wie beim Funktionsabdruck mit einem dünnflüssigen elastischen Abformmaterial oder einer Eugenolabformpaste beschickt. Während der Abdrucknahme führt der Patient Funktionsbewegungen aus. Die Unterfütterung wird dann vom Zahntechniker im Labor durchgeführt, indem das Abformmaterial durch Kunststoff ersetzt wird.

15. Versorgung eines Zahnes mit gegossenem Stiftaufbau und Keramikverblendkrone (in Kurzfassung):

1. Sitzung: Trepanation, Reinigung, Füllung des Wurzelkanals (Abwarten, ob Wurzelfüllung erfolgreich – bis zu 6 Monaten),

2. Sitzung: Vorbereiten des Wurzelkanals = teilweise Entfernung der früheren Wurzelfüllung, Abformung für Stiftaufbau, provisorische Stiftkrone,

3. Sitzung: Einpassen des Stiftes mit Aufbau, Einzementieren, eventuell Präparation, Abformung für Krone, Farbbestimmung, Bissnahme, provisorische Krone,

4. Sitzung: Entfernung der provisorischen Krone, Einpassen der Krone, Einzementieren.

Vielleicht zwischen 3. und 4. Sitzung noch zusätzliche Gerüsteinprobe = zusätzliche Sitzung.

16. a) Der **Obturator** ist ein Kunststoffkloß zum Verschluss von Kieferdefekten, z. B. einer Gaumenspalte. Er schließt die Mundhöhle von der Nasenhöhle ab, sodass Essen und Sprechen ohne Behinderung möglich ist.

b) **Resektionsprothesen** ersetzen große Knochenverluste, z. B. nach Tumoroperationen.

c) **Epithesen** ersetzen Gesichtsweichteile nach radikalen Tumoroperationen, um Entstellungen des Patienten im Bereich des Möglichen zu beheben.

17. a) Von besonderer Wichtigkeit sind die Hinweise auf eine zweckmäßige **Prothesenpflege**:

   - Nach *jeder Mahlzeit* muss der Ersatz aus dem Munde genommen und mit warmem *Wasser* und spezieller mittelharter *Zahnbürste* gereinigt werden (unter Einbeziehung der Rückseite) über einem Waschbecken – mit Handtucheinlage bzw. mit Wasser gefüllt.
   - Vor dem Wiedereinsetzen sollte auch der Mund sorgfältig gespült werden.

b) Die Frage der **Trageweise**, Tag und Nacht, ja oder nein, kann nicht generell, sondern nur individuell beantwortet werden.
   - Nur dem Patienten, der kein Fremdkörpergefühl hat, kann geraten werden, die Prothese *auch nachts* im Munde zu belassen,
   - doch muss die Mundschleimhaut wenigstens zeitweise vom „Joch" der Prothese befreit werden und in ein mit Wasser gefülltes Glas gelegt werden, damit die Prothese nicht austrocknet!

18. Zu den **Wiederherstellungsmaßnahmen** in der Prothetik zählen:

   a) Erweiterungen,
   b) Reparaturen,
   c) Unterfütterungen.

19. Bei den **Reparaturen** unterscheidet man:

   (A) Reparaturen, die *ohne* Herstellung von *Modellen* ausgeführt werden können:
   - *einfache Sprungreparatur*,
   - *Aktivieren von Klammern*,
   - *Wiederbefestigen oder Aktivieren von Verbindungsvorrichtungen*,
   - *Austausch von ausschraubbaren Verbindungsvorrichtungen*,
   - *Wiedereinsetzen oder Ersatz von Zähnen*.

(B) Reparaturen, für die in der Regel ein *Modell* erforderlich ist:
- *Bruchreparatur mit Stückverlust oder mit mehreren Einzelteilen,*
- *Ersatz von Halte- und Stützelementen,*
- *Ersatz von Verbindungselementen,*
- *Zurechtbiegen verformter gegossener Klammern.*

20. (A) **Teil**unterfütterung, d. h. nur ein kleiner Teil einer Prothese wird unterfüttert (z.B. nach Extraktion in einem kleineren Gebiet): direktes oder indirektes Verfahren;

    (B) **vollständige** Unterfütterung ohne besondere zusätzliche Randgestaltung: direktes oder indirektes Verfahren;

    (C) **vollständige** Unterfütterung mit funktioneller Randgestaltung: nur indirektes Verfahren (pro Kiefer: nur 3 oder weniger Zähne).

21. Indirektes Verfahren bedeutet:
Mit Abdruckmaterial wird die Prothesenbasis beschickt und das Prothesenlager abgeformt. Es erfolgt eine Weiterverarbeitung im Labor (Heißpolymerisat). Dauer ca. 1 Tag, 2. Sitzung erforderlich (am selben Tag!).

22. Direktes Verfahren bedeutet:
Auftragen von Unterfütterungsmaterial direkt im Mund des Patienten, Ausarbeitung am Stuhl (Kalt- bzw. Autopolymerisat). Dauer: in derselben Sitzung Fertigstellung.

23. Zum Eingliederungstermin einer unterfütterten Prothese sollten Handstück mit Fräse oder Steinchen und Okklusionfolie vorbereitet sein.

24. Ein individueller Löffel dient der exakten Zahn- und Kieferabformung in der Prothetik. Er wird speziell für einen Patienten hergestellt. Dazu wird der Kiefer zuerst mit einem konfektionierten Löffel abgeformt. Auf dem dann ausgegossenen Gipsmodell wird der individuelle Löffel hergestellt.

25. Dekubitus = - Druckgeschwür an der Schleimhaut,
    = - Gewebsdefekt, durch Druck hervorgerufen,
    (nach Eingliederung einer neuen Prothese).

26. Veneer = hauchdünne Keramikschale für Zähne, die mit einem Spezialkleber auf die Zahnoberfläche geklebt wird. So können leichte Zahnfehlstellungen, Zahnlücken und Verfärbungen korrigiert werden. Vorgehen: Vorabdrücke, Präparation (dünne Schicht vom Zahnschmelz wird abgetragen), Abformung, provisorische Versorgung, Labor → Kofferdam, Einprobe, Anätzung von Zahnschmelz und Keramikinlay, Silanisierung des Inlays, Aufbringen des Klebers, Aushärtung, Kontrolle.

27. Bei einer Remontage wird die Funktion einer Prothese verbessert durch erneutes Einartikulieren nach einer Bissnahme.

E. Lösungen Abrechnungswesen

1. Antworten auf die offenen Fragen

1.1 Allgemeine Leistungen und Individualprophylaxe

01. In derselben Sitzung mit Ä1 (1) können nicht abgerechnet werden:
- 01 = Eingehende Untersuchung
- 02 = Hilfeleistung bei Ohnmacht oder Kollaps
- Ä 50 und Ä 51 (7500 und 7510) = Besuche
- FU = Früherkennungsuntersuchungen

In allen diesen Leistungen ist die Beratung schon enthalten und kann nicht mehr gesondert berechnet werden.

02. Eine Beratung als „alleinige Leistung" kann **immer** abgerechnet werden. Hierbei bleibt auch der Quartalsübergang unberücksichtigt. Alleinige Leistung heißt, dass der Patient in dieser Sitzung nur beraten und in keiner Weise behandelt wird.

Beispiele für Beratungen als alleinige Leistung:
- Gespräch über die geplante Behandlung
- Ausstellen eines Rezeptes ohne gleichzeitige Behandlung in derselben Sitzung
- telefonische Beratung
- Wundkontrolle o. B. ohne gleichzeitige Behandlung in derselben Sitzung

03. Die **Ä 1 (1)** kann nur für die Beratung am 07.01. berechnet werden.

Obwohl der Patient am 09.01. das erste Mal im Quartal in die Praxis kommt und normalerweise, wenn in dem Quartal keine 01 berechnet wird, neben der ersten Behandlung eine Ä 1 abgerechnet werden kann, ist dies hier nicht möglich.

Die Abrechnungsbestimmungen sagen:

Wurde in dem Quartal schon eine Beratungsgebühr angesetzt, so kann auch neben der ersten Leistung keine Ä 1 (1) mehr berechnet werden.

Merke:
Fängt man in einem Quartal mit einer Ä 1 (1) als alleinige Leistung an, kann im gesamten Quartal die Ä 1 (1) nur noch als alleinige Leistung berechnet werden.

04. Die **Ä 1 (1) kann nur einmal**, nämlich für die Beratung in der **zweiten Sitzung** abgerechnet werden.

Begründung: In der 1. Sitzung ist sie in der 01 enthalten, in der 3. bis 5. Sitzung wird behandelt. Neben einer Behandlung kann die Ä 1 (1) aber nur in der ersten Sitzung im Quartal berechnet werden.

05. Am 20.02. wird die 01, und bis zum 23.03. alle anfallenden Leistungen der Wurzelbehandlung berechnet.

Am 04.04. werden nur die Leistungen der Wurzelbehandlung berechnet, da es sich um eine **Weiterbehandlung aus dem Vorquartal** handelt.

Dies berechtigt nicht dazu, in jedem neuen Quartal eine Ä 1 (1) an den Behandlungsbeginn zu setzen.

06. a) **Ä 1 (1) am 25.03.**, da eine **alleinige Leistung „Ä 1"** (1) immer abgerechnet werden kann, auch wenn im Quartal eine 01 vorausgeht.

Bei **Quartalswechsel kann am 05.04. keine Ä 1** (1) berechnet werden, da die 18-Tage-Frist (siehe 9. Abrechnungsbestimmung zur Ä 1 (1)) nicht überschritten ist und es sich um den gleichen Behandlungsfall wie im Vorquartal handelt.

b) **Ä 1 am 25.03.**, da eine **alleinige Leistung „Ä 1"** immer abgerechnet werden kann, auch wenn schon eine 01 im Quartal abgerechnet wurde.

Bei **Quartalswechsel kann am 05.04. eine Ä 1 (1) berechnet werden**, da es sich um einen neuen Befund handelt, der nicht in der **01 vom Vorquartal** erfasst war. Es handelt sich also um einen **neuen Krankheitsfall**, in diesem Moment muss auf die 18-Tage-Frist keine Rücksicht genommen werden.

07. Bei der **eingehenden Untersuchung** werden in der Kartei des Patienten folgende Angaben verlangt:

Für den konservierenden Bereich sind nur die **fehlenden, kariösen und zerstörten Zähne** interessant. Angaben über Zahnersatz können, müssen aber nicht dokumentiert werden.

Weiterhin werden Angaben über den Allgemeinzustand der Mundhöhle erwartet. Hat der Patient **Zahnstein** oder eine **Mundkrankheit** (Zahnfleisch- oder Mundschleimhautentzündung) wird dies vermerkt.

Zusätzliche Befunde (z. B. Fistel oder Knochenatrophie) können festgehalten werden. Im Erfassungsschein wird nur das Datum und die Gebührennummer 01 eingetragen.

08. In derselben Sitzung mit der 01 ist die Abrechnung der **Ä 1 (1) = Beratung ausgeschlossen**, da diese bereits in der Leistungsbeschreibung der 01 enthalten ist. In einer der nächsten Sitzungen im Quartal kann die Ä 1 (1) nur noch als **„alleinige Leistung"** abgerechnet werden.

09. Die 02 ist eine **Hilfeleistung bei Ohnmacht oder Kollaps** des Patienten.

Die Leistung kann nur abgerechnet werden, wenn der Zahnarzt selbst sich um den Patienten kümmert und dadurch ein **zusätzlicher Zeitaufwand** entsteht, d. h. der Praxisablauf dadurch gestört ist.

In der Sitzung, in der eine 02 abgerechnet wird, kann **keine „Beratung" = Ä 1 (1) berechnet werden**, auch wenn diese Leistung vor der Ohnmacht oder dem Kollaps des Patienten erbracht worden ist (2. Abrechnungsbestimmung zur Position 02).

10. Die Leistung **03 = Zuschlag** kann immer dann in Ansatz gebracht werden, **wenn der Behandler außerhalb seiner offiziellen Sprechzeit von einem nicht einbestellten Kassenpatienten konsultiert wird.**

Beispiele:

- Anruf des Patienten am Wochenende, dieser wird vom Zahnarzt telefonisch beraten. **Ä 1 (1) – telefonische Beratung + 03 – außerhalb der Sprechstunde** werden mit Datum im Erfassungsschein eingetragen.

- **Notfalldienst des Zahnarztes:** Bei jedem Patienten, der den Notfalldienst in Anspruch nimmt, kann **zusätzlich zur Behandlung die Leistung 03** angesetzt werden.

  Ist der Patient dabei das erste Mal im Quartal zur Behandlung da, wird abgerechnet: **Ä 1 (1) – Beratung + 03 – Zuschlag + Behandlung.**

- **Patient wurde in diesem Quartal schon behandelt,** kommt aber mit Problemen außerhalb der Sprechzeit (Notfalldienst, unbestellt abends nach der Sprechzeit usw.) und wird behandelt, es kann berechnet werden: **Behandlungsleistungen + 03 – Zuschlag**

  Eintrag der Uhrzeit vierstellig – ohne Punkt und Komma – in der Spalte „Bemerkungen".

  Eine Ä 1 (1) kann in diesem Fall nicht berechnet werden, da es sich nicht mehr um die erste Behandlungssitzung im Quartal handelt.

11. Die Ä 1 kann zusammen **in derselben Sitzung mit der GOZ 001**, der eingehenden Untersuchung, berechnet werden. Sie ist für den selben Behandlungsfall nach Ablauf eines Monats erneut berechenbar. Im Bema kann sie nur in der 1. Sitzung des Quartals mit einer Leistung berechnet werden.

Als alleinige Leistung ist sie immer berechenbar.

12. Wenn ein Privatpatient außerhalb der Sprechstunde in der Praxis behandelt wird, können zu den Gebührennummern Ä 1 – Ä 6 folgende Zuschläge berechnet werden.

Zuschlag A außerhalb der Sprechstunde
Zuschlag B bei Nacht (20:00 – 22:00 Uhr und 6:00 – 8:00 Uhr)
Zuschlag C bei Nacht (22:00 – 6:00 Uhr)
Zuschlag D am Samstag und an Sonn-/Feiertagen

Es ist allerdings darauf zu achten, dass in dieser Sitzung immer eine der Geb.-Nrn. Ä 1 – Ä 6 berechnet werden muss, um den Zuschlag zu erhalten. Ist dies nicht der Fall, kann man nur den Faktor der Behandlung erhöhen.

13. Die Ä 1 kann nicht in derselben Sitzung **mit 01 oder 02** abgerechnet werden.

14. Die 02 kann abgerechnet werden, wenn **dem Zahnarzt** selbst bei der Hilfeleistung für einen ohnmächtigen Patienten ein **größerer Zeitaufwand** entsteht.

15. Je Sitzung werden berechnet: **Sens = Vipr., üZ, Mu, sK, Zst.** Alle diese Leistungen werden ohne Zahnangabe, nur mit Datum der Leistungserbringung im Erfassungsschein eingetragen.

16. Der provisorische Verschluss ist in allen medizinischen Versorgungen der Zähne enthalten.

    Die Leistung „pV" = 11 kann nur in Ausnahmefällen berechnet werden, wenn der Zahn als alleinige Leistung nur exkaviert und provisorisch verschlossen wird. Das ist manchmal der Fall bei Patienten auf der Durchreise oder wenn ein Patient umzieht, Füllungen wurden begonnen und konnten nicht vollendet werden.

17. Die „üZ" kann nicht für prophylaktische Maßnahmen (Fluoridierung der Zähne) bei Patienten ab dem 18. Lebensjahr berechnet werden. Wollen diese ihre Zähne fluoridiert haben, muss man es privat nach der GOZ als Gebührennummer 102 in Rechnung stellen.

18. Nach der Eingliederung einer Prothese werden auftretende Prothesendruckstellen **„drei Monate"** kostenlos entfernt. In diesem Zeitraum kann für die anfallenden Leistungen

    - **Mundschleimhautbehandlung und/oder**
    - **Beseitigung störender Prothesenränder**

    kein Honorar berechnet werden.

19. Für die Behandlung von Schleimhauterkrankungen kann je Sitzung einmal die „Mu" (105) mit Datumsangabe im Erfassungsschein berechnet werden. Eine Zahnangabe ist nicht nötig, sollte aber bei Nachfragen aus der Kartei ersichtlich sein.

20. Die Leistung „sK" (106) kann abgerechnet werden für:

    - Beseitigung scharfer Zahnkanten, z. B. überstehende Füllungsränder
    - Prothesendruckstellen beseitigen (ab drei Monaten nach Eingliederung des Zahnersatzes)
    - Beschleifen von Prothesenzähnen im Gegenkiefer zum Artikulationsausgleich
    - Ätzen flächenhafter Milchzahnkaries
    - Muldenförmiges Ausschleifen eines Milchzahnes

21. **Pro Kalenderjahr kann bei einem Kassenpatienten nur einmal Zahnsteinentfernen als vertragszahnärztliche Leistung abgerechnet werden.**

    Jede weitere Sitzung muss dem Patienten als Geb.-Nr. 405 je Zahn privat in Rechnung gestellt werden.

22. Wird mit einem Pauschalbetrag in Rechnung gestellt, da es keine zahnärztliche Leistung am Patienten ist!

1. Antworten auf die offenen Fragen

23. Die Geb.-Nr. 403 (sK) kann **je Kieferhälfte oder Frontzahnbereich einmal** je Sitzung berechnet werden. Weiterhin gibt es keine Abrechnungsbestimmung, dass man bis zu drei Monaten nach Eingliederung von Zahnersatz störende Prothesenränder kostenlos entfernen muss.

Bei der Beschreibung der Leistungen für Prothesen (Geb.-Nr. 520 bis 523) heißt es zwar „einschl. Nachkontrolle und Korrekturen", aber der Zeitraum ist nicht näher bestimmt.

24. Die Geb.-Nr. 100 kann **einmal innerhalb eines Jahres** berechnet werden.

Der Mundhygienestatus wird erstellt und zusätzlich erfolgt eine eingehende Unterweisung zur Vorbeugung gegen Karies und Parodontose.

Die Geb.-Nr. 100 entspricht in ihrem Leistungsinhalt der IP 1 + IP 2 (1010 + 1020) des Bema.

25. Die Fluoridierung (GOZ 102) ist je Sitzung berechenbar und kann **höchstens dreimal innerhalb eines Jahres** angesetzt werden.

26. Bei der Versiegelung von kariesfreien Fissuren werden die Zähne im Seitenzahnbereich auf den okklusalen Flächen mit lichtaushärtenden Kunststoffen überzogen.

Die Geb.-Nr. 200 ist **je Zahn** berechenbar, die **Aushärtung** je Kieferhälfte oder Frontzahnbereich **als Geb.-Nr. 203. Kariesfrei** sind auch perfekt restaurierte Zähne!

27. Die Behandlung überempfindlicher Zahnflächen kann einmal je Kiefer berechnet werden, dabei ist es unerheblich, wie viele Zähne behandelt werden.

1.2 Konservierende Behandlung mit Röntgenleistungen

01. Als „bMF" (12) = besondere Maßnahmen beim Präparieren und Füllen kann berechnet werden:

- Separieren der Zähne
- Anlegen von Spanngummi
- Beseitigen störenden Zahnfleisches, d.h. Verdrängen, mittels Fäden legen oder das anhaftende Zahnfleisch mit dem Elektrotom lösen. Wichtig ist dabei, dass das Zahnfleisch nicht entfernt wird. Dies wäre die Position „Exc 1" (49) je Zahn.
- Stillen einer übermäßigen Papillenblutung.

02. In selber Sitzung an den **Zähnen 14, 21, 23** kann die „**bMF**" (12) zweimal abgerechnet werden, da der Zahn 14 außerhalb des Frontzahnbereiches liegt, dadurch wird „**je Kieferhälfte**" abgerechnet.

Sie ist unter Angabe jeweils eines Zahnes zweimal im Erfassungsschein einzutragen, da eine Mehrfachangabe im Feld „Bemerkungen" in diesem Fall nicht möglich ist.

Datum T.T.M.M	Zahn	Leistung	Bemerkungen	Datum T.T.M.M	Zahn	Leistung	Bemerkungen
27.09	14	12		27.09	14	bMF	
		13 3	12 4			F3	12 4
	21	12			21	BMF	
		13 4	2345			F4	2345
	23	13 4	1245		23	F4	1245

03. Für die Zähne **13 bis 22** wird nur **einmal „bMF"** (12) berechnet, da sie in einem gemeinsamen Frontzahnbereich liegen.

Für den **Zahn 31 wird nochmals eine „bMF"** (12) berechnet, da dieser in einem gesonderten Kiefer liegt.

Die Leistung „bMF" (12) kann also in einer Sitzung **maximal viermal** berechnet werden, da sie „je Frontzahnbereich **oder** Kieferhälfte" definiert ist.

04. In der Leistung der Füllung sind folgende Maßnahmen enthalten:
    - Präparieren der Kavität,
    - Unterfüllung,
    - plastische definitive Füllung, ggf. mit Ätztechnik und Lichtaushärtung,
    - Mittel zur Formung der Füllung (z. B. Matrizen, Zelluloidstreifen, Einlegen von Watterollen, Watterollenhalter usw.),
    - Polieren der Füllung, auch wenn dies erst in einer der nachfolgenden Sitzungen vorgenommen wird.

Die Füllungslagen werden auf dem Erfassungsschein in der Spalte „Bemerkungen" mit Ziffern oder Buchstaben eingetragen.

Ziffer	Buchstabe	Fläche
1	m	mesial
2	o	okklusal/inzisal
3	d	distal
4	v	bukkal/labial
5	l	lingual/palatinal

05. Die **Position 16 = St** kann nur **einmal je Zahn** berechnet werden, egal wie viele parapulpäre Stifte bei einer Füllung benötigt werden.

Das Material der Stifte ist in der Position „St" (16) enthalten und kann nicht gesondert berechnet werden.

1. Antworten auf die offenen Fragen

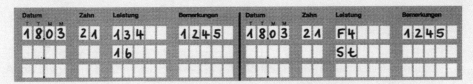

06. a) Für die definitive Füllung wird berechnet:

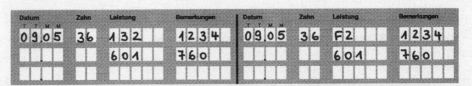

Erläuterungen siehe Antwort zu Frage 5.

b) Für die Aufbaufüllung wird berechnet:

Für Aufbaufüllungen bei Überkronung kann, unabhängig von der Zahl der zu füllenden zusammenhängenden Flächen, **höchstens die Leistung „F 2"** (132 = 13 b) berechnet werden.

In Ausnahmefällen können auch mehrere getrennte Aufbaufüllungen berechnet werden. Sie werden dann mit Angabe des Zahnes und der Füllungsflächen untereinander auf dem Erfassungsschein eingetragen.

Es werden aber **alle Füllungsflächen** unter „Bemerkungen" eingetragen.

Bei einer Füllung für Zahnersatz kann die **Leistung „St"** (16) für die parapulpäre Verankerung **nicht** berechnet werden.

Die Position „St" (16) kann nur mit definitiven Füllungen nach „F 3" (133 = 13 c) und „F 4" (134 = 13 d) abgerechnet werden.

Bei Aufbaufüllungen hingegen wird nicht die zahnärztliche Leistung, aber dafür das **benötigte Material der Stifte** als Leistungsnummer 601 angegeben. Der Euro-Betrag wird in Cent unter „Bemerkungen" eingetragen.

07. Die Füllungen nach den Gebührennummern **13 e bis 13 g** können nur berechnet werden, wenn Amalgamfüllungen absolut kontraindiziert sind.

Dies ist der Fall bei Patienten, die an einer schweren **Niereninsuffizienz** (ärztliche Bescheinigung) oder an einer **Allergie auf Amalgam** bzw. dessen Bestandteilen leiden. Diese Allergie muss allerdings durch eine Bescheinigung entsprechend den

Kriterien der Kontaktallergie-Gruppe der Deutschen Gesellschaft für Dermatologie nachgewiesen werden.

Für Patienten, die nicht dem oben genannten Personenkreis angehören, sind Komposit-Füllungen im Seitenzahnbereich, die entsprechend den Regeln der Adhäsivtechnik gelegt werden, keine vertragszahnärztliche Leistung. Sie werden daher mit dem Patienten als **Privatleistung** vereinbart. Diese Vereinbarung sollte – nach vorheriger intensiver Aufklärung des Patienten – schriftlich erfolgen.

Bei einer benötigten Füllung stellt man nur die Mehrkosten in Rechnung. Die Kassenfüllung (F 1 – F 3) wird normal über die KZV berechnet.

08. Bei der Entfernung der Brücke **KBBKK** wird die Leistung „**EKr**" **(23) dreimal** (für die Brückenpfeiler) berechnet.

09. Die indirekte Überkappung = „**Cp**" kann **je Kavität** abgerechnet werden. In derselben Kavität kann sie nur im äußersten Ausnahmefall nochmals berechnet werden.

Die direkte Überkappung = „**P**" dagegen kann **nur einmal je Zahn** abgerechnet werden.

10. Am Zahn 37 werden **zwei verschiedene Kavitäten** mit einer „Cp" (25) und einer definitiven Füllung versehen. Man berechnet:

Datum	Zahn	Leistung / Symbol	Bemerkungen	Datum	Zahn	Leistung / Symbol	Bemerkungen
07 07	37	411		07 07	37	L4	
		25				CP	
		25				CP	
		132	14			F2	14
		131	3			F1	3

11. Das **Anlegen von Spanngummi** ist aus dem Leistungsinhalt der „bMF"= 203 herausgenommen worden und ist als eigene **Geb.-Nr. 204** in der GOZ enthalten.

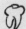
12. Anders als beim Kassenpatienten kann die Geb.-Nr. 203 **je Methode + je Frontzahnbereich oder Kieferhälfte** berechnet werden.

Beispiel: An Zahn 11 wird eine Füllung gelegt, dazu muss störendes Zahnfleisch verdrängt werden und der Zahn von Zahn 21 separiert werden, **2 x 203** berechenbar.

Weiterhin heißt es in der Definition der Geb.-Nr. 203 „z. B. Separieren ...", d. h. dass die Aufzählung nicht erschöpfend ist. Einfach ausgedrückt kann man sagen:

Alle besonderen Maßnahmen beim Füllen oder Präparieren – **außer der Matrize und Mitteln zur Formung der Füllung** – können als Geb.-Nr. 203 berechnet werden.

1. Antworten auf die offenen Fragen

13. Für eine vierflächige Füllung wird die **Geb.-Nr. 211** angesetzt. Die Verankerung durch drei parapulpäre Stifte ist **dreimal die Geb.-Nr. 213**. Sollte man einmal **vier Stifte** benötigen, kann auch nur dreimal die 213 berechnet werden, aber viermal Materialkosten der Stifte.

14. Im Gegensatz zum Bema kann die zahnärztliche Leistung der Stiftverankerung in der GOZ auch bei Aufbaufüllungen berechnet werden. Das heißt, dass sich im vorliegenden Fall nur die Berechnung der Füllung als **Geb.-Nr. 218** ändert. Je nach Anzahl der Flächen der Aufbaufüllung sollte man den Faktor wählen, denn die Geb.-Nr. 218 ist im Einfachsatz der einflächigen Füllung gleichgestellt.

    Dreimal Geb.-Nr. 213 bleibt unverändert.

    Allerdings kann die Geb.-Nr. 218 nur einmal je Zahn berechnet werden, im Bema die F1 oder F2 (131, 132) je Kavität!

15. Für die Behandlung an Zahn 13 wird in Rechnung gestellt:

    | 1 x Geb.-Nr. 203 | - | Separieren von Zahn 14 |
    | 1 x Geb.-Nr. 204 | - | Kofferdam anlegen |
    | 1 x Geb.-Nr. 211 | - | vierflächige Füllung |

    Sollte es in Ihrer Praxis üblich sein, dass man für das **Polieren einer Kunststofffüllung** in der gleichen Sitzung nochmals die **Geb.-Nr. 203** berechnet, so ist dagegen nichts zu sagen (siehe Antwort zu Frage 12).

16. Die „Cp" (25) wird je Kavität abgerechnet, d. h. dass an einem Zahn ggf. auch einmal zwei ortsgetrennte indirekte Überkappungen auftreten können.

17. Der Aufbau einer gesamten Schneidekante, bei dem beide Seiten einbezogen werden, ist eine fünfflächig zusammenhängende Füllung und daher als **„nur" einmal F 4, 134, (13 d)** berechenbar. Die Verankerung durch zwei parapuläre Stifte kann nur als **einmal St** ohne Materialkosten berechnet werden. Die **St, 16** ist je Zahn inkl. Materialkosten definiert.

18. Bei dieser Frage ist **Antwort c** die richtige Lösung. Die „**bMF**" 12 kann weder für die UV-Aushärtung, noch für das Legen von Fäden für die Abformung berechnet werden. Die Matrize ist Leistungsinhalt aller Füllungspositionen.

19. Die „bMF" ist „je Frontzahnbereich **oder** je Kieferhälfte" abrechenbar. Nur die Zähne **11 und 23** liegen in einem gemeinsamen Frontzahnbereich und dafür wird 1 x bMF berechnet.

20. Von einer Aufnahme sollen **bis zu drei nebeneinander stehende Zähne** erfasst werden.

    Ist dies einmal nicht möglich und sollte sich dadurch die abzurechnende Position der Röntgenaufnahmen ändern, wäre ein Vermerk in der Kartei zu empfehlen. Es muss nur auf Anfrage begründet werden können.

21. Befunde, Diagnosen, Begründungen im Wortlaut werden nur noch in der Kartei dokumentiert. Das ist aber wichtiger denn je, weil nur auf diesem Weg die Dokumentationspflicht erfüllt werden kann. **Aufbewahrungspflicht: 10 Jahre!**

Röntgenaufnahmen von Kindern und Jugendlichen unter 18 Jahren müssen bis zur Vollendung des 28. Lebensjahres aufbewahrt werden!

Dies gilt auch für **Röntgenbefunde**. Der genaue Befund ist in der Patientenkartei einzutragen (z. B. apicale Aufhellung). Auf dem Erfassungsschein oder der Diskette ist als Begründung die **Ziffer des Bema-Teils** anzugeben, für den die Röntgenaufnahme angefertigt wurde.

Ziffer	Röntgenbegründung
0	Bissflügelaufnahme
1	Konservierend/chirurgische Behandlung
2	Gelenkaufnahme/Kieferbruch
3	Kieferorthopädische Behandlung
4	PAR-Behandlung
5	Versorgung mit Zahnersatz und Zahnkronen

22. Bei den Röntgenaufnahmen der Vitalexstirpation handelt es sich um mehrere Aufnahmen, die den Zahn in einer immer **anderen klinischen Situation** darstellen.

Der Zahnarzt ist deshalb berechtigt, **jede Aufnahme als separate „Rö 2"** (Ä925 a = 9251) abzurechnen.

Die hier abzurechnenden **dreimal Rö 2** müssen in chronologischer Reihenfolge auf dem Erfassungsschein eingetragen werden. Die Röntgenbegründung „1" unter Bemerkungen darf nicht fehlen.

23. Bissflügelaufnahmen werden zur **Kariesfrüherkennung** an den Approximalflächen der Seitenzähne angefertigt. Geröntgt wird OK und UK in Schlussbissstellung. Die Aufnahmen werden ganz normal „je drei nebeneinander stehende Zähne" als ein Bild gezählt.

Dadurch fällt je nach Bezahnung einmal eine **„Rö 2"** (Ä925 a = 9251) oder eine **„Rö 5"** (Ä925 b = 9252) an. Diese werden mit der Angabe eines Zahnes und der Bemerkung „0" im Erfassungsschein eingetragen. Die ausführlichen Befunde müssen nur in der Kartei vermerkt werden.

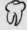
24. Für die Bissflügelaufnahmen und die apicale Aufnahme an Zahn 11 wird insgesamt einmal **„Rö 5"** (Ä925 b = 9252) berechnet. Die Mess- und Kontrollaufnahmen an Zahn 11 werden jeweils als „Rö 2" (Ä925 a = 9251) berechnet.

Man berechnet also in diesem Fall:

1 x „Rö 5" und 2 x „Rö 2" = 1 x Ä925 b (9252) und 2 x Ä925 a (9251)

1. Antworten auf die offenen Fragen

25. Es handelt sich hier genau um fünf Aufnahmen in einer Sitzung, also wird **1 x „Rö 5"** (Ä925 b = 9252) abgerechnet. Im Feld Bemerkungen wird eine „1" eingetragen. Es genügt die Angabe eines Zahnes.

26. Bei den angegebenen Auswahlantworten erfüllen nur die Halbseitenaufnahmen des OK und UK den Ansatz der Ä 935 d (9354) – **Antwort d** –, denn nur hier sind **alle Zähne beider Kiefer** abgebildet.

27. Die Antwort „c" ist richtig. Werden am selben Tag an Zähnen in unterschiedlichen Kieferhälften Mess- und Kontrollaufnahmen durchgeführt, müssen diese aus Wirtschaftlichkeitsgründen jeweils zu einer Rö 2 (Ä925 a = 9251) zusammengezogen werden.

28. Für die Bissflügelaufnahmen und die zusätzlichen, zwei apikalen Aufnahmen sind **vier Bilder** ausreichend. Da es sich hier nicht um klinisch unterschiedliche Situationen eines Zahnes handelt, werden die Aufnahmen als **1 x Rö 5 (Ä925 b = (9252)** berechnet.

29. a) Wenn die Zähne 13 und 24 in derselben Sitzung eine Wurzelbehandlung erhalten, ist man verpflichtet aufgrund der Wirtschaftlichkeit, die Mess- und Kontrollaufnahmen ebenfalls parallel anzufertigen.

Die „Rö 2" (Ä925 a = 9251) ist definiert als „bis zwei Aufnahmen", also sind auch klinisch unterschiedliche Situationen von verschiedenen Zähnen in diese Definition eingeschlossen.

Man berechnet für diesen Fall bei **sechs Aufnahmen**

3 x „Rö 2" = 3 x Ä925 a (9251)

Es kann dafür entweder der Zahn 13 oder der Zahn 24 angegeben werden.

b) Werden die Zähne 13 und 24 in getrennten Sitzungen wurzelbehandelt, verhält sich die Situation anders. Werden alle klinischen Situationen einzeln dargestellt, ist man berechtigt **„je Aufnahme"** die **„Rö 2"** (Ä925 a = 9251) anzusetzen.

Dies bedeutet also hier: **5 x „Rö 2"** (Ä925 a = 9251) da die Anfangsaufnahmen ja als **1 x Rö 2** gelten.

Die Berechtigung zur Abrechnung dieser Leistungen muss nicht nachgewiesen werden. Durch den chronologischen Erfassungsschein werden alle Behandlungen mit entsprechenden Tagesdaten erfasst. Unter Bemerkungen wird jeweils die Begründung „1" eingetragen. Die Röntgenbefunde sind in der Kartei zu dokumentieren.

30. Die Ä 935 ist generell für Teilaufnahmen des Schädels berechenbar.

Bei der Ä 935 d (9354) geht es darum, dass **alle Zähne des Ober- und Unterkiefers** (oder deren Kieferbereiche) erfasst werden. Welche Art der Großaufnahme dabei verwendet wird ist egal.

Es gibt hier:
- das Orthopantomogramm
- die Panoramaaufnahmen und
- die Halbseitenaufnahmen

1.3 Endodontische Behandlung und Anästhesien

01. Bei den Wurzelbehandlungen werden berechnet:

je Zahn	je Kanal	je Zahn und Sitzung
Dev = 29	Vit E = 28	Med = 34
Trep 1 = 31	Wk = 32	die Med kann maximal dreimal je Zahn abgerechnet werden
	Wf = 35	

Bei der Behandlung von mehrwurzeligen Zähnen kann die **Anzahl > 1** für alle Leistungen, die **je Kanal** berechnet werden können, in der Spalte **„Bemerkungen"** eingetragen werden.

02. Für die Vitalexstirpation am Zahn 14 werden folgende Leistungen berechnet:

I, 2 x Vit E, 2 x Wk, 2 x Wf, F 3, 3 x Rö 2

Die Leistungen werden **in chronologischer Reihe** im Erfassungsschein eingetragen. Als Begründung für die Röntgenaufnahmen ist unter „Bemerkungen" jeweils die „1" eingetragen.

Datum T T M M	Zahn	Leistung numerisch	Leistung alphanumerisch	Leistung mit Abkürzung	Bemerkungen
03.0.8	14	9251	Ä925a	Rö 2	1
		40	40	J	
		28	28	VITE	2
		32	32	WK	2
		9251	Ä925a	Rö 2	1
		35	35	WF	2
		9251	Ä925a	Rö 2	1
		133	13c	F 3	1 2 3

03. Beide Behandlungen beginnen mit einer Trep 1 (31). Zur Trep 1 (31) kann, wenn nötig, eine Anästhesie berechnet werden.

04. Der **Zahn 25** ist hier als **„zweiwurzelig"** angegeben! Bitte in der Kartei den Röntgenbefund dokumentieren, da auf dem Erfassungsschein nur noch eine „1" eingetragen wird.

1. Antworten auf die offenen Fragen 449

Die Positionen der Wurzelbehandlung, die **„je Kanal"** berechnet werden, werden nach den individuellen Verhältnissen des Zahnes berechnet.

Hier liegt der Unterschied zu den Extraktionen. Hat also ein normalerweise „einwurzeliger" Zahn zwei Wurzeln und damit zwei Kanäle, die behandelt werden, können die tatsächlich erbrachten Leistungen berechnet werden. Die Anzahl „2" wird unter „Bemerkungen" eingetragen. Die Nachbereitung der Kanäle kann nicht noch einmal als Wk (32) berechnet werden.

Abgerechnet wird im vorliegenden Fall:

Datum T T M M	Zahn	Leistung numerisch	Leistung alphanumerisch	Leistung mit Abkürzung	Bemerkungen
0 5 0 5	2 5	9 2 5 1	Ä 9 2 5 a	R ö 2	1
		2 9	2 9	D E V	
1 2 0 5	2 5	3 2	3 2	W k	2
		9 2 5 1	Ä 9 2 5 a	R ö 2	1
		3 4	3 4	M E D	
2 0 0 5	2 5	3 5	3 5	W F	2
		9 2 5 1	Ä 9 2 5 a	R ö 2	1
		1 3 2	1 3 b	F 2	2 5

05. Für die **Erneuerung einer Wurzelfüllung** wählt man die Methode der **„Gangränbehandlung"**, da es sich hier um einen **„pulpatoten"** Zahn handelt.

Man fängt die Behandlung mit einer **„Trep 1"** (31) an. Es können alle durchgeführten Leistungen angesetzt werden.

Datum T T M M	Zahn	Leistung numerisch	Leistung alphanumerisch	Leistung mit Abkürzung	Bemerkungen
1 0 1 0	3 6	9 2 5 1	Ä 9 2 5 a	R ö 2	1
		3 1	3 1	T R E P 1	
		3 2	3 2	W k	2
		9 2 5 1	Ä 9 2 5 a	R ö 2	1
		3 5	3 5	W F	2
		9 2 5 1	Ä 9 2 5 a	R ö 2	1
		1 3 3	1 3 c	F 3	1 2 3

06. Die Geb.-Nr. 239 – Trepanation eines Zahnes, hat in ihrer Leistungsbeschreibung **nicht das Wort „pulpatot"**.

Das bedeutet, dass die Eröffnung eines Zahnes nicht nur vor der Geb.-Nr. 241 (WK), sondern auch **vor den Gebührennummern 235 (VitA), 236 (VitE), 237 (Dev) und 238 (MoA)** berechnet werden kann.

07. Das Besondere an diesem Fall ist, dass **zwei Messaufnahmen** nötig werden, da der Zahn 11 noch nicht ganz bis zum Apex aufbereitet war.

Diese zweite Messaufnahme kann abgerechnet werden, allerdings sollte dieses Verfahren nicht zur Regel werden. Die Eintragung zweier Befunde als Begründung für zwei Messaufnahmen sollte unbedingt in der Kartei erfolgen.

Datum T T M M	Zahn	Leistung numerisch	Leistung alphanumerisch	Leistung mit Abkürzung	Bemerkungen
2 8 0 4	1 1	9 2 5 1	Ä 9 2 5 a	R ö 2	1
		8	8	S E N S	
		4 0	4 0	J	
		3 1	3 1	T R E P 1	
		3 2	3 2	W K	
	2 1	4 0	4 0	J	
		3 1	3 1	T R E P 1	
		3 2	3 2	W K	
		9 2 5 1	Ä 9 2 5 a	R ö 2	1
		3 4	3 4	M E D	
	1 1	9 2 5 1	Ä 9 2 5 a	R ö 2	1
		3 4	3 4	M E D	
0 5 0 5	1 1	3 4	3 4	M E D	
	2 1	3 4	3 4	M E D	
1 2 0 5	1 1	3 4	3 4	M E D	
	2 1	3 4	3 4	M E D	
1 9 0 5	1 1	3 5	3 5	W F	
	2 1	3 5	3 5	W F	
		9 2 5 1	Ä 9 2 5 a	R ö 2	1
		1 3 1	1 3 a	F 1	5
	1 1	1 3 1	1 3 a	F 1	5

08. Wenn die erste Vitalitätsprüfung eines Zahnes schon negativ ausfällt, wird ein **pulpatoter** Zahn behandelt. Diese Methode beginnt immer mit „Trep 1 (31) = Eröffnen eines pulpatoten Zahnes". Hierbei ist es unerheblich, ob es sich um die erste endodontische Behandlung des Zahnes handelt, oder ob es eine Wiederholungsbehandlung ist.

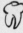

09. Die Infiltrationsanästhesie erfasst „**zwei nebeneinander stehende Zähne**", wobei **die Mittellinie trennt.**

Eine Ausnahme bildet die „**intraligamentäre Anästhesie**". Diese Anästhesie wird im Zahnfach des jeweiligen Zahnes injiziert.

1. Antworten auf die offenen Fragen

Es wurde bereits 1986 festgelegt, dass diese Anästhesie **„pro Zahn"** berechnet werden kann. Werden einmal **zwei nebeneinanderstehende Zähne mit einer „intraligamentären Anästhesie" versehen,** werden die Zähne untereinander mit jeweils einer „I" (40) ohne weitere Begründung aufgeführt.

10. Bei Privatpatienten kann die Oberflächenanästhesie einmal je Kieferhälfte und das Zahnsteinentfernen einmal je Zahn berechnet werden.

    Hier wird in Rechnung gestellt: **2x 008 und 10x 405**

11. Für die Entfernung der Zähne 13, 11, 21, 22 und 23 werden **4 x I** (40) berechnet, da die **Mittellinie trennt**.

1.4 Chirurgische Behandlung

01. Für die Entfernung des Zahnes 32 wird **1 x I und 1 x X 1** angesetzt, am Zahn 33 fällt ebenfalls **1 x I und 1 x F 4** an.

    In der Kartei sollte vermerkt werden, dass es sich um „intraligamentäre Anästhesien" gehandelt hat.

Datum	Zahn	Leistung numerisch	Leistung alphanumerisch	Leistung mit Abkürzung	Bemerkungen
2 0 0 9	3 2	4 0	4 0	J	
		4 3	4 3	X 1	
	3 3	4 0	4 0	J	
		1 3 4	1 3 d	F 4	1 2 4 5

02. Die Leitungsanästhesie kann im Oberkiefer bei folgenden Leistungen durchgeführt werden:

    - **entzündliche Prozesse**, z. B. Eröffnen von Abszessen
    - **große chirurgische Eingriffe**, pauschal gesagt von der Osteotomie an, wenn die Anästhesietiefe der Infiltrationsanästhesie nicht ausreicht
    - **nicht** für normale Extraktionen und Excisionen

03. Bei **lang andauernden Eingriffen** kann die „I" (40) und auch die „L 1" (41a = 411) gegebenenfalls ein **zweites Mal** abgerechnet werden.

    Im Erfassungsschein werden sie, ohne weitere Begründung, zweimal untereinander eingetragen.

    Beachte: Seit Januar 2004 kann die zweimalige Anästhesie auch bei langen Präparationen für Zahnersatz angewendet werden!!

04. Bei **größeren chirurgischen und parodontalchirurgischen Eingriffen** kann man neben der Leitung auch die Infiltrationsanästhesie ansetzen.

Dies gilt ebenfalls in der UK-Front zur **Ausschaltung der Anastomosen** (Nervenenden) der anderen Kieferhälfte.

05. Die Oberflächenanästhesie (GOZ 008) wird **je Frontzahnbereich oder Kieferhälfte** berechnet. Sie kann auch zur Betäubung der Einstichstelle der eigentlichen Anästhesie angesetzt werden.

06. Alle Anästhesien, die benötigt werden, können in Ansatz gebracht werden. Es gibt **nicht die Einschränkungen**

- langandauernder chirurgischer Eingriff
- großer chirurgischer Eingriff
- normalerweise im UK usw.

Es hat sich erwiesen, dass die 009 normalerweise **je Zahn** berechnet wird. Allerdings gibt es auch die Möglichkeit, je Einstichstelle zu berechnen, da jegliche Definition fehlt.

Die 010 wird **je Kieferhälfte** berechnet, kann aber ggf. zusätzlich einmal zur Ausschaltung des Nervus buccinatoris angesetzt werden.

07. Der Zahn 14 hat normalerweise zwei Wurzeln.

Bei den **Extraktionen** wird nicht auf die individuellen Verhältnisse des Zahnes geachtet, sondern **nach den Vorgaben des Bema** abgerechnet.

In dem vorliegenden Fall bleibt es also bei

1 x l und 1 x X 2 = 1 x 40 und 1 x 44

08. Zahn 35 ist als zerstört angegeben, also handelt es sich um eine normale Extraktion.

Man berechnet: **1 x L 1 und 1 x X1 = 1 x 41 a (411) und 1 x 43**

Erst wenn ein Zahn **tieffrakturiert** (im Bereich der Wurzel bricht), kann man die Position „**X 3**" (45) berechnen.

09. Im 4. Quadranten wird eine Leitung gelegt werden. Um die Zähne 31 und 32 zu entfernen, dürfte in den meisten Fällen eine Infiltrationsanästhesie ausreichend sein. Allerdings ist nichts dagegen einzuwenden, wenn auch hier eine Leitung gelegt wird. Geht man vom zuerst beschriebenen Abrechnungsmodus aus, wird hier berechnet:

1. Antworten auf die offenen Fragen 453

Datum T T M M	Zahn	Leistung numerisch	Leistung alphanumerisch	Leistung mit Abkürzung	Bemerkungen
27 04	46	411	41 a	L 1	
		45	45	X 3	
	45	43	43	X 1	
	42	43	43	X 1	
	41	43	43	X 1	
	31	40	40	J	
		43	43	X 1	
	32	43	43	X 1	

Achtung: Auch die Entfernung des **zweiwurzeligen Zahnes 45** ist **nur eine X 1**, wie bereits bei der Antwort zu Frage 7 beschrieben.

10. Die **Hemisektion ist** nur abrechenbar, wenn der verbleibende Teil des Zahnes es ermöglicht, wieder eine geschlossene Zahnreihe herzustellen (Brückenpfeiler).

    Es wird abgerechnet: **1 x L 1 und 1 x Hem = 1 x 41 a (411) und 1 x 47 b (472)**

    War der Zahn bis zu diesem Zeitpunkt nicht wurzelbehandelt, wird für den zurückbleibenden mesialen Teil dies jetzt nötig werden. Alle anfallenden Leistungen können dann berechnet werden.

11. Die Entfernung von Wurzelresten wird immer nach der Leistungsnummer des entsprechenden Zahnes abgerechnet.

    Handelt es sich allerdings, wie hier, um einen **Wurzelrest**, der nur **durch Osteotomie** entfernt werden kann, wird die Leistung **„Ost 1"** (47a = 471) angesetzt.

    Ist ein Wurzelrest einmal gesamt vom Knochen umschlossen und mit diesem verwachsen, kann sogar eine „Ost 2" (48) anfallen.

Datum T T M M	Zahn	Leistung numerisch	Leistung alphanumerisch	Leistung mit Abkürzung	Bemerkungen
09 01	26	9251	Ä 925 a	Rö 2	1
		411	41 a	L 1	
		40	40	J	
		471	47 a	OST 1	

12. Das Entfernen eines retinierten Zahnes ist generell eine „Ost 2" (48).

    Für die zwei Röntgenaufnahmen kann jeweils Rö 2 (Ä925 a = 9251) berechnet werden, da es sich um klinisch unterschiedliche Situationen desselben Zahnes handelt.

    Die zweite Anästhesie wird ohne weitere Begründung berechnet. Die lange Dauer des Eingriffs sollte allerdings in der Kartei dokumentiert werden.

Datum T T M M	Zahn	Leistung numerisch	Leistung alphanumerisch	Leistung mit Abkürzung	Bemerkungen
15.08	28	9251	Ä925a	Rö2	1
		40	40	J	
		48	48	OST2	
		9251	Ä925a	Rö2	1
		40	40	J	
22.08	28	38	38	N	

13. Die **Entfernung des Schleimhautlappens** über dem durchbrechenden Zahn 18 wird als „**Exc 1**" (49) berechnet.

Die Entfernung des Zahnes 18 ist keine Osteotomie, sondern nur eine „X 3" (45). Anmerkungen zur zweiten Anästhesie siehe Antwort 03.

Datum T T M M	Zahn	Leistung numerisch	Leistung alphanumerisch	Leistung mit Abkürzung	Bemerkungen
20.01		01	01	01	
	18	40	40	J	
		49	49	EXC1	
22.01	18	38	38	N	
27.01	18	38	38	N	
10.02	18	9251	Ä925a	Rö2	1
		40	40	J	
		45	45	X3	
		40	40	J	

14. Für die Entfernung von Granulationsgewebe kann „**je Zahn**" **die Leistung** „**Exc 1**" (49) angesetzt werden, auch wenn diese Leistung im zeitlichen Zusammenhang mit der Pfeilerpräparation durchgeführt wird. Alle Leistungen müssen mit Angabe der Zähne untereinander im Erfassungsschein aufgeführt werden.

Es wird in diesem Fall nicht, wie häufig angenommen, die Leistung „**bMF**" angesetzt. Die Leitung wird in „Bemerkungen" mit „5" gekennzeichnet. Es bedeutet, dass die Anästhesie für Zahnersatzleistungen gelegt wurde.

Datum T T M M	Zahn	Leistung numerisch	Leistung alphanumerisch	Leistung mit Abkürzung	Bemerkungen
20.10	46	411	41a	L1	5
		49	49	EXC1	
	44	49	49	EXC1	
	43	49	49	EXC1	

1. Antworten auf die offenen Fragen

15. Als Leistung „N" (38) = **Nachbehandlung** werden in neuer Sitzung nach dem chirurgischen Eingriff berechnet:

- Tamponade (Drain, Streifen) einbringen, wechseln oder entfernen
- Fäden entfernen
- Ausspülen der Wunde

16. In der Leistung „XN" (46) sind die **chirurgischen Wundrevisionen** zusammengefasst.

- Auskratzen der Wunde
- Legen einer Naht
- Glätten des Kieferknochen.

Auch diese Leistungen können **nur in einer neuen Sitzung** berechnet werden, da sie sonst in der Position des chirurgischen Eingriffes enthalten sind.
Die benötigte Anästhesie nicht vergessen!

17. Beide Leistungen werden je Frontzahnbereich **oder** Kieferhälfte berechnet. Wenn also mehrere Wunden in derselben Kieferhälfte behandelt werden, **kann nur einmal „N" (38) oder „XN" (46)** angesetzt werden.

Sollten in einem Bereich **gleichzeitig Leistungen nach „N" (38) und „XN" (46)** erbracht werden, **kann nur** die höher bewertete Leistung **„XN"** abgerechnet werden.

18. Eine **„Wundkontrolle o. B."** ist keine Leistung nach der Position „N" (38), sondern nur eine **„Beratung als alleinige Leistung = Ä 1" (1)**.

19. Die Leistung **„plastischer Verschluss der Kieferhöhle"** ist aufgesplittet.

Geb.Nr. 51 a (511) = Pla 1, wenn der plastische Verschluss eine selbstständige Leistung ist oder in Verbindung mit einer Extraktion erfolgt. **Geb.Nr. 51 b (512) = Pla 0**, wenn der Verschluss im Zusammenhang mit einer Osteotomie, Wurzelspitzenresektion oder Zystenoperation durchgeführt wird.

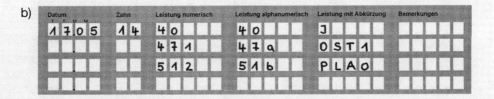

20. Die WR 1 bis WR 3 in ihrer Beschreibung:

WR 1 = Wurzelspitzenresektion an einem Frontzahn
WR 2 = Wurzelspitzenresektion an einem Seitenzahn, **einschließlich der ersten resezierten Wurzelspitze**
WR 3 = **am selben Seitenzahn, sofern durch denselben Zugang erreichbar, je weitere Wurzelspitze**

Im vorliegenden Fall sind die **Zähne 11 und 21 Frontzähne**. Es wird berechnet:

Datum	Zahn	Leistung numerisch	Leistung alphanumerisch	Leistung mit Abkürzung	Bemerkungen
07.08	11	40	40	J	
		541	54a	WR1	
	21	40	40	J	
		541	54a	WR1	

21. Bei den Wurzelspitzenresektionen an den **Zähnen 13 und 14** haben wir einen Übergang vom Frontzahnbereich in den Seitenzahnbereich und der **Zahn 14 hat zwei Wurzeln.**

Man berechnet den **Zahn 14 als 1 x „WR 2"** (54b = 542) und **1x WR 3**, Voraussetzung ist, dass beide Wurzelspitzen durch denselben Zugang entfernt werden können.

Für die **Zystenoperation am Zahn 14** wird die Leistungsnummer 56 c (563) = „Zy 3" angesetzt, da es sich um eine Zystektomie in Verbindung mit einer Wurzelspitzenresektion handelt. Bei **großen chirurgischen Eingriffen** kann auch im Oberkiefer mit Leitung und zusätzlicher Infiltrationsanästhesie gearbeitet werden, wenn nur so die nötige Anästhesietiefe erreicht werden kann.

Datum	Zahn	Leistung numerisch	Leistung alphanumerisch	Leistung mit Abkürzung	Bemerkungen
28.03	14	411	41a	L1	
		40	40	J	
		542	54b	WR2	
		543	54c	WR3	
		563	56c	ZY3	
	13	541	54a	WR1	

22. Für die Wurzelspitzenresektionen an den **Zähnen 21, 22 und 24** wird abgerechnet:

Für beide Röntgenaufnahmen kann nur einmal „Rö 2" (Ä925 a = 9251) angesetzt werden. Bei der Angabe des Zahnes kann man frei wählen. Unter „Bemerkungen" erscheint die „1" für kons./chirurgische Leistungen. Die Wurzelbehandlungen der Zähne 21 und 22 werden einzeln untereinander aufgeführt. Hier ist es egal, mit welchem Zahn man beginnt und welcher die Anästhesie erhält.

1. Antworten auf die offenen Fragen

Datum T M M	Zahn	Leistung numerisch	Leistung alphanumerisch	Leistung mit Abkürzung	Bemerkungen
13 04	24	9251	Ä925a	Rö2	1
		411	41a	L1	
		40	40	J	
		542	54b	WR2	
		543	54c	WR3	
	21	40	40	J	
		541	54a	WR1	
		28	28	VITE	
		32	32	WK	
		35	35	WF	
		132	13b	F2	35
	22	541	54a	WR1	
		28	28	VITE	
		32	32	WK	
		35	35	WF	
		132	13b	F2	15

23. Wenn eine Zyste im Zuge einer Extraktion oder als alleinige Leistung entfernt wird, dann berechnet man je nach Operationsart die Leistungen

Zy 1 (56 a = 561) = Zystektomie
Zy 2 (56 b = 562) = Zystostomie

Im vorliegenden Fall handelt es sich um eine Zystektomie, da der Zystenbalg mitentfernt und die Wunde vernäht wird.

Für den gesamten Behandlungsablauf wird berechnet:

Datum T M M	Zahn	Leistung numerisch	Leistung alphanumerisch	Leistung mit Abkürzung	Bemerkungen
17 09	16	9251	Ä925a	Rö2	1
		411	41a	L1	
		40	40	J	
		44	44	X2	
		561	56a	ZY1	
24 09	16	38	38	N	

24. Die Gebührennummer 302 ist für den **tiefzerstörten und den tieffrakturierten** Zahn anzusetzen, unabhängig von der Anzahl seiner Wurzeln.

25. In der GOZ sind die Gebührennummern 300 und 301 nur nach Anzahl der Wurzeln des zu entfernenden Zahnes definiert.

Es fehlen die Worte des Bemas: **als einwurzelig, mehrwurzelig gelten ...**

Das heißt für die tägliche Praxis, dass für die Entfernung des **zweiwurzeligen Zahnes 15 die Geb.-Nr. 301** in Rechnung gestellt wird.

 26. Für die Resektion von Wurzelspitzen gibt es in der GOZ nur **zwei Gebührennummern**. Es wird **je Wurzelspitze** eine der Gebührennummern angesetzt.

Hier wird berechnet:

3 x 009 - Anästhesien
1 x 311 - Wurzelspitze an Zahn 23
2 x 312 - Wurzelspitzen an Zahn 24
1 x 319 - Zystektomie in Verbindung mit WR an Zahn 24

 27. Die Geb.-Nr. 329 muss nicht als alleinige Leistung in einer Sitzung erfolgen. Sie kann **je kontrollierter Wunde** berechnet werden, die nicht einer Nachbehandlung bedarf.

28. Da der Patient das erste Mal im Quartal erscheint, rechnet man für die Beratung die „Ä 1" (1) ab.

Wenn ein Zahn reimplantiert wird, kann man alle **tatsächlich anfallenden Leistungen** berechnen, also auch die Extraktion des Zahnes vor der Wurzelbehandlung.

Wichtig für das Gelingen des Eingriffes ist die exakte Extraktion, bei der der Zahn nicht verletzt werden darf und das anschließende Feuchthalten des Zahnes außerhalb der Alveole bis zur Reimplantation. Es werden berechnet:

Datum	Zahn	Leistung numerisch	Leistung alphanumerisch	Leistung mit Abkürzung	Bemerkungen
15 07		1	Ä 1	Ä 1	
	46	9 2 5 1	Ä 9 2 5 a	Rö 2	1
		4 1 1	4 1 a	L 1	
		4 4	4 4	X 2	
		3 1	3 1	TREP 1	
		3 2	3 2	WK	3
		3 5	3 5	WF	3
		5 5	5 5	R I	
		9 2 5 1	Ä 9 2 5 a	Rö 2	1
		1 3 3	1 3 c	F 3	1 2 3

Die Fixierung der Zähne an den Nachbarzähnen ist in der Leistung „RI" enthalten.

1. Antworten auf die offenen Fragen

29. Das Lippenbändchen ist ein **„störendes Schleimhautband"** und wird unter der Leistung **„SMS" (57)** abgerechnet.

Für diese Leistung fallen an:

2 x I (40) - Mittellinie trennt - und 1 x SMS (57) - Frontzahnbereich

30. Die Leistung „SMS" (57) kann je Frontzahnbereich **oder** Kieferhälfte abgerechnet werden.

Das Gebiet 44 bis 33 geht über den Frontzahnbereich hinaus, dementsprechend wird hier **je Kieferhälfte** berechnet.

Alle Anästhesien müssen mit Zahnangabe untereinander aufgeführt werden.

Die Wundkontrolle am 23.04. ist eine Leistung ohne Behandlung, also keine „N" (38), sondern eine „Ä 1" (1).

Für die Nachbehandlungen am 29.04. kann man zwei Zähne frei wählen.

Für den gesamten Behandlungsablauf wird berechnet:

Datum T T M M	Zahn	Leistung numerisch	Leistung alphanumerisch	Leistung mit Abkürzung	Bemerkungen
2 0 0 4		0 1	0 1	0 1	
	4 4	4 1 1	4 1 a	L 1	
		4 0	4 0	J	
	4 2	4 0	4 0	J	
	3 1	4 0	4 0	J	
	3 3	4 0	4 0	J	
		4 1 1	4 1 a	L 1	
	4 4	5 7	5 7	S M S	
	3 3	5 7	5 7	S M S	
2 3 0 4		1	Ä 1	Ä 1	
2 9 0 4	4 4	3 8	3 8	N	
	3 3	3 8	3 8	N	

31. Die **„KnR" (58)** wird pro Frontzahnbereich **oder** Kieferhälfte berechnet.

Erläuterungen zu Anästhesien und Nachbehandlungen siehe Antwort zu Frage 30.

Für das **Gebiet von 15 bis 21** wird berechnet:

Datum T T M M	Zahn	Leistung numerisch	Leistung alphanumerisch	Leistung mit Abkürzung	Bemerkungen
0 5 0 3	1 5	4 0	4 0	J	
		5 8	5 8	K N R	
	1 3	4 0	4 0	J	
	1 1	4 0	4 0	J	
	2 1	4 0	4 0	J	
		5 8	5 8	K N R	
1 2 0 3	1 5	3 8	3 8	N	
	2 1	3 8	3 8	N	

32. a) Für das Gebiet **21 bis 24** werden **2 x I (40) mit Datum** und **1 x KnR (58)** berechnet.

Für die Entfernung des retinierten Zahnes 28 wird abgerechnet:

1 x L 1 (41 a = 411) mit anderem Datum und 1 x Ost 2 (48).

Datum T T M M	Zahn	Leistung numerisch	Leistung alphanumerisch	Leistung mit Abkürzung	Bemerkungen
2 0 0 8	2 1	4 0	4 0	J	
	2 3	4 0	4 0	J	
		5 8	5 8	K N R	
2 5 0 8	2 8	4 1 1	4 1 a	L 1	
		4 8	4 8	O S T 2	

b) Wenn beide Leistungen in derselben Sitzung durchgeführt werden, dann muss man die 2. Abrechnungsbestimmung zur „KnR" (58) beachten.

Hier heißt es:

„**Die Nr. 58 kann nicht abgerechnet werden, wenn eine Osteotomie in derselben Sitzung in derselben Kieferhälfte oder dem Frontzahnbereich erbracht wird.**"

Dies würde in diesem Fall bedeuten, dass man **nur die Osteotomie** mit ihrer Anästhesie und die Infiltrationsanästhesien von 21 auf 24 berechnen könnte.

Auf der Kartei sollte vermerkt sein, weshalb von 21 auf 24 Infiltrationsanästhesien nötig wurden.

Datum T T M M	Zahn	Leistung numerisch	Leistung alphanumerisch	Leistung mit Abkürzung	Bemerkungen
2 0 0 8	2 8	4 1 1	4 1 a	L 1	
		4 8	4 8	O S T 2	
	2 4	4 0	4 0	J	
	2 2	4 0	4 0	J	

1. Antworten auf die offenen Fragen

33. Für die Entfernung der Zähne 32, 33, 41 und 42 berechnet man:

2 x I (40) und 4 x X 1 (43)

Das Glätten der Alveolarfortsätze wird mit 1 x „Alv" (62) berechnet. Diese Position darf allerdings für den Bereich aller vier Zähne nur einmal berechnet werden. Die Zahnangabe auf dem Erfassungsschein ist frei wählbar. Aus der Kartei muss allerdings hervorgehen, dass alle vier Alveolarfortsätze geglättet werden.

Datum	Zahn	Leistung numerisch	Leistung alphanumerisch	Leistung mit Abkürzung	Bemerkungen
1 1 1 1	3 3	4 0	4 0	J	
		4 3	4 3	X 1	
	3 2	4 3	4 3	X 1	
	4 1	4 0	4 0	J	
		4 3	4 3	X 1	
	4 2	4 3	4 3	X 1	
		6 2	6 2	A L V	

34. Die Zähne 11, 21 und 22 werden mit **2 x I (40) und 3 x X 1 (43)** entfernt.

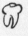

Für die Resektion der Alveolarfortsätze kann in diesem Fall keine Leistung angesetzt werden.

Die 3. Abrechnungsbestimmung der „Alv" sagt eindeutig, dass eine „Resektion bis zu 3 Zähnen" in einem Kiefer nur in einer neuen Sitzung berechnet werden kann.

35. Die Entfernung der Zähne 35 und 44 wird berechnet als:

2 x I (40) und 2 x X 1 (43)

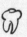

Am 22.03. kann man für das Glätten des Alveolarfortsatzes **1 x „Alv" (62)** berechnen, da es sich um eine neue Sitzung handelt.

Dazu berechnet man nochmals **1 x I (40).**

Eine zusätzliche Begründung ist nicht nötig, da anhand der unterschiedlichen Daten eindeutig hervorgeht, dass es sich um zwei getrennte Sitzungen handelt.

Die Wundkontrolle selbst kann nicht berechnet werden, da in der gleichen Sitzung eine Behandlung erfolgt.

Datum	Zahn	Leistung numerisch	Leistung alphanumerisch	Leistung mit Abkürzung	Bemerkungen
2 0 0 3	3 5	4 0	4 0	J	
		4 3	4 3	X 1	
	4 4	4 0	4 0	J	
		4 3	4 3	X 1	
2 2 0 3	4 4	4 0	4 0	J	
		6 2	6 2	A L V	

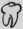

36. Da sich die vier **Zähne 16, 15 und 34, 35** in getrennten Kiefern befinden kann man für das **Glätten der Alveolarfortsätze keine zusätzliche Leistung** berechnen (siehe 3. Abrechnungsbestimmung). In diesem Fall können also nur die Extraktionen in Rechnung gestellt werden.

Datum T T M M	Zahn	Leistung numerisch	Leistung alphanumerisch	Leistung mit Abkürzung	Bemerkungen
1 0 . 1 0	1 6	4 0	4 0	J	
		4 4	4 4	X 2	
	1 5	4 3	4 3	X 1	
	3 5	4 1 1	4 1 a	L 1	
		4 3	4 3	X 1	
	3 4	4 3	4 3	X 1	

37. Es werden im UK in einer Sitzung **neun Zähne** entfernt und die Alveolarfortsätze geglättet. Ein absolut seltener Fall!

Wenn in einem Gebiet **von mehr als acht Zähnen** in einem Kiefer die Fortsätze geglättet werden, kann dafür **die Leistung „Alv" (62) zweimal** angesetzt werden. Das Gebiet der extrahierten Zähne muss hierbei nicht unbedingt zusammenhängend sein.

Man trägt in den Erfassungsschein ein:

Datum T T M M	Zahn	Leistung numerisch	Leistung alphanumerisch	Leistung mit Abkürzung	Bemerkungen
2 0 . 0 5	3 3	4 1 1	4 1 a	L 1	
		4 3	4 3	X 1	
	3 2	4 3	4 3	X 1	
	3 1	4 3	4 3	X 1	
		6 2	6 2	A L V	
	4 1	4 3	4 3	X 1	
	4 2	4 3	4 3	X 1	
	4 3	4 3	4 3	X 1	
	4 4	4 3	4 3	X 1	
	4 7	4 4	4 4	X 2	
	4 8	4 1 1	4 1 a	L 1	
		4 4	4 4	X 2	
		6 2	6 2	A L V	

1.5 Zahnersatzleistungen

01. Die **Mantelkrone ist die Gebührennummer 221**. In der GOZ ist sie der hohlkehlpräparierten Krone gleichgesetzt.

02. In der GOZ sind in allen Positionen für die Provisorien, auch bei der Geb.-Nr. 227, das **Abnehmen und Wiederbefestigen** für Einproben enthalten. Wobei die Anzahl der Einproben nicht beschränkt ist. Werden extrem viele Einproben nötig, kann man bei der Rechnungslegung den **Steigerungssatz** für die Gebührennummern entsprechend erhöhen.

Bricht allerdings ein Provisorium und es muss **neu angefertigt** werden, kann **erneut die Geb.-Nr. 227** berechnet werden.

03. Die **Wurzelstiftkappe** hat in der GOZ eine separate **Gebührennummer 503**. Zusätzliche Verbindungsvorrichtungen werden je einmal als Geb.-Nr. 508 berechnet.

04. Die **Inlaypfeiler** werden in der GOZ nach der **Geb.-Nr. 501**, also wie eine hohlkehlpräparierte Krone, berechnet.

05. Die Geb.-Nr. 507 ist für die Brückenspanne anzusetzen. Das heißt, unabhängig davon, wie viele Zähne in einer Spanne ersetzt werden, es ist **einmal die Geb.-Nr. 507**.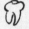

Beispiel: KBBKBBK › 2 x 507   KBKBK › 2 x 507

Das heißt, dass man je nach Größe der Spanne den Steigerungssatz der Gebührennummer 507 erhöhen muss.

Weiterhin gilt die Geb.-Nr. 507 für jede Stegspanne und jede Prothesenspanne bei Teilprothesen. Auch das Prothesenfreiende ist 1 x Geb.-Nr. 507.

06. Für die Brücke **KKBKBBKK** werden folgende Gebührennummern angesetzt:

2 x 221, 3 x 501, 2 x 507

Die beiden endständigen Kronen werden als Einzelkronen angesehen, obwohl sie mit der Brücke verblockt sind. Sie sind nicht unmittelbar einem Brückenglied, einem Steg oder einer Verbindungsvorrichtung benachbart. Die Geb.-Nr. 507 wird je Spanne, hier also zweimal, berechnet.

Bei der provisorischen Brücke verfährt man ebenso, wie bei der Endgültigen:

2 x 227, 3 x 512, 2 x 514

07. Die **Cover-denture-Prothese** mit Teleskopen an den Zähnen 13 und 23 hat folgende Gebührennummern:

2 x 504, 2 x 508, 3 x 507, 1 x 520

Die Geb.-Nr. 508 wird immer dann berechnet, wenn die **Teleskopkronen die Verbindung zur Prothese darstellen** und durch sie alleine der Halt der Prothese erfolgt.

Zusätzlich zur Geb.-Nr. 520 wird **je Prothesenspanne** die Geb.-Nr. 507 berechnet.

In manchen Bundesländern wird für die Cover-denture-Prothese die Geb.-Nrn. 522 oder 523 empfohlen. Dann entfällt allerdings die Berechnung der Prothesenspannen als Geb.-Nr. 507.

08. Die **Modellgussprothese** mit allen gegossenen Halte- und Stützvorrichtungen hat nur eine Gebührennummer, die 521. Es ist hierbei unerheblich, wie viele Klammern benötigt werden.

    Je Spanne der Prothese wird zusätzlich die **Geb.-Nr. 507** in Rechnung gestellt.

    Hier also: 1 x 521 und 3 x 507

09. Die **UK-Prothese auf Wurzelstiftkappen mit Steg** wird wie folgt berechnet:

    2 x 503 - Wurzelstiftkappen, 1 x 507 - Steg, 3 x 507 - Prothesenspannen
    2 x 228 - prov. Kronen, 1 x 521 - Modellgussprothese,
    1 x 519 - Funktionslöffel

10. Das **Langzeitprovisorium** ist in der GOZ unter den Leistungen der Schienen zu finden.

    Es wird berechnet:

    Geb.-Nr. 708 je prov. Krone und Geb.-Nr. 709 je prov. Brückenspanne

    Das Provisorium KKBBKK ist also 4 x 708 und 1 x 709.

2. Konservierend/chirurgische Behandlungsabläufe für gesetzlich Versicherte

In diesem Kapitel sind alle fünfzehn Behandlungsabläufe in jeweils drei Formen abgebildet. Nach den Abbildungen sind die Abrechnungsmodalitäten je Fall ausführlich erläutert!

Es wurde ein Spezial-Erfassungsschein erstellt, der alle drei Abrechnungsmöglichkeiten zeigt, da die Bundesländer nicht einheitlich abprüfen. Sie finden numerisch, alphanumerisch und Kürzel der abrechnungsfähigen Leistung direkt nebeneinander. In der Spalte „Bemerkungen" ist durchgehend die numerische Form berücksichtigt.

Für alle Behandlungsfälle gilt:

- die Eintragungen sind möglichst platzsparend und übersichtlich eingetragen;
- durch die daten- und zahnbezogene Abrechnung der Gebührennummern kann es sein, dass Sie teilweise mit einem anderen Zahn beginnen, die Lösung aber trotzdem richtig ist (z. B. bei den Anästhesien);
- alle Füllungen sind als Leistungen nach Kassenrichtlinien anzusehen und werden nach den Gebührennummern 131 bis 134 (13a bis 13d = F1 – F4) berechnet;
- die Politur der gelegten Füllungen kann **nicht als Gebührennummer 106** berechnet werden, da sie im Bema Inhalt der entsprechenden Füllungsposition ist;
- bei Röntgenaufnahmen – auch von mehreren Zähnen – **ist nur ein Zahn** anzugeben, die Dokumentation in der Kartei ist allerdings verpflichtend;
- bei Großaufnahmen ist die Angabe eines Zahnes entbehrlich, da sowieso alle Zähne beider Kiefer geröntgt werden;
- Leistungen, die je Sitzung nur einmal berechnet werden können, **benötigen keine Zahnangabe** – sie ist allerdings nicht falsch, wenn sich die Leistung nur auf einen Zahn bezieht;
- bei Gebührennummern, die für mehrere Zähne nur einmal berechnet werden können, ist man bei der Auswahl des anzugebenden Zahnes frei – es bietet sich der an, der gleich weiterbehandelt wird;
- die Angabe der Anzahl der Leistungen > 1 im Feld „Bemerkungen" ist nur für die Gebührennummern 28, 32, 35, 54 und 62 (VitE, Wk, Wf, WR und Alv) zugelassen;
- bei allen anderen Leistungen muss bei Mehrfachberechnung jede Gebührennummer einzeln mit Zahnangabe aufgeführt werden (z. B. Anästhesien).

Erfassungsschein — FALL 1 (SEITE 1/2)

Datum T.T.M.M	Zahn	Leistung numerisch	Leistung alphanumerisch	Leistung mit Abkürzung	Bemerkungen
03.07		1	Ä1	Ä1	
		03	03	03	
		8	8	VIPR	
	45	9251	Ä925a	Rö2	1
		411	41a	L1	
		43	43	X1	
04.07		03	03	03	
	45	40	40	J	
		46	46	XN	
06.07	45	38	38	N	
		01	01	01	
08.07	45	38	38	N	
10.07	45	38	38	N	
22.07	17	40	40	J	
		133	13c	F3	123
	27	132	13b	F2	12
27.07	12	12	12	bMF	
	12	40	40	J	
		133	13c	F3	145
	11	132	13b	F2	34
	21	40	40	J	
		25	25	CP	
		132	13b	F2	14
	24	12	12	bMF	
		40	40	J	

2. Konservierend/chirurgische Behandlungsabläufe für gesetzlich Versicherte

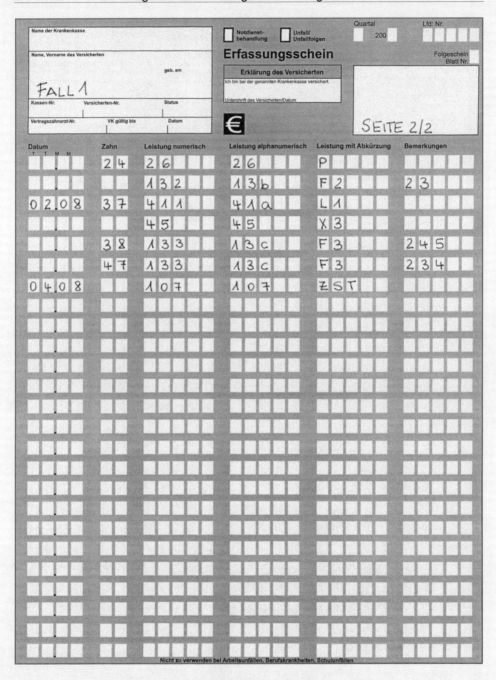

Erfassungsschein — FALL 2

SEITE 1/2

Datum T.T.M.M	Zahn	Leistung numerisch	Leistung alphanumerisch	Leistung mit Abkürzung	Bemerkungen
04.01		1	Ä1	Ä1	
	48	38	38	N	
05.01	48	38	38	N	
07.01	48	38	38	N	
		01	01	01	
		8	8	VIPR	
		9252	Ä925b	Rö5	0
		107	107	ZST	
		105	105	MU	
10.01		8	8	VIPR	
	48	411	41a	L1	
		49	49	Ex1	
	44	28	28	VITE	
		32	32	WK	
		9251	Ä925a	Rö2	1
		35	35	WF	
		9251	Ä925a	Rö2	1
18.01	25	40	40	J	
		25	25	CP	
28.01	25	8	8	VIPR	
		40	40	J	
		132	13b	F2	235
		601	601	601	880
		49	49	Ex1	
	14	40	40	J	

2. Konservierend/chirurgische Behandlungsabläufe für gesetzlich Versicherte

Erfassungsschein

Name, Vorname des Versicherten: FALL 2

SEITE 2/2

Datum T T . M M	Zahn	Leistung numerisch	Leistung alphanumerisch	Leistung mit Abkürzung	Bemerkungen
	14	132	13b	F2	23
	16	40	40	J	
		134	13d	F4	1234
		16	16	ST	
	44	133	13c	F3	123
02.02	34	411	41a	L1	
		131	13a	F1	3
	35	131	13a	F1	1
20.02	11	40	40	J	5
	21	40	40	J	5
		12	12	bMF	

Nicht zu verwenden bei Arbeitsunfällen, Berufskrankheiten, Schulunfällen

Erfassungsschein — FALL 3

SEITE 1/2

Datum (T T M M)	Zahn	Leistung numerisch	Leistung alphanumerisch	Leistung mit Abkürzung	Bemerkungen
03.09		01	01	01	
	11	411	41a	L1	
		9161	Ä161	JN21	
		31	31	TREP1	
		9251	Ä925a	Rö2	1
06.09	11	32	32	WK	
		9251	Ä925a	Rö2	1
		34	34	MED	
	33	40	40	J	
		49	49	EX21	
	32	49	49	EX21	
	31	40	40	J	
		49	49	EX21	
	41	40	40	J	
		49	49	EX21	
	42	49	49	EX21	
	43	40	40	J	
		49	49	EX21	
		107	107	ZST	
		105	105	MU	
10.09	11	34	34	MED	
		105	105	MU	
15.09	11	34	34	MED	
		105	105	MU	
20.09	11	12	12	bMF	

2. Konservierend/chirurgische Behandlungsabläufe für gesetzlich Versicherte

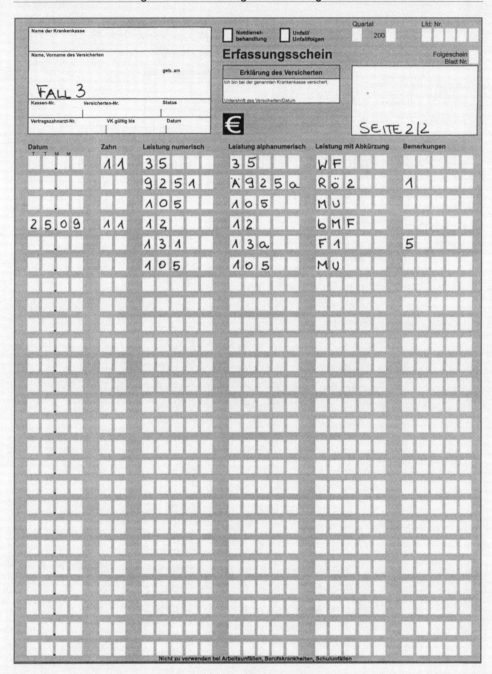

Datum T T M M	Zahn	Leistung numerisch	Leistung alphanumerisch	Leistung mit Abkürzung	Bemerkungen
1 9 0 1		0 1	0 1	0 1	
		8	8	V I P R	
		9 3 5 4	Ä 9 3 5 d	Ä 9 3 5 d	1
2 1 0 1	1 6	1 3 2	1 3 b	F 2	3 4
	1 5	1 3 4	1 3 d	F 4	2 3 4 5
		1 6	1 6	ST	
	1 4	4 0	4 0	J	
		2 8	2 8	V I T E	2
		3 2	3 2	W K	2
		9 2 5 1	Ä 9 2 5 a	Rö 2	1
		3 4	3 4	M E D	
	3 4	3 1	3 1	T R E P 1	
		3 2	3 2	W K	
		3 4	3 4	M E D	
2 8 0 1	2 6	4 0	4 0	J	
		4 4	4 4	X 2	
	4 3	4 1 1	4 1 a	L 1	
		2 6	2 6	P	
		1 3 3	1 3 c	F 3	1 2 5
	3 4	3 4	3 4	M E D	
	1 4	3 5	3 5	W F	2
		9 2 5 1	Ä 9 2 5 a	Rö 2	1
		1 3 3	1 3 c	F 3	1 2 3
2 9 0 1		1	Ä 1	Ä 1	
0 3 0 2	4 6	8	8	V I P R	

FALL 4

SEITE 1/2

2. Konservierend/chirurgische Behandlungsabläufe für gesetzlich Versicherte

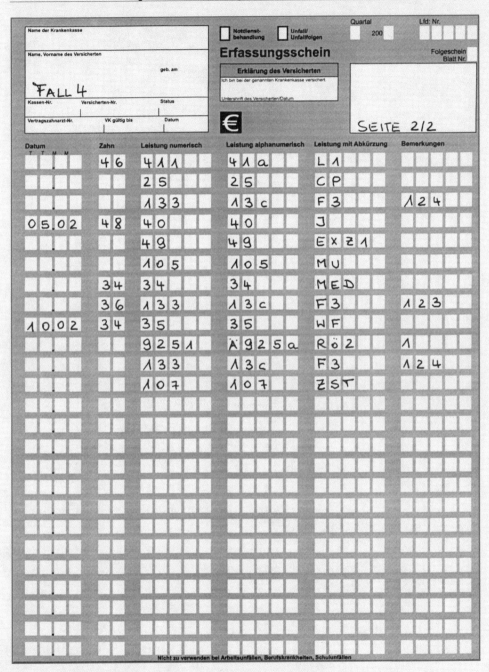

Erfassungsschein — FALL 5

SEITE 1/2

Datum T.T.M.M	Zahn	Leistung numerisch	Leistung alphanumerisch	Leistung mit Abkürzung	Bemerkungen
04.04		01	01	01	
	23	9251	Ä925a	Rö2	1
		8	8	VIPR	
		40	40	J	
		31	31	TREP1	
		32	32	WK	
		541	54a	WR1	
		563	56c	ZY3	
		35	35	WF	
10.04	11	12	12	bMF	
		132	13b	F2	15
	21	134	13d	F4	1245
	26	40	40	J	
		23	23	EKR	
		25	25	CP	
	31	40	40	J	
		131	13a	F1	4
	41	132	13b	F2	15
14.04	23	38	38	N	
		133	13c	F3	135
	45	411	41a	L1	
		26	26	P	
		133	13c	F3	123
	44	132	13b	F2	23
19.04	38	9251	Ä925a	Rö2	1

2. Konservierend/chirurgische Behandlungsabläufe für gesetzlich Versicherte

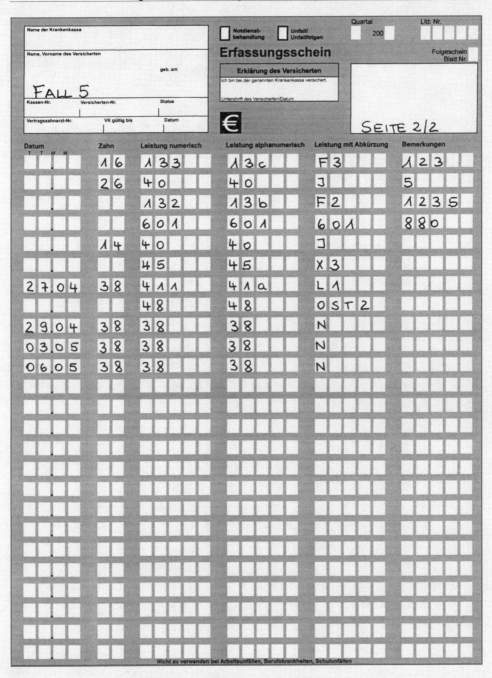

476 E. Lösungen Abrechnungswesen

FALL 6

SEITE 1|2

Datum T.T.M.M	Zahn	Leistung numerisch	Leistung alphanumerisch	Leistung mit Abkürzung	Bemerkungen
01.04		1	Ä1	Ä1	
		03	03	03	
		105	105	MU	
03.04		105	105	MU	
04.04		105	105	MU	
		01	01	01	
	38	9251	Ä925a	Rö2	1
10.04	26	131	13a	F1	4
	27	132	13b	F2	12
	14	40	40	J	
		23	23	EKR	
		26	26	P	
13.04		03	03	03	2000
	14	40	40	J	
		28	28	ViTE	2
		32	32	WK	2
		9251	Ä925a	Rö2	1
		35	35	WF	2
		9251	Ä925a	Rö2	1
20.04	36	411	41a	L1	
		25	25	CP	
		133	13c	F3	124
	14	132	13b	F2	23
25.04	48	411	41a	L1	
		471	47a	OST 1	

Nicht zu verwenden bei Arbeitsunfällen, Berufskrankheiten, Schulunfällen

2. Konservierend/chirurgische Behandlungsabläufe für gesetzlich Versicherte

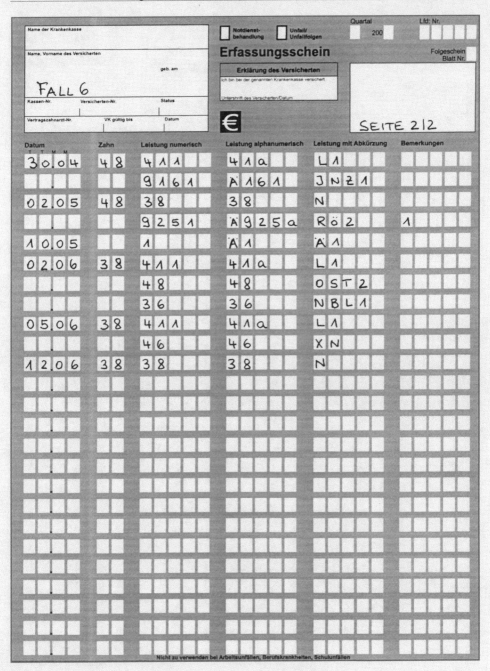

Datum	Zahn	Leistung numerisch	Leistung alphanumerisch	Leistung mit Abkürzung	Bemerkungen
30.04	48	411	41a	L1	
		9161	Ä161	JNZ1	
02.05	48	38	38	N	
		9251	Ä925a	Rö2	1
10.05		1	Ä1	Ä1	
02.06	38	411	41a	L1	
		48	48	OST2	
		36	36	NBL1	
05.06	38	411	41a	L1	
		46	46	XN	
12.06	38	38	38	N	

Erfassungsschein

FALL 7

SEITE 1|2

Datum T T M M	Zahn	Leistung numerisch	Leistung alphanumerisch	Leistung mit Abkürzung	Bemerkungen
0 4 0 4		0 1	0 1	0 1	
		9 3 5 4	A 9 3 5 d	A 9 3 5 d	1
1 0 0 4		7 7 5 0	7 7 5 0	7 7 5 0	
1 1 0 4	1 4	4 1 1	4 1 a	L 1	
		4 0	4 0	J	
		5 4 2	5 4 b	W R 2	
		5 4 3	5 4 c	W R 3	
	1 3	5 4 1	5 4 a	W R 1	
1 2 0 4	1 4	3 8	3 8	N	
	1 1	3 1	3 1	T R E P 1	
		3 2	3 2	W K	
		3 4	3 4	M E D	
	2 1	3 1	3 1	T R E P 1	
		3 2	3 2	W K	
		3 4	3 4	M E D	
1 8 0 4	1 1	3 4	3 4	M E D	
	2 1	3 4	3 4	M E D	
	2 4	4 0	4 0	J	
		4 4	4 4	X 2	
	2 8	4 0	4 0	J	
		4 4	4 4	X 2	
	1 4	3 8	3 8	N	
2 5 0 4	1 1	4 0	4 0	J	
		5 4 1	5 4 a	W R 1	
		5 6 3	5 6 c	Z Y 3	

2. Konservierend/chirurgische Behandlungsabläufe für gesetzlich Versicherte

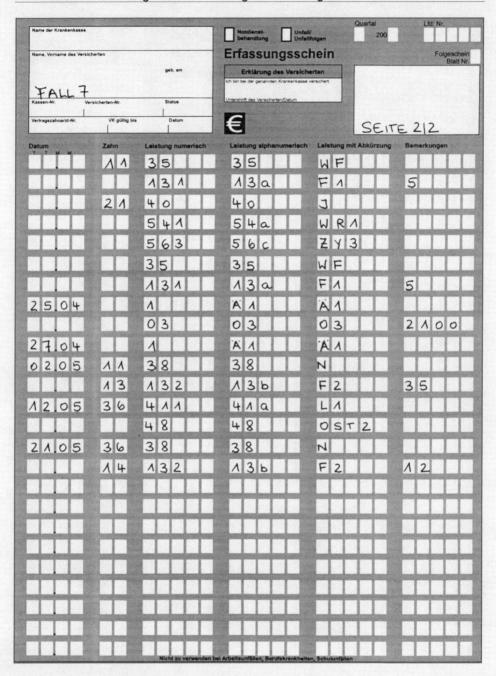

E. Lösungen Abrechnungswesen

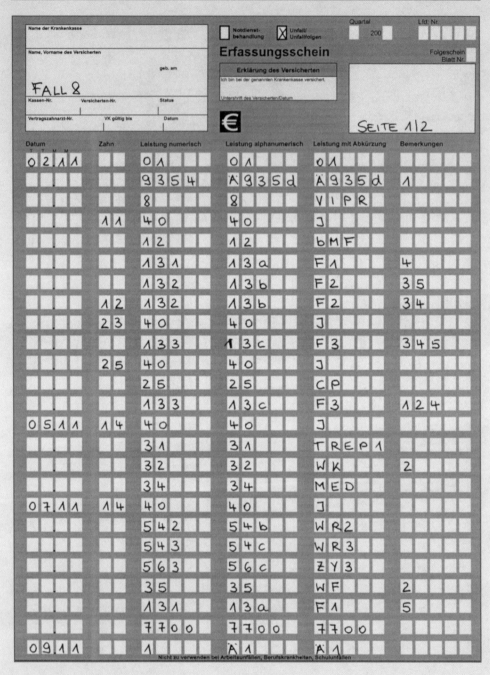

2. Konservierend/chirurgische Behandlungsabläufe für gesetzlich Versicherte 481

FALL 8

SEITE 2/2

Datum	Zahn	Leistung numerisch	Leistung alphanumerisch	Leistung mit Abkürzung	Bemerkungen
09.11	14	40	40	J	
		46	46	XN	
20.11	14	38	38	N	
	43	12	12	bMF	
		131	13a	F1	5
06.12	21	9251	Ä925a	Rö2	1
		40	40	J	
		28	28	ViTE	
		32	32	WK	
		9251	Ä925a	Rö2	1
		34	34	MED	
10.12	21	12	12	bMF	
		35	35	WF	
		134	13d	F4	1245
	41	132	13b	F2	14
	31	132	13b	F2	15
		107	107	ZST	
13.12	38	411	41a	L1	
	35	43	43	X1	
	36	44	44	X2	
	37	45	45	X3	
	38	44	44	X2	
		561	56a	ZY1	
		62	62	ALV	
23.12	38	38	38	N	

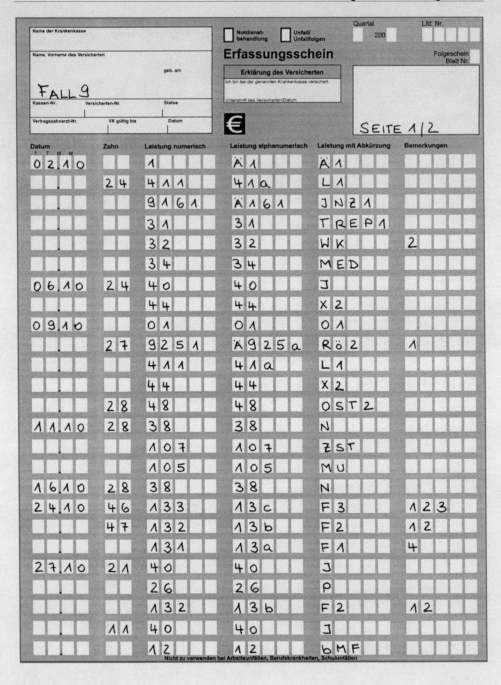

2. Konservierend/chirurgische Behandlungsabläufe für gesetzlich Versicherte

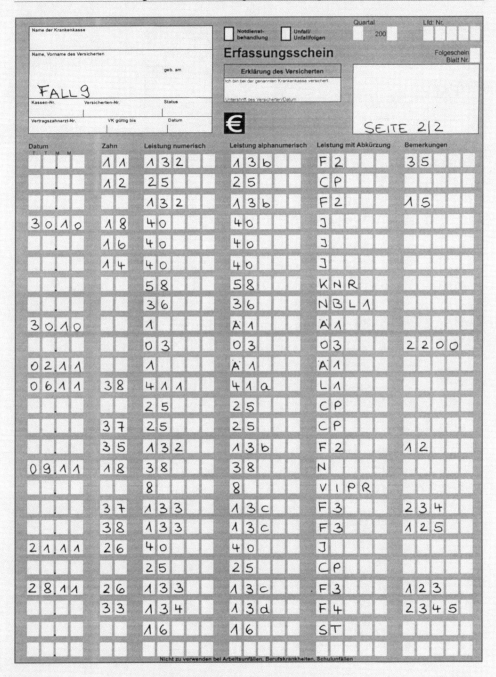

Erfassungsschein — FALL 10 — SEITE 1/2

Datum (T T M M)	Zahn	Leistung numerisch	Leistung alphanumerisch	Leistung mit Abkürzung	Bemerkungen
01 02		01	01	01	
		9251	Ä925a	Rö2	1
		8	8	VIPR	
	44	411	41a	L1	
		25	25	CP	
		12	12	bMF	
		133	13c	F3	123
	47	132	13b	F2	12
		107	107	ZST	
08 02		8	8	VIPR	
	16	9251	Ä925a	Rö2	1
		31	31	TREP1	
		32	32	WK	3
		9251	Ä925a	Rö2	1
		34	34	MED	
	14	131	13a	F1	2
11 02	16	35	35	HF	3
		9251	Ä925a	Rö2	1
		134	13d	F4	1235
		16	16	ST	
	35	40	40	J	
		26	26	P	
		132	13b	F2	23
	36	40	40	J	
		132	13b	F2	23

2. Konservierend/chirurgische Behandlungsabläufe für gesetzlich Versicherte

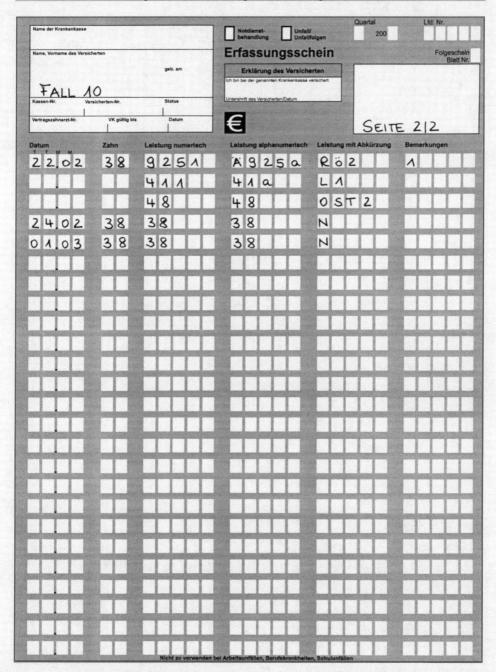

Erfassungsschein — FALL 11

SEITE 1/2

Datum (T T M M)	Zahn	Leistung numerisch	Leistung alphanumerisch	Leistung mit Abkürzung	Bemerkungen
09.10		1	Ä1	Ä1	
	44	9251	Ä925a	Rö2	1
		411	41a	L1	
		471	47a	OST1	
11.10		01	01	O1	
		106	106	SK	
		107	107	ZST	
		105	105	MU	
13.10		8	8	VIPR	
	24	9251	Ä925a	Rö2	1
		40	40	J	
		31	31	TREP1	
		32	32	WK	2
		542	54b	WR2	
		543	54c	WR3	
		563	56c	ZY3	
		35	35	WF	2
16.10		1	Ä1	Ä1	
18.10	44	38	38	N	
20.10	24	38	38	N	
	22	40	40	J	
		49	49	EXZ1	
		133	13c	F3	145
	21	12	12	bMF	
		134	13d	F4	1245

2. Konservierend/chirurgische Behandlungsabläufe für gesetzlich Versicherte

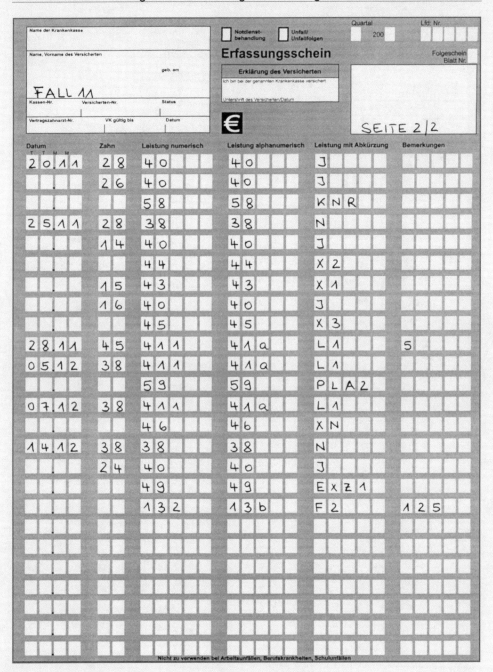

FALL 11

SEITE 2/2

Datum	Zahn	Leistung numerisch	Leistung alphanumerisch	Leistung mit Abkürzung	Bemerkungen
20.11	28	40	40	J	
	26	40	40	J	
		58	58	KNR	
25.11	28	38	38	N	
	14	40	40	J	
		44	44	X2	
	15	43	43	X1	
	16	40	40	J	
		45	45	X3	
28.11	45	411	41a	L1	5
05.12	38	411	41a	L1	
		59	59	PLA2	
07.12	38	411	41a	L1	
		46	46	XN	
14.12	38	38	38	N	
	24	40	40	J	
		49	49	ExZ1	
		132	13b	F2	125

FALL 12

SEITE 1|2

Datum (T T M M)	Zahn	Leistung numerisch	Leistung alphanumerisch	Leistung mit Abkürzung	Bemerkungen
1 5 1 1		0 1	0 1	0 1	
		8	8	V I P R	
	2 1	9 2 5 2	Ä 9 2 5 b	R ö 5	1
		3 1	3 1	T R E P 1	
		3 2	3 2	W K	
		9 2 5 1	Ä 9 2 5 a	R ö 2	1
		3 4	3 4	M E D	
1 9 1 1	2 1	1 2	1 2	b M F	
		3 5	3 5	W F	
		9 2 5 1	Ä 9 2 5 a	R ö 2	1
		1 3 1	1 3 a	F 1	5
	2 3	1 3 2	1 3 b	F 2	1 4
	1 1	1 3 3	1 3 c	F 3	1 4 5
2 3 1 1	1 3	4 0	4 0	J	
		5 4 1	5 4 a	W R 1	
		5 6 3	5 6 c	Z Y 3	
		4 0	4 0	J	
		9 2 5 1	Ä 9 2 5 a	R ö 2	1
2 3 1 1	1 3	3 6	3 6	N b L 1	
2 9 1 1	1 3	3 8	3 8	N	
	3 4	4 1 1	4 1 a	L 1	
		4 3	4 3	X 1	
		6 2	6 2	A L V	
	3 3	4 3	4 3	X 1	
	3 2	4 3	4 3	X 1	

2. Konservierend/chirurgische Behandlungsabläufe für gesetzlich Versicherte

FALL 12 — SEITE 2/2

Datum	Zahn	Leistung numerisch	Leistung alphanumerisch	Leistung mit Abkürzung	Bemerkungen
	31	43	43	X 1	
	41	43	43	X 1	
	42	43	43	X 1	
	43	43	43	X 1	
	45	411	41a	L 1	
		43	43	X 1	
		7700	7700	7700	
30.11	34	411	41a	L 1	
		46	46	X N	
03.12		1	Ä 1	Ä 1	
06.12	34	38	38	N	
	45	38	38	N	
11.12		105	105	M U	
14.12	26	40	40	J	
		26	26	P	
		133	13c	F 3	1 2 3
	18	40	40	J	
		25	25	C P	
		133	13c	F 3	2 3 4
17.12		107	107	Z ST	

E. Lösungen Abrechnungswesen

Erfassungsschein

Name, Vorname des Versicherten: FALL 13

SEITE 1/2

Datum	Zahn	Leistung numerisch	Leistung alphanumerisch	Leistung mit Abkürzung	Bemerkungen
01.04		1	Ä1	Ä1	
	28	8	8	VIPR	
		9251	Ä925a	Rö2	1
		40	40	J	
		471	47a	OST1	
		9251	Ä925a	Rö2	1
08.04		8	8	VIPR	
		9252	Ä925b	Rö5	1
	28	38	38	N	
	16	40	40	J	
		134	13d	F4	1245
		16	16	ST	
	17	12	12	bMF	
		25	25	CP	
		133	13c	F3	123
14.04	55	40	40	J	
		27	27	PULP	
		133	13c	F3	123
	34	411	41a	L1	
		45	45	X3	
14.04	34	411	41a	L1	
		46	46	XN	
20.04	34	38	38	N	
		10	10	ÜZ	
27.04	44	411	41a	L1	5

2. Konservierend/chirurgische Behandlungsabläufe für gesetzlich Versicherte 491

Erfassungsschein

Name, Vorname des Versicherten: FALL 13

SEITE 2/2

Datum T.T M.M	Zahn	Leistung numerisch	Leistung alphanumerisch	Leistung mit Abkürzung	Bemerkungen
	4 4	1 3 2	1 3 b	F 2	2 3
	4 5	1 3 2	1 3 b	F 2	1 2 3 5
		6 0 1	6 0 1	6 0 1	8 8 0
2 9.0 4	4 8	4 1 1	4 1 a	L 1	
		4 8	4 8	O S T 2	
		4 1 1	4 1 a	L 1	
		7 7 0 0	7 7 0 0	7 7 0 0	
3 0.0 4		1	Ä 1	Ä 1	
0 8.0 5	4 8	3 8	3 8	N	

FALL 14

Datum T.T M.M	Zahn	Leistung numerisch	Leistung alphanumerisch	Leistung mit Abkürzung	Bemerkungen
07.01		01	01	01	
		8	8	ViPR	
	16	9251	Ä9525a	Rö2	1
		40	40	J	
		45	45	X3	
08.01	16	38	38	N	
10.01	16	40	40	J	
		46	46	XN	
16.01	34	31	31	TREP1	
		32	32	WK	
		9251	Ä925a	Rö2	1
		34	34	MED	
		107	107	ZST	
		105	105	MU	
20.01	34	34	34	MED	
	46	8	8	ViPR	
		41 1	41a	L1	
		26	26	P	
		49	49	EXZ1	
		133	13c	F3	123
	45	12	12	bMF	
		25	25	CP	
		49	49	EXZ1	
		132	13b	F2	23
		105	105	MU	

2. Konservierend/chirurgische Behandlungsabläufe für gesetzlich Versicherte

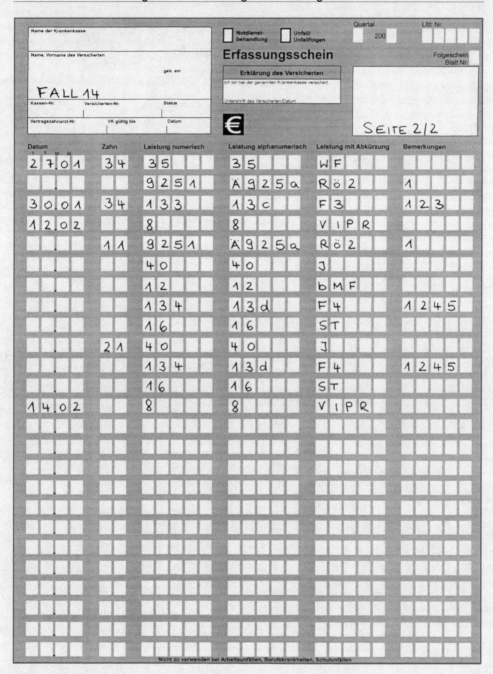

Erfassungsschein – FALL 15

SEITE 1/2

Datum (T T M M)	Zahn	Leistung numerisch	Leistung alphanumerisch	Leistung mit Abkürzung	Bemerkungen
08 10		1	Ä1	Ä1	
		03	03	03	2100
	48	8	8	ViPR	
		9251	Ä925a	Rö2	1
		411	41a	L1	
		45	45	X3	
08 10		03	03	03	2300
	48	36	36	NbL1	
09 10	48	38	38	N	
14 10		01	01	01	
		9354	Ä935d	Ä935d	1
		107	107	ZST	
		105	105	MU	
17 10	48	38	38	N	
	35	8	8	ViPR	
		133	13c	F3	123
23 10	37	411	41a	L1	
		471	47a	OST1	
	36	471	47a	OST1	
26 10	37	38	38	N	
29 10	37	38	38	N	
05 11	37	38	38	N	
08 11	44	411	41a	L1	
		43	43	X1	
	45	45	45	X3	

2. Konservierend/chirurgische Behandlungsabläufe für gesetzlich Versicherte 495

Erfassungsschein

Quartal: 200

FALL 15

SEITE 2/2

Datum T.T M.M	Zahn	Leistung numerisch	Leistung alphanumerisch	Leistung mit Abkürzung	Bemerkungen
19.11	14	40	40	J	
	12	40	40	J	
		57	57	SMS	
	21	40	40	J	
	23	40	40	J	
	25	40	40	J	
		57	57	SMS	
22.11		1	Ä1	Ä1	
25.11	14	38	38	N	
	25	38	38	N	
27.11	14	38	38	N	
	25	38	38	N	
02.12	18	40	40	J	
		48	48	OST2	
		9251	Ä925a	Rö2	1
		40	40	J	
09.12	18	38	38	N	

E. Lösungen Abrechnungswesen

Fall 1:

Die **Oberflächenanästhesien** zur Betäubung der Einstichstelle der nachfolgenden Anästhesien können nicht berechnet werden, sie sind als Service der Praxis anzusehen oder privat nach der Geb.-Nr. 008 in Rechnung stellen. **Seit Januar 2004 ist die Oberflächenanästhesie völlig aus dem Leistungskatalog der GKV gestrichen.** Entweder als Service ansehen oder privat nach der Geb. Nr. 008 berechnen.

Am Samstag, den 10.07. kann **keine 03** berechnet werden, da der Patient bestellt wurde.

Das Anlegen von Spanngummi an den Zähnen 12 bis 24 ist **zweimal** die Gebührennummer 12 (bMF), da der Zahn 24 nicht mehr in einem gemeinsamen Frontzahnbereich liegt.

Die Wundkontrolle „o. B." an Zahn 37 am 04.08. ist keine abrechnungsfähige Leistung, da am selben Tag Zahnstein entfernt wird und die gelegten Füllungen eine Politur erhalten.

Fall 2:

Die **beidseitigen Bissflügelaufnahmen** und die **apikale Aufnahme** der Zähne 11 und 21 werden zu einer 9252 (Ä925b = Rö 5) zusammengefasst, da die Bissflügelaufnahmen als ganz normale Aufnahmen gelten. Die Angabe eines Zahnes ist entbehrlich, wenn als Begründung die „0" für Bissflügelaufnahmen eingetragen wird. Aber auch die „5" für Zahnersatz wäre richtig, dann sollte allerdings ein Zahn angegeben sein.

Die Oberflächenanästhesie ist seit Januar 2004 keine abrechnungsfähige, vertragszahnärztliche Leistung mehr. Entweder als Service ansehen, oder privat nach der Geb.-Nr. 008 in Rechnung stellen.

Zahn 25: Die dreiflächige **Aufbaufüllung** zur Überkronung des Zahnes kann nur als **zweiflächige Füllung** mit Angabe aller Flächen unter „Bemerkungen" berechnet werden.

Für die **Stiftverankerung** gibt es kein zahnärztliches Honorar, sondern nur die **tatsächlichen Materialkosten** mit der **Leistungsnummer 601** und der €-Angabe in Cent unter „Bemerkungen".

Das **Entfernen der Zahnfleischtasche** bei der Präparation ist keine „bMF", sondern wird als **Gebührennummer 49 = Exc 1** berechnet.

Zahn 16: Die Stiftverankerung der Füllung kann nur einmal als **Nr. 16 = St** berechnet werden, da diese unabhängig von der Anzahl der benötigten Stifte **einmal je Zahn** definiert ist.

Zähne 34, 35: Die Verwendung von Matrizen ist mit den Gebührennummern der Füllungen abgegolten und kann nicht zusätzlich als „12 = bMF" berechnet werden.

Zähne 25, 11, 21: Die Anästhesien erhalten unter „Bemerkungen" die Begründung „5" für **Zahnersatz**.

Das **Legen der Fäden** bei 11 und 21 kann als **Nr. 12 = bMF** berechnet werden, da es der Präparation und nicht der Abdrucknahme dient.

Die Behandlungstage 28.02. und 05.03. erscheinen nicht mehr auf dem Erfassungsschein, da nur noch Zahnersatzleistungen durchgeführt werden.

Fall 3:

Die Leitung ist bei entzündlichen Prozessen (z. B. Abszesseröffnung) auch im Oberkiefer berechenbar.

33 – 43: Das Entfernen von Granulationsgewebe kann **je Zahn als Geb.-Nr. 49 = Exz 1** berechnet werden und wird sechsmal mit den benötigten Anästhesien **untereinander** aufgeführt.

Die Geb.-Nr. 105 benötigt keine Begründung im Erfassungsschein, sollte aber auf der Kartei (in der EDV) notiert sein.

Fall 4:

Die **Messaufnahmen an den Zähnen 14 und 34** können nur als **einmal 9251 (Ä925a = Rö2)** berechnet werden, da sie in derselben Sitzung angefertigt werden und es sich dann nicht mehr um die unterschiedliche klinische Situation eines Zahnes handelt. Hier steht die Wirtschaftlichkeit im Vordergrund.

29.01.: Das Ausstellen eines Rezeptes als **„alleinige Leistung"** wird als **Ä1** berechnet.

Zahn 48: Das Einbringen einer Wundheilpaste kann **zusätzlich** zur Geb.-Nr. 49 = Exz 1 als **Geb.-Nr. 105 = Mu** berechnet werden.

Die Oberflächenanästhesie zur Zahnsteinentfernung kann seit Januar 2004 nicht mehr abgerechnet werden – entweder privat als Geb.-Nr. 008 oder Service der Praxis.

Fall 5:

Zahn 23: Das Entfernen einer Zyste durch Zystektomie im Zusammenhang mit einer Wurzelspitzenresektion ist immer **563 (56c = Zy 3)**. Das Merkmal der **Zystektomie** ist das Ausschälen der gesamten Zyste und Verschluss der Wunde mit Naht.

Zahn 31: Die Füllung cervikal-labial ist nur **einflächig**! Cervikal ist nur eine nähere Ortsbestimmung, wo auf der labialen Fläche die Füllung liegt.

Die Wundkontrolle an Zahn 23 am selben Tag ist keine abrechnungsfähige Leistung da an der Wunde nicht behandelt wird.

Zahn 26: Die Infiltrationsanästhesie benötigt unter „Bemerkungen" die „5", da sie zur Präparation **für eine Krone** gelegt wird.

Die Aufbaufüllung ist **„nur"** eine 132 (13b = F2) mit Angabe aller Flächen. Für die Stifte können die Materialkosten als **Leistungsnummer 601** mit Angabe des €-Betrages in Cent abgerechnet werden.

Zahn 14: Der Zahn wird beim Entfernen mit einer Fräse durchtrennt und in Einzelteilen entfernt, das entspricht der Extraktion eines **„tieffrakturierten Zahnes"**.

06.05. Oberflächenanästhesie nicht berechenbar – siehe Erläuterungen oben.

Fall 6:

Zahn 48: Für das Einbringen eines Medikaments kann die **Geb.-Nr. 105 = Mu** berechnet werden.

13.04.: Bei der **Geb.Nr. 03** ist die **Uhrzeit vierstellig** – ohne Punkt und Komma – in **„Bemerkungen"** anzugeben, da es sich um eine Behandlung **außerhalb der Praxiszeit** handelt.
Bei Samstag/Sonntag und Feiertag wird keine Uhrzeit angegeben.

20.04.: Das Abnehmen und wiederbefestigen der provisorischen Krone ist **keine Leistung** auf dem Erfassungsschein. Das Legen eines Fadens für die **Abdrucknahme** kann **nicht als Geb.-Nr. 12 = bMF** berechnet werden, sondern ist Inhalt der Abdrucknahme.

Zahn 48: Die **Kontrolle des OP-Gebietes** ist keine Nummer 38 = N, sondern eine Ä1 als **„alleinige Leistung"**, da in dieser Sitzung keine weitere Behandlung erfolgt.

Zahn 38: Das Glätten des Knochens wird als **Geb.-Nr. 46 = XN** berechnet.

Fall 7:

Den **Brief** an den Internisten = Ä75 = 7750 (als Unterschied zum GOZ-Patienten) übernimmt man seit Januar 2004 aus der **GOÄ von 1996**.

Bei den Wurzelspitzenresektionen gilt: Im Seitenzahnbereich wird je „Wurzelspitze" abgerechnet. Entscheidend dafür ist, ob die weitere Wurzelspitze durch denselben operativen Zugang entfernt wird = 543 (54c = WR3). Die retrograden Verschlüsse der

2. Konservierend/chirurgische Behandlungsabläufe für gesetzlich Versicherte

Wurzeln sind in den Resektionen enthalten. In der Front wird je Zahn die 541 (54a = WR1) abgerechnet.

25.04.: Der **Anruf** des Patienten macht die Wiederholung desselben Tagesdatums nötig, um nachzuweisen, dass es **getrennte Sitzungen** sind.

27.04.: Die **Wundkontrolle** und das Ausstellen eines Rezeptes sind eine Ä1 als **alleinige Leistung**.

02.05.: Das Exkavieren an Zahn 14 ist **keine abrechnungsfähige** Leistung, da die endgültige Füllung am 21.05. erfolgt.

12.05.: Wenn ein **Wurzelrest impaktiert** (eingeklemmt) und völlig vom Knochen umgeben ist, kann man das Entfernen als **Geb.-Nr. 48 = Ost 2** abrechnen.

Fall 8:

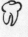

Bei den Zähnen 11, 12 und 23 wird Kofferdam angelegt. Dafür kann nur **einmal die Nummer 12 = bMF** abgerechnet werden und es bleibt freigestellt, an welchem Zahn man diese Leistung einträgt. Der **Zahn 11** erhält **zwei ortsgetrennte Füllungen**.

07.11.: Das **Rezept** kann **nicht als Ä1 (1)** angesetzt werden, da es in der Sitzung der OP ausgestellt wird.
Die Wurzelspitzenresektionen an Zahn 14 sind als **1x WR2** = 54b und **1x WR3** = 54c abzurechnen, da der selbe operative Zugang genützt wird.

09.11.: Der **Anruf** des Patienten und die **neue Naht** benötigen **zweimal** das gleiche Tagesdatum um deutlich zu machen, dass sie zu verschiedenen Uhrzeiten stattgefunden haben. Die Angabe der Uhrzeit unter „Bemerkungen" ist falsch, sie muss nur aus der Kartei hervorgehen.

Uhrzeiten werden – wenn nötig – nur noch bei der Gebührennummer 03 angegeben!

Bei der Behandlung des **Zahnes 21** handelt es sich um einen **Unfall**. Das berechtigt nicht nochmals zur Abrechnung der **Ä1**, da es nicht mehr der erste Behandlungstag im Quartal ist. Das Feld **„Unfall/Unfallfolgen" ist anzukreuzen**, auch wenn nur ein Teil der abgerechneten Leistungen auf dem Erfassungsschein den Unfall betrifft.

Zahn 38: Das Entfernen einer **Zyste durch die Alveole** wird als **561 (56a = Zy1)** abgerechnet.

Die Alveolotomie kann für den Bereich von **vier Zähnen je Kiefer** als Nummer 62 = Alv in Ansatz gebracht werden. An welchem Zahn man sie einträgt ist unerheblich.

Fall 9:

02.10:	Zur Eröffnung des oberflächlichen Abszess im OK kann eine L1 = 41a abgerechnet werden, da es sich um einen entzündlichen Prozess handelt.
09.10.:	Der Zahn 27 ist nur **„zerstört"** und daher eine normale Extraktion eines **mehrwurzeligen** Zahnes.
24.10.:	An Zahn **47** sind **zwei ortsgetrennte** Füllungen abzurechnen.
30.10.:	Der **Anruf** des Patienten ist mit **nochmaligem Tagesdatum** und der **Uhrzeit bei der Nummer 03** anzugeben.
02.11.:	Die **Wundkontrolle** ist eine **Ä1** als alleinige Leistung.
10.12.:	Dieser **Tag** erscheint **nicht mehr auf dem Erfassungsschein**, da nur Füllungen poliert werden und das Inhalt der Gebührennummern der Füllungen ist.

Fall 10:

Die **Bissflügelaufnahme** der linken Kieferhälfte wird mit einer „0" in Bemerkungen gekennzeichnet.

Die **Nummer 12 = bMF** an den Zähnen 44 und 47 kann **nur einmal** angesetzt werden, auch wenn unterschiedliche Leistungen erbracht werden. Sie ist definiert je Frontzahnbereich oder Kieferhälfte **je Sitzung einmal**.

Der **Zahn 16** hat **drei** Wurzelkanäle, d. h. die Gebührennummer **32 = Wk** und **35 = Wf** werden mit der Anzahl „3" unter Bemerkungen eingetragen. Die Nachbereitung der Kanäle am 11.02. kann nicht nochmals abgerechnet werden.

Das **Anlegen von Matrizen** an den Zähnen 35 und 36 kann **nicht als Geb.-Nr. 12 = bMF** abgerechnet werden, sondern ist im Leistungsinhalt der Füllungen miterfasst.

Fall 11:

13.10.:	**Zahn 24 ist zweiwurzelig** und ein Seitenzahn, daher werden die Gebührennummern **32 = Wk und 35 = Wf je zweimal** abgerechnet. Die Resektionen durch den selben OP-Zugang sind **1x WR2 = 54b und 1x WR3 = 54c**. Die **Zystektomie** in Verbindung mit einer WR ist die Nummer **563 (56c = Zy3)**.
16.10.:	Die **Beratung** für Zahnersatz ist eine **Ä1 als alleinige Leistung**.

2. Konservierend/chirurgische Behandlungsabläufe für gesetzlich Versicherte

20.10.: Die **Papillektomie** an Zahn 22 kann als **Nummer 49 = Exz1** berechnet werden. Diese schließt sich mit der Geb.-Nr. 12 = bMF im selben Gebiet nicht aus.

28.11.: Kontrolle ist keine N = 38, da in der selben Sitzung behandelt wird aber auch keine Ä1.

14.12.: Die **Gingivektomie** an Zahn 24 ist ebenfalls die **Geb.-Nr. 49 = Exz1**. Die Anästhesie erhält eine „5" unter Bemerkungen als Begründung für eine **Zahnersatz**leistung.

21.12.: **Der Tag** erscheint **nicht mehr** auf dem Erfassungsschein, muss allerdings in der Kartei dokumentiert sein.

Fall 12:

23.11.: Die **erneute Anästhesie** an Zahn 13 benötigt keine weitere Begründung, muss aber ein **zweites Mal** aufgeführt werden (**keine „2" unter Bemerkungen möglich**).
Die Stillung der Nachblutung benötigt **erneut das Tagesdatum**, damit man sieht, dass es sich um **zwei getrennte Sitzungen** handelt.

29.11.: Das **Entfernen der Zähne** muss **einzeln** untereinander aufgeführt werden. Es sind **zwei Leitungen** nötig, die je Kieferhälfte an einem **beliebigen Zahn** eingetragen werden können. Das Glätten der Alveolarfortsätze kann als **einmal Geb.-Nr. 62 = Alv** abgerechnet werden, auch hier kann der Zahn für die Eintragung frei gewählt werden.

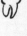

Fall 13:

Am persistierenden Zahn 55 wird die **„Pulpotomie = Pulp"** abgerechnet. Nur möglich bei Milchzähnen oder symptomfreien bleibenden Zähnen mit nicht abgeschlossenem Wurzelwachstum. Bei Milchzähnen muss sofort in der selben Sitzung die endgültige Füllung gelegt werden.

14.04.: Wiederum muss **zweimal** das Behandlungsdatum aufgeführt werden. Bei der Blutungsstillung mit nachfolgender Situationsnaht kann man frei entscheiden, ob man die **Gebührennummer 36 = Nbl1** oder **46 = XN** wählt. **Beide haben die gleiche Punktzahl!** Die **Nummer 46** ist als **„selbstständige Leistung"** definiert, daher können beide Leistungen **nicht gemeinsam** im selben Gebiet berechnet werden.

27.04.: Die **Leitung** wird mit einer „5" für Zahnersatz begründet.
Die **Aufbaufüllungen** sind höchstens Nummer **132 (13b = F2)** und die Materialkosten der **Stifte** werden als Leistungsnummer **601** mit dem entsprechenden Euro-Betrag in Cent eingetragen.

29.04.: Die Arbeitsunfähigkeitsbescheinigung ist die **Ä70** = 7700 aus der GOÄ von 1996.

30.04.: Die Wundkontrolle o. B. ist **nur eine Ä1** und keine N = 38, da an der Wunde nicht behandelt wird.

14.05.: Dieser **Tag** erscheint **nicht mehr** auf dem Erfassungsschein.

Fall 14:

07.01.: Für die **Röntgenaufnahme** wählt man gleich den **Zahn 16**, da dieser dann weiterbehandelt wird.

20.01.: Die **Papillektomie** und das **Entfernen von Granulationsgewebe** ist jeweils die **Nummer 49 = Exz1**. Sie kann **je Zahn einmal** berechnet werden.

12.02.: Für den **Unfall** muss oben mittig **angekreuzt** werden, auch wenn nicht die gesamte Behandlung in diesem Quartal aus dem Unfall resultiert.
Die Gebührennummer **12 = bMF** kann **nur einmal** berechnet werden.

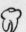

Fall 15:

Die **Anfangsbehandlung an Zahn 48** findet in **zwei Sitzungen außerhalb der Sprechstunde** am selben Tag statt. Es muss **zweimal** das selbe Tagesdatum angegeben werden und es wird **zweimal die 03, mit der Uhrzeit** – ohne Punkt und Komma – vierstellig unter Bemerkungen, abgerechnet.

Das **Entfernen der kleinen Zyste** durch die Alveole von Zahn 48 ist **keine abrechnungsfähige Leistung**.

26.10.: Es kann **keine 03** berechnet werden, da der Patient **bestellt ist**.

19.11.: Für die Region **14 bis 25** werden die Anästhesien untereinander mit **jeweils einer Zahnangabe** (alle zwei Zähne – Mittellinie trennt) aufgeführt.
Welche Zähne die **Geb.-Nr. 57 = SMS** erhalten, ergibt sich daraus, dass sie je FZB oder KH und damit **zweimal** abgerechnet wird. Wichtig ist, dass ein Zahn in der anderen KH außerhalb des gemeinsamen FZB angegeben wird. Dasselbe gilt für die nachfolgende **Geb.-Nr. 38 = N**.

3. Zahnersatzfälle für beide Patientengruppen

Der Patient erhält als Kassenleistung „befundbezogene" Festzuschüsse, unabhängig von der Ausführung des Zahnersatzes.

Wir unterscheiden im Kassenbereich drei Formen des Zahnersatzes:

- Regelversorgung nach den Richtlinien des Bema = RV
- Gleichartiger Zahnersatz über die Richtlinien hinaus = GA
- Andersartiger Zahnersatz wie z. B. Brücke statt Prothese = AA

Vertragszahnärztliche Leistungen – Regelversorgungen für Kassenpatienten sind:

- totale Prothesen,
- partielle Prothesen,
- Brücken zum Ersatz von **bis zu vier** Zähnen je Kiefer,
- oder **bis zu drei** Zähnen je Seitenzahnbereich, je nach Befundsituation
- Kombinationsversorgungen mit **zwei Teleskopkronen je Kiefer an den Eckzähnen** oder ersten Prämolaren, wenn mindestens zwei Zähne noch distal fehlen (Ausnahme: **drei Teleskopkronen oder Wurzelstiftkappen mit Kugelknopfankern** bei maximal drei Zähnen Restgebiss),
- Einzelkronen (medizinisch indiziert),
- **vestibuläre Verblendungen** im OK einschl. Zahn 5 und im UK einschl. Zahn 4, bei den Schneidezähnen zusätzlich die inzisalen Flächen.

Für die Behandlungsfälle zur Vorbereitung auf die Prüfung wurden nicht immer nur vertragszahnärztliche Leistungen gewählt. In den Fällen, in denen sich die Bema- und die GOZ-Versorgung unterscheiden, ist dies deutlich hervorgehoben.

Sie finden beide Lösungen abgebildet.

Seit 2004 sind im Bema die Einzelkronen, im Gegensatz zu den Pfeilerkronen, mit einer höheren Punktzahl versehen. In allen Fällen, in denen Einzelkronen an Brücken angeblockt werden, sind sie – wie auch in der GOZ – als Einzelkronen in Ansatz gebracht worden. Wird bei den Fällen ein **gleichartiger Zahnersatz** geplant, sind die GOZ-Leistungen mit dem 2,3fachen Faktor berechnet, da dieser meistens aus den Hilflisten in der Prüfung abzulesen ist. Weiterhin ist es bei den Heil- und Kostenplänen für **Kassenpatienten** möglich, Ihnen auch die Abrechnung anzubieten. Entscheidend dafür ist der seit Januar 2005 einheitliche ZE-Punktwert in ganz Deutschland. Sie können jetzt bis zur letzten Zeile des Kostenplanes überprüfen, ob Sie richtig gearbeitet haben (Punktwert und Festzuschüsse für alle Fallbeispiele ist Stand: 1. Januar 2010).

Die Kostenpläne für die **Privatpatienten** werden nur mit den entsprechenden Gebührennummern und der Anzahl der einzelnen Leistungen dargestellt, da es dem Zahnarzt nach Art, Umfang und Schwierigkeit der einzelnen Leistung freigestellt ist, den **Steigerungsfaktor von 1,0fach bis 3,5fach** festzulegen.

Für alle Fälle bei Privatpatienten gilt:

Die **vestibuläre** Verblendung der Kassenrichtlinien wurde teilweise durch eine **keramische** Vollverblendung ausgetauscht. In der GOZ gelten die RILI's nicht und das zahnärztliche Honorar ist für beide Kronenarten identisch.

Das **Abnehmen und Wiederbefestigen der provisorischen Kronen** ist in der GOZ in den Gebührennummern der Provisorien **enthalten** und kann dem Patienten nicht zusätzlich in Rechnung gestellt werden.

Im Anschluss an die abgebildeten Lösungen finden Sie **ausführliche Erläuterungen** zu jedem Fall für beide Versichertengruppen.

3. Zahnersatzfälle für beide Patientengruppen

Name der Krankenkasse

Name, Vorname des Versicherten

FALL 1   geb. am

Kassen-Nr. | Versicherten-Nr. | Status
Vertragszahnarzt-Nr. | VK gültig bis | Datum

Erklärung des Versicherten
Ich bin bei der genannten Krankenkasse versichert.
Ich bin über Art, Umfang und Kosten der Regel-, der gleich- und andersartigen Versorgung aufgeklärt worden und wünsche die Behandlung entsprechend dieses Kostenplanes.
Datum/Unterschrift des Versicherten

Lfd.-Nr.

Stempel des Zahnarztes

Heil- und Kostenplan
Hinweis an den Versicherten:
Bonusheft bitte zur Zuschussfestsetzung beifügen.

I. Befund des gesamten Gebisses/Behandlungsplan
TP = Therapieplan   R = Regelversorgung   B = Befund

Art der Versorgung														
TP														
R		K					VK	VK		VK				
B		f	ww	e	e	e	kw	ww	ww				e	e	e
	18	17	16	15	14	13	12	11	21	22	23	24	25	26	27	28
	48	47	46	45	44	43	42	41	31	32	33	34	35	36	37	38
B		f		k	b	b	k								ww	pw	f
R														K	PK	
TP																

Der Befund ist bei Wiederherstellungsmaßnahmen nicht auszufüllen!

Bemerkungen (bei Wiederherstellung Art der Leistung)

II. Befunde für Festzuschüsse / IV. Zuschussfestsetzung

Befund Nr.	Zahn/Gebiet	Anz.	Betrag Euro	Ct
1.1	17,13,11	3	437	64
1.1	21,35	2	291	76
1.2	37	1	163	72
1.3	13,11,21	3	158	91
1.4	11,17	2	63	10
vorläufige Summe ▶				
Nachträgliche Befunde:			1115	13

20 %

☐ Unfall oder Unfallfolgen
☐ Versorgungsleiden
☐ Interimsversorgung
☐ Immediatversorgung   Alter ca. _____ Jahre
☐ Unbrauchbare Prothese/Brücke/Krone
☐ NEM

Die Krankenkasse übernimmt die nebenstehenden Festzuschüsse, höchstens jedoch die tatsächlichen Kosten. Voraussetzung ist, dass der Zahnersatz innerhalb von 6 Monaten in der vorgesehenen Weise eingegliedert wird.

Datum, Unterschrift und Stempel der Krankenkasse

Hinweis:
☐ Vorsorge-Bonus ist bereits in den Festzuschüssen enthalten.
☐ Es liegt ein Härtefall vor.

Erläuterungen
Befund / Behandlungsplanung (Legende)

III. Kostenplanung

1 BEMA-Nm.	Anz.	1 Fortsetzung	Anz.	1 Fortsetzung	Anz.		Euro	Ct
18a	2	2 Zahnärztliches Honorar BEMA:					882	11
19	6	3 Zahnärztliches Honorar GOZ: (geschätzt)						
20a	2	4 Material- und Laborkosten: (geschätzt)					1400	00
20b	3	5 Behandlungskosten insgesamt: (geschätzt)					2282	11
20c	1							

10.01.20...
Datum/Unterschrift des Zahnarztes

V. Rechnungsbeträge (siehe Anlage)

		Euro	Ct
1	ZA-Honorar (BEMA siehe III)	882	11
2	ZA-Honorar zusätzl. Leistungen BEMA	31	64
3	ZA-Honorar GOZ		
4	Mat.- und Lab.-Kosten Gewerblich	1248	30
5	Mat.- und Lab.-Kosten Praxis	85	50
6	Versandkosten Praxis		
7	Gesamtsumme	2247	55
8	Festzuschuss Kasse	1115	13
9	Versichertenanteil	1132	42

Gutachterlich befürwortet
☐ ja ☐ nein ☐ teilweise

Eingliederungsdatum: 20.02.20...
Herstellungsort bzw. Herstellungsland des Zahnersatzes:
Deutschland
Der Zahnersatz wurde in der vorgesehenen Weise eingegliedert.

Anschrift des Versicherten | Datum/Unterschrift und Stempel des Gutachters | Datum/Unterschrift des Zahnarztes

Beiblatt zum Heil- und Kostenplan

Vor dem Ausfüllen von III. Kostenplanung auf dem Heil- und Kostenplan sind hier die zutreffenden BEMA-Nummern einzutragen und das zahnärztliche Honorar zu berechnen.

Beiblatt Fall 1

zu III. Kostenplanung
Zahnärztliches Honorar BEMA

Gebühren-Nr. 1	Anzahl 2	Bew.-Zahl 3	Spalte 2 x Spalte 3 4
18a	2	50	100
19	6	19	114
20a	2	148	296
20b	3	158	474
20c	1	187	187
	Summe Spalte 4		1171
x Punktwert		0,7533	882,11 €

zu V. Rechnungsbeträge
ZA-Honorar zusätzl. Leistungen BEMA

Gebühren-Nr. 5	Anzahl 6	Bew.-Zahl 7	Spalte 6 x Spalte 7 8
24c	6	7	42
	Summe Spalte 8		42
x Punktwert		0,7533	31,64 €

Anlage zum Heil- und Kostenplan

Für Ihre prothetische Behandlung werden entsprechend nachfolgender Aufstellung voraussichtlich folgende Kosten/Eigenanteile anfallen:

Zahn/Gebiet	GOZ-Nr.	Leistungsbeschreibung	Anzahl	Betrag Euro
		Muss für die Prüfung **nicht** ausgefüllt werden!		
		Zahnärztliches Honorar GOZ (entsprechend Zeile III/3 HKP):	Euro:	

3. Zahnersatzfälle für beide Patientengruppen

MUSTER

Fall 1

Heil- und Kostenplan

Für die Versorgung mit
Zahnersatz und Zahnkronen für
Privatpatienten

Behandlungsplanung, Befund des Gebisses

		K				KM		KM	KM							
f	w	e	e	e	k	w	w					e	e	e	
18	17	16	15	14	13	12	11	21	22	23	24	25	26	27	28
48	47	46	45	44	43	42	41	31	32	33	34	35	36	37	38
f		k	b	b	k							w		w	f
												K		K	

Behandlungsplanung:
K = Krone
B = Brückenglied
T = Teleskopkrone
V = Verblendung
M = Metallkeramik

- = verbundene Brückenspanne/Steg
E = zu ersetzender Zahn
o = Verbindungsvorrichtung

Befund:
f = fehlender Zahn
e = bereits ersetzter Zahn
x = nicht erhaltungswürdiger Zahn
)(= Lückenschluss

k = vorh. Krone
b = vorh. Brückenglied
t = vorh. Teleskopkrone

Gebührenvorausberechnung

Leistungsbezeichnung (Kurzform)	Gebühren-Nr.	Anzahl	Voraussichtl. Steigerungssatz	Gebühr (in €)
Kostenplan auf Wunsch	002	1		
Aufbau eines Zahnes zur Aufnahme v. Krone	218	1		
Schraubenaufbau	219	2		
Provisorische Einzelkrone	227	6		
Einzelkrone, Metallkeramik	221	3		
Einzelkrone, Hohlkehle	221	1		
Einzelkrone, Tangentialpräparation	220	1		
Teilkrone	222	1		
		Zahnärztl. Honorar (voraussichtlich)		€
Unterschrift des Patienten	Datum, Unterschrift d. Zahnarztes	**Material-u. Laborkosten** (geschätzt)	€	1.400,00
		Behandl.kosten insg. (geschätzt)		€

Bemerkungen:

Heil- und Kostenplan — FALL 2

Name der Krankenkasse:
Name, Vorname des Versicherten: FALL 2, geb. am
Kassen-Nr.: | **Versicherten-Nr.:** | **Status:**
Vertragszahnarzt-Nr.: | **VK gültig bis:** | **Datum:**

Erklärung des Versicherten: Ich bin bei der genannten Krankenkasse versichert. Ich bin über Art, Umfang und Kosten der Regel-, der gleich- und andersartigen Versorgung aufgeklärt worden und wünsche die Behandlung entsprechend dieses Kostenplanes.
Datum/Unterschrift des Versicherten

Lfd.-Nr.:
Stempel des Zahnarztes

Hinweis an den Versicherten: Bonusheft bitte zur Zuschussfestsetzung beifügen.

I. Befund des gesamten Gebisses/Behandlungsplan

TP = Therapieplan   R = Regelversorgung   B = Befund

Art der Versorgung	18	17	16	15	14	13	12	11	21	22	23	24	25	26	27	28
TP																
R					VK	VB	VK					VK				
B	f						x					ww				f

	48	47	46	45	44	43	42	41	31	32	33	34	35	36	37	38
B	f						x	x	x	x	ww	ww				f
R					VK	VB	VB		VB	VB	VK	VK				
TP																

Bemerkungen (bei Wiederherstellung Art der Leistung):

Der Befund ist bei Wiederherstellungsmaßnahmen nicht auszufüllen!

II. Befunde für Festzuschüsse | IV. Zuschussfestsetzung

Befund Nr. 1	Zahn/Gebiet 2	Anz. 3	Betrag Euro	Ct
1.1	24, 34	2	316	08
1.3	24, 34	2	114	76
2.1	13 – 11	1	374	71
2.4	33 – 43	1	531	30
2.7	13-11,33-43	9	503	46
vorläufige Summe ▶			**1840**	**31**
Nachträgliche Befunde:				

☐ Unfall oder Unfallfolgen/Versorgungsleiden
☐ Interimsversorgung
☐ Immediatversorgung
☐ Unbrauchbare Prothese/Brücke/Krone   Alter ca. ____ Jahre   ☐ NEM

Die Krankenkasse übernimmt die nebenstehenden Festzuschüsse, höchstens jedoch die der tatsächlichen Kosten. Voraussetzung ist, dass der Zahnersatz innerhalb von 6 Monaten in der vorgesehenen Weise eingegliedert wird.

Datum, Unterschrift und Stempel der Krankenkasse

30 % Hinweis: Vorsorge-Bonus ist bereits in den Festzuschüssen enthalten.
☐ Es liegt ein Härtefall vor.

Erläuterungen Befund: (Legende)
Behandlungsplanung: (Legende)

III. Kostenplanung

1 BEMA-Nrn.	Anz.	1 Fortsetzung	Anz.	1 Fortsetzung	Anz.		Euro	Ct
19	11							
20b	2	2 Zahnärztliches Honorar BEMA:					874	58
91b	4	3 Zahnärztliches Honorar GOZ: (geschätzt)						
92	2	4 Material- und Laborkosten: (geschätzt)					2000	00
		5 Behandlungskosten insgesamt: (geschätzt)					2874	58

17.02.20...
Datum/Unterschrift des Zahnarztes

V. Rechnungsbeträge (siehe Anlage)

		Euro	Ct
1	ZA-Honorar (BEMA siehe III)	874	58
2	ZA-Honorar zusätzl. Leistungen BEMA	56	50
3	ZA-Honorar GOZ		
4	Mat.- und Lab.-Kosten Gewerblich	1738	50
5	Mat.- und Lab.-Kosten Praxis	63	20
6	Versandkosten Praxis		
7	Gesamtsumme	2732	78
8	Festzuschuss Kasse	1840	31
9	Versichertenanteil	892	47

Gutachterlich befürwortet: ☐ ja ☐ nein ☐ teilweise

Eingliederungsdatum: 31.03.20...
Herstellungsort bzw. Herstellungsland des Zahnersatzes: Deutschland
Der Zahnersatz wurde in der vorgesehenen Weise eingegliedert.

Anschrift des Versicherten | Datum/Unterschrift und Stempel des Gutachters | Datum/Unterschrift des Zahnarztes

3. Zahnersatzfälle für beide Patientengruppen

Beiblatt zum Heil- und Kostenplan

Vor dem Ausfüllen von III. Kostenplanung auf dem Heil- und Kostenplan sind hier die zutreffenden BEMA-Nummern einzutragen und das zahnärztliche Honorar zu berechnen.

BEIBLATT FALL 2

zu III. Kostenplanung
Zahnärztliches Honorar BEMA

Gebühren-Nr. 1	Anzahl 2	Bew.-Zahl 3	Spalte 2 x Spalte 3 4
19	11	19	209
20b	2	158	316
91b	4	128	512
92	2	62	124
	Summe Spalte 4		1161
x Punktwert		0,7533	874,58 €

zu V. Rechnungsbeträge
ZA-Honorar zusätzl. Leistungen BEMA

Gebühren-Nr. 5	Anzahl 6	Bew.-Zahl 7	Spalte 6 x Spalte 7 8
24c	3	7	21
95d	3	18	54
	Summe Spalte 8		75
x Punktwert		0,7533	56,50 €

Anlage zum Heil- und Kostenplan

Für Ihre prothetische Behandlung werden entsprechend nachfolgender Aufstellung voraussichtlich folgende Kosten/Eigenanteile anfallen:

Zahn/Gebiet	GOZ-Nr.	Leistungsbeschreibung	Anzahl	Betrag Euro
		Muss für die Prüfung **nicht** ausgefüllt werden!		
		Zahnärztliches Honorar GOZ (entsprechend Zeile III/3 HKP):	Euro:	

MUSTER
Fall 2

Heil- und Kostenplan
Für die Versorgung mit
Zahnersatz und Zahnkronen für
Privatpatienten

Behandlungsplanung, Befund des Gebisses

					KV	BV	KV				KV				
							x				w				
f															f
18	17	16	15	14	13	12	11	21	22	23	24	25	26	27	28
48	47	46	45	44	43	42	41	31	32	33	34	35	36	37	38
f						x	x	x	x		w				f
					KV	BV	BV	BV	BV		KV	KV			

Behandlungsplanung:
K = Krone
B = Brückenglied
T = Teleskopkrone
V = Verblendung
M = Metallkeramik

– = verbundene Brückenspanne/Steg
E = zu ersetzender Zahn
o = Verbindungsvorrichtung

Befund:
f = fehlender Zahn
e = bereits ersetzter Zahn
x = nicht erhaltungswürdiger Zahn
)(= Lückenschluss

k = vorh. Krone
b = vorh. Brückenglied
t = vorh. Teleskopkrone

Gebührenvorausberechnung

Leistungsbezeichnung (Kurzform)	Gebühren-Nr.	Anzahl	Voraussichtl. Steigerungssatz	Gebühr (in €)
Heil- und Kostenplan für Zahnersatz	003	1		
Planungsmodelle OK + UK	006	1		
Provisorische Einzelkrone	227	2		
Provisorischer Brückenpfeiler	512	4		
Provisorische Brückenspanne	514	2		
Einzelkrone, verblendet	221	2		
Pfeilerkrone, verblendet	501	4		
Brückenglieder, je Spanne	507	2		
		Zahnärztl. Honorar (voraussichtlich)	€	
		Material-u. Laborkosten (geschätzt)	€	2.000,00
		Behandl.kosten insg. (geschätzt)	€	

Unterschrift des Patienten Datum, Unterschrift d. Zahnarztes

Bemerkungen:

3. Zahnersatzfälle für beide Patientengruppen

Name der Krankenkasse

Name, Vorname des Versicherten

FALL 3 geb. am

Kassen-Nr. | Versicherten-Nr. | Status
Vertragszahnarzt-Nr. | VK gültig bis | Datum

Erklärung des Versicherten
Ich bin bei der genannten Krankenkasse versichert.
Ich bin über Art, Umfang und Kosten der Regel-, der gleich- und andersartigen Versorgung aufgeklärt worden und wünsche die Behandlung entsprechend dieses Kostenplanes.
Datum/Unterschrift des Versicherten

Lfd.-Nr.

Stempel des Zahnarztes

Heil- und Kostenplan
Hinweis an den Versicherten:
Bonusheft bitte zur Zuschussfestsetzung beifügen.

I. Befund des gesamten Gebisses/Behandlungsplan — TP = Therapieplan R = Regelversorgung B = Befund

Art der Versorgung													
TP													
R		K	VB	VB	VK	VB	VK	VK	VK				
B		f	kw	b	b	kw	x			ww	ww		k	k		f
	18	17	16	15	14	13	12	11	21	22	23	24	25	26	27	28
	48	47	46	45	44	43	42	41	31	32	33	34	35	36	37	38
B		f	ww	ew	ew	ww				ww	ew	ew	ww	f
R		KH	E	E	HKV					KVH	E	E	HK	
TP													

Bemerkungen (bei Wiederherstellung Art der Leistung):

Der Befund ist bei Wiederherstellungsmaßnahmen nicht auszufüllen!

II. Befunde für Festzuschüsse / IV. Zuschussfestsetzung

Befund Nr.	Zahn/Gebiet	Anz.	Betrag Euro	Ct
1.1	21, 22, 37	3	364	71
1.1	33, 44, 47	3	364	71
1.3	21,22,33,44	4	176	56
2.2	16 - 13	1	329	56
2.5	13 - 11	1	160	98
2.7	15 - 11	5	215	15
3.1	UK	1	289	57
vorläufige Summe ▶			1901	24
Nachträgliche Befunde:				

Die Krankenkasse übernimmt die nebenstehenden Festzuschüsse, höchstens jedoch die tatsächlichen Kosten. Voraussetzung ist, dass der Zahnersatz innerhalb von 6 Monaten in der vorgesehenen Weise eingegliedert wird.

☐ Unfall oder Unfallfolgen/
☐ Versorgungsleiden
☐ Interimsversorgung
☐ Immediatversorgung Alter ca. 15 Jahre
☒ Unbrauchbare Prothese/Brücke/Krone
☐ NEM

Erläuterungen
Befund / Behandlungsplanung

Datum, Unterschrift und Stempel der Krankenkasse

Hinweis:
☒ % Vorsorge-Bonus ist bereits in den Festzuschüssen enthalten.
☒ Es liegt ein Härtefall vor.

III. Kostenplanung

BEMA-Nrn.	Anz.	1 Fortsetzung	Anz.	1 Fortsetzung	Anz.
1		96b	1	98g	1
19	12	98a	2	98h/2	1
20a	2			Euro	Ct
20b	4	2 Zahnärztliches Honorar BEMA:		1422	98
91a	1	3 Zahnärztliches Honorar GOZ: (geschätzt)			
91b	2	4 Material- und Laborkosten: (geschätzt)		2600	00
92	2	5 Behandlungskosten insgesamt: (geschätzt)		4022	98

02.03.20...
Datum/Unterschrift des Zahnarztes

V. Rechnungsbeträge (siehe Anlage)

		Euro	Ct
1	ZA-Honorar (BEMA siehe III)	1422	98
2	ZA-Honorar zusätzl. Leistungen BEMA	45	20
3	ZA-Honorar GOZ		
4	Mat.- und Lab.-Kosten Gewerblich	2348	57
5	Mat.- und Lab.-Kosten Praxis	58	70
6	Versandkosten Praxis		
7	Gesamtsumme	3875	45
8	Festzuschuss Kasse	1901	24
9	Versichertenanteil	1974	21

Gutachterlich befürwortet
☐ ja ☐ nein ☐ teilweise

Eingliederungsdatum: 20.04.20...
Herstellungsort bzw. Herstellungsland des Zahnersatzes:
Deutschland
Der Zahnersatz wurde in der vorgesehenen Weise eingegliedert.

Anschrift des Versicherten | Datum/Unterschrift und Stempel des Gutachters | Datum/Unterschrift des Zahnarztes

Beiblatt zum Heil- und Kostenplan

Vor dem Ausfüllen von III. Kostenplanung auf dem Heil- und Kostenplan sind hier die zutreffenden BEMA-Nummern einzutragen und das zahnärztliche Honorar zu berechnen.

BEIBLATT FALL 3

zu III. Kostenplanung
Zahnärztliches Honorar BEMA

Gebühren-Nr. 1	Anzahl 2	Bew.-Zahl 3	Spalte 2 x Spalte 3 4
19	12	19	228
20a	2	148	296
20b	4	158	632
91a	1	118	118
91b	2	128	256
92	2	62	124
96b	1	83	83
98a	2	29	58
98g	1	44	44
98h/2	1	50	50
		Summe Spalte 4	1889
x Punktwert		0,7533	1.422,98 €

zu V. Rechnungsbeträge
ZA-Honorar zusätzl. Leistungen BEMA

Gebühren-Nr. 5	Anzahl 6	Bew.-Zahl 7	Spalte 6 x Spalte 7 8
24c	6	7	42
95d	1	18	18
		Summe Spalte 8	60
x Punktwert		0,7533	45,20 €

Anlage zum Heil- und Kostenplan

Für Ihre prothetische Behandlung werden entsprechend nachfolgender Aufstellung voraussichtlich folgende Kosten/Eigenanteile anfallen:

Zahn/Gebiet	GOZ-Nr.	Leistungsbeschreibung	Anzahl	Betrag Euro
		Muss für die Prüfung **nicht** ausgefüllt werden!		
		Zahnärztliches Honorar GOZ (entsprechend Zeile III/3 HKP):	Euro:	

3. Zahnersatzfälle für beide Patientengruppen

MUSTER

Fall 3

Heil- und Kostenplan

Für die Versorgung mit
Zahnersatz und Zahnkronen für
Privatpatienten

Behandlungsplanung, Befund des Gebisses

f	K k	BV b	BV b	KV k	BV x	KV w	KV w			k	k		f
18	17	16	15	14	13	12	11	21	22	23	24	25	26	27	28
48	47	46	45	44	43	42	41	31	32	33	34	35	36	37	38
f	KH	e E	e EH	KV						KV	e HE	e E	e E	HK	f

Behandlungsplanung:
K = Krone
B = Brückenglied
T = Teleskopkrone
V = Verblendung
M = Metallkeramik
- = verbundene Brückenspanne/Steg
E = zu ersetzender Zahn
o = Verbindungsvorrichtung

Befund:
f = fehlender Zahn
e = bereits ersetzter Zahn
x = nicht erhaltungswürdiger Zahn
)(= Lückenschluss
k = vorh. Krone
b = vorh. Brückenglied
t = vorh. Teleskopkrone

Gebührenvorausberechnung

Leistungsbezeichnung (Kurzform)	Gebühren-Nr.	Anzahl	Voraussichtl. Steigerungssatz	Gebühr (in €)
Heil- und Kostenplan für Zahnersatz	003	1		
Provisorische Einzelkrone	227	6		
Provisorischer Brückenpfeiler	512	3		
Provisorische Brückenspanne	514	2		
Einzelkrone, kunststoffverblendet	221	4		
Einzelkrone, Hohlkehlpräparation	221	2		
Pfeilerkrone, Tangentialpräparation	500	1		
Pfeilerkrone, kunststoffverblendet	501	2		
Brücken- und Prothesenspanne	507	4		
Modellgussprothese inkl. Klammern	521	1		
Individueller Löffel, je Kiefer	517	2		
	Zahnärztl. Honorar (voraussichtlich)		€	
Unterschrift des Patienten — Datum, Unterschrift d. Zahnarztes	**Material-u. Laborkosten** (geschätzt)		€	2.600,00
	Behandl.kosten insg. (geschätzt)		€	

Bemerkungen:

FALL 4

Heil- und Kostenplan

Hinweis an den Versicherten:
Bonusheft bitte zur Zuschussfestsetzung beifügen.

I. Befund des gesamten Gebisses/Behandlungsplan
TP = Therapieplan   R = Regelversorgung   B = Befund

Art der Versorgung														
TP														
R	E	E	E	E	TV	KV	KV	KV	KV	TV	E	E	E	E
B	ew	ew	ew	ew	ww	kw	kw	kw	kw	ww	ew	ew	ew	ew
	18	17	16	15	14	13	12	11	21	22	23	24	25	26	27	28
	48	47	46	45	44	43	42	41	31	32	33	34	35	36	37	38
B	e	e	e	e	e	e	e	e	e	e	e	e
R													
TP													

Der Befund ist bei Wiederherstellungsmaßnahmen nicht auszufüllen!

Bemerkungen (bei Wiederherstellung Art der Leistung):

II. Befunde für Festzuschüsse / IV. Zuschussfestsetzung

Befund Nr.	Zahn/Gebiet	Anz.	Betrag Euro	Ct
1.1	12 – 22	4	632	16
1.3	12 – 22	4	229	52
3.1	OK	1	376	44
3.2	13, 23	2	554	48
4.7	13, 23	2	72	94
vorläufige Summe ▶			1865	54

Nachträgliche Befunde:

[x] Unbrauchbare Prothese/Brücke/Krone
Alter ca. **7** Jahre

30 %

III. Kostenplanung

1 BEMA-Nrn.	Anz.	1 Fortsetzung	Anz.	1 Fortsetzung	Anz.	Euro	Ct
19	6						
20b	4	2 Zahnärztliches Honorar BEMA:				989	84
91d	2	3 Zahnärztliches Honorar GOZ: (geschätzt)					
96c	1	4 Material- und Laborkosten: (geschätzt)				1800	00
98a	1	5 Behandlungskosten insgesamt: (geschätzt)				2789	84
98g	1						

20.02.20…

V. Rechnungsbeträge (siehe Anlage)

	Euro	Ct
1 ZA-Honorar (BEMA siehe III)	989	84
2 ZA-Honorar zusätzl. Leistungen BEMA	63	28
3 ZA-Honorar GOZ		
4 Mat.- und Lab.-Kosten Gewerblich	1648	21
5 Mat.- und Lab.-Kosten Praxis	65	28
6 Versandkosten Praxis		
7 Gesamtsumme	2766	61
8 Festzuschuss Kasse	1865	54
9 Versichertenanteil	901	07

Eingliederungsdatum: 02.04.20…
Herstellungsort bzw. Herstellungsland des Zahnersatzes: **Deutschland**
Der Zahnersatz wurde in der vorgesehenen Weise eingegliedert.

3. Zahnersatzfälle für beide Patientengruppen

Beiblatt zum Heil- und Kostenplan

Vor dem Ausfüllen von III. Kostenplanung auf dem Heil- und Kostenplan sind hier die zutreffenden BEMA-Nummern einzutragen und das zahnärztliche Honorar zu berechnen.

BEIBLATT FALL 4

zu III. Kostenplanung
Zahnärztliches Honorar BEMA

Gebühren-Nr. 1	Anzahl 2	Bew.-Zahl 3	Spalte 2 x Spalte 3 4
19	6	19	114
20b	4	158	632
91d	2	190	380
96c	1	115	115
98a	1	29	29
98g	1	44	44
		Summe Spalte 4	1314
x Punktwert		0,7533	989,84 €

zu V. Rechnungsbeträge
ZA-Honorar zusätzl. Leistungen BEMA

Gebühren-Nr. 5	Anzahl 6	Bew.-Zahl 7	Spalte 6 x Spalte 7 8
24c	12	7	84
		Summe Spalte 8	84
x Punktwert		0,7533	63,28 €

Anlage zum Heil- und Kostenplan

Für Ihre prothetische Behandlung werden entsprechend nachfolgender Aufstellung voraussichtlich folgende Kosten/Eigenanteile anfallen:

Zahn/Gebiet	GOZ-Nr.	Leistungsbeschreibung	Anzahl	Betrag Euro
		Muss für die Prüfung **nicht** ausgefüllt werden!		
		Zahnärztliches Honorar GOZ (entsprechend Zeile III/3 HKP):	Euro:	

MUSTER

Fall 4

Heil- und Kostenplan

Für die Versorgung mit
Zahnersatz und Zahnkronen für
Privatpatienten

Behandlungsplanung, Befund des Gebisses

E	E	E	E	E	TV	KV	KV	KV	KV	TV	E	E	E	E	E
e	e	e	e	e		k	k	k	k		e	e	e	e	e
18	17	16	15	14	13	12	11	21	22	23	24	25	26	27	28
48	47	46	45	44	43	42	41	31	32	33	34	35	36	37	38
e	e	e	e	e	e	e	e	e	e	e	e	e	e	e	e

Behandlungsplanung:
K = Krone
B = Brückenglied
T = Teleskopkrone
V = Verblendung
M = Metallkeramik

− = verbundene Brückenspanne/Steg
E = zu ersetzender Zahn
o = Verbindungsvorrichtung

Befund:
f = fehlender Zahn
e = bereits ersetzter Zahn
x = nicht erhaltungswürdiger Zahn
)(= Lückenschluss

k = vorh. Krone
b = vorh. Brückenglied
t = vorh. Teleskopkrone

Gebührenvorausberechnung

Leistungsbezeichnung (Kurzform)	Gebühren-Nr.	Anzahl	Voraussichtl. Steigerungssatz	Gebühr (in €)
Heil- und Kostenplan für Zahnersatz	003	1		
Provisorische Einzelkrone	227	6		
Einzelkrone, kunststoffverblendet	221	4		
Teleskopkrone	504	2		
Teleskopkrone als Verbindung zum ZE	508	2		
Modellgussprothese	521	1		
Prothesenspanne	507	2		
Individueller Löffel	517	1		
		Zahnärztl. Honorar (voraussichtlich)	€	
		Material-u. Laborkosten (geschätzt)	€	1.800,00
		Behandl.kosten insg. (geschätzt)	€	

Unterschrift des Patienten   Datum, Unterschrift d. Zahnarztes

Bemerkungen:

3. Zahnersatzfälle für beide Patientengruppen

FALL 5

Heil- und Kostenplan

Hinweis an den Versicherten:
Bonusheft bitte zur Zuschussfestsetzung beifügen.

I. Befund des gesamten Gebisses/Behandlungsplan
TP = Therapieplan   R = Regelversorgung   B = Befund

TP														
R	E	E	E	E	E	TV	TV	E	E	E	E	E	E	E
B	ew	ew	ew	ew	ew		ew	ew	ew	ew	ew	ew	ew	ew
	18	17	16	15	14	13	12	11	21	22	23	24	25	26	27	28
	48	47	46	45	44	43	42	41	31	32	33	34	35	36	37	38
B	ew	ew	x	ew	ww	ww	x	x	x	ww	ww	ww	ew	ew	ew	ew
R	E	E	E	E	HKV	KV	E	E	E	KV	KV	KVH	E	E	E	E
TP																

Bemerkungen (bei Wiederherstellung Art der Leistung)

II. Befunde für Festzuschüsse / IV. Zuschussfestsetzung

Befund Nr.	Zahn/Gebiet	Anz.3	Betrag Euro	Ct
1.1	32-34, 43, 44	5	607	15
1.3	32-34, 43, 44	5	220	70
3.1	UK	1	289	57
4.1	OK	1	286	44
4.6	13, 12	2	451	10
4.7	13, 12	2	56	10
vorläufige Summe			1911	06

Nachträgliche Befunde:

[x] Unbrauchbare Prothese/Brücke/Krone
Alter ca. 9 Jahre
[x] % Vorsorge-Bonus ist bereits in den Festzuschüssen enthalten.
[x] Es liegt ein Härtefall vor.

III. Kostenplanung

BEMA-Nrn.	Anz.	1 Fortsetzung	Anz.	1 Fortsetzung	Anz.
7b	1	98a	1	98g	1
19	10	98b	1	98h/2	1
20b	5	2 Zahnärztliches Honorar BEMA:		1449	35
91d	2	3 Zahnärztliches Honorar GOZ: (geschätzt)			
96c	1	4 Material- und Laborkosten: (geschätzt)		2200	00
97a	1	5 Behandlungskosten insgesamt: (geschätzt)		3649	35

17.02.20...

V. Rechnungsbeträge (siehe Anlage)

		Euro	Ct
1	ZA-Honorar (BEMA siehe III)	1449	35
2	ZA-Honorar zusätzl. Leistungen BEMA	21	09
3	ZA-Honorar GOZ		
4	Mat.- und Lab.-Kosten Gewerblich	2098	19
5	Mat.- und Lab.-Kosten Praxis	65	30
6	Versandkosten Praxis		
7	Gesamtsumme	3633	93
8	Festzuschuss Kasse	1911	06
9	Versichertenanteil	1722	87

Gutachterlich befürwortet
[ ] ja [ ] nein [ ] teilweise

Eingliederungsdatum: 03.04.20...
Herstellungsort bzw. Herstellungsland des Zahnersatzes: Deutschland
Der Zahnersatz wurde in der vorgesehenen Weise eingegliedert.

Beiblatt zum Heil- und Kostenplan

Vor dem Ausfüllen von III. Kostenplanung auf dem Heil- und Kostenplan sind hier die zutreffenden BEMA-Nummern einzutragen und das zahnärztliche Honorar zu berechnen.

BEIBLATT FALL 5

zu III. Kostenplanung
Zahnärztliches Honorar BEMA

Gebühren-Nr. 1	Anzahl 2	Bew.-Zahl 3	Spalte 2 x Spalte 3 4
7b	1	19	19
19	10	19	190
20b	5	158	790
91d	2	190	380
96c	1	115	115
97a	1	250	250
98a	1	29	29
98b	1	57	57
98g	1	44	44
98h/2	1	50	50
		Summe Spalte 4	1924
x Punktwert		0,7533	1.449,35 €

zu V. Rechnungsbeträge
ZA-Honorar zusätzl. Leistungen BEMA

Gebühren-Nr. 5	Anzahl 6	Bew.-Zahl 7	Spalte 6 x Spalte 7 8
24c	4	7	28
		Summe Spalte 8	28
x Punktwert		0,7533	21,09 €

Anlage zum Heil- und Kostenplan

Für Ihre prothetische Behandlung werden entsprechend nachfolgender Aufstellung voraussichtlich folgende Kosten/Eigenanteile anfallen:

Zahn/Gebiet	GOZ-Nr.	Leistungsbeschreibung	Anzahl	Betrag Euro
		Muss für die Prüfung **nicht** ausgefüllt werden!		
		Zahnärztliches Honorar GOZ (entsprechend Zeile III/3 HKP):	Euro:	

3. Zahnersatzfälle für beide Patientengruppen

MUSTER

Fall 5

Heil- und Kostenplan

Für die Versorgung mit
Zahnersatz und Zahnkronen für
Privatpatienten

Behandlungsplanung, Befund des Gebisses

E	E	E	E	E	TV	TV	E	E	E	E	E	E	E	E	E
e	e	e	e	e			e	e	e	e	e	e	e	e	e
18	17	16	15	14	13	12	11	21	22	23	24	25	26	27	28
48	47	46	45	44	43	42	41	31	32	33	34	35	36	37	38
e	e	x	e				x	x	x				e	e	e
E	E	E	EH	KV	KV		E		E	KV	KV	KV	HE	E	E

Behandlungsplanung:
K = Krone
B = Brückenglied
T = Teleskopkrone
V = Verblendung
M = Metallkeramik
− = verbundene Brückenspanne/Steg
E = zu ersetzender Zahn
o = Verbindungsvorrichtung

Befund:
f = fehlender Zahn
e = bereits ersetzter Zahn
x = nicht erhaltungswürdiger Zahn
)(= Lückenschluss
k = vorh. Krone
b = vorh. Brückenglied
t = vorh. Teleskopkrone

Gebührenvorausberechnung

Leistungsbezeichnung (Kurzform)	Gebühren-Nr.	Anzahl	Voraussichtl. Steigerungssatz	Gebühr (in €)
Heil- und Kostenplan für Zahnersatz	003	1		
Planungsmodelle	006	1		
Provisorische Einzelkrone	227	5		
Provisorische Pfeilerkrone	512	2		
Provisorische Brückenspanne	514	1		
Einzelkrone, kunststoffverblendet	221	5		
Teleskopkrone	504	2		
Teleskopkrone als Verbindung zum ZE	508	2		
Teilprothese, Kunststoffbasis	520	1		
Modellgussprothese	521	1		
Prothesenspannen	507	5		
Funktionslöffel, OK	518	1		
Individueller Löffel, UK	517	1		
		Zahnärztl. Honorar (voraussichtlich)	€	
		Material-u. Laborkosten (geschätzt)	€	2.200,00
		Behandl.kosten insg. (geschätzt)	€	

Unterschrift des Patienten   Datum, Unterschrift d. Zahnarztes

Bemerkungen:

FALL 6

Heil- und Kostenplan

I. Befund des gesamten Gebisses/Behandlungsplan

TP = Therapieplan R = Regelversorgung B = Befund

Art der Versorgung														
TP														
R							VK	VK	VK					
B	f	k	b	b	k		ww	ww	ww			k		
	18	17	16	15	14	13	12	11	21	22	23	24	25	26	27	28
	48	47	46	45	44	43	42	41	31	32	33	34	35	36	37	38
B	f	f	x	x	x	ww			ww	x	x	f	x	ww
R	E	E	E	E	TV				TV	E	E	E	E	HK
TP														

Bemerkungen (bei Wiederherstellung Art der Leistung):

II. Befunde für Festzuschüsse / IV. Zuschussfestsetzung

Befund Nr.	Zahn/Gebiet	Anz.	Betrag Euro	Ct
1.1	11 – 22	3	364	71
1.1	38	1	121	57
1.3	11 – 22	3	132	42
3.1	UK	1	289	57
3.2	33, 43	2	426	52
4.7	33, 43	2	56	10
vorläufige Summe ▶			1390	89
Nachträgliche Befunde:				

[x] % Vorsorge-Bonus ist bereits in den Festzuschüssen enthalten.
[x] Es liegt ein Härtefall vor.

III. Kostenplanung

1 BEMA-Nrn.	Anz.	1 Fortsetzung	Anz.	1 Fortsetzung	Anz.		Euro	Ct
19	1	98a	1	98h/1	1			
20a	6	98g	1			2 Zahnärztliches Honorar BEMA:	1016	20
20b	1					3 Zahnärztliches Honorar GOZ: (geschätzt)		
89	3					4 Material- und Laborkosten: (geschätzt)	1800	00
91d	1					5 Behandlungskosten insgesamt: (geschätzt)	2816	20
96c	2							
	1							

20.06.20...

V. Rechnungsbeträge (siehe Anlage)

		Euro	Ct
1	ZA-Honorar (BEMA siehe III)	1016	20
2	ZA-Honorar zusätzl. Leistungen BEMA	31	64
3	ZA-Honorar GOZ		
4	Mat.- und Lab.-Kosten Gewerblich	1633	48
5	Mat.- und Lab.-Kosten Praxis	47	80
6	Versandkosten Praxis		
7	Gesamtsumme	2729	12
8	Festzuschuss Kasse	1390	89
9	Versichertenanteil	1338	23

Eingliederungsdatum: 31.07.20...
Herstellungsort bzw. Herstellungsland des Zahnersatzes: Deutschland
Der Zahnersatz wurde in der vorgesehenen Weise eingegliedert.

3. Zahnersatzfälle für beide Patientengruppen

Beiblatt zum Heil- und Kostenplan

Vor dem Ausfüllen von III. Kostenplanung auf dem Heil- und Kostenplan sind hier die zutreffenden BEMA-Nummern einzutragen und das zahnärztliche Honorar zu berechnen.

BEIBLATT FALL 6

zu III. Kostenplanung
Zahnärztliches Honorar BEMA

Gebühren-Nr. 1	Anzahl 2	Bew.-Zahl 3	Spalte 2 x Spalte 3 4
19	6	19	114
20a	1	148	148
20b	3	158	474
89	1	16	16
91d	2	190	380
96c	1	115	115
98a	1	29	29
98g	1	44	44
98h/1	1	29	29
		Summe Spalte 4	1349
x Punktwert		0,7533	1.016,20 €

zu V. Rechnungsbeträge
ZA-Honorar zusätzl. Leistungen BEMA

Gebühren-Nr. 5	Anzahl 6	Bew.-Zahl 7	Spalte 6 x Spalte 7 8
24c	6	7	42
		Summe Spalte 8	42
x Punktwert		0,7533	31,64 €

Anlage zum Heil- und Kostenplan

Für Ihre prothetische Behandlung werden entsprechend nachfolgender Aufstellung voraussichtlich folgende Kosten/Eigenanteile anfallen:

Zahn/Gebiet	GOZ-Nr.	Leistungsbeschreibung	Anzahl	Betrag Euro
		Muss für die Prüfung **nicht** ausgefüllt werden!		
		Zahnärztliches Honorar GOZ (entsprechend Zeile III/3 HKP):	Euro:	

Heil- und Kostenplan

MUSTER

Fall 6

Für die Versorgung mit
Zahnersatz und Zahnkronen für
Privatpatienten

Behandlungsplanung, Befund des Gebisses

							KV w	KV w	KV w					k		
f	k	b	b	k												
18	17	16	15	14	13	12	11	21	22	23	24	25	26	27	28	
48	47	46	45	44	43	42	41	31	32	33	34	35	36	37	38	
f E	f E	x E	x E	x E	TV						TV	x E	x E	f E	x E	HK

Behandlungsplanung:
K = Krone
B = Brückenglied
T = Teleskopkrone
V = Verblendung
M = Metallkeramik

- = verbundene Brückenspanne/Steg
E = zu ersetzender Zahn
o = Verbindungsvorrichtung

Befund:
f = fehlender Zahn
e = bereits ersetzter Zahn
x = nicht erhaltungswürdiger Zahn
)(= Lückenschluss

k = vorh. Krone
b = vorh. Brückenglied
t = vorh. Teleskopkrone

Gebührenvorausberechnung

Leistungsbezeichnung (Kurzform)	Gebühren-Nr.	Anzahl	Voraussichtl. Steigerungssatz	Gebühr (in €)
Heil- und Kostenplan für Zahnersatz	003	1		
Beseitigen grober Vorkontakte, je Sitzung	404	1		
Provisorische Einzelkrone	227	6		
Kunststoffverblendkronen	221	3		
Einzelkrone, Hohlkehlpräparation	221	1		
Teleskopkrone	504	2		
Teleskopkrone als Verbindung zum ZE	508	2		
Modellgussprothese	521	1		
Prothesenspanne	507	2		
Individueller Löffel	517	1		
			Zahnärztl. Honorar (voraussichtlich) €	
Unterschrift des Patienten Datum, Unterschrift d. Zahnarztes			Material-u. Laborkosten (geschätzt) €	1.800,00
			Behandl.kosten insg. (geschätzt) €	

Bemerkungen:

3. Zahnersatzfälle für beide Patientengruppen

Name der Krankenkasse

Name, Vorname des Versicherten

FALL 7 geb. am

Kassen-Nr. | Versicherten-Nr. | Status
Vertragszahnarzt-Nr. | VK gültig bis | Datum

Erklärung des Versicherten
Ich bin bei der genannten Krankenkasse versichert.
Ich bin über Art, Umfang und Kosten der Regel-, der gleich- und andersartigen Versorgung aufgeklärt worden und wünsche die Behandlung entsprechend dieses Kostenplanes.
Datum/Unterschrift des Versicherten

Lfd.-Nr.

Stempel des Zahnarztes

Heil- und Kostenplan
Hinweis an den Versicherten:
Bonusheft bitte zur Zuschussfestsetzung beifügen.

I. Befund des gesamten Gebisses/Behandlungsplan
TP = Therapieplan   R = Regelversorgung   B = Befund

Art der Versorgung													
TP							KM	KM	BM	KM			
R							KV	KV	BV	KV			
B	k	b	b	k			ww		x				f
	18	17	16	15	14	13	12	11	21	22	23	24	25	26	27	28
	48	47	46	45	44	43	42	41	31	32	33	34	35	36	37	38
B	f	f	ww	ew	ew	ww	ew	ew	ew	ew	ww	x	x	ew	ew	x
R	E	E	R	E	E	R	E	E	E	E	R	E	E	E	E	E
TP																

Der Befund ist bei Wiederherstellungsmaßnahmen nicht auszufüllen!

Bemerkungen (bei Wiederherstellung Art der Leistung):

II. Befunde für Festzuschüsse / IV. Zuschussfestsetzung

Befund Nr.	1 Zahn/Gebiet	2 Anz.	3 Betrag	Euro	Ct
1.1	11	1		145	88
1.3	11	1		52	97
2.1	21 – 23	1		345	89
2.7	21 – 23	3		154	92
4.3	UK	1		345	41
4.8	33, 43, 46	3		727	59
vorläufige Summe ▶				1772	66
Nachträgliche Befunde:					

☐ Unfall oder Unfallfolgen/
☐ Versorgungsleiden
☐ Interimsversorgung
☐ Immediatversorgung Alter ca. 10 Jahre ☐ NEM
☒ Unbrauchbare Prothese/Brücke/Krone

Die Krankenkasse übernimmt die nebenstehenden Festzuschüsse, höchstens jedoch die tatsächlichen Kosten. Voraussetzung ist, dass der Zahnersatz innerhalb von 6 Monaten in der vorgesehenen Weise eingegliedert wird.

Datum, Unterschrift und Stempel der Krankenkasse

Hinweis:
20 % Vorsorge-Bonus ist bereits in den Festzuschlüssen enthalten.
☐ Es liegt ein Härtefall vor.

Erläuterungen
Befund
Behandlungsplanung

III. Kostenplanung

1 BEMA-Nrn.	Anz.	1 Fortsetzung	Anz.	1 Fortsetzung	Anz.
19	4				
21	3	2 Zahnärztliches Honorar BEMA:		787	95
90	3	3 Zahnärztliches Honorar GOZ: (geschätzt)		504	50
97b	1	4 Material- und Laborkosten: (geschätzt)		2000	00
98a	2	5 Behandlungskosten insgesamt: (geschätzt)		3292	45
98c	1				

27.08.20…
Datum/Unterschrift des Zahnarztes

V. Rechnungsbeträge (siehe Anlage)

		Euro	Ct
1	ZA-Honorar (BEMA siehe III)	787	95
2	ZA-Honorar zusätzl. Leistungen BEMA	66	29
3	ZA-Honorar GOZ	504	50
4	Mat.- und Lab.-Kosten Gewerblich	1833	57
5	Mat.- und Lab.-Kosten Praxis	67	50
6	Versandkosten Praxis		
7	Gesamtsumme	3259	81
8	Festzuschuss Kasse	1772	66
9	Versichertenanteil	1487	15

Gutachterlich befürwortet
☐ ja   ☐ nein   ☐ teilweise

Eingliederungsdatum: 10.10.20…
Herstellungsort bzw. Herstellungsland des Zahnersatzes: **Deutschland**
Der Zahnersatz wurde in der vorgesehenen Weise eingegliedert.

Anschrift des Versicherten

Datum/Unterschrift und Stempel des Gutachters

Datum/Unterschrift des Zahnarztes

Beiblatt zum Heil- und Kostenplan

Vor dem Ausfüllen von III. Kostenplanung auf dem Heil- und Kostenplan sind hier die zutreffenden BEMA-Nummern einzutragen und das zahnärztliche Honorar zu berechnen.

BEIBLATT FALL 7

zu III. Kostenplanung
Zahnärztliches Honorar BEMA

Gebühren-Nr. 1	Anzahl 2	Bew.-Zahl 3	Spalte 2 x Spalte 3 4
19	4	19	76
21	3	28	84
90	3	154	462
97b	1	290	290
98a	2	29	58
98c	1	76	76
	Summe Spalte 4		1046
x Punktwert		0,7533	787,95 €

zu V. Rechnungsbeträge
ZA-Honorar zusätzl. Leistungen BEMA

Gebühren-Nr. 5	Anzahl 6	Bew.-Zahl 7	Spalte 6 x Spalte 7 8
24c	10	7	70
95d	1	18	18
	Summe Spalte 8		88
x Punktwert		0,7533	66,29 €

Anlage zum Heil- und Kostenplan

Für Ihre prothetische Behandlung werden entsprechend nachfolgender Aufstellung voraussichtlich folgende Kosten/Eigenanteile anfallen:

Zahn/Gebiet	GOZ-Nr.	Leistungsbeschreibung	Anzahl	Betrag Euro
11	221		1	168,15 €
21, 23	501		2	284,60 €
22	507	Muss für die Prüfung **nicht** ausgefüllt werden!	1	51,75 €
		Zahnärztliches Honorar GOZ (entsprechend Zeile III/3 HKP):	Euro:	504,50 €

3. Zahnersatzfälle für beide Patientengruppen

MUSTER

Fall 7

Heil- und Kostenplan

Für die Versorgung mit
Zahnersatz und Zahnkronen für
Privatpatienten

Behandlungsplanung, Befund des Gebisses

	k	b	b	k				KM w	KM	BM	KM x					f
18	17	16	15	14	13	12	11	21	22	23	24	25	26	27	28
48	47	46	45	44	43	42	41	31	32	33	34	35	36	37	38
f E	f E		e R	e E		e E	e R	e E	e E		x R	x E		e E	e E	x E

Behandlungsplanung:
K = Krone
B = Brückenglied
T = Teleskopkrone
V = Verblendung
M = Metallkeramik

- = verbundene Brückenspanne/Steg
E = zu ersetzender Zahn
o = Verbindungsvorrichtung

Befund:
f = fehlender Zahn
e = bereits ersetzter Zahn
x = nicht erhaltungswürdiger Zahn
)(= Lückenschluss

k = vorh. Krone
b = vorh. Brückenglied
t = vorh. Teleskopkrone

Gebührenvorausberechnung

Leistungsbezeichnung (Kurzform)	Gebühren-Nr.	Anzahl	Voraussichtl. Steigerungssatz	Gebühr (in €)
Heil- und Kostenplan für Zahnersatz	003	1		
Provisorische Einzelkrone	227	1		
Provisorische Einzelkrone mit Stift	228	3		
Provisorische Pfeilerkrone	512	2		
Provisorische Brückenspanne	514	1		
Einzelkrone, Metallkeramik	221	1		
Pfeilerkrone, Metallkeramik	501	2		
Wurzelstiftkappe	503	3		
Brücken- und Prothesenspanne	507	5		
Kugelknopfanker	508	3		
Teilprothese, Kunststoffbasis	520	1		
Individueller Löffel	517	2		
Funktionsabdruck im UK	518	1		
	Zahnärztl. Honorar (voraussichtlich)		€	
	Material-u. Laborkosten (geschätzt)		€	2.000,00
	Behandl.kosten insg. (geschätzt)		€	

_____   _____
Unterschrift des Patienten   Datum, Unterschrift d. Zahnarztes

Bemerkungen:

Heil- und Kostenplan

FALL 8

I. Befund des gesamten Gebisses/Behandlungsplan
TP = Therapieplan R = Regelversorgung B = Befund

TP												
R	K	K	BV	KV		KV	KV					
B	f	ww		x		ww	ww					
	18	17	16	15	14	13	12	11	21	22	23	24	25	26	27	28
	48	47	46	45	44	43	42	41	31	32	33	34	35	36	37	38
B	f	ew	ew	ew	ww	ww					ww	ww	ew	ew	f	ww
R	E	E	E	HKV	KV						KV	KVH	E	E	E	HK
TP																

Bemerkungen (bei Wiederherstellung Art der Leistung):

II. Befunde für Festzuschüsse / IV. Zuschussfestsetzung

Befund Nr.	Zahn/Gebiet	Anz. 3	Betrag Euro	Ct
1.1	17, 11, 21	3	437	64
1.1	38, 34, 33	3	437	64
1.1	43,44	2	291	76
1.3	11, 21 + UK	6	317	82
2.1	16 - 14	1	345	89
2.7	15, 14	2	103	28
3.1	UK	1	347	48
vorläufige Summe ▶				
Nachträgliche Befunde:			2281	51

Unfall oder Unfallfolgen / Versorgungsleiden / Interimsversorgung / Immediatversorgung / [X] Unbrauchbare Prothese/Brücke/Krone Alter ca. 6 Jahre NEM

20 % Vorsorge-Bonus ist bereits in den Festzuschüssen enthalten.
Es liegt ein Härtefall vor.

III. Kostenplanung

BEMA-Nrn.	Anz.	1 Fortsetzung	Anz.	1 Fortsetzung	Anz.		Euro	Ct
1		92 + 96b	1	98g	1			
7b		98a	1	98h/2	1	2 Zahnärztliches Honorar BEMA:	1496	05
19	11					3 Zahnärztliches Honorar GOZ: (geschätzt)		
20a	2					4 Material- und Laborkosten: (geschätzt)	2500	00
20b	6					5 Behandlungskosten insgesamt: (geschätzt)	3996	05
91a	1							
91b	1							

07.09.20...

V. Rechnungsbeträge (siehe Anlage)

		Euro	Ct
1	ZA-Honorar (BEMA siehe III)	1496	05
2	ZA-Honorar zusätzl. Leistungen BEMA	100	19
3	ZA-Honorar GOZ		
4	Mat.- und Lab.-Kosten Gewerblich	2348	27
5	Mat.- und Lab.-Kosten Praxis	37	35
6	Versandkosten Praxis		
7	Gesamtsumme	3981	86
8	Festzuschuss Kasse	2281	51
9	Versichertenanteil	1700	35

Gutachterlich befürwortet: ja / nein / teilweise

Eingliederungsdatum: 07.11.20...
Herstellungsort bzw. Herstellungsland des Zahnersatzes: Deutschland
Der Zahnersatz wurde in der vorgesehenen Weise eingegliedert.

3. Zahnersatzfälle für beide Patientengruppen

Beiblatt zum Heil- und Kostenplan

Vor dem Ausfüllen von III. Kostenplanung auf dem Heil- und Kostenplan sind hier die zutreffenden BEMA-Nummern einzutragen und das zahnärztliche Honorar zu berechnen.

BEIBLATT FALL 8

zu III. Kostenplanung
Zahnärztliches Honorar BEMA

Gebühren-Nr. 1	Anzahl 2	Bew.-Zahl 3	Spalte 2 x Spalte 3 4
7b	1	19	19
19	11	19	209
20a	2	148	296
20b	6	158	948
91a	1	118	118
91b	1	128	128
92	1	62	62
96b	1	83	83
98a	1	29	29
98g	1	44	44
98h/2	1	50	50
	Summe Spalte 4		1986
x Punktwert		0,7533	1.496,05 €

zu V. Rechnungsbeträge
ZA-Honorar zusätzl. Leistungen BEMA

Gebühren-Nr. 5	Anzahl 6	Bew.-Zahl 7	Spalte 6 x Spalte 7 8
19	2	19	38
24c	11	7	77
95d	1	18	18
	Summe Spalte 8		133
x Punktwert		0,7533	100,19 €

Anlage zum Heil- und Kostenplan

Für Ihre prothetische Behandlung werden entsprechend nachfolgender Aufstellung voraussichtlich folgende Kosten/Eigenanteile anfallen:

Zahn/Gebiet	GOZ-Nr.	Leistungsbeschreibung	Anzahl	Betrag Euro
		Muss für die Prüfung **nicht** ausgefüllt werden!		
		Zahnärztliches Honorar GOZ (entsprechend Zeile III/3 HKP):	Euro:	

MUSTER
Fall 8

Heil- und Kostenplan
Für die Versorgung mit
Zahnersatz und Zahnkronen für
Privatpatienten

Behandlungsplanung, Befund des Gebisses

	KM w	KM w	BM x	KM				KM w	KM w						
f															
18	17	16	15	14	13	12	11	21	22	23	24	25	26	27	28
48	47	46	45	44	43	42	41	31	32	33	34	35	36	37	38
f	e	e	e		w					w		e	e	f	
E	E	E	Eo	KM	KM					KM	KM	E	oE	E	K

Behandlungsplanung:
- `-` = verbundene Brückenspanne/Steg
- K = Krone
- B = Brückenglied
- T = Teleskopkrone
- V = Verblendung
- M = Metallkeramik
- E = zu ersetzender Zahn
- o = Verbindungsvorrichtung

Befund:
- f = fehlender Zahn
- e = bereits ersetzter Zahn
- x = nicht erhaltungswürdiger Zahn
-)(= Lückenschluss
- k = vorh. Krone
- b = vorh. Brückenglied
- t = vorh. Teleskopkrone

Gebührenvorausberechnung

Leistungsbezeichnung (Kurzform)	Gebühren-Nr.	Anzahl	Voraussichtl. Steigerungssatz	Gebühr (in €)
Heil- und Kostenplan für Zahnersatz	003	1		
Planungsmodelle	006	1		
Provisorische Einzelkrone	227	8		
Provisorische Pfeilerkrone	512	2		
Provisorische Brückenspanne	514	1		
Einzelkrone, Metallkeramik	221	5		
Pfeilerkrone, Hohlkehl- od. Stufenpräparation	501	5		
Verbindungsvorrichtung	508	2		
Modellgussprothese	521	1		
Brücken-, Prothesen- und Stegspanne	507	4		
Individueller Löffel	517	2		
Zahnärztl. Honorar (voraussichtlich)			€	
Material-u. Laborkosten (geschätzt)			€	2.500,00
Behandl.kosten insg. (geschätzt)			€	

Unterschrift des Patienten   Datum, Unterschrift d. Zahnarztes

Bemerkungen:

3. Zahnersatzfälle für beide Patientengruppen

Name der Krankenkasse

Name, Vorname des Versicherten

FALL 9   geb. am

Kassen-Nr. | **Versicherten-Nr.** | **Status**
Vertragszahnarzt-Nr. | **VK gültig bis** | **Datum**

Erklärung des Versicherten
Ich bin bei der genannten Krankenkasse versichert.
Ich bin über Art, Umfang und Kosten der Regel-, der gleich- und andersartigen Versorgung aufgeklärt worden und wünsche die Behandlung entsprechend dieses Kostenplanes.
Datum/Unterschrift des Versicherten

Lfd.-Nr.

Stempel des Zahnarztes

Heil- und Kostenplan
Hinweis an den Versicherten:
Bonusheft bitte zur Zuschussfestsetzung beifügen.

I. Befund des gesamten Gebisses/Behandlungsplan   TP = Therapieplan   R = Regelversorgung   B = Befund

Art der Versorgung	TP													
	R	KH	E	E	HKV	KV	E	E	KV	E	E	E	HK	HK
	B	f	ww	x	x	ww	ww	ew	ew	ww	ew	ew	x	ww	ww	f
		18	17	16	15	14	13	12	11	21	22	23	24	25	26	27	28
		48	47	46	45	44	43	42	41	31	32	33	34	35	36	37	38
	B	f	ew	ew	ew		x	x	x	x	x			ew	ew	ew	x
	R	E	E	E	E	TV	E	E	E	E	TV	TV	E	E	E	E
	TP														

Bemerkungen (bei Wiederherstellung Art der Leistung):

Der Befund ist bei Wiederherstellungsmaßnahmen nicht auszufüllen!

II. Befunde für Festzuschüsse   IV. Zuschussfestsetzung

Befund Nr.	1	Zahn/Gebiet	2	Anz.3	Betrag Euro	Ct
1.1		OK-Kronen		6	729	42
1.3		14, 13, 22		3	132	42
3.1		OK		1	289	57
4.3		UK		1	287	84
4.6		34, 33, 44		3	676	65
4.7		34, 33, 44		3	84	15
vorläufige Summe ▶					2200	05
Nachträgliche Befunde:						

☐ Unfall oder Unfallfolgen/ ☐ Versorgungsleiden
☐ Interimsversorgung ☐ Immediatversorgung Alter ca. [12] Jahre ☐ NEM
[x] Unbrauchbare Prothese/Brücke/Krone

Die Krankenkasse übernimmt die nebenstehenden Festzuschüsse, höchstens jedoch die tatsächlichen Kosten. Voraussetzung ist, dass der Zahnersatz innerhalb von 6 Monaten in der vorgesehenen Weise eingegliedert wird.

Datum, Unterschrift und Stempel der Krankenkasse

Hinweis:
[x] % Vorsorge-Bonus ist bereits in den Festzuschüssen enthalten.
[x] Es liegt ein Härtefall vor.

Erläuterungen
Befund / Behandlungsplanung

III. Kostenplanung

1 BEMA-Nm.	Anz.	1 Fortsetzung	Anz.	1 Fortsetzung	Anz.
7b	1	97b	1	98g	1
19	14	98a+98c	1	98h/2	1
20a	3				
20b	3				
91d	3				
96b	1				

	Euro	Ct
2 Zahnärztliches Honorar BEMA:	1766	49
3 Zahnärztliches Honorar GOZ: (geschätzt)		
4 Material- und Laborkosten: (geschätzt)	3000	00
5 Behandlungskosten insgesamt: (geschätzt)	4766	49

10.10.20...
Datum/Unterschrift des Zahnarztes

V. Rechnungsbeträge (siehe Anlage)

	Euro	Ct
1 ZA-Honorar (BEMA siehe III)	1766	49
2 ZA-Honorar zusätzl. Leistungen BEMA	72	32
3 ZA-Honorar GOZ		
4 Mat.- und Lab.-Kosten Gewerblich	2833	79
5 Mat.- und Lab.-Kosten Praxis	77	80
6 Versandkosten Praxis		
7 Gesamtsumme	4750	40
8 Festzuschuss Kasse	2200	05
9 Versichertenanteil	2550	35

Gutachterlich befürwortet
☐ ja   ☐ nein   ☐ teilweise

Eingliederungs-datum: 07.12.20...
Herstellungsort bzw. Herstellungsland des Zahnersatzes: **Deutschland**
Der Zahnersatz wurde in der vorgesehenen Weise eingegliedert.

Anschrift des Versicherten | Datum/Unterschrift und Stempel des Gutachters | Datum/Unterschrift des Zahnarztes

Beiblatt zum Heil- und Kostenplan

Vor dem Ausfüllen von III. Kostenplanung auf dem Heil- und Kostenplan sind hier die zutreffenden BEMA-Nummern einzutragen und das zahnärztliche Honorar zu berechnen.

BEIBLATT FALL 9

zu III. Kostenplanung
Zahnärztliches Honorar BEMA

Gebühren-Nr. 1	Anzahl 2	Bew.-Zahl 3	Spalte 2 x Spalte 3 4
7b	1	19	19
19	14	19	266
20a	3	148	444
20b	3	158	474
91d	3	190	570
96b	1	83	83
97b	1	290	290
98a	1	29	29
98c	1	76	76
98g	1	44	44
98h/2	1	50	50
	Summe Spalte 4		2345
x Punktwert		0,7533	1.766,49 €

zu V. Rechnungsbeträge
ZA-Honorar zusätzl. Leistungen BEMA

Gebühren-Nr. 5	Anzahl 6	Bew.-Zahl 7	Spalte 6 x Spalte 7 8
24c	6	7	42
95d	3	18	54
	Summe Spalte 8		96
x Punktwert		0,7533	72,32 €

Anlage zum Heil- und Kostenplan

Für Ihre prothetische Behandlung werden entsprechend nachfolgender Aufstellung voraussichtlich folgende Kosten/Eigenanteile anfallen:

Zahn/Gebiet	GOZ-Nr.	Leistungsbeschreibung	Anzahl	Betrag Euro
		Muss für die Prüfung **nicht** ausgefüllt werden!		
		Zahnärztliches Honorar GOZ (entsprechend Zeile III/3 HKP):	Euro:	

3. Zahnersatzfälle für beide Patientengruppen

MUSTER

Fall 9

Heil- und Kostenplan

Für die Versorgung mit
Zahnersatz und Zahnkronen für
Privatpatienten

Behandlungsplanung, Befund des Gebisses

	K	E	Eo	KV	KV	E	E	E	KV	oE	E	E	K	K	
f	x	x		w	w	e	e	e		e	e	x	w	w	f
18	17	16	15	14	13	12	11	21	22	23	24	25	26	27	28
48	47	46	45	44	43	42	41	31	32	33	34	35	36	37	38
f	e	e	e		x	x	x	x	x			e	e	e	x
E	E	E	E	TV	E	E	E	E	E	TV	TV	E	E	E	E

Behandlungsplanung:
K = Krone
B = Brückenglied
T = Teleskopkrone
V = Verblendung
M = Metallkeramik

- = verbundene Brückenspanne/Steg
E = zu ersetzender Zahn
o = Verbindungsvorrichtung

Befund:
f = fehlender Zahn
e = bereits ersetzter Zahn
x = nicht erhaltungswürdiger Zahn
)(= Lückenschluss

k = vorh. Krone
b = vorh. Brückenglied
t = vorh. Teleskopkrone

Gebührenvorausberechnung

Leistungsbezeichnung (Kurzform)	Gebühren-Nr.	Anzahl	Voraussichtl. Steigerungssatz	Gebühr (in €)
Heil- und Kostenplan für Zahnersatz	003	1		
Planungsmodelle	006	1		
Provisorische Einzelkrone	227	7		
Provisorische Pfeilerkrone	512	2		
Provisorische Brückenspanne	514	1		
Einzelkrone, Hohlkehlpräparation	221	3		
Pfeilerkrone, kunststoffverblendet	501	3		
Teleskopkrone	504	3		
Teleskop als Verb. zum ZE + Geschiebe	508	5		
Teilprothese, Kunststoffbasis	520	1		
Modellgussprothese	521	1		
Prothesenspanne	507	6		
Individueller Löffel	517	1		
Funktionslöffel, UK	519	1		
	Zahnärztl. Honorar (voraussichtlich)		€	
	Material-u. Laborkosten (geschätzt)		€	3.000,00
	Behandl.kosten insg. (geschätzt)		€	

Unterschrift des Patienten   Datum, Unterschrift d. Zahnarztes

Bemerkungen:

Heil- und Kostenplan — FALL 10

I. Befund des gesamten Gebisses/Behandlungsplan
TP = Therapieplan R = Regelversorgung B = Befund

Art der Versorgung	18	17	16	15	14	13	12	11	21	22	23	24	25	26	27	28
TP	E	E	E	E	E	oKM	KM	BM	BM	KM	KMo	E	E	E	E	E
R	E	E	E	E	E	HKV	KV	BV	BV	KV	KVH	E	E	E	E	E
B	f	x	ew	ew	ew	ww	ww	x	x	ww	ww	x	ew	ew	ew	x

	48	47	46	45	44	43	42	41	31	32	33	34	35	36	37	38
B	f	ww	ew	ew	ww						ww	ww	ew	ew	ew	ew
R		KH	E	E	HKV						KV	KVH	E	E	E	E
TP		K	Eo	E	KM						KM	KMo	E	E	E	E

Der Befund ist bei Wiederherstellungsmaßnahmen nicht auszufüllen!

Bemerkungen (bei Wiederherstellung Art der Leistung)

II. Befunde für Festzuschüsse / IV. Zuschussfestsetzung

Befund Nr.	Zahn/Gebiet	Anz.	Betrag Euro	Ct
1.1	13, 23	2	316	08
1.1	47, 44, 33, 34	4	632	16
1.3	13, 23	2	114	76
1.3	34, 33, 44	3	172	14
2.2	12 – 22	1	428	43
2.7	12 – 22	4	223	76
3.1	OK + UK	2	752	88
vorläufige Summe ▶			2640	21

Nachträgliche Befunde:

Unbrauchbare Prothese/Brücke/Krone [X] Alter ca. 8 Jahre

30 %

III. Kostenplanung

BEMA-Nrn.	Anz.		Euro	Ct
19	10			
89	1	2 Zahnärztliches Honorar BEMA:	414	32
96b	1	3 Zahnärztliches Honorar GOZ: (geschätzt)	1386	79
96c	1	4 Material- und Laborkosten: (geschätzt)	3500	00
98a	2	5 Behandlungskosten insgesamt: (geschätzt)	5301	11
98g	2			

09.06.20…

V. Rechnungsbeträge (siehe Anlage)

	Euro	Ct
1 ZA-Honorar (BEMA siehe III)	414	32
2 ZA-Honorar zusätzl. Leistungen BEMA	66	29
3 ZA-Honorar GOZ	1386	79
4 Mat.- und Lab.-Kosten Gewerblich	3330	33
5 Mat.- und Lab.-Kosten Praxis	97	80
6 Versandkosten Praxis		
7 Gesamtsumme	5295	53
8 Festzuschuss Kasse	2640	21
9 Versichertenanteil	2655	32

Eingliederungsdatum: 01.08.20…
Herstellungsort bzw. Herstellungsland des Zahnersatzes: Deutschland
Der Zahnersatz wurde in der vorgesehenen Weise eingegliedert.

3. Zahnersatzfälle für beide Patientengruppen

Beiblatt zum Heil- und Kostenplan

Vor dem Ausfüllen von III. Kostenplanung auf dem Heil- und Kostenplan sind hier die zutreffenden BEMA-Nummern einzutragen und das zahnärztliche Honorar zu berechnen.

BEIBLATT FALL 10

zu III. Kostenplanung
Zahnärztliches Honorar BEMA

Gebühren-Nr. 1	Anzahl 2	Bew.-Zahl 3	Spalte 2 x Spalte 3 4
19	10	19	190
89	1	16	16
96b	1	83	83
96c	1	115	115
98a	2	29	58
98g	2	44	88
	Summe Spalte 4		550
x Punktwert		0,7533	414,32 €

zu V. Rechnungsbeträge
ZA-Honorar zusätzl. Leistungen BEMA

Gebühren-Nr. 5	Anzahl 6	Bew.-Zahl 7	Spalte 6 x Spalte 7 8
24c	10	7	70
95d	1	18	18
		Summe Spalte 8	88
x Punktwert		0,7533	66,29 €

Anlage zum Heil- und Kostenplan

Für Ihre prothetische Behandlung werden entsprechend nachfolgender Aufstellung voraussichtlich folgende Kosten/Eigenanteile anfallen:

Zahn/Gebiet	GOZ-Nr.	Leistungsbeschreibung	Anzahl	Betrag Euro
13, 12, 22, 23	501		4	569,20 €
11, 21	507	Muss für die Prüfung **nicht** ausgefüllt werden!	1	51,75 €
13, 23	508		2	59,52 €
33	221		1	168,15 €
34, 44, 47	501		3	426,90 €
46, 45	507		1	51,75 €
34, 46	508		2	59,52 €
		Zahnärztliches Honorar GOZ (entsprechend Zeile III/3 HKP):	Euro:	1.386,79 €

Heil- und Kostenplan

MUSTER
Fall 10

Für die Versorgung mit
Zahnersatz und Zahnkronen für
Privatpatienten

Behandlungsplanung, Befund des Gebisses

E f	E x	E e	E e	Eo e	KM	KM	BM x	BM x	KM	KM	oE	E e	E e	E e	E x
18	17	16	15	14	13	12	11	21	22	23	24	25	26	27	28
48	47	46	45	44	43	42	41	31	32	33	34	35	36	37	38
f		e	e							w		e	e	e	e
	K	Eo	E	KM						KM	KM	oE	E	E	E

Behandlungsplanung:
K = Krone
B = Brückenglied
T = Teleskopkrone
V = Verblendung
M = Metallkeramik

- = verbundene Brückenspanne/ Steg
E = zu ersetzender Zahn
o = Verbindungsvorrichtung

Befund:
f = fehlender Zahn
e = bereits ersetzter Zahn
x = nicht erhaltungswürdiger Zahn
)(= Lückenschluss

k = vorh. Krone
b = vorh. Brückenglied
t = vorh. Teleskopkrone

Gebührenvorausberechnung

Leistungsbezeichnung (Kurzform)	Gebühren-Nr.	Anzahl	Voraussichtl. Steigerungssatz	Gebühr (in €)
Heil- und Kostenplan für Zahnersatz	003	1		
Beseitigen grober Vorkontakte, je Sitzung	404	1		
Provisorische Einzelkrone	227	6		
Provisorische Pfeilerkrone	512	2		
Provisorische Brückenspanne	514	1		
Einzelkrone, Hohlkehlpräparation	221	1		
Pfeilerkrone, Hohlkehlpräparation	501	7		
Verbindungsvorrichtung	508	4		
Modellgussprothese	521	2		
Brücken-, Prothesen- und Stegspanne	507	6		
Individueller Löffel	517	2		
			Zahnärztl. Honorar (voraussichtlich) €	
			Material-u. Laborkosten (geschätzt) €	3.500,00
			Behandl.kosten insg. (geschätzt) €	

Unterschrift des Patienten   Datum, Unterschrift d. Zahnarztes

Bemerkungen:

3. Zahnersatzfälle für beide Patientengruppen

Fall 1:

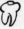

Kasse:

Wichtig ist immer, dass die medizinische Indikation auf Anfrage durch Röntgenaufnahmen nachgewiesen werden kann. Ein Zahn, der eine Teilkronen = PK erhält, wird mit „pw" im Befund eingetragen.

Der Radixanker ist die **Nr. 18 a**, die Ummantelung kann zusätzlich als plastische Aufbaufüllung in der kons./chir. Quartalsabrechnung aufgeführt werden, auch der Aufbau von Zahn 35.

Die Vollgusskrone ist immer als **Nr. 20 a** abzurechnen, unabhängig von der Präparationsart. Die Teilkrone ist nur aus Metall eine vertragszahnärztliche Leistung. Teilkronen aus anderen Materialien sind Privatleistungen als GA-ZE.

Privat:

Wenn der Patient einen Heil- und Kostenplan wünscht, ist dieser bei Einzelkronen als **Geb.-Nr. 002** in Rechnung zu stellen, da nur Einzelkronen angefertigt werden.

Die Krone auf Zahn 35 ist der Verblendkrone gleichgestellt, da in der GOZ nach Präparationsarten und nicht nach Voll-, Verblend- oder Teilkrone unterschieden wird.

Fall 2:

Kasse:

Die Krone an Zahn 34 wird als Einzelkrone abgerechnet.

Die Brücken werden **je Spanne einmal als Nr. 92** abgerechnet. Die Anzahl der Brückenglieder in der Spanne ist unerheblich.

Aufpassen muss man auch bei der Abnahme und Wiederbefestigung der Provisorien:

- Provisorische Brücken je einmal die Nr. 95 d,
- provisorische Einzelkronen je einmal die Nr. 24 c,
- die maximale Anzahl der Einproben ist auf dreimal je Krone/Brücke begrenzt.

Privat:

In der GOZ muss man ebenfalls bei der Berechnung von Provisorien und Kronen differenzieren. Es ist ein finanzieller Unterschied, ob man einzelne Kronen oder Pfeilerkronen berechnet.

Alle provisorischen Kronen, die nicht unmittelbar einem provisorischen Brückenglied benachbart sind, werden als **Gebührennummer 227** berechnet, auch wenn sie im Verbund eingesetzt werden.

Eine Krone, die mit einer Brücke oder anderen Kronen verblockt wird, dabei aber **keine Stützfunktion** übernimmt, bleibt Einzelkrone nach den Gebührennummern 220 bis 222. Im vorliegenden Fall ist das die **Krone auf Zahn 34**, die aus kosmetischen Gründen mit verblockt wird.

Das Berechnen der Brückenspannen in der GOZ ist identisch mit dem Bema. **Je Spanne** kann nur **einmal die Geb.-Nr. 507** berechnet werden. Man sollte in der Praxis bei großen Brücken – mehr als „1 B" – mit dem Steigerungsfaktor nach oben gehen.

Fall 3:

Kasse:

Die Zähne **21 und 22** erhalten endgültige **Einzelkronen** nach der 20 b, sie werden nicht an die Brücke von 11 auf 16 angeblockt.

Im UK werden ebenfalls **Einzelkronen** abgerechnet, da die Zähne nur gegossene Klammern aufnehmen.

Sollte der Patient anstelle der Klammern an 33 und 44 Geschiebe wünschen, sind diese privat zu vereinbaren und in Rechnung zu stellen = gleichartiger Zahnersatz.

Bei der Einprobe der Brücke ist unabhängig von der Anzahl der provisorischen Kronen nur **einmal die Nr. 95 d** abrechenbar.

Privat:

Im Unterkiefer erhalten alle beschliffenen Zähne einzelne Provisorien nach der Geb.-Nr. 227.

Die Kronen auf den Zähnen 21, 22, 33 und 44 sind Einzelkronen nach der Geb.-Nr. 221.

Sollte der Patient an 33 und 44 Geschiebe wünschen, sind diese als Geb.-Nrn. 501 und 508 zu berechnen.

Die gegossenen Halte- und Stützvorrichtungen sind in der GOZ in beliebiger Anzahl mit der Geb.-Nr. 521, der Modellgussprothese, abgegolten.

Für die Prothese wird zusätzlich zu der Geb.-Nr. 521 je Prothesenspanne die Geb.-Nr. 507 angesetzt. Diese Gebührennummer erfüllt eine Dreifachfunktion.

3. Zahnersatzfälle für beide Patientengruppen

Sie wird berechnet:

- je Brückenspanne
- je Prothesenspanne
- je Stegspanne
- auch für das Freiende

Fall 4:

Kasse:

Es gibt weiterhin **Teleskopkronen** im Bema. Allerdings ist die Richtlinie geblieben, dass es **höchstens zwei je Kiefer** sein dürfen, wenn der Patient mehr als drei Zähne Restgebiss in einem Kiefer hat. Zusätzlich ist entscheidend, dass der Patient nur an den Eckzähnen oder den 1. Prämolaren einen Anspruch auf den Zuschuss 3.2 für Teleskopkronen hat, wenn nach hinten mindestens 2 Zähne fehlen. Das muss immer beidseitig gegeben sein.

Privat:

Alle Provisorien werden als **Geb.-Nr. 227** berechnet, auch wenn sie aus arbeitstechnischen Gründen als Block eingesetzt werden sollten.

Die Kronen von Zahn **12 bis Zahn 22** werden als **Geb.-Nrn. 221** berechnet, wenn sie nicht unbedingt der Stabilität dienen, auch wenn sie verblockt werden sollten.

Die Teleskopkronen selbst sind die **Geb.-Nr. 504**. Da sie aber die Verbindung zum Zahnersatz herstellen, kann man zusätzlich dafür zweimal die **Geb.-Nr. 508** berechnen.

Die Modellgussprothese wird als einmal Geb.-Nr. 521 und zweimal Geb.-Nr. 507 angesetzt. Der notwendige individuelle Löffel ist die Geb.-Nr. 517.

Fall 5:

Kasse:

Die Planungsmodelle beider Kiefer zur diagnostischen Auswertung werden als einmal **Nr. 7 b** berechnet (2 Jahre Aufbewahrungspflicht!).

Die **Cover-Denture-Prothese** im OK erhält keine Metallbasis und wird als „**totale Prothese**" abgerechnet. Es wird ein Funktionslöffel benötigt, der nicht begründet werden muss, da er bis zu „drei Zähnen Restgebiss" angesetzt werden kann.

Die **fünf Kunststoffverblendkronen** im UK sind Einzelkronen.

Die Teilprothese hat eine Metallbasis und wird mit gegossenen Halte- und Stützvorrichtungen an den Zähnen 34 und 44 verankert.

Privat:

Nur die Provisorien der Zähne **32 und 43** sind einer provisorischen Brückenspanne benachbart und werden als **Geb.-Nr. 512** berechnet. Alle anderen Provisorien sind die Geb.-Nr. 227.

Die Teleskopkronen stellen **beide eine Verbindung zum Zahnersatz** her und werden daher mit **2 x 504 und 2 x 508** angesetzt.

Die **Cover-Denture-Prothese** ist eine Kunststoffteilprothese, die aussieht, als wäre sie eine totale Prothese.

Hier gehen die Stellungnahmen der Kammern in den einzelnen Bundesländern getrennte Wege. Die Empfehlung z. B. in Bayern heißt, dass man sie als totale Prothese berechnen soll. In anderen Ländern heißt es, sie soll als Teilprothese berechnet werden, solange noch ein Zahn steht. Bitte informieren Sie sich in Ihrem Bundesland nach dem dort herrschenden Abrechnungsmodus.

Berechnet man die Cover-Denture-Prothese als **Teilprothese**, dann wird angesetzt:

1 x 520 + 2 x 507

Berechnet man die Prothese als **Totale**, kann die **Geb.-Nr. 522** angesetzt werden. Allerdings **entfällt dann die Geb.-Nr. 507 je Spanne**.

Die Kunststoffverblendkronen im UK werden als Einzelkronen berechnet. Sollten hier an den Zähnen 34 und 44 Teleskope geplant werden, sind diese – anstelle der Geb.-Nrn. 221 – 2 x 504 + 2 x 508.

Fall 6:

Kasse:

Die Kunststoffverblendkronen von 11 bis 22 sind Kassenleistung nach der **Nr. 20 b**. Hier kann laut Richtlinien neben der vestibulären Fläche auch noch inzisal verblendet werden. Die Erhaltungswürdigkeit muss allerdings röntgenologisch nachweisbar sein.

Die Zahl der Teleskopkronen im UK entspricht den vereinbarten Richtlinien von **maximal zwei je Kiefer** und den neuen **„befundbezogenen" Festzuschüssen**, da sie an den Eckzähnen geplant werden.

Für das Einschleifen wird **1 x je Kostenplan die Nr. 89** angesetzt, unabhängig davon, wie viele Zähne zum Artikulationsausgleich eingeschliffen werden müssen.

Privat:

Für das Einschleifen der Zähne zum Artikulationsausgleich wird die **Geb.-Nr. 404 einmal je Sitzung** berechnet.

Die Krone an **Zahn 38** wird als **Einzelkrone** berechnet, da sie ja nur von einer Klammer umfasst wird. Das „H" für die Klammer ist bei Privatpatienten nicht nötig, da die Klammern in beliebiger Anzahl in der Geb.-Nr. 521 enthalten sind.

Die **Teleskope** werden wieder als **je einmal 504 + 508** berechnet, da sie die Verbindung zum Zahnersatz herstellen.

Fall 7:

Kasse:

Die Versorgung im OK mit Keramikverblendung ist ein GA-ZE. Nur die Provisorien werden nach Bema berechnet, die endgültige Versorgung ist nach GOZ anzusetzen.

Im UK sind drei **Wurzelstiftkappen mit Kugelknopfankern** geplant. Diese werden komplett je einmal mit der **Nr. 90** abgerechnet. Dies entspricht den Richtlinien, da der Patient **nur noch drei Zähne Restgebiss** im UK hat.

Weiterhin werden als provisorische Versorgung im UK **provisorische Stiftkronen** nach der **Nr. 21** nötig.

Die **Cover-Denture-Prothese** wird als totale Prothese, **hier Nr. 97 b**, abgerechnet.

Die Einprobe im OK ist einmal Nr. 95 d und einmal Nr. 24 c.

Privat:

Die Wurzelstiftkappe ist in der GOZ die Geb.-Nr. 503. Zusätzlich kann aber – im Gegensatz zum Bema – für die Kugelknopfanker je einmal die Geb.-Nr. 508 in Rechnung gestellt werden.

Die Prothese im UK kann als einmal Geb.-Nr. 520 und viermal Geb.-Nr. 507 berechnet werden, das ist besser bewertet als einmal Geb.-Nr. 523 (siehe Erläuterungen zu Fall 5).

Fall 8:

Kasse:

Die Kronen am Zahn **17** ist eine Einzelkrone, also als **Nr. 20 a** abzurechnen, auch wenn sie mit der Brücke verblockt ist.

Alle Kronen im UK sind Einzelkronen, weil sie Klammern tragen.

In der Rubrik „nachträgliche Leistungen" wird für die Provisorien an **11 und 21 zweimal die Nr. 19** anstelle der Nr. 24 c angesetzt, da sie in der Sitzung der Einprobe zerbrechen.

Achtung: Für die Einprobe im OK rechts wird **einmal die Nr. 24 c** und **einmal die Nr. 95 d** abgerechnet.

Sollte der Patient die Privatlösung bevorzugen, ist es GA-ZE. Die Geschiebe und der Steg werden privat vereinbart und in Rechnung gestellt.

Privat:

Hier werden **acht** provisorische Einzelkronen mit der **Geb.-Nr. 227** berechnet, da nur die Zähne 16 und 14 im provisorischen Zustand einem provisorischen Brückenglied benachbart sind.

Im endgültigen Zustand gilt die Krone auf **Zahn 17** als Einzelkrone nach der **Geb.-Nr. 221**, wenn sie nicht unbedingt aus Stabilitätsgründen angeblockt wird.

Die Verblendkronen auf den **Zähnen 11, 21, 33 und 43** sind ebenfalls Einzelkronen, die **Geb.-Nr. 221**.

Alle anderen Kronen sind **Träger von Brückenglied, Geschiebe oder Steg** und werden daher als Pfeilerkronen nach der **Geb.-Nr. 501** berechnet.

Die **Vollgussstufenkrone an Zahn 38** gehört hier in die große Gruppe der Kronen, die mit der **Geb.-Nr. 501** angesetzt werden.

Die Spanne von Zahn 38 auf Zahn 34 erhält **zweimal die Geb.-Nr. 507** (1 x Steg und 1 x Prothesenspanne), sodass insgesamt **4 x die Geb.-Nr. 507** anfällt.

Fall 9:

Kasse:

Alle Kronen im OK sind **Einzelkronen** nach den **Nrn. 20 a und 20 b**, da sie nur gegossene Halte- und Stützvorrichtungen aufnehmen. Vollgusskronen sind immer 20 a, unabhängig von der Präparationsart.

Bevorzugt der Patient im OK **Geschiebe an 14 und 22, werden diese als GA-ZE privat mit den Geb.-Nrn. 2 x 501 + 2 x 508 vereinbart und in Rechnung gestellt.**

Die UK-Prothese wird **ohne Metallbasis** geplant, da die Teleskope zur Retention ausreichen.

Die **Anzahl der Teleskope** entspricht den vereinbarten Richtlinien für Zahnersatz.

Achtung: Bei den Einproben im UK wird das Provisorium an Zahn 34 als **dreimal Nr. 24 c** abgerechnet.

Privat:

Als Provisorien sind nur die Zähne **33 und 44 Pfeiler**, da als Übergang in der UK-Front eine provisorische Brücke eingesetzt wird, also 2 x 512 und 1 x 514.

Die restlichen Provisorien werden als **Geb.-Nr. 227** berechnet, auch wenn sie teilweise verblockt sind (z. B. 13 und 14).

Bei der endgültigen prothetischen Versorgung sind nur noch die Kronen auf den Zähnen **17, 26 und 27** als Einzelkronen nach der **Geb.-Nr. 221** zu berechnen.

Die Krone auf **Zahn 13** wird aus Stabilitätsgründen mit der Krone auf Zahn 14 verblockt und erhält dadurch ebenfalls die **Geb.-Nr. 501**.

Fall 10:

Kasse:

Für den Artikulationsausgleich in der UK-Front wird **einmal die Nr. 89** angesetzt.

Die Brücke im OK kann neben herausnehmbaren ZE bei beidseitiger Freiendsituation als Regelversorgung geplant werden (Ausnahme zu Festzuschuss 3.1!).

Der Patient bevorzugt in beiden Kiefern die Privatlösung, daher wird es ein GA-ZE. Die Geschiebe, der Steg, die dazugehörigen Kronen und die Brücke in der OK-Front werden privat vereinbart und in Rechnung gestellt.

Die Provisorien, die Prothesen und die dazugehörigen vorbereitenden Maßnahmen (Einschleifen, individueller Abdruck etc.) bleiben Leistungen des Bemas.

Privat:

Für das Einschleifen zum Artikulationsausgleich kann man nur **je Sitzung einmal** die **Geb.-Nr. 404** berechnen.

Rechnerisch ergeben sich **sechs** provisorische Einzelkronen mit der **Geb.-Nr. 227**.

Nur die Zähne **12 und 22** erhalten **provisorische Pfeilerkronen** nach der Geb.-Nr. 512, da sie die provisorische Brückenspanne – Geb.-Nr. 514 – zum Ersatz der extrahierten Zähne 11 und 21 tragen.

Die Krone auf **Zahn 33** wird nur aus **kosmetischen Gründen** mit der Krone auf Zahn 34 verblockt. Damit wird sie als Einzelkrone mit der **Geb.-Nr. 221** angesetzt.

Alle weiteren Kronen sind Pfeilerkronen nach der **Geb.-Nr. 501**, da sie mit Brückengliedern, Geschieben oder einem Steg verbunden sind.

Sechsmal Geb.-Nr. 507 ergibt sich deshalb, weil die Spanne von Zahn 47 auf Zahn 44 zweimal berechnet wird – 1 x für den Steg und 1 x für die Prothesenspanne.

4. Behandlungsabläufe für Privatpatienten

In diesem Kapitel finden Sie die Lösungen zu den Behandlungsabläufen im Bereich der Privatpatienten mit anschließenden Erläuterungen je Fall.

Die Fälle wurden so gewählt, dass sie im Umfang denen der Prüfung entsprechen.

Noch einige technische Hinweise:

- Alle Leistungen der GOÄ müssen vor der Gebührennummer mit einem „Ä" versehen werden. Wenn Sie sie immer „vierstellig" schreiben, dann ist das **absolut perfekt**.

- Die symptombezogene Untersuchung (Ä5) in Verbindung mit der Beratung (Ä1) steht sehr häufig am Beginn einer Behandlung. Beide Leistungen können gemeinsam berechnet werden.

- Die **eingehende Beratung (Ä3)** wird dann berechnet, wenn die Beratung 10 Minuten überschreitet, das ist im Text immer angegeben.

- Durch die Änderung der GOÄ 1996 wurde der **Behandlungsfall neu definiert**: Als Behandlungsfall gilt für die Behandlung derselben Erkrankung der **Zeitraum eines Monats** nach der jeweilig ersten Inanspruchnahme des Arztes. Das bedeutet aber für die Beratung, dass sie erneut berechnet werden kann, wenn der Behandlungsfall nach einem Monat nicht abgeschlossen ist, denn sie ist definiert – einmal je Behandlungsfall neben einer Leistung aus der GOÄ oder GOZ ...

- Alle Füllungen wurden hier als 205 bis 211 berechnet, unabhängig davon, wie in Ihrer Praxis die Füllungen mit den Patienten privat nach § 6 Abs. 2 GOZ vereinbart werden.

- Die Leistungen im Zahnersatzbereich werden erst an dem Tag in Rechnung gestellt, an dem sie definitiv eingegliedert werden. Ein häufiger Fehler in den Prüfungen, dass Kronen schon am Tag der Präparation in Rechnung gestellt werden!

- Die Behandlungsdaten sind frei gewählt, sie können nicht auf das laufende Kalenderjahr abgestimmt sein. Handelt es sich um einen Samstag/Sonn- oder Feiertag, dann ist das immer angegeben.

4. Behandlungsabläufe für Privatpatienten

Dr. Michael Mustermann
Mustergasse 10
10000 Musterdorf

Musterdorf, ...
Bankverbindung
Ärztebank Musterdorf
BLZ 200 200 22 Kto.12 34 56

Kann zur besseren Übersicht ausgefüllt werden.

8	7	6	5	4	3	2	1	1	2	3	4	5	6	7	8

Name und evtl. Prüflingsnummer

FALL 1

Privatliquidation

Für Ihre zahnärztliche Behandlung erlaube ich mir, folgendes in Rechnung zu stellen:

Behandlungs-datum	Zahn	GOÄ-Nr./ GOZ-Nr.	Anzahl	Behandlungs-datum	Zahn	GOÄ-Nr./ GOZ-Nr.	Anzahl
10.04.	24	Ä 5			37	303	
		Ä 1				Ä 1	
		Ä 5000		14.05.	37	329	
		007		18.05.	37	330	
		009					
		010					
		239					
		241	2				
		312	2				
		319					
		244	2				
		Ä 5000					
		207					
15.04.		Ä 6 od. 001					
		Ä 3					
20.04.	OK+UK	405	28				
	24	208					
	21	203					
		204					
		211					
		213	2				
		002					
27.04.	44	010					
		407					
		408					
		227					
	OK+UK	406	27				
05.05.	44	415		Laborkosten lt. § 9 GOZ		322,39 €	
12.05.	44	221		Materialkosten		59,41 €	
	37	010					
		009					

Dr. Michael Mustermann
Mustergasse 10
10000 Musterdorf

Musterdorf, ...
Bankverbindung
Ärztebank Musterdorf
BLZ 200 200 22 Kto.12 34 56

Kann zur besseren Übersicht ausgefüllt werden.

8	7	6	5	4	3	2	1	1	2	3	4	5	6	7	8

Name und evtl. Prüflingsnummer

FALL 2

Privatliquidation

Für Ihre zahnärztliche Behandlung erlaube ich mir, folgendes in Rechnung zu stellen:

Behandlungs-datum	Zahn	GOÄ-Nr./ GOZ-Nr.	Anzahl	Behandlungs-datum	Zahn	GOÄ-Nr./ GOZ-Nr.	Anzahl
30.08.		Ä 5			14,16	512	2
		Ä 1			15	514	
	44	007		03.11.	14,16	501	2
		Ä 5000			15	507	
		010					
		204					
		239					
		236					
		Ä 5000					
		241					
		244					
		Ä 5000					
07.09.		001					
		Ä 1					
	14,16	007					
		Ä 5000					
		003					
	Ok+Uk	405	28				
	38	010					
		Ä 5000					
		303					
08.09.	38	330					
	44	209					
14.09.	38	330					
	44	210					
22.10.		Ä 1					
	14,16	009	2				
		307	2				
	14	219		Laborkosten lt. § 9 GOZ		998,35 €	
	16	218		Materialkosten		85,40 €	
		213	2				

4. Behandlungsabläufe für Privatpatienten

Dr. Michael Mustermann
Mustergasse 10
10000 Musterdorf

Musterdorf, ...
Bankverbindung
Ärztebank Musterdorf
BLZ 200 200 22 Kto.12 34 56

Kann zur besseren Übersicht ausgefüllt werden.

Name und evtl. Prüflingsnummer

FALL 3

8	7	6	5	4	3	2	1	1	2	3	4	5	6	7	8

Privatliquidation

Für Ihre zahnärztliche Behandlung erlaube ich mir, folgendes in Rechnung zu stellen:

Behandlungs-datum	Zahn	GOÄ-Nr./ GOZ-Nr.	Anzahl	Behandlungs-datum	Zahn	GOÄ-Nr./ GOZ-Nr.	Anzahl
31.01.		001			16	507	
		Ä 1				Ä 1	
		007		18.03.	23,24	208	2
	16,15,44	Ä 5000	2		43,42	206	2
	15,25-27	405	4				
	34-44	405	8				
	32,33	201					
02.02.	16	009					
		301					
02.02.		Ä 1					
02.02.	16	305					
04.02.	16	330					
		003					
11.02.	23,24	009	2				
		203					
		204					
	23	207					
	24	234					
		207					
21.02.	44	010					
	17,15	009	2				
	15	218					
		213					
	17,15	512	2				
	16	514					
28.02.	44	217					
08.03.	43,42	009	2				
		204					
		205	2	Laborkosten lt. § 9 GOZ		877,15 €	
	33,32	201		Materialkosten		48,10 €	
	17,15	501	2				

Dr. Michael Mustermann
Mustergasse 10
10000 Musterdorf

Musterdorf, ...
Bankverbindung
Ärztebank Musterdorf
BLZ 200 200 22 Kto.12 34 56

Kann zur besseren Übersicht ausgefüllt werden.

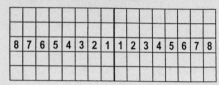

Name und evtl. Prüflingsnummer

FALL 4

Privatliquidation

Für Ihre zahnärztliche Behandlung erlaube ich mir, folgendes in Rechnung zu stellen:

Behandlungs-datum	Zahn	GOÄ-Nr./ GOZ-Nr.	Anzahl	Behandlungs-datum	Zahn	GOÄ-Nr./ GOZ-Nr.	Anzahl
06.05.		001			41,42	Ä 5000	
		Ä 3				205	2
08.05.	17-27	405	14	15.06.	41,42	206	2
	35-47	405	12				
		007					
		Ä 5004					
		100					
10.05.	OK+UK	406	26				
	38	010					
	38-36	009	3				
	36	301					
	37	302					
	38	304					
11.05.		Ä 1					
		C					
	38	009					
		331					
13.05.	38	329					
		002					
20.05.	38	330					
23.05.	41,42	009	2				
		239	2				
		241	2				
		Ä 5000					
		243	2				
27.05.	26,27	008					
		009	2				
	26	227					
13.06.	26	222		Laborkosten lt. § 9 GOZ			540,19 €
	27	217		Materialkosten			65,40 €
	41,42	244	2				

4. Behandlungsabläufe für Privatpatienten

Dr. Michael Mustermann
Mustergasse 10
10000 Musterdorf

Musterdorf, ...
Bankverbindung
Ärztebank Musterdorf
BLZ 200 200 22 Kto.12 34 56

Kann zur besseren Übersicht ausgefüllt werden.

Name und evtl. Prüflingsnummer
FALL 5

8	7	6	5	4	3	2	1	1	2	3	4	5	6	7	8

Privatliquidation

Für Ihre zahnärztliche Behandlung erlaube ich mir, folgendes in Rechnung zu stellen:

Behandlungs-datum	Zahn	GOÄ-Nr./GOZ-Nr.	Anzahl	Behandlungs-datum	Zahn	GOÄ-Nr./GOZ-Nr.	Anzahl
20.09.		D			24	204	
		Ä 5				207	
		Ä 1			47,46,37	200	3
	14	Ä 5000				101	
		007				102	
		239					
		241	2				
		243					
28.09.	14	Ä 5000					
		244	2				
		Ä 5000					
		209					
		001					
	alle 8er	Ä 5000	4				
		100					
	OK+UK	405	28				
		102					
06.10.	13,14	009	2				
	13	205					
	14	312	2				
06.10.		Ä 1					
		B					
07.10.	14	330					
15.10.	14	330					
	36	010					
		233					
		203					
		211					
		213	2	Laborkosten lt. § 9 GOZ			
29.10.	24	009		Materialkosten		33,70 €	
		203					

/ 548 E. Lösungen Abrechnungswesen

Dr. Michael Mustermann
Mustergasse 10
10000 Musterdorf

Musterdorf, ...
Bankverbindung
Ärztebank Musterdorf
BLZ 200 200 22 Kto.12 34 56

Kann zur besseren Übersicht ausgefüllt werden.

Name und evtl. Prüflingsnummer

FALL 6

| 8 | 7 | 6 | 5 | 4 | 3 | 2 | 1 | 1 | 2 | 3 | 4 | 5 | 6 | 7 | 8 |

Privatliquidation

Für Ihre zahnärztliche Behandlung erlaube ich mir, folgendes in Rechnung zu stellen:

Behandlungs-datum	Zahn	GOÄ-Nr./ GOZ-Nr.	Anzahl	Behandlungs-datum	Zahn	GOÄ-Nr./ GOZ-Nr.	Anzahl
04.11.		D			46	007	
	18	Ä5				010	
		Ä1				234	
		009				209	
		307		05.12.	36	208	
06.11.	18	329			46	210	
		001				Ä1	
		Ä 5004					
	Ok+UK	405	28				
13.11.	12,11	010					
		009	2				
		311	2				
	11	009					
		319					
		Ä 5000					
		Ä 70					
14.11.		Ä 1					
16.11.	12,11	330					
		Ä 548					
20.11.	12,11	330					
	22	009					
		203					
		204					
		211					
		213	2				
23.11.	38	010					
		304					
	36	313					
		207		Laborkosten lt. § 9 GOZ			
03.12.	36	329		Materialkosten			24,15 €
	38	330					

4. Behandlungsabläufe für Privatpatienten

Dr. Michael Mustermann
Mustergasse 10
10000 Musterdorf

Musterdorf, ...
Bankverbindung
Ärztebank Musterdorf
BLZ 200 200 22 Kto.12 34 56

Kann zur besseren Übersicht ausgefüllt werden.

| 8 | 7 | 6 | 5 | 4 | 3 | 2 | 1 | 1 | 2 | 3 | 4 | 5 | 6 | 7 | 8 |

Name und evtl. Prüflingsnummer

FALL 7

Privatliquidation

Für Ihre zahnärztliche Behandlung erlaube ich mir, folgendes in Rechnung zu stellen:

Behandlungs-datum	Zahn	GOÄ-Nr./ GOZ-Nr.	Anzahl	Behandlungs-datum	Zahn	GOÄ-Nr./ GOZ-Nr.	Anzahl
11.03.		Ä 5			34	206	
		Ä 1			45	210	
	22	007			37	221	
		Ä 5000			28	Ä 5000	
		239				Ä 1	
		241		20.04.	28	009	
		243				304	
16.03.		001		21.04.	28	329	
	22	010		27.04.	28	330	
		009			45	007	
		311					
		319					
		244					
	37	Ä 5000					
		002					
23.03.	22	330					
		205					
30.03.	22	206					
	37	010					
		218					
		213	2				
		227					
	34	203					
		205					
	45	007					
		010					
		234					
		203					
		307		Laborkosten lt. § 9 GOZ			285,10 €
		209		Materialkosten			34,25 €
12.04.	OK+UK	405	28				

Dr. Michael Mustermann
Mustergasse 10
10000 Musterdorf

Musterdorf, ...
Bankverbindung
Ärztebank Musterdorf
BLZ 200 200 22 Kto.12 34 56

Kann zur besseren Übersicht ausgefüllt werden.

| 8 | 7 | 6 | 5 | 4 | 3 | 2 | 1 | 1 | 2 | 3 | 4 | 5 | 6 | 7 | 8 |

Name und evtl. Prüfingsnummer

FALL 8

Privatliquidation

Für Ihre zahnärztliche Behandlung erlaube ich mir, folgendes in Rechnung zu stellen:

Behandlungs-datum	Zahn	GOÄ-Nr./GOZ-Nr.	Anzahl	Behandlungs-datum	Zahn	GOÄ-Nr./GOZ-Nr.	Anzahl
06.10.		D		11.11.	38, 48	010	2
	14	Ä 5				323	
		Ä 1				Ä 1	
		008		13.11.	38, 48	329	2
		Ä 2428		18.11.	38, 48	330	2
08.10.	14	330			17, 43	208	2
		001			44	210	
		007					
	17-15, 13-27	405	13				
	34-44	405	8				
	17, 14	Ä 5000	2				
	14	009					
		302					
11.10.	14	329					
	17	009					
		234					
		207					
	21	009					
		204					
		211					
		213					
	43	203					
		207					
	44	203					
		209					
15.10.	14	330					
	18	009					
		304					
		Ä 5000		Laborkosten lt. § 9 GOZ			
		009		Materialkosten			20,60 €
22.10.	18	330					

4. Behandlungsabläufe für Privatpatienten

Dr. Michael Mustermann
Mustergasse 10
10000 Musterdorf

Musterdorf, ...
Bankverbindung
Ärztebank Musterdorf
BLZ 200 200 22 Kto.12 34 56

Kann zur besseren Übersicht ausgefüllt werden.

Name und evtl. Prüflingsnummer

FALL 9

8	7	6	5	4	3	2	1	1	2	3	4	5	6	7	8

Privatliquidation

Für Ihre zahnärztliche Behandlung erlaube ich mir, folgendes in Rechnung zu stellen:

Behandlungs-datum	Zahn	GOÄ-Nr./GOZ-Nr.	Anzahl	Behandlungs-datum	Zahn	GOÄ-Nr./GOZ-Nr.	Anzahl
10.04.		D			18	331	
		Ä5		26.05.	18	330	
		Ä1				101	
	11	Ä5000					
		239					
		241					
		244					
		010					
		314					
		402					
12.04.	11	329					
		402					
15.04.	11	329					
		402					
		001					
	18,28,38,48	Ä5000	4				
19.04.	46	209					
	36	209					
		100					
	43-33	405	6				
26.04.	46,36	210	2				
	17-14	200	4				
	24-27	200	4				
	34,35,37	200	3				
	44,45,47	200	3				
		102					
17.05.	11	Ä5000					
	18	009					
		304		Laborkosten lt. § 9 GOZ			
		Ä1		Materialkosten		24,75 €	
19.05.	18	009					

Dr. Michael Mustermann
Mustergasse 10
10000 Musterdorf

Musterdorf, ...
Bankverbindung
Ärztebank Musterdorf
BLZ 200 200 22 Kto.12 34 56

Name und evtl. Prüflingsnummer

FALL 10

Kann zur besseren Übersicht ausgefüllt werden.

8	7	6	5	4	3	2	1	1	2	3	4	5	6	7	8

Privatliquidation

Für Ihre zahnärztliche Behandlung erlaube ich mir, folgendes in Rechnung zu stellen:

Behandlungs-datum	Zahn	GOÄ-Nr./GOZ-Nr.	Anzahl	Behandlungs-datum	Zahn	GOÄ-Nr./GOZ-Nr.	Anzahl
07.11.		Ä 5		03.12.	27	208	
	44-48	Ä 5000	2		25	210	
	46	010			33,43	201	
		304			16	403	
07.11.	46	B					
		Ä 1					
		305					
08.11.	46	329					
14.11.	46	330					
		001					
	12-22	007					
		Ä 5000	2				
	17-13	405	5				
	23-27	405	5				
	36-43	405	9				
		402					
16.11.		Ä 3					
18.11.	12-22	009	4				
		300	4				
	13,23	009	2				
		512	2				
	12-22	514					
20.11.	12-22	329	4				
25.11.	15	207					
	25	009					
		233					
01.12.	27	203					
		207					
	25	007		Laborkosten lt. § 9 GOZ			
		209		Materialkosten		37,40 €	
		307					

Fall 1:

10.04.: Auch in der GOZ gibt es die Leistung der Zystektomie in Verbindung mit einer Osteotomie oder Wurzelspitzenresektion, es ist die Geb.-Nr. 319.

Achtung! Die Geb.-Nrn. 241, 312 und 244 werden je zweimal berechnet, da der Zahn 24 zweiwurzelig ist.

20.04.: Zahnsteinentfernen ist 28 x die Geb.-Nr. 405, denn es fehlen nur die Weisheitszähne.

Separieren (203) kann zusätzlich zum Anlegen von Kofferdam (204) berechnet werden. Die Verankerung der Füllung durch parapulpäre Stifte kann je Stift einmal als Geb.-Nr. 213 angesetzt werden.

Je Zahn ist die 213 auf maximal dreimal beschränkt!

Wird ein Heil- und Kostenplan nur für Einzelkronen erstellt, ist das die Geb.-Nr. 002.

27.04.: Die Geb.-Nrn. 407 und 408 sind nebeneinander für das gleiche Parodontium berechenbar.

An Zahn 44 wird nur die prov. Krone angesetzt, die Abdrucknahme ist in der Krone enthalten und die Präparation des Zahnes kann noch nicht berechnet werden.

Die Kontrolle nach der Zahnsteinentfernung ist nur 27 x die Geb.-Nr. 406, denn es heißt „an den restlichen Zähnen".

05.05.: Für Provisorien, die zu Anproben abgenommen und wiedereingesetzt werden, kann nichts in Rechnung gestellt werden. Sollten allerdings einmal vermehrt Einproben erfolgen müssen, dann drückt man das in der Praxis durch einen erhöhten Steigerungsfaktor für das Provisorium selbst aus.

Hier kann also nur die Nachbehandlung als Geb.-Nr. 415 berechnet werden.

12.05.: Jetzt wir die Krone als Geb.-Nr. 221 berechnet. Kontrolle und Korrekturen sind enthalten.

Die Beratung nach der OP kann als Ä1 berechnet werden, da der Behandlungsfall bereits länger als ein Monat andauert.

Fall 2:

30.08.: Die Geb.-Nr. 239 kann auch vor der Vitalexstirpation (236) in Ansatz gebracht werden. **Sie ist definiert als „Eröffnen eines Zahnes"!**

07.09. Neben der 001 kann nochmals eine Ä1 berechnet werden, denn es handelt sich nicht um den selben Behandlungsfall, wie am 30.08.

Der Kostenplan ist diesmal eine Geb.-Nr. 003, da eine Brücke geplant wird. Die Gebührennummern des Zahnersatzes erscheinen erst beim Eingliedern desselben.

22.10.: Die Beratung ist nochmals Ä1, da der Behandlungsfall noch andauert, aber bereits ein Monat verstrichen ist.

Die Excision von störendem Zahnfleisch kann man wahlweise als Geb.-Nr. 307 oder 408 berechnen, beide sind gleich bewertet.

Der Schraubenaufbau ist einmal die Geb.-Nr. 219, die Aufbaufüllung dagegen die Geb.-Nr. 218. In der Praxis wird man hier den Steigerungssatz anheben, da die Aufbaufüllung dreiflächig ist. Die Geb.-Nr. 218 ist aber in der GOZ so wie eine einflächige Füllung eingestuft. Allerdings kann man hier – im Gegensatz zum Bema – die parapulpäre Stiftverankerung zusätzlich als zweimal Geb.-Nr. 213 berechnen. Am selben Tag wird die provisorische Brücke angesetzt.

03.11.: Jetzt wird die endgültige Brücke mit hohlkehlpräparierten Kronen als 2 x 501 und 1 x 507 berechnet. Kontrolle und Korrekturen sind Leistungsinhalt der Zahnersatz-Gebührennummern.

Fall 3:

31.01.: Wird nicht an allen Zähnen Zahnstein entfernt, muss man sie genau aufführen. Reicht die Spalte nicht aus, kann man jederzeit in OK und UK trennen. Bei der Geb.-Nr. 201 müssten keine Zähne angegeben sein. Erst wenn man sie zweimal berechnen möchte (je Kiefer!), dann muss aus jedem Kiefer ein Zahn eingetragen werden.

02.02.: Das Tagesdatum wird dreimal aufgeführt, um in der Rechnung transparent zu machen, dass es sich um verschiedene Sitzungen gehandelt hat. Die Ä1 als alleinige Leistung ist immer berechenbar.

21.02.: An Zahn 44 kann an diesem Tag nur die Anästhesie berechnet werden. Das provisorische Inlay ist in der Gebührennummer des Inlays beinhaltet und kann nicht zusätzlich als provisorische Krone (227) berechnet werden.

28.02.: Die Rohbrandeinprobe der Brücke ist keine berechnungsfähige Leistung.

08.03.: Beratung kann wieder berechnet werden, der Behandlungsfall dauert schon länger als ein Monat an!

18.03.: Die Füllungspolituren haben in der GOZ eigene Gebührennummern, wenn die Politur in einer separaten Sitzung erfolgt.

4. Behandlungsabläufe für Privatpatienten

Fall 4: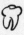

06.05.: Die typische Anfangssituation, wenn der Patient nicht mit Schmerzen erscheint. Man führt eine eingehende Untersuchung durch und bespricht den weiteren Behandlungsverlauf ausführlich.

08.05.: Der Mundhygienestatus und die eingehende Unterweisung zur Mundhygiene haben in der GOZ nur eine Gebührennummer. Sie kann aber auch in mehrere Sitzungen getrennt werden, dann berechnet man die Geb.-Nr. 100 erst in der letzten Sitzung. Man berechnet alle Leistungen immer erst dann, wenn sie vollständig erbracht sind.

10.05.: Der Zahn 37 ist tiefzerstört. Im Unterschied zum Bema wird dieser Zahn wie ein „tieffrakturierter" Zahn abgerechnet, nämlich als Geb.-Nr. 302.

11.05.: Der Anruf des Patienten wegen Nahtriss ist keine berechenbare Leistung, weil er nur die Information erhält, sofort in die Praxis zu kommen.

Erst um 22:00 Uhr wird dann der Zuschlag „C" für Leistungen in der Nacht berechnet. Diesen kann man aber nur berechnen, wenn in derselben Sitzung eine der Gebührennummern Ä1 bis Ä6 berechnet wird, da der Zuschlag an die GOÄ gebunden ist. Zusätzlich werden dann die Leistungen aus der GOZ angesetzt.

Sollte einmal die Situation entstehen, dass alle der Gebührennummern Ä1 – Ä6 in dem Behandlungsfall schon verbraucht sind, dann kann man für Leistungen außerhalb der Sprechstunde nur den Steigerungsfaktor der entsprechenden Gebührennummer erhöhen.

27.05.: Die Betäubung der Einstichstelle mit einer Oberflächenanästhesie kann in der GOZ vor den Geb.-Nrn. 009/010 als Geb.-Nr. 008 je Kieferhälfte oder Frontzahnbereich berechnet werden.

Es wird an Zahn 26 nur die provisorische Krone angesetzt, alle anderen Leistungen sind noch nicht vollständig erbracht.

13.06.: Für die Teilkrone an Zahn 26 gibt es eine eigene Leistung, die Geb.-Nr. 222. Das Inlay (Einlagefüllung) an Zahn 27 ist mehr als zweiflächig, also eine Geb.-Nr. 217. Das Provisorium ist immer in den Inlay-Positionen enthalten.

Fall 5: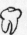

20.09.: Jede Sitzung an Samstagen/Sonn- oder Feiertagen bekommt zusätzlich den Zuschlag „D", wenn der Patient nicht bestellt ist.

28.09.: Die Röntgenaufnahmen an den Weisheitszähnen werden je einmal als Geb.-Nr. Ä 5000 berechnet.

06.10.: Die telefonische Beratung um 21 Uhr wird mit dem Zuschlag B versehen und mit nochmaligem Tagesdatum aufgeführt.

29.10.: Die Fissurenversiegelung wird je Zahn einmal berechnet, die Zähne müssen aufgeführt werden.

Fall 6:

04.11.: Für den Notdienst wird wieder der Zuschlag D berechnet, zusätzlich zu den Geb.-Nrn. Ä 5 und Ä 1.

13.11.: Die erneute Infiltrationsanästhesie an 11 kann natürlich noch einmal berechnet werden. Die Arbeitsunfähigkeitsbescheinigung ist die Ä 70.

16.11.: Die Kurzwellenbestrahlung muss man aus der GOÄ übernehmen, es ist die Ä 548. Sie kann zusätzlich zur Geb.-Nr. 330 berechnet werden.

20.11.: Das Separieren kann neben dem Anlegen von Kofferdam als Geb.-Nr. 203 berechnet werden. Die Stiftverankerung wird je Stift berechnet, wenn es nicht mehr als drei sind. Sollten einmal vier Stifte verwendet werden müssen, kann man dreimal die Geb.-Nr. 213 berechnen, aber viermal das Material.

23.11.: Der Zahn 38 ist retiniert, also eine Geb.-Nr. 304. In der täglichen Praxis greift man hier auf die GOÄ über, diese ist besser bewertet und man erhält zusätzlich einen Operationszuschlag.

Die Hemisektion des mesialen Zahnteiles von Zahn 36 ist die Geb.-Nr. 313. Wundern Sie sich bitte nicht über die Füllung mesial-okklusal – der distale verbleibende Zahnteil hat natürlich wieder eine mesiale Fläche!

05.12.: Sie erinnern sich! Die Beratung kann wieder berechnet werden – ein Monat im selben Behandlungsfall ist vorbei!

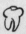

Fall 7:

11.03.: Wieder die typische Anfangssituation Ä 5 und Ä 1.

30.03.: Bitte denken Sie daran, dass man auch zu der Geb.-Nr. 218 die Geb.-Nr. 213 berechnen kann. Zusätzlich wird nur die provisorische Einzelkrone an 37 angesetzt.

An Zahn 45 kann neben der Geb.-Nr. 203 für das Separieren die Geb.-Nr. 307 für die Papillektomie berechnet werden. Sie können aber auch die Geb.-Nr. 408 in Ansatz bringen, beide haben die gleiche Punktzahl.

12.04.: Jetzt wird an Zahn 37 die Krone berechnet. Zusätzlich können wir wieder eine Ä 1 ansetzen, denn der Ablauf eines Monats seit der ersten Inanspruchnahme des Zahnarztes ist bereits überschritten.

Fall 8:

06.10.: Auch das Eröffnen von Abszessen übernehmen wir aus der GOÄ. Hier ist es ein oberflächlicher Abszess der inzidiert wird, also die Geb.-Nr. Ä 2428.

11.10.: An den Zähnen 43 und 44 kann zweimal die Geb.-Nr. 203 berechnet werden, da es sich um unterschiedliche Methoden handelt. Die Geb.-Nr. 203 ist zwar je Kieferhälfte oder Frontzahnbereich definiert, aber **nicht je Sitzung einmal!**

11.11.: Die Knochenresektion ist je Kiefer nur einmal berechenbar. Aber natürlich wieder die Ä 1 – ein Monat ist vorbei!

13./18.11.: Die Wundkontrolle und das Entfernen der Fäden kann je zweimal berechnet werden, da es sich um ortsgetrennte Wunden handelt.

Fall 9:

10.04.: Dieser Fall ist etwas ganz besonderes in der normalen Zahnarztpraxis.

Man versucht einen ausgeschlagenen Zahn zu reimplantieren. Alle dabei anfallenden Leistungen können berechnet werden. Nur die einfache Fixation an den Nachbarzähnen ist in der Geb.-Nr. 314 der Reimplantation enthalten.

12./15.04.: Die Behandlung der Mundschleimhaut kann neben der Geb.-Nr. 329 berechnet werden, da es nicht an derselben Stelle stattfindet.

Die Röntgenaufnahmen der Weisheitszähne sind viermal Ä 5000 (je Projektion).

26.04.: Es werden alle Prämolaren und Molaren versiegelt, außer den Zähnen 36 und 46. Damit ergibt sich 14 x die Geb.-Nr. 200. Danach ist es sehr wichtig, alle Zähne zu fluoridieren, das kann nur einmal je Sitzung als Geb.-Nr. 102 berechnet werden.

17.05.: Die Beratung über das richtige Verhalten nach der OP kann wieder als Ä 1 berechnet werden – **ein Monat ist bereits vergangen!**

Fall 10:

07.11.: In der ersten Sitzung wird bewusst nur die Ä 5 berechnet, sonst könnte man in der zweiten Sitzung keine Ä 1 ansetzen (einmal je Behandlungsfall = 1 Monat mit einer Leistung).

In der zweiten Sitzung hat man durch die Ä 1 die Möglichkeit den Zuschlag „B" zu berechnen. Man könnte hier ggf. die Ä 3 berechnen, aber selten dauert eine Beratung bei einer Nachblutung mehr als 10 Minuten.

16.11.: Die eingehende Beratung als alleinige Leistung wird als Ä 3 berechnet.

18.11.: Die Infiltrationsanästhesien werden normalerweise je Zahn berechnet. Man kann aber ggf. auch je Einstichstelle berechnen, dann steht es aber in der Prüfung ausdrücklich in der Vorlage.

Die provisorische Brückenspanne kann nur einmal als 514 berechnet werden, auch wenn sie vier Zähne überspannt. In der Praxis erhöht man hier den Steigerungssatz.

F. Lösungen Wirtschafts- und Sozialkunde

1. Im Beruf und Gesundheitswesen orientieren

1.1 Formelle und informelle Organisation, Führungsstile, Kompetenzen

01. Zu den **Aufgaben der Zahnärztekammern** gehören u. a:
    - Standesaufsicht und Berufsgerichtsbarkeit
    - Wahrnehmung der beruflichen Belange der Zahnärzte
    - Förderung der beruflichen Weiter- und Fortbildung der Zahnärzte
    - Überwachung der Berufsausbildung der ZFA

02. Die **Zahnärztekammern** sollen bei der Berufsausbildung lt. BBiG u. a. wie folgt **mitwirken**:
    - Überwachung der Ausbildung in den Betrieben
    - Feststellung der Eignung der Ausbildungsstelle
    - Verkürzung oder Verlängerung der Ausbildungszeiten der ZFA
    - Führen der Verzeichnisse der Berufsausbildungsverhältnisse
    - Durchführen der Zwischen- und Abschlussprüfungen
    - Förderung der Berufsausbildung

03. Zahnarztpraxen/Zahnärztekammern sind die eine Seite in unserem **dualen Ausbildungssystem**. Zur anderen Seite gehört die **Berufsschule/Schulbehörde**. Beide Institutionen sorgen begleitend dafür, dass die Auszubildenden für ihren Ausbildungsberuf ihre notwendigen Fertigkeiten und Kenntnisse erhalten. Zahnarztpraxen/Zahnärztekammern und Berufsschule/ Schulbehörde sind dabei gleichberechtigte Partner.

04. „**Die Bundeszahnärztekammer (BZÄK)**, Arbeitsgemeinschaft der deutschen Zahnärztekammern e.V. ist die Berufsvertretung aller deutschen Zahnärzte auf Bundesebene. Mitglieder der BZÄK sind die Zahnärztekammern der Bundesländer, die Delegierte in die Bundesversammlung, das höchste Entscheidungsgremium der Bundeszahnärztekammer, entsenden. Die Präsidenten der Landeszahnärztekammern bilden gemeinsam mit dem Präsidenten und den Vizepräsidenten der Bundeszahnärztekammer deren Vorstand.

    Die **Bundeszahnärztekammer vertritt** die **gesundheits- und standespolitischen Interessen** des zahnärztlichen Berufsstandes. Ihr oberstes Ziel ist der Einsatz für ein freiheitliches, zukunftsorientiertes Gesundheitswesen, das den Patienten in den Mittelpunkt der zahnärztlichen Bemühungen stellt, und in dem sich das Verhältnis zwischen Zahnarzt und Patienten frei von Fremdeinflüssen entwickeln kann.

Im Einzelnen gehören zu den **Aufgabengebieten** der Bundeszahnärztekammer:

- Die **Vertretung** des zahnärztlichen Berufsstandes **gegenüber Politik, Medien** und **breiter Öffentlichkeit** auf der Ebene des Bundes
- Das Hinwirken auf die **Schaffung von Rahmenbedingungen** zur Erbringung und Anerkennung zahnmedizinischer Leistungen, die sich an den Grundsätzen der Freiberuflichkeit und einer weitgehenden Autonomie des Patienten orientieren
- Die **Koordinierung und Durchführung länderübergreifender Aufgaben** der Verbandsmitglieder
- Die Koordinierung und Weiterentwicklung der **zahnärztlichen Aus-, Fort- und Weiterbildung** in Zusammenarbeit mit zahnärztlich-wissenschaftlichen Organisationen
- Die **Förderung** der **öffentlichen Gesundheitspflege**
- Die Vertretung der **Interessen** der Zahnärzteschaft auf **europäischer** und **internationaler Ebene**
- Eine gezielte **Öffentlichkeitsarbeit** im Interesse der Zahnärzte und Patienten."

05. Die **KZV** nimmt im Wesentlichen wirtschaftliche Aufgaben für das Zahnarztwesen wahr und sichert die zahnmedizinische Versorgung der sozialversicherungspflichtigen Patienten (Kassenpatienten). In der KZV sind die Vertragszahnärzte gesetzliche Pflichtmitglieder.

06. Der Verband medizinischer Fachberufe e. V. (ehemals **Berufsverband** der Arzt-, Zahnarzt- und Tierarzthelferinnen (BdA)).

Der Verband medizinische Fachberufe stellt sich selbst so vor:

„Wir sind die **unabhängige Interessenvertretung** für die Berufsangehörigen in **Arzt-, Zahnarzt- und Tierarztpraxen**. Wir sind sowohl **Berufsverband als auch Gewerkschaft** für unsere Zielgruppen. Wir sind die mitgliederstärkste Frauengewerkschaft Europas und seit 1963 aktiv. Wir sind die treibende Kraft in **Tarifverhandlungen**. Unsere Stärke sichert die Weiterentwicklung und die soziale und gesellschaftliche Anerkennung der Berufe. Wir sind stark für unsere Mitglieder und Berufskolleginnen, da bei uns Kolleginnen für Kolleginnen aktiv sind. Wir sind kompetent für unsere **Auszubildenden**, da wir sie bei der Berufsausbildung unterstützen. Wir sind für unsere Tarifpartner und andere Interessenvertretungen kompetente und anerkannte Gesprächspartnerinnen. Wir sind kompetent für die Praxis, da wir bei unseren **Konzepten das gesamte** Praxisteam im Auge haben."

07. Die **Vereinigte Dienstleistungsgewerkschaft (ver.di)** vertritt die Interessen der ZFA im Fachbereich "Gesundheit, Soziale Dienste, Wohlfahrt und Kirchen". Dort werden alle Beschäftigten, freiberuflich Tätigen, arbeitnehmerähnliche Beschäftigte und Auszubildende und sonstige Personen nach § 6 Abs. 1 Satz 1 der ver.di-Satzung zugeordnet, die als Mitglied der Vereinten Dienstleistungsgewerkschaft ver.di z. B. in den nachfolgenden Branchen, Unternehmen, Betrieben und Einrichtungen tätig sind:

- Ambulante, stationäre und teilstationäre Alters- und Pflegeeinrichtungen bzw. Dienste,

1. Im Beruf und Gesundheitswesen orientieren

- **Arzt- und Zahnarztpraxen**,
- Gesundheitszentren, medizinische Versorgungszentren, Polikliniken
- Krankenhäuser,
- medizinische Labors,
- Rettungsdienste,
- sowie **Schülerinnen und Schüler und Studierende, die für eine Tätigkeit im Organisationsbereich** des Fachbereichs ausgebildet werden.

Der **Fachbereich** nimmt die **Aufgaben der fachbezogenen mitglieder- und betriebsnahen Interessenvertretung wahr**. Er entwickelt branchen- und berufsbezogene gewerkschaftliche Positionen und Aktivitäten und bearbeitet in Abstimmung mit der Gesamtorganisation fachbereichsbezogene politische Grundsatzfragen. Aufgabe des Fachbereiches ist es u.a., die gesellschaftspolitische Funktion der Branche in der Gesundheitspolitik zu thematisieren.

1.2 Berufe und Zweige des Gesundheitswesens

01. Aufgabenbereiche:

- Gesundheitsschutz
- Gesundheitspflege
- Maßnahmen zur Wiederherstellung der Gesundheit

02. Gesetzgebungskompetenz:

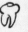

Bund: Gesetzliche Regelungen gegen gemeingefährliche und übertragbare Krankheiten; für den Verkehr mit Arzneien, Giften, Heil- und Betäubungsmitteln, der Zulassung zu Heilberufen, Heilhilfsberufen und Heilgewerbe.

Länder: Gesetze über die Schaffung einzelner Behörden in den Bundesländern sowie zur Regelung der Berufsvertretungen und Berufsgerichtsbarkeit der Ärzte, Zahn- und Tierärzte (Kammergesetze).

03.

Einrichtungen	Arbeitsfeld
Praxen, Polikliniken	Ambulante Versorgung
Krankenhäuser, Kliniken	Stationäre Versorgung
Behörden, Ämter	Öffentlicher Gesundheitsdienst

04.

Heilberufe	Heilhilfsberufe
Ärzte	MFA, Krankenschwester, Krankenpfleger, Hebammen, Orthoptisten
Zahnärzte	ZFA
Tierärzte	TFA
Apotheker	Pharmazeutisch-kaufmännische Angestellte
Heilpraktiker	Logopäden, Therapeuten, Masseure, Bademeister

05. „Das **Bundesministerium für Gesundheit** ist für eine Vielzahl von Politikfeldern zuständig. Dabei konzentriert sich die Arbeit auf die Erarbeitung von **Gesetzesentwürfen, Rechtsverordnungen und Verwaltungsvorschriften**.

Zu den zentralen Aufgaben zählt, die Leistungsfähigkeit der gesetzlichen **Krankenversicherung** sowie der **Pflegeversicherung** zu erhalten, zu sichern und fortzuentwickeln.

Die **Reform des Gesundheitswesens** ist eine der wichtigsten Aufgaben des Ministeriums; Ziel ist es, die Qualität des Gesundheitswesens weiterzuentwickeln, die Interessen der Patientinnen und Patienten zu stärken, die Wirtschaftlichkeit zu gewährleisten und die Beitragssätze zu stabilisieren.

Ein Schwerpunkt des Ministeriums im Gesundheitsbereich ist **die Prävention, der Gesundheitsschutz, die Krankheitsbekämpfung und die Biomedizin**. Durch das Infektionsschutzgesetz werden Prävention, Beratung und Eigenverantwortung bei der Infektionsverhütung deutlich betont, und das öffentliche Gesundheitswesen wird gestärkt. Das Transplantationsgesetz, das Embryonenschutzgesetz und das Stammzellgesetz regeln den rechtlichen Rahmen für diese wichtigen medizinischen Gebiete.

Das Bundesministerium für Gesundheit gestaltet auch die **Rahmenvorschriften für die Herstellung, klinische Prüfung, Zulassung, die Vertriebswege und Überwachung von Arzneimitteln und Medizinprodukten**, um den hohen Anforderungen an Qualität, Wirksamkeit und Unbedenklichkeit gerecht zu werden. Wesentliche **Daueraufgabe** des Ministeriums und seiner nachgeordneten Behörden ist die **Sicherheit biologischer Arzneimittel** wie Blutprodukte. Darüber hinaus unterstützt das Ministerium die Forschung und ermöglicht neue **Versorgungsstrukturen**; dies gilt z. B. für die psychische Gesundheit, die Hilfen für chronisch Kranke, die Kindergesundheit und die Beratung und Betreuung von HIV-Infizierten und an AIDS Erkrankten. Um den Wissensstand in Bezug auf das Gesundheitswesen kontinuierlich zu verbessern, werden dazu notwendige Informationen im Rahmen der Gesundheitsberichterstattung erarbeitet.

Im Rahmen der Krankheitsbekämpfung ist die **Prävention der Drogen- und Suchtgefahren** ein zentraler Verantwortungsbereich des Ministeriums.

In den Aufgabenbereich des Ministeriums fallen auch **die Berufsgesetze für die Zulassung zu den bundesrechtlich geregelten Heil- und Gesundheitsberufen** einschließlich entsprechender **Ausbildungsregelungen**, um die Qualität der entsprechenden Berufsausübung und damit auch der Versorgung zu gewährleisten.

Neben der nationalen Gesundheitspolitik gehört auch die **europäische und Internationale Gesundheitspolitik** zu den Aufgaben des Bundesministeriums. Die Globalisierung, der Reiseverkehr, die Öffnung zu unseren osteuropäischen Nachbarn führen dazu, dass neue Risiken und verfrüht überwunden geglaubte Gefährdungen gemeinsam mit den Partnern am Ort der Entstehung angegangen werden müssen.

Dem Ministerium zugeordnet sind die **Drogenbeauftragte der Bundesregierung und die Patientenbeauftragte der Bundesregierung**. Das Bundesministerium für Gesundheit ist für eine Vielzahl von Politikfeldern zuständig. Dabei konzentriert sich die Arbeit auf die Erarbeitung von Gesetzesentwürfen, Rechtsverordnungen und Verwaltungsvorschriften."

1. Im Beruf und Gesundheitswesen orientieren

06. Die **Aufgaben von Zahntechnikern/-innen** sind die Herstellung und Reparatur von Zahnersatz, Kieferschienen, Gussfüllungen und Implantaten. Die Zahntechniker sind Zulieferer der Praxen.

07. Die **Tätigkeit des Zahnarztes ist keine gewerbliche Tätigkeit**. Genau wie Rechtsanwälte, Steuerberater oder Schriftsteller gehören Zahnärzte steuerrechtlich gesehen zur Gruppe der so genannten „Freien Berufe".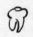

08. Der **wirtschaftliche Erfolg** einer Praxis bemisst sich am **Gewinn** (Einnahmenüberschuss). Um ihn zu ermitteln, werden von den Praxiseinnahmen eines Jahres die Praxisausgaben desselben Jahres abgezogen.

09. Einzelpraxis im Vergleich zur Gruppenpraxis:

Vorteile	Nachteile
Ungeteilte Einkünfte, alleinige Verantwortung des Arztes, selbstbestimmtes Arbeiten, keine Konflikte mit einem „Partner".	Ungeteilte Kosten, Tendenz zu Arbeitsüberlastung, schlechtere Kapazitätsauslastung, ggf. höhere Kosten bei der Materialbeschaffung.

10. Gemeinschaftspraxis: Gemeinsame Patientenbetreuung, Haftung und Abrechnung und gemeinsame Patientenkartei.

Praxisgemeinschaft: Wirtschaftliche Selbstständigkeit des einzelnen Zahnarztes, aber gemeinsame Nutzung von Personal, Räumen, Geräten und Materialien.

11. Die **Zahnarztpraxen** gehören zu den **Dienstleistungsbetrieben** und damit zum so genannten **Tertiären Sektor** einer Volkswirtschaft.

1.3 Arbeitssicherheit (Unfallverhütungsvorschriften)

01. B **02.** A

03. Die **Unfälle** in der Praxis werden hauptsächlich durch Unkenntnis, Unerfahrenheit und Leichtsinn verursacht.

04. Das **Medizinproduktegesetz** (MPG) von 1995: Patienten und Personal sollen vor den Gefahren, die durch die Medizintechnik ausgeht, geschützt werden.

05. Gefahren durch:

- Elektrischen Strom
- Elektromagnetische Wellen
- Strahlung (Laser, Röntgen, Licht)

06. Strahlenschutzvorschriften:

- Röntgenverordnung
- Strahlenschutzverordnung

1.4 Berufsbildungsgesetz

| 01. A | 02. A, C | 03. B | 04. C | 05. C |
| 06. E | 07. B | 08. A | 09. D | |

1.5 Jugendarbeitsschutzgesetz

01. C	02. A	03. D	04. D	05. C
06. A, F	07. C	08. D	09. C	10. C
11. D	12. A	13. B		

1.6 Arbeitsvertrag

01. Partner in einem **Arbeitsvertrag** ist der **einzelne Arbeitgeber** mit dem **einzelnen Arbeitnehmer**. Es wird ein Arbeitsverhältnis aufgrund eines privatrechtlichen Vertrages eingegangen. Dieser Vertrag beruht auf einem Leistungsaustausch: Der Arbeitnehmer bietet seine Arbeitsleistung an und empfängt dafür die Geldleistung des Arbeitgebers (Zahnarztes).

02. Angaben, die mindestens in einem Arbeitsvertrag enthalten sein müssen:

- Name und Anschrift der Vertragsparteien,
- Beginn und Dauer des Arbeitsverhältnisses,
- Arbeitsort,
- Beschreibung der Tätigkeit,
- Höhe und Fälligkeit des Arbeitsentgeltes,
- Dauer des Erholungsurlaubs,
- Kündigungsfrist,
- Hinweis auf Tarifverträge, Betriebs- und Dienstvereinbarungen.

03.

Arbeitsvertrag	Arbeitgeber	Arbeitnehmer
Hauptpflichten	Zahlung des vereinbarten Entgelts	Zur Verfügung stellen der Arbeitsleistung
Nebenpflichten	Urlaubsgewährung Fürsorgepflicht Zeugnispflicht	Weisungspflicht Treuepflicht Verschwiegenheitspflicht

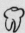

04. Die **gesetzliche Jahresurlaubszeit beträgt 24 Werktage** im Kalenderjahr. Grundsätzlich muss der Urlaub im laufenden Kalenderjahr gewährt und genommen werden. Eine Übertragung ins nächste Jahr ist nur aus persönlichen und betrieblichen Gründen möglich.

1. Im Beruf und Gesundheitswesen orientieren

05. Eine **Betriebsvereinbarung** ist ein Vertrag zwischen Arbeitgeber und Betriebsrat.

06. Unter **Tarifautonomie** wird verstanden, dass Arbeitgeberverbände und Gewerkschaften Tarifverträge ohne Einmischung des Staates (der Regierung) abschließen.

07. Während der **Laufzeit von Tarifverträgen** dürfen keine Kampfmaßnahmen (Streik, Aussperrung) zur Durchsetzung von Zielen (z. B. höheres tarifvertragliches Entgelt, Reduzierung der Arbeitszeit) ergriffen werden.

08. Beendigung von Arbeitsverhältnissen:

- Vertragsablauf (Zeitvertrag),
- Kündigung,
- Anfechtung des Arbeitsvertrages,
- Aufhebungsvertrag,
- Erreichen der Altersgrenze,
- Tod des Arbeitnehmers.

09. Fristlose Kündigung durch den Arbeitgeber z. B. bei:

- Arbeitsverweigerung,
- Diebstahl, Unterschlagung,
- Tätlichkeiten und grobe Beleidigungen,
- Eigenmächtigem Urlaubsantritt.

10. Fristlose Kündigung durch den Arbeitnehmer z. B. bei:

- Sexuelle Belästigung am Arbeitsplatz,
- Erheblichem Entgeltrückstand,
- Tätlichkeiten und grobe Beleidigungen,
- Verletzung der Arbeitsschutzvorschriften.

11. Einen besonderen Kündigungsschutz genießen:

- Betriebsratsmitglieder während ihrer Amtszeit,
- Auszubildende während der Probezeit,
- Schwerbehinderte,
- Frauen während der Schwangerschaft und in der Zeit bis zu vier Monaten nach der Entbindung,
- Wehrpflichtige von der Zustellung des Einberufungsbescheides bis zur Beendigung des Grundwehrdienstes.

12. Abmahnung:

- Hinweisfunktion auf das Fehlverhalten des Arbeitnehmers,
- Aufforderungsfunktion zur Erfüllung der arbeitsvertraglichen Pflichten des Arbeitnehmers,
- Ankündigungsfunktion zur Warnung vor Konsequenzen bei wiederholtem Fehlverhalten des Arbeitnehmers.

13. Der Arbeitnehmer kann auf eine ungerechtfertigte Abmahnung wie folgt reagieren:

- Eine Gegendarstellung schreiben und zu seiner Personalakte geben.
- Eine Rücknahme der Abmahnung und die Entfernung aus der Personalakte verlangen.

14. Schutzfristen laut Mutterschutzgesetz: Beschäftigungsverbot

- 6 Wochen vor der Entbindung (§ 3, Abs. 2 MuSchG)
- 8 Wochen nach der Entbindung (§ 6, Abs. 1, S. 1 MuSchG)

15. Fragen des Arbeitgebers nach einer Schwangerschaft während des Vorstellungsgesprächs sind unzulässig und müssen von der Bewerberin auch nicht beantwortet werden. Sie kann sogar die Unwahrheit sagen (Urteil des Bundesarbeitsgerichts).

16. Schwangerschaften sollten aus folgenden Gründen beim **Arbeitgeber angezeigt werden**:

- Es besteht ein besonderer Kündigungsschutz für werdende Mütter.
- Der Arbeitgeber hat besondere Verpflichtungen gegenüber der schwangeren Mitarbeiterin hinsichtlich Arbeitsbedingungen und Arbeitsumfeld.
- Eine Nicht-Information verstößt u. U. gegen arbeitsvertragliche Bestimmungen.

17.

Situation 1	Kündigungsfrist 4 Wochen zum Kalendermonatsende. Spätester Kündigungstermin 31.01.2011.
Situation 2	Lohn- und Gehaltsforderungen verjähren nach 3 Jahren. Beginn der Verjährungsfrist am 31.12.11. Verjährung 31.12.14.
Situation 3	Art und Dauer der Beschäftigung, Führung und Leistung.

18.

Situation 1	• Kündigung 4 Wochen zum Monatsende. Sie kann zum 30.08. ausscheiden. Spätester Kündigungstermin ist der 03.08. • Die **Kündigung ist ein einseitiges empfangsbedürftiges Rechtsgeschäft**. • Weitere Kündigungsarten: **Vertragliche und fristlose**. • Qualifiziertes Zeugnis, Lohnsteuerkarte, Versicherungsnachweis. • Gehaltstarifvertrag, abgeschlossen zwischen Gewerkschaft und Arbeitgeberverband.
Situation 2	• Angenommen, die Praxisinhaberin stellt Brigitte ganz bewusst nur für ein Jahr ein, weil z. B. eine langfristig beschäftigte und bewährte ZFA im Erziehungsurlaub ist, kann sie ohne Schwierigkeiten und ohne Kündigung das Arbeitsverhältnis beenden. Ebenso unkompliziert kann der Personalbestand verringert werden, wenn z. B. wegen starker Konkurrenz die Praxis nicht gut geht oder wenn sich Brigitte nicht bewähren sollte.

1. Im Beruf und Gesundheitswesen orientieren

		• <u>Vorteile</u>: Ein angebotener **befristeter Arbeitsvertrag** sollte angenommen werden, insbesondere wenn der Arbeitsplatz in Wohnungsnähe liegt oder wenn kein Alternativangebot auf eine Stelle vorliegt. Einen Arbeitsplatz zu haben, bedeutet Einkommen und persönliche Zufriedenheit. Bei Bewährung kann aus einem befristeten schnell ein unbefristetes Arbeitsverhältnis werden. • <u>Nachteile</u>: Ein gewisser Nachteil ist die Ungewissheit, was nach einem Jahr sein wird. Möglicherweise wird das Ausscheiden aus einem Arbeitsverhältnis nur nach einem Jahr bei weiteren Bewerbungen negativ gesehen.
19.	Situation 1	• Ein **Manteltarifvertrag** enthält grundsätzlich Bestimmungen für längere Zeit, so z. B. über Arbeitsbedingungen und -zeit, 13. Monatsgehalt, Urlaubsgeld und vermögenswirksame Leistungen. • Manteltarifverträge werden zwischen Gewerkschaft und Arbeitgeberverband abgeschlossen. • **Dienst- oder Arbeitsverträge** sind dagegen Vereinbarungen zwischen einzelnen Arbeitnehmern und -gebern.
	Situation 2	• Art und Dauer der Beschäftigung. • Auf Verlangen des Arbeitnehmers muss ein **qualifiziertes Zeugnis** ausgestellt werden. • Arbeitsgericht.

20. D   21. B

1.7 Arbeitsgerichtsbarkeit

01. B   02. B   03. B   04. B   05. C   06. D

1.8 Sozialversicherung, private Absicherung

01.	Situation 1	• <u>Arbeitgeber und Arbeitnehmer tragen die Beiträge i. d. R. je zur Hälfte</u>: Renten-, Arbeitslosen-, Pflege- und Krankenversicherung. Ab 1.7.2005 zahlen Arbeitnehmer einen gesonderten Zahnersatzbeitrag von 0,4 % und für das Krankengeld 0,5 % vom Bruttogehalt. Der Arbeitgeber ist damit nicht belastet. Ab 1.1.2011 ist der Beitrag zur GKV für den Arbeitgeber bei 7,3% eingefroren worden. Zukünftige Erhöhungen tragen die Arbeitnehmer alleine. <u>Arbeitgeber trägt Beiträge voll</u>: Unfallversicherung (Berufsgenossenschaft)

	• Rentenversicherung: Deutsche Rentenversicherung Arbeitslosenversicherung: Bundesagentur für Arbeit Krankenversicherung: AOK, Ersatz-, Innungs- und Betriebskrankenkassen u. a. Pflegeversicherung: Krankenkassen Ebenfalls wird der Arbeitgeber nicht belastet mit einer Erhöhung des Beitrages zur Pflegeversicherung. Kinderlose Arbeitnehmer über 23 Jahre zahlen hierfür zusätzlich 0,25 % vom Bruttoentgelt.
Situation 2	• Die heutigen Beitragszahler (Arbeitnehmer) verlassen sich darauf, dass ihre Rente später durch die Beiträge der nächsten Generation bezahlt werden. Die heutigen Beitragszahler finanzieren somit die gegenwärtigen Rentenleistungen. • Erhöhung der Beiträge zur Rentenversicherung, Absenkung der Renten, Renteneintrittsalter erhöhen, Anzahl der Pflichtbeitragszahler erhöhen.

02. • Die Beitragshöhe bei den **Sozialversicherungen** – außer Unfallversicherung – wird nach dem Bruttoeinkommen bemessen. Bei den Individualversicherungen (Private Krankenversicherung, Unfallversicherung, Lebensversicherung) ist die Prämie abhängig vom Angebot der Versicherungsgesellschaft.

• Die **Sozialversicherungen** sind gesetzlich vorgeschrieben (i. d. R. **Pflichtmitgliedschaft**). Bei den Individualversicherungen ist durch privatrechtliche Versicherungsverträge eine freiwillige Mitgliedschaft möglich. Sie können zu bestimmten Zeitpunkten – je nach Vertrag – auch gekündigt werden.

03. • Höhere Ausgaben für Renten- und Pflegeversicherung, weil die Lebenserwartung der Bürger gestiegen ist.

• „Kostenexplosion" im Gesundheitswesen.

• Gestiegene und anhaltend hohe Arbeitslosigkeit, Zunahme von Insolvenzen.

• Versicherungsfremde Leistungen werden von den Sozialversicherungsträgern bezahlt.

04. B	05. D	06. C	07. C	08. D	09. A
10. C	11. B	12. B	13. C	14. D	15. C
16. C	17. D	18. E	19. C		

20.		
	Situation 1	• Private Unfallversicherung Private Pflegezusatzversicherung Krankenzusatzversicherung Kapitallebensversicherung Risikolebensversicherung Private Rentenversicherung (z. B. die so genannte Riester-Rente) Haftpflichtversicherung • Bei der Kapitallebensversicherung wird zu einem bestimmten Zeitpunkt der Versicherungsbetrag mit Überschussbeteiligung dem Versicherungsnehmer ausgezahlt, in Falle seines Todes erhalten die Begünstigten das Geld.

1. Im Beruf und Gesundheitswesen orientieren

		Bei der Risikolebensversicherung wird nur dann von der Versicherungsgesellschaft bezahlt, wenn der Tod des Versicherungsnehmers eintritt. • Die Insassen-Unfallversicherung leistet nur bei einem Autounfall, die allgemeine Unfallversicherung bei jedem Unfall an jedem Ort.
	Situation 2	• **Gefördert** werden alle Pflichtversicherten der gesetzlichen Rentenversicherung, aber auch Beamte, Richter und Soldaten. Dies sind z. B. Arbeitnehmer, Wehr- und Zivildienstleistende, Arbeitslose und geringfügig Beschäftigte, die auf den vollen Rentenversicherungsbeitrag aufstocken. • **Nicht gefördert** werden Selbstständige und Pflichtversicherte in einer berufsständischen Vorsorgeeinrichtung (z. B. Zahnärzte und Anwälte). Natürlich sollten sie trotz fehlender staatlicher Förderung trotzdem eine private Vorsorge aufbauen. • Aber: Ehepartner von begünstigten Personen können die staatliche Förderung erhalten!
21.	Situation	• Thomas zahlt *keine* gesetzlichen Sozialabgaben, d. h. keine Krankenversicherung, keine Pflegeversicherung, keine Arbeitslosenversicherung, keine Rentenversicherung. • Privat absichern muss Thomas auf jeden Fall: Krankenversicherung, Pflegeversicherung. • Die **Beihilfe** ist im Grunde der Arbeitgeber-Anteil zur Krankenversicherung. Die beamteten Privatpatienten zahlen ihre Arzt- und Zahnarztrechnungen zunächst aus eigener Tasche. Sie reichen dann die Originalrechnung bei ihrer privaten Krankenkasse ein und bekommen je nach Tarif einen Teil der Kosten erstattet. Der (fast) restliche Betrag wird vom Arbeitgeber über die Beihilfeabteilung vergütet. • Beamte beziehen im Ruhestand keine Rente, sondern **Pension**. Im Gegensatz zur Rente wird die ausschließlich aus Steuergeldern finanziert.

1.9 Gehaltsabrechnung

01. Die Höhe der **Lohnsteuer** ist grundsätzlich abhängig vom Bruttoentgelt und der jeweiligen Steuerklasse.

02. Die **Sozialabgaben** werden von der Höhe des Bruttoentgelts, aber nur bis zu den jeweiligen Beitragsbemessungsgrenzen, berechnet.

03. Die Berechnung des **Solidaritätszuschlages** in Höhe von 5,5 % wird von der Lohnsteuer vorgenommen.

04. Der Arbeitgeber (Praxisinhaber) trägt die **gesetzlichen Sozialabgaben i. d. R. zu 50 %**, die Unfallversicherung voll.

Mögliche zusätzliche **Lohnnebenkosten**:

- Vermögenswirksame Leistungen
- Urlaubsgeld
- Weihnachtsgeld
- Essensgeld- und Fahrgeldzuschuss

05. Bis zu einem Bruttoentgelt von 400,00 €, der so genannten **Geringverdienergrenze**, zahlt der **Arbeitgeber** von Auszubildenden **die Sozialversicherungsbeiträge allein**.

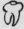

06. Infrage kommen **Steuerklasse III, IV und V**. Sollten **beide Ehepartner abhängig beschäftigt** sein, so sollte der Besserverdienende in Klasse III, der andere in V sein. Bei ungefähr gleichem Bruttoeinkommen wären beide besser in Klasse IV aufgehoben. Ab 2010 können Ehegatten auf die Kombination aus IV/IV mit einem Faktor wählen (Faktorverfahren).

07. Die Höhe der zu entrichtenden Sozialabgaben richtet sich nach dem Bruttoentgelt und wird nur durch die **Beitragsbemessungsgrenzen** eingeengt. Freibeträge auf der Lohnsteuerkarte haben keine Auswirkungen auf die zu zahlenden Sozialabgaben, nur auf die zu zahlenden Steuern.

08. Die Finanzierung der gesetzlichen Krankenversicherung (GKV) wurde mit der Einführung des **Gesundheitsfonds** neu gestaltet. Seit dem 1. Januar 2009 zahlen alle Beitragszahler i. d. R. den **gleichen Beitragssatz**. Damit gelten - wie in der gesetzlichen Pflege-, Renten- und Arbeitslosenversicherung bereits seit langem - einheitliche Beitragssätze auch in der GKV für die mehr als 200 Kassen.

Die Gesundheitsreform 2011 bringt für die Arbeitgeber erhebliche Nachteile. Ihr Beitrag beträgt zur GKV jetzt 8,2%. Zusätzlich mussten sie bereits alleine einen Sonderbeitrag von 0,9% für die zahnärztliche Versorgung und die Lohnfortzahlung im Krankheitsfall zahlen. Jetzt müssen die Versicherten zudem damit rechnen, dass die Kassen bei Finanzengpässen Zusatzbeiträge erheben können. Er bemisst sich nicht an der Höhe des Bruttoverdienstes, sondern wird als Pauschalbetrag für alle Versicherten erhoben. Die Arbeitgeber werden auch hierbei nicht belastet, ihr Beitrag wurde bei 7,3% eingefroren. Damit wurde von der jetzigen Regierung das Solidaritätsprinzip und die Beitragsteilung im Gesundheitswesen zwischen Arbeitgebern und -nehmern vollständig aufgehoben.

09. Zurzeit (Jan. 2011) beträgt der **Beitragssatz** in der gesetzlichen Krankenversicherung, der durch Arbeitnehmer und Arbeitgeber erhoben wird 15,5 Prozent. Dazu kommt ein Anteil von 0,9 Beitragssatzpunkten, der nur von den Mitgliedern der Krankenkassen zu tragen ist, also nicht vom Arbeitgeber (Praxisinhaber).

Eine Krankenkasse, die besser wirtschaftet, kann ihren Versicherten finanzielle Vergünstigungen oder eine Prämienauszahlung gewähren. Eine Krankenkasse, die schlechter wirtschaftet, kann bei ihren Mitgliedern einen **Zusatzbeitrag** erheben.

1. Im Beruf und Gesundheitswesen orientieren

10. Situation 1

Gehaltsberechnung			Monat:		**Juli 20..**
Name:	Ramelow		Vorname:	Maike	
Familienstand:	ledig		Geb.-Datum: 03.05.1990		
Lohnsteuerklasse: I			Religion:	röm.-kath.	
Bankverbindung:	Commerzbank	Hamburg	Konto-No.: 496209-808		BLZ: 200 400 00

Bruttoentgelt				1.500,00 €
Lohnsteuer			104,33 €	
Kirchensteuer	9,00 %		9,38 €	
Solidaritätszuschlag	5,50 %		4,66 €	
Summe Steuern			118,37 €	
	Gesamt	AN-Anteil		
Rentenversicherung	19,90 %	9,950 %	149,25 €	
Krankenversicherung	15,50 %	8,200 %	123,00 €	
Sonderbeitrag KV	0,90 %	0,900 %	13,50 €	
Arbeitslosenversicherung	3,00 %	1,500 %	22,50 €	
Pflegeversicherung	1,95 %	0,975 %	14,63 €	
Summe Sozialversicherungen	41,25 %	21,525 %	322,88 €	
Summe der Abzüge			441,25 €	
Nettoentgelt				1.058,75 €
Ausgezahlter Betrag				1.058,75 €
Gesamte Personalaufwendungen				
Bruttoentgelt			1.500,00 €	
AG-Anteil-Sozialversicherungen		19,725 %	295,88 €	
Sonstige soziale Aufwendungen			- €	
Gesamte Personalaufwendungen				1.795,88 €
Zu überweisender Betrag an das Finanzamt (FA):			118,37 €	
Zu überweisender Betrag an die Krankenkasse (KK):			618,76 €	

Situation 2

Gehaltsberechnung			Monat:		Juli 20..
Name:	Ramelow		Vorname:	Maike	
Familienstand:	ledig		Geb.-Datum: 03.05.1990		
Lohnsteuerklasse: I			Religion: röm.-kath.		
Bankverbindung:	Commerzbank	Hamburg	Konto-No.: 496209-808		BLZ: 200 400 00

Bruttoentgelt				1.500,00 €
Vermögenswirksame Leistungen				40,00 €
Steuer- und sozialversicherungspflichtiges Bruttoentgelt				1.540,00 €
Lohnsteuer			114,08 €	
Kirchensteuer	9,00 %		10,26 €	
Solidaritätszuschlag	5,50 %		6,27 €	
Summe Steuern				130,61 €
	Gesamt	AN-Anteil		
Rentenversicherung	19,90 %	9,950 %	153,23 €	
Krankenversicherung	15,50 %	8,200 %	126,28 €	
Sonderbeitrag KV	0,90 %	0,900 %	13,86 €	
Arbeitslosenversicherung	3,00 %	1,500 %	23,10 €	
Pflegeversicherung	1,95 %	0,975 %	15,02 €	
Summe Sozialversicherungen	41,25 %	21,525 %		331,49 €
Summe der Abzüge				462,10 €

Nettoentgelt	1.077,90 €
Vermögenswirksame Leistungen	40,00 €
Ausgezahlter Betrag	1.037,90 €

Gesamte Personalaufwendungen			
Bruttoentgelt		1.500,00 €	
AG-Anteil-Sozialversicherungen	19,725 %	303,77 €	
Sonstige soziale Aufwendungen		40,00 €	
Gesamte Personalaufwendungen			1.843,77 €

Zu überweisender Betrag an das Finanzamt:	130,61 €
Zu überweisender Betrag an die Krankenkasse:	635,26 €

1. Im Beruf und Gesundheitswesen orientieren

Situation 3

Gehaltsberechnung			Monat:		Juli 20..
Name:	Ramelow		Vorname:	Maike	
Familienstand:	ledig		Geb.-Datum: 03.05.1990		
Lohnsteuerklasse:	I		Religion:	röm.-kath.	
Bankverbindung:	Commerzbank Hamburg		Konto-No.: 496209-808		BLZ: 200 400 00

Bruttoentgelt				1.600,00 €
Vermögenswirksame Leistungen				40,00 €
Steuer- und sozialversicherungspflichtiges Bruttoentgelt				1.640,00 €
Lohnsteuer			137,91 €	
Kirchensteuer	9,00 %		12,41 €	
Solidaritätszuschlag	5,50 %		7,58 €	
Summe Steuern				157,90 €
	Gesamt	AN-Anteil		
Rentenversicherung	19,90 %	9,950 %	163,18 €	
Krankenversicherung	15,50 %	8,200 %	134,48 €	
Sonderbeitrag KV	0,90 %	0,900 %	14,76 €	
Arbeitslosenversicherung	3,00 %	1,500 %	24,60 €	
Pflegeversicherung	1,95 %	0,975 %	15,99 €	
Summe Sozialversicherungen	41,25 %	21,525 %		353,01 €
Summe der Abzüge				510,91 €
Nettoentgelt				1.129,09 €
Vermögenswirksame Leistungen				40,00 €
Ausgezahlter Betrag				1.089,09 €

Gesamte Personalaufwendungen			
Bruttoentgelt		1.600,00 €	
AG-Anteil-Sozialversicherungen	19,725 %	323,49 €	
Sonstige soziale Aufwendungen		40,00 €	
Gesamte Personalaufwendungen			1.963,49 €

Zu überweisender Betrag an das Finanzamt:	157,90 €
Zu überweisender Betrag an die Krankenkasse:	676,50 €

Situation 4

Gehaltsberechnung		Monat:	Juli 20..
Name:	Ramelow	Vorname:	Maike
Familienstand:	ledig	Geb.-Datum:	03.05.1990
Lohnsteuerklasse:	I	Religion:	röm.-kath.
Bankverbindung:	Commerzbank Hamburg	Konto-No.: 496209-808	BLZ: 200 400 00

Bruttoentgelt				1.600,00 €
Vermögenswirksame Leistungen				40,00 €
Sozialversicherungspflichtiges Bruttoentgelt				1.640,00 €
Steuerfreie Beträge pro Monat				300,00 €
Steuerpflichtiges Bruttoentgelt				1.340,00 €
Lohnsteuer			65,58 €	
Kirchensteuer	9,00 %		5,90 €	
Solidaritätszuschlag	0,00 %		– €	
Summe Steuern				71,48 €
	Gesamt	AN-Anteil		
Rentenversicherung	19,90 %	9,950 %	163,18 €	
Krankenversicherung	15,50 %	8,200 %	134,48 €	
Sonderbeitrag KV	0,90 %	0,900 %	14,76 €	
Arbeitslosenversicherung	3,00 %	1,500 %	24,60 €	
Pflegeversicherung	1,95 %	0,975 %	15,99 €	
Summe Sozialversicherungen	41,25 %	21,525 %	353,01 €	
Summe der Abzüge			424,49 €	
Nettoentgelt				1.215,51 €
Vermögenswirksame Leistungen				40,00 €
Ausgezahlter Betrag				1.175,51 €

Gesamte Personalaufwendungen			
Bruttoentgelt		1.600,00 €	
AG-Anteil-Sozialversicherungen	19,725 %	323,49 €	
Sonstige soziale Aufwendungen		40,00 €	
Gesamte Personalaufwendungen			1.963,49 €

Zu überweisender Betrag an das Finanzamt:		71,48 €
Zu überweisender Betrag an die Krankenkasse:		676,50 €

1.10 Kommunikationstechnik

01. Ganz allgemein wird unter **Kommunikation** der Austausch von Informationen durch Zeichensysteme bzw. Sprache verstanden.

02.

Kommunikationsbeziehung	Beispiel
Mensch – Mensch	Gespräch unter Menschen
Mensch – Maschine	Bedienung einer EDV-Anlage, Abruf von Daten
Maschine – Maschine	Datenaustausch mit der KZV

03. Der **Kommunikationsprozess** ist zu sehen unter:

- Sachaspekt,
- Beziehungsaspekt,
- Selbstoffenbarungsaspekt,
- Appellaspekt.

04. Die zur Aufgabenerfüllung der Praxis notwendigen Informationen bilden die **formale Kommunikation**. Demgegenüber stehen die anderen, restlichen Kommunikationsbeziehungen und zwischenmenschlichen Kontakte, die sich im Arbeits- und Privatleben ergeben.

05.

Interne Kommunikationsbeziehungen	Externe Kommunikationsbeziehungen
ZFA – Zahnarzt	Zahnarzt/ZFA – Patienten
ZFA – ZFA	Zahnarzt/ZFA – Lieferanten/Dentallabor/Apotheken
	Zahnarzt/ZFA – KZV/Zahnärztekammern
	Zahnarzt/ZFA – Berufsverbände
	Zahnarzt/ZFA – Pharmareferenten
	Zahnarzt/ZFA – Fachärzte/Krankenhäuser

2. Patienten empfangen und begleiten

2.1 Gestaltung des Empfangs- und Wartebereiches

01. Wenn Tätigkeiten, die der gleiche Aufgabenerfüllung dienen, zusammengefasst werden, wird von einem **Funktionsbereich** gesprochen.

02. Der zahnmedizinisch-klinische **Nutzungsbereich** soll unter hygienischen, rationellen und ergonomischen Gesichtspunkten ausgestattet sein, der nichtklinische Bereich unter benutzerfreundlichen und ergonomischen Kriterien.

03.

Situation	• **Funktionsbereiche**: Zahnarztbereich Behandlungsbereich Labor – Magazin Patientenbereich – Wartezimmer Empfangsbereich • Durch eine sorgfältige **Planung der Anordnung der Funktionsbereiche** einer Zahnarztpraxis kann der Praxisablauf optimiert werden. So bringen z. B. kurze Wege Zeitersparnis und führen damit zu einem schnelleren Patientendurchlauf. Die Patienten sollten sich, insbesondere in größeren Praxen, gut zurecht finden. Vom Empfangsbereich sollten die ZFA die einzelnen Praxisbereiche, die von den Patienten genutzt werden, gut im Blick haben. Helle und freundliche Räume steigern das Wohlbefinden von Patienten und die Leistungsbereitschaft vom Personal. • Die Patienten erwarten in einer zeitgemäßen Praxis ein freundliches und nicht zu kleines Wartezimmer mit einem angenehmen Raumklima, bequeme Sitzmöbel, aktuellen Lesestoff und für mitgebrachte Kinder Spielzeug und eine Kinderspielecke. • Regelmäßige Besprechungen mit seinen ZFA. Gemeinsame Festlegung der Kompetenzen, der Arbeitszeit, des langfristigen Urlaubs- und Personaleinsatzplans. Das **Betriebsklima** kann verbessert werden durch konstruktive Kritik, eine offene und freundliche Kommunikation, durch Aussprechen von Lob, ggf. durch gemeinsame Freizeitaktivitäten.

04.

Situation	• In einer reinen **Bestellpraxis** sind die Patienten zu einem bestimmten Termin, der für sie reserviert ist, bestellt. Die Behandlung und die voraussichtliche Behandlungszeit sind geplant. Ziel sind eine gleichmäßige Praxisauslastung und geringe Wartezeiten für die Patienten.
	
	• Das **Risiko von Terminverschiebungen** kann minimiert werden, wenn wichtige Grundsätze beachtet werden:
	  - Zahnarzt und ZFA müssen gemeinsam planen, geeignete Ordnungsmittel wie Terminplaner, Plantafel, Bestellbuch müssen richtig eingesetzt werden.
	  - Zeitreserven bzw. -puffer, z. B. für Problem- oder Notfälle sind im Zeitplan zu berücksichtigen.

- Zeitaufwand für größere Untersuchungen oder aufwändige Behandlungen besonders sorgfältig einplanen. An ihm müssen sich alle anderen Termine des Tages orientieren.
- Pünktliche Patienten möglichst pünktlich aufrufen, verspätete Patienten eher etwas warten lassen.
- Nicht bestellte Patienten dürfen nicht den festgelegten Zeitplan durcheinander bringen, ggf. mit ihnen einen neuen festen Termin vereinbaren.

- Eine Alternative zur reinen Bestellpraxis ist die so genannte **offene Sprechstunde**, bei der lediglich die Zeit der Praxisbereitschaft festgelegt ist. Die Patienten werden nach der Reihenfolge ihrer Ankunft aufgerufen. Nachteile: Oft müssen Patienten lange warten; unabhängig von der tatsächlichen Behandlungsanzahl ist während der gesamten Bereitschaft der volle Personaleinsatz notwendig.

  Eine andere Alternative ist die so genannte **halboffene Sprechstunde**, ein Mischsystem zwischen offener Sprechstunde und Bestellpraxis.

- Die **Festlegung der Reihenfolge der Behandlung der Patienten** geschieht sehr praxisindividuell. Bewährt haben sich:
  - Eintragen in eine Bestellliste oder auf einer Plantafel mit Zeitdaten des Patienten.
  - Einsortierung der vorgerichteten Karteikarten mit durchgehend nummerierten Klarsichthüllen mit Zeitinfo.
  - Ausgabe von nummerierten Karten mit Zeitangaben für den Patienten.

2.2 Verbale und nonverbale Kommunikation

01. Folgende **Patientengruppen** sollten mit einer besonderen Aufmerksamkeit und Ansprache bedacht werden:

- Ängstliche und unsichere Menschen
- Kranke und behinderte Menschen
- Kinder und Jugendliche
- Senioren
- Begleitpersonen (Angehörige von Patienten)

02. In einem **Patienten-Gespräch** ist auf jeden Fall zu vermeiden: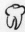

- Gesten des Desinteresses und der Ungeduld
- Mangelnder Blickkontakt
- Fehlendes Zuhören
- Ironie und Schroffheit in der Wortwahl

03. Unter **non-verbaler Kommunikation** wird allgemein die Körpersprache des Menschen verstanden. So drücken seine Mimik, Gestik und Körperhaltung manchmal mehr als Worte aus bzw. stehen im krassen Gegensatz zu dem Gesagten.

04. Negative Körpersprache z. B.:
- Blickkontakt verweigern bzw. Blicke im Raum umher schweifen lassen
- Mit Kugelschreiber oder anderen Unterlagen spielen
- Mit den Fingern auf den Tisch trommeln oder den Füßen ungeduldig wippen
- Fingernägel interessiert anschauen
- Gelangweilter oder unfreundlicher Gesichtsausdruck
- Arme verschränken oder Hände in den Jacken- bzw. Hosentaschen stecken

05.

Kommunikationsstörungen	Beispiel
Technische Störungen	Mangelhafte Telefonverbindung, Rauschen im Apparat/in Telefonleitung
Medizinische Störungen	Schwerhörigkeit des Gesprächspartners/Patienten
Kognitive Störungen	Unkenntnis der zahnmedizinischen Fachausdrücke oder mangelndes Auffassungsvermögen des Patienten
Psycho-soziale Störungen	Grundsätzlich negative Grundeinstellung des Gesprächspartners, Antipathie

2.3 Grundlagen des Vertragsrechts

01. Jeder **Kaufvertrag** kommt durch zwei übereinstimmende Willenserklärungen zu Stande. Die erste Willenserklärung heißt Antrag, die zweite Annahme.

02. Jeder **schuldrechtliche Vertrag** begründet für die Vertragsparteien Rechte und Pflichten. Die Verträge müssen durch Vertragsparteien eingehalten werden.

03. Nicht alle Verträge müssen schriftlich abgeschlossen werden. So wird wohl kaum einer beim Kauf einer Tafel Schokolade einen schriftlichen Vertrag abschließen, noch viel weniger, wenn eine Getränkedose aus einem Automaten gezogen wird. In beiden Fällen liegen Kaufverträge vor. Manche Verträge bedürfen nicht nur der Schriftform, sondern sogar auch der Beurkundung durch den Notar (Grundstückskauf).

04. Wichtige Verträge sind:
- Arbeitsvertrag
- Kaufvertrag
- Werkvertrag
- Werklieferungsvertrag
- Dienstvertrag (Behandlungsvertrag)
- Leihvertrag

2. Patienten empfangen und begleiten

- Darlehensvertrag
- Mietvertrag
- Pachtvertrag

05. Fall	Vertrag
Cornelia Ziegler wird in der Praxis von Dr. Werner als ZFA eingestellt.	Arbeitsvertrag
Es wird im Medishop Sprechstundenbedarf eingekauft.	Kaufvertrag
Dr. Werner besorgt sich ein Ersatzfahrzeug bei Europcar, weil sein Wagen nach einem Unfall in der Autowerkstatt ist.	Mietvertrag
Der beschädigte Wagen von Dr. Werner wird in der Kfz-Werkstatt repariert.	Werkvertrag
Cornelia Ziegler nimmt einen Kredit bei der Vereinsbank auf.	Darlehensvertrag (Kreditvertrag)
Cornelia nimmt den Zahnmedizin-Studenten Ralf König zur Untermiete in ihre 3-Zimmer-Wohnung auf.	Mietvertrag
Ralf überlässt kostenlos sein Auto Cornelia für einen Wochenendausflug.	Leihvertrag

06. Wichtige schuldrechtliche Verträge:

- Kaufvertrag
- Werkvertrag
- Dienstvertrag

07. Wenn ein operativer Eingriff vorgenommen wurde, der einen rein kosmetischen Charakter hat und für dessen Erfolg der Zahnarzt garantiert, lag ein **Werkvertrag** vor.

2.4 Computeranlagen, Standardsoftware

01. E **02.** C **03.** E, G, F, D, C, B, A **04.** B, C, A
05. B, A, C, D **06.** B, C, A **07.** C, B, A, B, C **08.** A
09. B, A, C **10.** D, C, B, A, E **11.** D **12.** D
13. D, E

2.5 Datensicherung, Datenschutz

01. Regelmäßige Datensicherung (backups) als Kopie. Trotz Festplatte Daten auf Diskette, CD oder zweiter externer Festplatte bzw. USB-Stick speichern und sicher aufbewahren, d. h. vor allem vor fremdem Zugriff und äußerlichen Einwirkungen.

02. Bundesdatenschutzgesetz, Landesdatenschutzgesetze.

03. Personen (Patienten), deren **Daten in der Zahnarztpraxis** gespeichert sind, haben das Recht auf:

- Einsicht bzw. Auskunft,
- Berichtigung falscher Daten,
- Sperrung von nicht mehr benötigten Daten,
- Löschen von unzulässig gespeicherten Daten.

04. Möglichkeiten zum **Schutz von Daten vor unberechtigten Zugriff**:

- Datenträger verschlossen aufbewahren,
- Passwort,
- Tastaturverriegelung,
- Aufstellung des Monitors, sodass Unbefugte (Patienten, Besucher) während der Sprechstunde keine fremden Daten einsehen können.

05. Der Datenschutz ist nicht gewährleistet. **Hacker** können u. U. das System „knacken". Nur eine wirklich gute Verschlüsselung bringt einen wirksamen Schutz.

06. PC-Viren sind Programme, die beim Eintreten bestimmter Ereignisse Daten auf Datenträgern verändern, zerstören oder auch andere Programme initialisieren.

07. Datenbestände können verändert, letztlich zerstört werden; selbst die Hardware könnte betroffen sein. In der Praxis würde so ein großer wirtschaftlicher Schaden angerichtet werden, der oft nur unter hohen Kosten und mit großem Zeitaufwand – wenn überhaupt – behoben werden kann. **Anti-Viren-Programme** bilden einen Grundschutz, können aber nicht alle – meist neuste – Angriffe abwehren.

08. C   **09.** C   **10.** A   **11.** B

2.6 Telekommunikation

01. A, A, C, B, B, C   **02.** B, E   **03.** C   **04.** C
05. D   **06.** C, F   **07.** D, E   **08.** A, B
09. D, E   **10.** D   **11.** C, B, A   **12.** A, B, B, B, A, C, B

3. Praxisabläufe organisieren

3.1 Ablauforganisation

01. D, A, B   **02.** A   **03.** C, D   **04.** B
05. A, B, A, B, B   **06.** B, B, A, A, B, A   **07.** D   **08.** D

3.2 Praxisteam

01. Teambesprechungen sind besonders gut geeignet um:

- Leitlinien für die Praxis zu entwickeln,
- Praxisziele zu setzen,
- Informationen über den wirtschaftlichen Stand der Praxis zu geben,
- personelle Pläne zu erläutern,
- organisatorische Änderungen vorzubereiten.

02.

Objektive Einflussfaktoren auf die Arbeitsbedingungen	Praxisorganisation, sachlicher und zeitlicher Arbeitsablauf, Arbeitszeit, Arbeitsfeld und -aufgabe, Arbeitssicherheit, Geräte und Ausstattung, Beleuchtung, Raum- und Farbgestaltung sowie Raumklima.
Subjektive Einflussfaktoren auf die Arbeitsbedingungen	Gehalt, Führungsstil, Anerkennung, Sozialkontakte, Gruppenidentifikation, Über-/Unterforderung, Aufstiegs- und Weiterbildungsmöglichkeiten.

03. Kritik wird im Allgemeinen als unangemessen empfunden, wenn sie übertrieben, zornig, persönlich und verletzend, verallgemeinernd und öffentlich geäußert wird.

04. Berechtigter Kritik sollte möglichst so begegnet werden:

- Kritiker aussprechen lassen und gut zuhören.
- Mögliche Motive des Kritikers bedenken.
- Nicht mit einer Retourkutsche antworten.
- Die vermeintliche Schuld nicht auf andere Teammitglieder abwälzen.
- Nachfragen, wie der Sachverhalt besser bewerkstelligt werden konnte.
- Verhaltensweisen für die Zukunft einfordern.
- Im Stillen Selbstkritik üben, um ggf. Verhaltensänderungen einzuleiten.

05. Probleme in der Praxis können auftreten durch:

- Mangelnde oder mangelhafte Führung des Chefs (Zahnarztes)
- Kein angemessener Kommunikationsstil
- Unangemessene Kritik von Vorgesetzten und Mitarbeitern untereinander
- Falsches Rollenverhalten innerhalb des Teams

06. A   **07.** C

3.3 Konfliktmanagement

01. Unter einer **sozialen Gruppe** versteht man eine Gruppe von Personen, die gemeinsame Ziele und Interessen haben und sich von daher zusammengehörig fühlen.

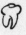

02. Mögliche Zugehörigkeit: Familie, Schulklasse, Mitarbeiter der Zahnarztpraxis, Freundeskreis, Sportverein.

03. Soziale Normen sind Verhaltensregeln innerhalb einer sozialen Gruppe.

04. Konfliktarten: Rollenkonflikte, Generationskonflikte.

05. In der Zahnarztpraxis können **Rollenkonflikte** durch unterschiedliche Interessen und Erwartungen entstehen, so sind z. B. in vielen Fällen – abgesehen von der Behandlung des Patienten – die Interessen der ZFA nicht auch unbedingt die des Praxisinhabers.

06. Konflikte lassen sich **vermeiden bzw. abbauen** durch:

- Gesprächsbereitschaft,
- ruhiges und sachliches Vortragen des eigenen Standpunkts,
- Zuhören und Bereitschaft, den Gesprächsteilnehmer zu verstehen und ernst zu nehmen,
- gewissenhafte Erfüllung der übernommen Aufgaben,
- freundlichen und höflichen Umgang miteinander,
- Kompromissbereitschaft.

3.4 Telefonnotiz, Praxisinformationen

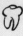

01.	Situation	• Verwendung von Kurz- und Schemabriefen, Formularen und Vordrucken, Adressiergerät, PC und Textverarbeitungsprogramme. • Die Post kann außerhalb der Schalterstunden abgeholt werden. • Kontrolle: Unterschrift, Brief im richtigen Umschlag, Gewicht, Frankierung, Anlagen, Adresse, Absender. • Vorteile: Nachweis des Eingangsstempels für evtl. Mahnungen, Zahlungstermine, Hilfe für die Bearbeitung z. B. Antwortschreiben.

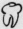

02.	Situation	• **Vorteile eines Fax**: Im Gegensatz zum Telefonat hat man beim Fax ein Schriftstück als Beleg. Telefonieren würde in diesem Fall zu lange dauern und teurer sein. Ein Fax ist betriebsbereit, auch wenn Absender und Empfänger persönlich nicht anwesend sind. Briefbeförderung dauert zu lange. • **Anforderungen an das Fax-Gerät**: Automatische Wahlwiederholung, großer Papiervorrat, ausreichend viele Kurzwahlziele, Tintenstrahl- oder Laserdrucker für Normalpapier.

3. Praxisabläufe organisieren

03.	Situation 1	• Es gibt eine **Buchstabiertabelle** für das Inland und eine andere für das Ausland. Mit ihrer Hilfe lassen sich schwer verständliche Wörter und Eigennamen so buchstabieren, dass sie vom Gesprächspartner besser verstanden werden können. • Verhaltensweise am Telefon: **Vor dem Gespräch**: Schreibmaterialien und Gesprächsunterlagen bereitlegen; Rufnummer des Teilnehmers aus den neuesten Unterlagen ermitteln; auf Signaltöne achten. **Während des Gesprächs**: Sich mit Namen und Praxisnamen vorstellen; freundlicher Ton; Zahlen, Eigennamen, Aufträge wiederholen und ggf. buchstabieren; bei vertraulichen Gesprächen den Teilnehmer fragen, ob offen gesprochen werden kann. **Nach dem Gespräch**: Hörer sorgfältig auflegen; Telefonnotiz anfertigen; evtl. dem Zahnarzt Bericht erstatten.
	Situation 2	• **Telefonnotiz**: Name, Anschrift und Telefonnummer des Anrufers; Datum und Uhrzeit des Telefonats; kurze Inhaltsangabe bzw. Grund des Gesprächs; ggf. Vermerke wie „dringend" oder „wichtig"; eigenes Namenszeichen. • **Elektronischer (digitaler) Anrufbeantworter. Mailbox.**
04.	Situation	• **Hardware**: PC mit Modem oder ISDN/DSL-Anschluss. **Software**: Browser (Zugangs-Software) wie z. B. Internet Explorer oder Netscape Navigator. **Provider**: (Internetdienste-Anbieter) wie AOL oder T-Online oder im so genannten Call-by-Call bei anderen Anbietern. • Schneller, kostengünstiger, unkonventioneller Kommunikationsstil; Mails mit Anhang (Attachment) können weltweit zu jeder Zeit abgerufen werden. • Versand von Dokumenten oder Bestellungen kostengünstiger als mit Brief oder Fax; aktuellere Informationsbeschaffung aus dem Internet statt aus Fachzeitschriften.

05.

K	Kaufmann
L	Ludwig
A	Anton
U	Ulrich
S	Samuel

D	Dora
A	Anton
M	Martha
M	Martha

Dr. Vera Todorovic
Zahnärztin
Brekelbaums Park 6
20537 Hamburg

Telefonnotiz

Datum/Uhrzeit: 12.12.20..   10:15
Name des Patienten: Klaus Damm
Geburtsdatum: 03.07.47
Krankenkasse/privat: privat, Allianz
Telefon/Fax: 0 40 – 6 77 05 06

Adresse: Hohenkamp 12, Rahlstedt

Grund des Anrufs: Kariesprophylaxe

☐ Notfall, sofort den Zahnarzt benachrichtigen

☐ Termin vereinbaren

☐ Rückruf erbeten

☒ Meldet sich erneut   am 15.12.20..

☐ Sonstiges

☒ Erledigt am: 12.12.20..   durch: ka

☒ In der Datei vermerkt: 12.12.20..   durch: ka

06. Um Telefonnummern zu ermitteln, hat Peggy Sonntag grundsätzlich mehrere Möglichkeiten. Sie kann:

- Telefonische Auskunftsdienste (z. B. von der Telekom) nutzen
- In Telefonbüchern nachschlagen (Telefonbuch; das Örtliche; Gelbe Seiten, die aber im vorliegenden Fall nutzlos sind)

3. Praxisabläufe organisieren

- Im Internet recherchieren (z. B. www.teleauskunft.de)
- Eine Telefonnummern-CD (Telefonbuch, Gelbe Seiten) benutzen

3.5 Schriftgutablage

01. | Situation | • Termin-, Patienten-, Bezugsquellendatei
• **Numerisches Ordnungssystem**
• <u>Vorteile:</u> Sichere Einordnung, bessere Steuerung, computergerecht, keine Neuordnung nötig bei Namensänderungen
<u>Nachteile:</u> Unpersönlich, Familienmitglieder nicht zusammen
• Farbige Karten, Unterteilung nach Kassenarten, farbige Markierung des Namens, Reiter, Leitkarten
• DIN A5
• DIN A4 oder DIN A6
• Schneller Zugriff, übersichtlicher Aufbau, Aktualität, lesbare und eindeutige Eintragungen
• **Angaben zur Person**: Name, Vorname, Geburtstag, Anschrift, Beruf, Arbeitgeber, Krankenkasse, Krankenschein
Zahnärztliche Angaben: Anamnese, Besonderheiten (z. B. Allergien), Diagnose, Behandlungsmaßnahmen, Röntgenbefunde, Verordnungen
• Telefonbuch, -register, Postleitzahlenbuch, Registratur, Personenkarteien |
|---|---|

02.

Fachzeitschriften	Chronologische Ordnung
Krankengeschichten	Alphabetische Ordnung
Lieferantenlieferscheine und Lieferantenrechnungen	Alphanumerische Ordnung
Bankbelege	Chronologische Ordnung

03.

Alte No.	Name	Vorname
2	Maier	Fred
8	Manfred	Alfred
7	Manfried	Frieda
5	Mann	Martin
1	Mayer	Karl-Heinz
3	Meier	Cornelia
9	Meiermann	Monika

6	Menne	Claus
4	Meyer	Eckbert
10	Meyermann	Michaela

04. Geheftete Ablage: Sichere Aufbewahrung, schnelles Wiederfinden, sicherer Aktentransport.

Ungeheftete Ablage: Erspart Zeit, einzelne Blätter werden schnell entnommen; gut geeignet, wenn nur wenige Schriftstücke zu einem Vorgang gehören und wenn die Akten selten transportiert werden müssen.

05. • **Liegende Aufbewahrung** in Aktendeckeln, Mappen und Schnellheftern.
• Vertikale Hängeregistratur in Hängeordnern.
• Laterale Hängeregistratur in Pendelmappen.

06. • **DIN** bedeutet Deutsche Industrie Normen, auch Deutsches Institut für Normung e.V. mit Sitz in Berlin.

• Gründe für **Normung**: Rationelle Fertigung, Verarbeitung und Anwendung; leichtere Ersatzbeschaffung, Kostensenkung.

• **A-Reihe**: Schreibpapier, Zeichnungen, Postkarten
B-Reihe: Aktendeckel
C-Reihe: Briefhüllen

• Formate:

DIN A4	DIN A 5	DIN A6
Schreibmaschinenpapier	Patientenkartei	Rezepte
Zahnarztbriefe		AU-Bescheinigungen

07. **Vordrucke** erleichtern und rationalisieren den Schriftverkehr. Wichtige Angaben können so nicht vergessen werden.

3.6 Besondere Versendungsarten

01. D   02. A, B   03. B
04. C, E   05. D   06. A, E
07. B, E   08. D

09. Um eine PLZ zu ermitteln, hat Birgit Montag grundsätzlich mehrere Möglichkeiten. Sie kann:

• Im Postleitzahlenbuch nachschlagen
• Im Internet recherchieren (z.B. www.post.de)
• Eine PLZ-CD benutzen.

4. Waren beschaffen und verwalten

4.1 Bezugsquellenermittlung

01. B **02.** A, C **03.** A, D
04. C **05.** B **06.** E
07. B, A **08.** A, B, B, B, B, B, A

4.2 Informationsbeschaffung, Anfrage

01.

Situation 1	**Weder Antrag noch Annahme**, sondern nur allgemeine Informationen für den Kunden (Zahnarzt). Ohne rechtliche Bedeutung.	
Situation 2	Es liegt ein **Antrag** seitens des Zahnarztes vor.	
Situation 3	Dadurch, dass der Händler geliefert hat, hat er das Angebot des Zahnarztes akzeptiert. Es handelt sich als um eine **Annahme**.	

02.

Dr. Wolfgang Walter, Eichenbusch 7, 21465 Reinbek

Dr. Wolfgang Walter, Eichenbusch 7, 21465 Reinbek

dd dental depot
Rödingsmarkt 9
20459 Hamburg

09.09.20..

Universaleinsätze

Sehr geehrte Damen und Herren,

können Sie uns bitte unverzüglich ein detailliertes und verbindliches Angebot für

      Universaleinsätze

unterbreiten. Bitte teilen Sie uns auch Ihre Liefer- und Zahlungsbedingungen mit. Vielen Dank im Voraus.

Mit freundlichen Grüßen

Zahnarztpraxis Dr. Wolfgang Walter

i. A. *Steffie Bläse*

Steffie Bläse

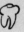

03.

Situation 1	• **Anfrage**: Aufruf der Internetseite der Medishop durch Katarina. Da der Internethändler sich nicht ganz speziell an Katarina, sondern an ein breites anonymes Publikum mit seinem Angebot wendet, handelt es sich hier um eine allgemeine Anfrage seitens Katarina, die – wie alle Anfragen, auch wenn sie bestimmt sind – keine rechtliche Bindung hat. **Angebot**: In dem Moment, wo Katarina bei Medishop bestellt, gibt *sie* ein Angebot ab. Der Internet-Händler kann es annehmen oder nicht.	
Situation 2	• Das **Angebot des Internethändlers** ist nicht verbindlich. Die Angaben des Händlers dienen nur der Information der Kunden über das Leistungsangebot von Medishop.	
Situation 3	• Dr. Baiers Praxis sollte sich als **Neukunde** bei der Medishop **registrieren** lassen. Das geschieht auf den ersten beiden Internet-Seiten so: Seite 1 Hier können Sie sich als Medishop.de-Kunde registrieren. Für die Registrierung müssen Sie alle rot markierten Felder ausfüllen. Die Registrierung erfolgt sofort ohne Auflagen und ohne weitere langwierige Prüfungen. Das Passwort und die E-Mail-Adresse können später über „Daten ändern" wieder geändert werden. Seite 2 Auf dieser Seite können Sie die Rechnungs- und Lieferanschrift sowie Kontakt- und Versanddaten ergänzen. Wenn Sie diese Daten einmal richtig definiert haben, brauchen Sie sich bei späteren Besuchen nur noch über den Menü-Punkt „Login" mit dem „Login-Namen" und „Passwort" anzumelden um Ihre „persönlichen Daten" zu sehen. Die Daten werden auf unserem Server gespeichert und nicht als Cookies auf Ihrem Rechner. • Login Wenn Sie sich als Kunde bei Medishop.de schon registriert haben, können Sie sich bei späteren Besuchen über diesen Menüpunkt mit Ihrem Login-Name und Passwort anmelden und haben somit sofort Zugriff auf Ihre „persönlichen Daten".	

4.3 Angebotsvergleich – Lieferungs- und Zahlungsbedingungen

01.

Scaleo Pi Q 9300		Angebot Saturn		Angebot Abacus		Angebot Cosinus	
	Listenpreis		799,00 €		849,00 €		888,00 €
–	Rabatt	0 %	0,00 €	10 %	84,90 €	20 %	177,60 €
=	Zieleinkaufspreis		799,00 €		764,10 €		710,40 €
–	Skonto	0 %	0,00 €	3 %	22,92 €	0 %	0,00 €
=	Bareinkaufspreis		799,00 €		741,18 €		710,40 €
+	Verpackung		0,00 €		0,00 €		10,00 €
+	Transportkosten		0,00 €		6,00 €		25,00 €
=	Einstandspreis		799,00 €		747,18 €		745,40 €

4. Waren beschaffen und verwalten

| Mehrbetrag pro PC | Saturn | 53,60 € | Abacus | 1,78 € |
| Mehrbetrag für 5 PCs | Saturn | 268,00 € | Abacus | 8,89 € |

Das Angebot von Cosinus ist am günstigsten.

Scaleo Pi 2669		Angebot Saturn		Angebot Abacus		Angebot Cosinus
	Listenpreis		898,00 €		949,00 €		999,00 €
–	Rabatt	0 %	0,00 €	10 %	94,90 €	20 %	199,80 €
=	Zieleinkaufspreis		898,00 €		854,10 €		799,20 €
–	Skonto	0 %	0,00 €	3 %	25,62 €	0 %	0,00 €
=	Bareinkaufspreis		898,00 €		828,48 €		799,20 €
+	Verpackung		0,00 €		0,00 €		10,00 €
+	Transportkosten		0,00 €		6,00 €		25,00 €
=	Einstandspreis		898,00 €		834,48 €		834,20 €

| Mehrbetrag pro PC | Saturn | 63,80 € | Abacus | 0,28 € |
| Mehrbetrag für 5 PCs | Saturn | 319,00 € | Abacus | 1,38 € |

Das Angebot von Cosinus ist am günstigsten.

02. Kommen größere Anschaffungen infrage, so sollten stets **mehrere Angebote eingeholt** werden. Bei niedrigeren Auftragssummen reicht eins oder weniges. Hier muss der Aufwand in einem angemessenen Verhältnis zur Einsparung liegen.

03. Der **Angebotsvergleich** ist sowohl unter quantitativen als auch unter qualitativen Gesichtspunkten vorzunehmen. Was heißt das nun? Ganz einfach: Nicht nur das nackte Zahlenwerk eines Angebots darf den Ausschlag geben, sondern es müssen ebenso solche Kriterien wie z. B. Zahlungs- und Lieferbedingungen, Lieferbereitschaft oder Kulanz des Lieferanten in die Überlegungen einbezogen werden.

04. Wenn vom **quantitativen Angebotsvergleich** die Rede ist, dann werden alle diejenigen Daten herangezogen, die es erlauben, verschiedene Angebote rechnerisch vergleichbar zu machen. Sie müssen also alle in einer Vergleichsrechnung gleichnamig gemacht, d. h. auf ein und dieselbe Basis bezogen werden. Diese Basis ist der Bezugspreis – auch Einstandspreis genannt – und nicht etwa der Listeneinkaufspreis.

05. Lieferanten gewähren ihren Kunden u. U. **Rabatte, Skonti, Boni** und stellen ihnen Bezugskosten in Rechnung.

- **Rabatte sind Preisnachlässe**, die sofort gewährt werden. Sie werden auf den Rechnungen direkt ausgewiesen und sofort vom ursprünglichen Listeneinkaufspreis abgezogen. Übliche Rabatte sind z. B.:

  - **Wiederverkaufsrabatte**, die im Zwischenhandel gewährt werden.
  - **Treuerabatte**, die bei langjährigen Geschäftsbeziehungen eine Rolle spielen.
  - **Mengenrabatte**, die für die Abnahme einer bestimmten Menge gelten.

- **Skonti sind Preisnachlässe**, die nachträglich für die Zahlung innerhalb einer bestimmten Zahlungsfrist gegeben werden.

- **Boni sind Preisnachlässe**, die nachträglich meist bei Abnahme von bestimmten Jahresmindestmengen gewährt werden.

06. Zu den **Bezugskosten** zählen u. a.:

- Frachten,
- Rollgelder,
- Transportversicherungen,
- Einfuhrzölle bei Warenimporten aus z. B. Nicht-EU-Ländern.

07. • Zunächst einmal bleibt festzuhalten, dass Angebot A in Höhe von 65.000,00 € für die komplette Hard- und Software um 10.000,00 € günstiger als das Angebot B ist. Wenn die 4.000,00 € für die Schulung der Mitarbeiter berücksichtigt werden, dann schrumpft der preisliche Vorteil auf 6.000,00 €.

- **Qualitative Daten unterliegen einer Bewertung**. Und die ist letztlich immer subjektiv, auch wenn man gewillt ist, so objektiv wie möglich zu bewerten. Und sie ist aus mehreren Gründen subjektiv. Diese Gründe liegen u. a. in der subjektiven Auswahl und in der subjektiven Gewichtung dieser qualitativen Faktoren.

- Zu den **qualitativen Kriterien eines Angebots** zählen u. a.:

    - Lieferbereitschaft
    - Kundendienst
    - Kulanz des Lieferanten
    - Know-how des Lieferanten

- Ein **einfaches Schema zur Entscheidungshilfe** könnte z. B. wie folgt aussehen:

Merkmal	Angebot A	Angebot B
Erfahrung des Lieferanten		+++
Kundennähe	+	+++
Service-Hotline	+++	+
Technischer Support		+++
Garantiezeiten	+	
Sofortige Lieferbereitschaft	+++	
Geschäftsverbindungen		++
Software-Know-how		+++
Summe	8	15
Differenz		7

Die einzelnen **qualitativen Faktoren** werden mit Noten bzw. mit Pluspunkten versehen. Dasjenige Angebot, das die höchste Benotung erhält, wird unter rein qualitativen Gesichtspunkten favorisiert.

- Wir sehen, dass die Pluspunkte bei B um 7 überwiegen. Es bleibt aber die Frage offen, ob sie den Preisvorteil von mindestens 6.000,00 € wettmachen.

08. A, E	09. D	10. C, F, A, A	11. A	12. D
13. C	14. B	15. C	16. B, C	

4.4 Wareneingang

01. Überprüfung sofort beim Empfang: Anzahl der Versandstücke, Anschrift, äußere Verpackung bzw. die unverpackte Ware.
Anschließend: Anzahl, Güte und Beschaffenheit der Ware. Abgleichen des Lieferscheins mit der Bestellung.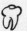

02. Mithilfe des **Lieferscheins** kann die Vollständigkeit der Sendung überprüft werden und ob die richtige Ware für den richtigen Empfänger angekommen ist.

03. Auf dem **Lieferschein** müssen keine Preise vermerkt sein. Sie gehören auf die Rechnung. In der Regel wird sogar gewünscht, dass auf dem Lieferschein keine Preise stehen, damit nicht Unbefugte über die Einkaufspreise informiert sind.

04. Trifft eine **Falschlieferung** ein, so sollte die Ware unverzüglich auf Kosten des Lieferers zurückgeschickt werden. Bestehen dagegen mit dem Lieferer längere oder intensive Geschäftsbeziehungen, so könnte u. U. telefonisch Kontakt aufgenommen werden, um die bestmögliche Lösung in dem Sinne zu finden, dass z. B. bei der nächsten Anlieferung durch Boten die unverlangte Ware mitgenommen wird.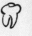

05. Im Hinblick auf die Erkennbarkeit des **Mangels** wird unterschieden in:
- **Offene Mängel**
- **Versteckte Mängel**
- **Arglistig verschwiegene Mängel**

Ein **Sachmangel** liegt vor, wenn die Sache (Ware):
- die vereinbarte Beschaffenheit nicht hat,
- keine Eignung für die vorausgesetzte Verwendung besitzt,
- unsachgemäß durch den Lieferer selbst montiert wurde,
- durch eine mangelhafte Montageanleitung nutzlos ist,
- falsch geliefert (Falschlieferung) wurde,
- zu wenig geliefert (Minderlieferung) wurde,
- von den in der Werbung versprochenen Eigenschaften tatsächlich abweicht.

4.5 Zahlungsverkehr

01.

Situation 1	• **Dauerauftrag** • **Lastschriftverfahren** (Einzugsermächtigung)
Situation 2	• Volle Geschäftsfähigkeit, Kreditwürdigkeit, z. B. regelmäßige Gutschriften • Einkäufe, Zahlung mit EC-Karte und PIN, Einzeleinzugsermächtigung, Geldautomatennutzung, Nutzung der EC-Karte als „Geldkarte".
Situation 3	• Keine Barauszahlung, nur Gutschrift auf dem Konto • Sicherungsmittel gegen Missbrauch bei Diebstahl oder Verlust, Scheckeinreicher kann ermittelt werden

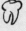
02.

Miete	• Dauerauftrag bei gleichbleibenden Zahlungen • Lastschriftverfahren (Einzugsermächtigung) bei unterschiedlichen Nebenkosten zur Kaltmiete von Monat zu Monat
Büromaterial	• Barzahlung • EC-Karte • Kredit-Karte
Reparatur	• Sofortige Barzahlung • Überweisung nach Rechnungserhalt • Nutzung der EC-Karte, wenn der Kundendienst ein Kartenlesegerät vor Ort hat
Telekom	• Lastschrift-Einzugsverfahren (Einzugsermächtigung)
Briefmarken	• Sofortige Barzahlung

Vorteile für den Zahlungspflichtigen:
Bequem, bargeldlos, keine Termine einzuhalten, Stornomöglichkeiten binnen 6 Wochen.

Vorteile für den Zahlungsempfänger:
Termingerechter Forderungseingang, daher wenig Mahnaufwand; höhere Liquidität.

03. Situation 1:

- Die Vorzüge des Home-Banking liegen auf der Hand: Kontozugang, Kontoinformationen und Transaktionen sind rund um die Uhr ohne großen Aufwand möglich.

- Die Sicherheit ist weit gehend gewährleistet durch: Programmpasswort, Persönliche Identifikationsnummer (PIN), Transaktionsnummer(TAN) oder auch Auftragsnummer (AN).

4. Waren beschaffen und verwalten

Situation 2:

- Dr. Eckbert Goerig hat auf seinem Konto 486 988 209 ein Guthaben von 31,87 € und sein Dispo-Limit beträgt 10.300,00 €.
- Das **„Dispo-Limit"** gibt an, bis zu welchem Betrag das Konto bei Bedarf überzogen werden kann.

Situation 3:

- Dr. Eckbert Goerig hat am 23.12.11 von seinem Konto 486 988 209 einen Betrag von 16,08 € auf das Konto 0302286971 (BLZ 20090602) von Dr. R. Dietrich überwiesen, um dessen Rechnung vom 21.12.10 zu begleichen.
- Das Konto von Dr. Dietrich ist für zukünftige Überweisungen auf dem PC von Dr. Goerig gespeichert.

04.

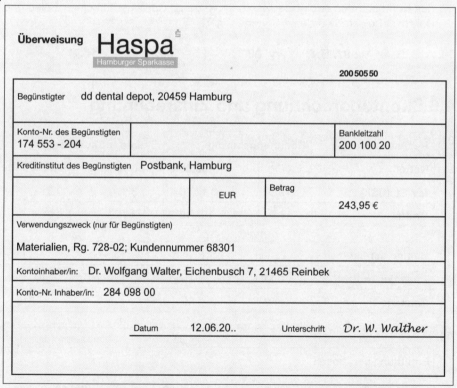

05. Vorteile des bargeldlosen Zahlungsverkehrs:

- Sichere Zahlung, kein Verlustrisiko, gestohlene EC-Karte kann gesperrt werden, zusätzlicher Schutz durch PIN-Nr.
- Immer passende Zahlung, keine falsche Geldherausgabe, kein Falschgeld als Wechselgeld, kein Verlust von Bargeld durch Diebstahl oder Raub.
- Dauernde Liquidität im Rahmen des Dispositions-Kredits.

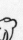

Nachteile des bargeldlosen Zahlungsverkehrs:

- Man kann unter Umständen leicht den Überblick über seine getätigten Zahlungen verlieren.
- Neigung zu Spontankäufen und Überschuldung.

Vorgang des Bezahlens mit der EC-Karte:

Kassiererin tippt den Betrag in die Kasse, die EC-Karte wird eingelesen. Es wird automatisch ein Lastschriftbeleg erstellt, der von Carola zu unterschreiben ist. Die Kassiererin überprüft die Unterschrift mit der auf Carolas Scheckkarte. Der Händler ist dann berechtigt, den Betrag von Carolas Konto einzuziehen.

Oder:

Kassiererin tippt den Betrag in die Kasse, Carola steckt ihre EC-Karte in ein Lesegerät und gibt ihre PIN ein. Online wird eine Verbindung zum Computer der Deutschen Bank erstellt. Nach Überprüfung der PIN sowie des Kreditrahmes bzw. des Kontostandes erfolgt der Zahlungsvorgang. Carola erhält einen Beleg und ihr Konto ist belastet worden.

06. A, B, B, C   **07.** B, C   **08.** C   **09.** E   **10.** D

4.6 Skontoberechnung und Zinsrechnung

01.

Rechnung Bärtner	Rechnungsbetrag		Skonto	Skontobetrag
Netto		90,00 €	3 %	2,70 €
MWSt. (USt.)	19 %	17,10 €	3 %	0,51 €
Brutto		107,10 €	3 %	3,21 €

02.

Beginn der Laufzeit	2. Jan	2. Jan	15. Feb	15. Feb
Ende der Laufzeit	1. Mär	28. Feb	15. Nov	31. Dez
Zinstage	59	56	270	315

03.

		360	Zinstage pro Jahr
Ermittlung der Zinsen			
Kapital	Zinssatz	Tage	Zinsen
2.367,00 €	8,50 %	78	43,59 €
Ermittlung des Kapitals			
Kapital	Zinssatz	Tage	Zinsen
24.900,00 €	2,50 %	240	415,00 €

4. Waren beschaffen und verwalten

Ermittlung des Zinssatzes

Kapital	Zinssatz	Tage	Zinsen
18.800,00 €	4,26 %	45	100,00 €

Ermittlung der Zinstage

Kapital	Zinssatz	Tage	Zinsen
120.000,00 €	4,50 %	30	450,00 €

04.

Bank	A	B	C
Kapital	50.000,00 €	50.000,00 €	50.000,00 €
Zinssatz	6,55 %	6,30 %	8,95 %
Zinstage pro Jahr	360	360	360
Laufzeit in Tagen	90	90	90
Zinsen	818,75 €	787,50 €	1.118,75 €
Bearbeitungsgebühr	300,00 €	325,00 €	
Gesamte Kreditkosten	1.118,75 €	1.112,50 €	1.118,75 €

B ist das günstigste Angebot.

05.

Zinstage im Jahr	360
Zinssatz	6 %
Zinsteiler	60

Forderung	Tage	Zinszahl
2.390,00 €	70	1.673
1.356,70 €	78	1.058
1.110,00 €	67	744
3.209,00 €	55	1.765
1.490,00 €	85	1.267
1.234,00 €	45	555
790,00 €	16	1.264
Summe		8.326

Mahngebühren	1,00 %
23,90 €	
13,57 €	
11,10 €	
32,09 €	
14,90 €	
12,34 €	
79,00 €	

Zinsen	138,76 €
Mahngebühren	186,90 €
Summe	**325,66 €**

06. D 07. C 08. B 09. A 10. C

4.7 Kaufvertrag

01. Durch den **Kaufvertrag** wird der Verkäufer einer Sache verpflichtet, dem Käufer die Sache zu übergeben und das **Eigentum an der Sache zu verschaffen**. Der Verkäufer hat dem Käufer die Sache **frei von Sach- und Rechtsmängeln** zu verschaffen. Der Käufer ist verpflichtet, dem Verkäufer den **vereinbarten Kaufpreis** zu zahlen und die **gekaufte Sache abzunehmen**.

02. Durch den Abschluss des Kaufvertrages werden Verpflichtungen der Vertragsparteien begründet (**Schuldrecht**). Im **Sachenrecht** ist die Erfüllung der Verpflichtungen geregelt, nämlich die Eigentumsübertragung des Geldes und der Ware.

03. In vielen Fällen fallen **Verpflichtungs- und Verfügungsgeschäft** beim Kaufvertrag zeitlich zusammen (z. B. Barkauf), in anderen nicht (z. B. Versandhandel).

04.		
	Situation 1	• Der Prospekt stellt ein **unverbindliches Angebot** dar, das Yvonne zur Abgabe eines Antrages anregen soll. Die Bestellung ist der Antrag. Lieferung oder Auftragsbestätigung vom Versandhandel ist die Annahme des Antrages und der Kaufvertrag kommt zu Stande.
		• Yvonne ist Käuferin und muss die Ware annehmen und bezahlen. Der Versandhandel ist der Verkäufer und muss die Ware Yvonne übergeben, ihr das Eigentum an der Ware verschaffen und den Kaufpreis annehmen.
	Situation 2	• Es liegt ein **Sachmangel** vor, in diesem Fall ein Qualitätsmangel, da eine übliche Verwendung der Kette nicht möglich ist.
		• Yvonne verlangt eine **Nacherfüllung**. Sie kann zwischen Ersatzlieferung und Nachbesserung, hier Reparatur wählen.
	Situation 3	• Der **Umtausch** erfolgt aus **Kulanz**. Der Einzelhändler möchte Yvonne als Kundin behalten bzw. gewinnen.
		• Yvonne hat keinen Anspruch auf Umtausch bei mangelfreier Ware.

05.		
	Situation 1	• Das Versandhaus macht ein **unverbindliches Angebot** (1. Antrag). Monas Bestellung ist der 2. Antrag. Erst wenn das Versandhaus liefert oder eine Auftragsbestätigung (Annahme) schickt, kommt ein Kaufvertrag zu Stande.

4. Waren beschaffen und verwalten

Situation 2	• Die Verkürzung der **gesetzlichen Gewährleistungsrechte** ist rechtlich unwirksam. Die Garantiefrist beträgt in der Regel zwei Jahre. • Die Möglichkeit der Preiserhöhung innerhalb von vier Monaten nach Vertragsabschluss. Die Vereinbarung einer Vertragsstrafe, die vom Verbraucher zu zahlen wäre. Der Ausschluss des Rücktritts bzw. des Rechts auf Schadenersatz bei nicht rechtzeitiger Lieferung.
Situation 3	• Mona hat das vorrangige Wahlrecht auf **Nachbesserung** bzw. **Neulieferung**. • Nachrangig hat sie nach Ablauf einer angemessenen Nachfrist zur Nachbesserung wahlweise das Recht auf **Rücktritt** vom Vertrag, Minderung oder Schadenersatz (Voraussetzungen: 1. Verkäufer verweigert die Nacherfüllung, 2. zwei Nacherfüllungsversuche sind fehlgeschlagen, 3. die Nacherfüllung ist für den Verkäufer unzumutbar).

06.

Situation	• **Inhalt des Angebots**: Art, Güte, Beschaffenheit der Ware; Preis; Zahlungs- und Lieferbedingungen; Menge; Lieferzeit; Erfüllungsort und ggf. Gerichtsstand. • Da das Angebot schriftlich gemacht wurde, wird es erst wirksam, wenn es dem Empfänger zugeht. Es bindet den Lieferer so lange, bis der Eingang der Antwort unter regelmäßigen Umständen zu erwarten ist (Überlegungsfrist und Beförderungsdauer – also ca. 1 Woche). • Ein **Kaufvertrag kommt durch zwei im Inhalt übereinstimmende Willenserklärungen zu Stande**. Wenn Dr. Ahrens aufgrund des Angebots bestellt, dann ist ein Kaufvertrag zu Stande gekommen. • Der Praxisausrüster muss die Ware liefern und dem Kunden (Zahnarzt) das Eigentum an der Ware verschaffen. Der Zahnarzt muss eine ordnungsgemäß gelieferte Ware annehmen und den Kaufpreis entrichten.

07.

Situation	• Die **Zusendung unverlangter Ware** begründet keinen Kaufvertrag. Nach dem Wettbewerbsrecht handelt es sich hier um ein unlauteres Angebot, das nicht angenommen zu werden braucht. Der Empfänger ist weder verpflichtet zu zahlen noch die Ware zurück zu schicken; die Ware muss aber wie seine eigenen Sachen aufbewahrt werden.

08.

Situation 1	• Die **Anfrage ist immer unverbindlich**. • Wenn Dr. Wiese aufgrund des Angebots der Dental KG das Chipkarten-Lesegerät bestellt, ist ein Kaufvertrag zu Stande gekommen. Es sind zwei übereinstimmende Willenserklärungen gegeben.
Situation 2	• Eine **unverbindliche Preisangabe** verpflichtet den Verkäufer nicht zur Einhaltung des angegebenen Preises. Dr. Wiese kann sich also nicht darauf verlassen, das Gerät auch zum angegebenen Preis zu erhalten. • Dr. Wiese müsste u. U. noch mit Verpackungs- und Beförderungskosten rechnen, denn Warenschulden sind Holschulden.
Situation 3	• **Kauf auf Probe**: Der Kunde hat ein Rückgaberecht bei Nichtgefallen innerhalb einer vereinbarten oder angemessenen Frist. Äußert sich der Kunde (Zahnarzt) nicht innerhalb dieser Frist, so gilt sein Schweigen als Zustimmung. • **Kauf nach Probe**: Die Eigenschaften eines Musters (einer Probe) sind für die ganze Partie (Menge) verbindlich. • Die „**Allgemeinen Geschäftsbedingungen**" stehen in der Regel auf der Rückseite von Verträgen (das so genannte Kleingedruckte). Sie stellen Standardformulierungen dar und gelten oft für eine ganze Branche. Vorteile: Vertragsabschluss kann schneller vorgenommen werden, gewisse Rechtssicherheit ist gegeben. Nachteil: Kunden lesen sich diese Vertragsbestandteile nicht sorgfältig durch und erleben bei Störungen des Kaufvertrages manchmal „böse Überraschungen".

09. B, C, D, A **10.** B, D, A, E **11.** E, B, D, F **12.** B, C, A, D

13. B, C **14.** A, B, C, C, A, B, A **15.** A, B, C, C, D, D, D

4.8 Mangelhafte Lieferung, Lieferungsverzug, Zahlungsverzug

01.

Situation 1	• Bezahlung des Kaufpreises, Annahme der Waschmaschine

Situation 2	• 15. April
	• Bei erklärter Zahlungsunwilligkeit, bei Zahlungsunfähigkeit
	• Lieferung nur gegen Barzahlung,
	  Vorauszahlung (Vorauskasse),
	  gegen Nachnahme.

	Situation 3	• Zahlung ist seit 15. April überfällig, Mahnung inkl. Mahngebühr in dieser Höhe berechtigt, Verzugszinsen ebenfalls berechtigt, aber nicht in dieser Höhe.
	Situation 4	• Weitere unnötige Kosten fallen an, Aufnahme in ein Verzeichnis säumiger Schuldner, drohender Vollstreckungsbescheid.
02.	Situation 1	• 1. Rechnung: **festes Datum setzt automatisch in Verzug** 2. Rechnung: „Innerhalb von 14 Tagen" muss erst angemahnt und ein Termin gesetzt werden, ggf. nach 30 Tagen automatisch in Verzug.
	Situation 2	• Geld leihen und bezahlen (inkl. Gebühren), Widerspruch einlegen, Gläubiger anrufen, die Sachen klären und ggf. Teilzahlung anbieten.
03.	Situation 1	• **Schneller Eingang der offenen Forderungen zur Sicherung der eigenen Liquidität**, Vermeidung von Zinsbelastungen, problemlose Begleichung eigener Verbindlichkeiten, Sicherung des Patientenstammes, besonders der Privatpatienten, Fairness dem Patienten gegenüber, Pflege seines guten Rufes als ein hauptsächlich am Patienten orientierter Zahnarzt. • Mit dem Patienten sprechen und eine Nachfrist für die Zahlung setzen. Bei Nicht-Zahlung eine 1. höfliche Mahnung verschicken, dann eine weitere 2., schließlich eine 3., Zinsen (Basiszinsen + 5 %) sowie Mahngebühren berechnen. Zum Schluss: Einen Mahnbescheid über das Amtsgericht zustellen lassen; Gebühren in Rechnung stellen. • Dr. Weber könnte alle seine Rechnungen über eine **Zahnärztliche Abrechnungs- und Servicegesellschaft** verschicken lassen, die auch für den Eingang der Forderungen sorgt. Diese Gesellschaft würde auch die Aufgabe haben, säumige Schuldner (Patienten) zu mahnen und die Forderungen von Dr. Weber einzutreiben. Das hätte den Vorteil, dass Dr. Weber bzw. seine ZFA sich nicht mit Patienten über finanzielle Dinge auseinander setzen müsste.
	Situation 2	• Die Abrechnungsgesellschaft sollte der fälligen Rechnung einen bereits teilweise **ausgefüllten Überweisungsträger** beifügen,

		der auch zur Bareinzahlung, Banken, Sparkassen oder Postbank geeignet ist.
		• „Bitte bezahlen Sie diese Rechnung innerhalb von 30 Tagen ab Rechnungsdatum. Sollten Sie das Zahlungsziel aus unvorhersehbaren Gründen nicht einhalten können, informieren Sie uns rechtzeitig, Tel ... Sie vermeiden dadurch unnötige Kosten. Vielen Dank!"
04.	Situation 1	• Die **Lieferung muss fällig sein**, d.h. der Schuldner (Lieferer) muss nicht oder nicht rechtzeitig geleistet haben; die Lieferung muss nach Fälligkeit durch eine Mahnung angefordert werden, wenn der Liefertermin kalendermäßig nicht genau bestimmt ist; der Lieferer muss schuldhaft, d.h. vorsätzlich oder fahrlässig die Lieferung verzögern oder unterlassen. • Nein. Die Lieferung ist wohl fällig, aber Dr. Schneider muss erst durch eine Mahnung die Möbelfabrik in Verzug setzen und ihr somit noch Gelegenheit geben, doch noch zu liefern. • Der Käufer kann beim **Lieferungsverzug** ohne Nachfristsetzung: Lieferung verlangen; Lieferung und Schadenersatz wegen verspäteter Lieferung verlangen, wenn ein Verzögerungsschaden eingetreten ist. Nach Stellung und Ablauf einer angemessenen Nachfrist: Lieferung ablehnen und vom Vertrag zurücktreten oder Lieferung ablehnen und Schadenersatz wegen Nichterfüllung verlangen.
	Situation 2	• In diesem Fall liegt kein **Fixkauf** vor. Der Liefertermin ist nicht genau bestimmt (z. B. durch den Zusatz „fest" oder „fix"). Aus dem Sachverhalt ist nicht zu entnehmen, dass die Einhaltung der Liefertermins wesentlicher Vertragsbestandteil ist.
 05.	Situation	• **Mangel in der Menge** **Mangel in der Beschaffenheit** **Mangel in der Art** • Der Zahnarzt ist kein Kaufmann im Sinne des HGB. Für ihn gelten nicht die Vorschriften für die zweiseitigen Handelskäufe. Für Zahnärzte gilt in der Regel bei Käufen die Gewährleistungsfrist nach dem BGB und die beträgt 2 Jahre. Das liegt darin begründet, dass der Zahnarzt nach dem neuen Schuldrecht bei Kaufverträgen als Privatperson und nicht mehr als Kaufmann zählt (Ausnahme: Berechnung der Verzugszinsen). • Löffelmagazine: Minderung des Kaufpreises oder Nachlieferung. Arzneimittelhängeschrank: Umtausch oder ggf. Preisnachlass (Minderung). Universaleinsatz: Umtausch.

06. F   07. A

4.9 Umgang mit Belegen

01. Die **Buchführung der Praxis** des Zahnarztes dient:

- dem Nachweis des Praxiseinnahmen und -ausgaben und damit der Feststellung des **Gewinns der Praxis**. Der wiederum ist Basis für die Besteuerung durch das Finanzamt und ggf. Grundlage bei Kreditverhandlungen mit Banken.
- dem eigenen **Überblick über die Vermögens- und Finanzlage** der Praxis und somit über den **wirtschaftlichen Erfolg** seiner Tätigkeit.

02. Die **Aufzeichnungen der Buchführung** müssen klar, fortlaufend und vollständig und für einen sachverständigen Dritten (Buchhalter, Steuerberater, Betriebsprüfer vom Finanzamt) verständlich sein. Im Einzelnen gilt u. a:

- Aufzeichnungen in chronologischer (zeitlicher) Reihenfolge – Journal.
- Eine sachliche Ordnung der Buchführung – Konten.
- Fehlbuchungen durch Gegenbuchungen korrigieren – keine Manipulation durch Radieren o. Ä.
- Leere Zwischenräume durch so genannte Buchhalternase entwerten.

03. **Bestandsverzeichnis, Kassenbuch, Einnahmebuch, Ausgabenbuch.**

04. Kleinere tägliche Bareinnahmen werden in das **Sprechstundeneinnahmebuch** (Kassenbuch) eingetragen. Am Monatsende wird der Gesamtbetrag der Bareinnahmen über das Einnahmebuch abgeschlossen.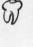

05. Anschaffungen von Gegenständen über 1.000,00 € netto kommen in ein **Anlagenverzeichnis** (Anlagenspiegel). Die Anlagegüter müssen abgeschrieben werden, d. h. ihre Anschaffungskosten werden auf die vorgeschriebenen Jahre der betrieblichen Nutzungsdauer verteilt.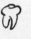

06.

Aufbewahrungsfristen für:	Dauer
Modelle für Zahnersatz	6 Monate
Durchschriften der AU-Bescheinigungen	1 Jahr
Durchschriften der Betäubungsmittel-Rezepte, Aufzeichnungen über kieferorthopädische Behandlungen, Modelle für Kieferorthopädie und Parodontologie	3 Jahre
Kontrollkarten zur internen Qualitätssicherung im Labor, Aufzeichnungen über Parodontosebehandlungen	5 Jahre
Geschäftsbriefe, Lohnkonten, Abrechnungsunterlagen	6 Jahre
Buchungsbelege, Geschäftsbücher, Bilanzen, Inventare, Patientenakte, Patientendaten, Laborbefunde, Gutachten, Strahlendiagnostik (Filme, Aufzeichnungen)	10 Jahre
Strahlenbehandlungen (Berechnungen/Aufzeichnungen)	30 Jahre

4.10 Grundsätze der Lagerhaltung

01. C, D, B, A   **02.** D   **03.** A, F   **04.** B
05. A, C   **06.** D   **07.** D, C, E, A, B   **08.** D

5. Prothetische Behandlung begleiten

5.1 Vertragsbeziehungen zum Labor

01. Es handelt sich im weiteren Sinne, wenn eine zahnärztliche oder zahnprothetische Behandlung vorliegt, um einen **Dienstvertrag ohne Erfolgsgarantie** (Gesundheitsgarantie). Für die zahnärztliche Behandlung schließen Zahnarzt und Patient einen Behandlungsvertrag ab, der eine Sonderform des Dienstvertrages ist.

02. Der **Werkvertrag** ist ein gegenseitig verpflichtender Vertrag, in dem der Unternehmer zur Herstellung des versprochenen Werkes, der Auftraggeber zur Bezahlung des Werkes (Auftrages) verpflichtet wird.

03. Gegenstand eines Werkvertrages kann sein:
- die Herstellung einer Sache (z. B. Einbau einer Sauna in einem Haus), die Veränderung einer Sache (z. B. Erneuerung der elektrischen Leitungen in einem Gebäude),
- ein durch Arbeit oder Dienstleistung herbeizuführender Erfolg (z. B. Erstellung eines Gutachtens durch einen Arzt oder Zahnarzt).

04. Beim **Dienstvertrag** steht im Vordergrund das Tätigwerden an sich, das entgeltlich vergütet wird. Dagegen steht beim **Werkvertrag** im Vordergrund die mit Erfolg verbundene Tätigkeit, die ebenfalls vergütet wird.

05. In dem Fall, dass eine Prothese in Auftrag gegeben und angefertigt wird, handelt es sich um einen **Werklieferungsvertrag**.

06. Inhalt des **Werklieferungsvertrages** ist die Lieferung herzustellender oder zu erzeugender beweglicher Sachen. Der Anwendungsbereich des Werkvertrages erfasst im Wesentlichen die Herstellung oder Veränderung von unbeweglichen Sachen (Bauwerke).

07. Für den Werklieferungsvertrag finden die Vorschriften des Kaufrechts – § 651 BGB – (**Kaufvertrag und Kaufvertragsrecht**) Anwendung. Dabei spielt es keine Rolle, ob der Unternehmer oder der Besteller das Material liefert.

5.2 Gewährleistung

01. Der Käufer hat zunächst einen **Nacherfüllungsanspruch** auf Kosten des Verkäufers. Dieser kann so aussehen, dass der Verkäufer den Mangel beseitigt oder eine mangelfreie Ware (Sache) liefert. Hat der Käufer dem Verkäufer eine Frist gesetzt und ist diese ergebnislos verstrichen, so kann der Käufer gesetzlich vorgesehene **Gewährleistungsansprüche** geltend machen.

02. Ist die **Nacherfüllung** seitens des Verkäufers nicht erfolgt, hat der Käufer Gewährleistungsansprüche. Der Käufer kann dann **vom Vertrag zurücktreten** oder eine **Minderung** des Kaufpreises verlangen. Des Weiteren steht dem Käufer **Schadenersatz oder ein Ersatz vergeblicher Aufwendungen** zu.

03. Beim **Werk- und Werklieferungsvertrag** hat der Auftraggeber fast die gleichen Rechte wie der Käufer beim Kaufvertrag, wenn ein Mangel vorliegt (**Nacherfüllungsanspruch und Gewährleistung**), aber doch mit einigen Besonderheiten. Erhält der Besteller vom Hersteller ein mangelhaftes Werk (Erzeugnis), so muss er das Werk nicht annehmen. Wird also eine mangelhafte Prothese vom Zahntechniker geliefert, so kann sofort die Annahme verweigert werden (wenn der Fehler sofort erkennbar ist). Der Hersteller kann nun selbst entscheiden, ob er selbst nachbessert oder gleich ein neues Werkstück herstellt. Der Besteller kann dabei jedoch dem Hersteller eine Frist setzen, bis wann der Mangel behoben sein muss. Nach erfolglosem Ablauf der Frist hat der Auftraggeber (die Zahnarztpraxis) folgende Wahlmöglichkeiten:

- **Selbstvornahme** gemäß § 637 BGB
- **Rücktritt** gemäß §§ 323, 326 BGB
- statt Rücktritt **Minderung** gemäß § 638 BGB
- und/oder **Schadenersatz** gemäß §§ 280, 281, 636 BGB.

04. Durch individuelle Vereinbarungen des Bestellers mit dem Unternehmer (Herstellers) ist es durchaus möglich, dass die **Gewährleistungsfrist** verkürzt oder sogar ausgeschlossen wird.

05.

	Verjährungsfristen der Mängelansprüche	
• Aus Nacherfüllung	• Dingliches Recht • Sonstiges Recht im Grundbuch	30 Jahre
• Aus Schadensersatz • Aus Ersatz vergeblicher Aufwendungen	• Bauwerk • Sachen am Bauwerk	5 Jahre Verjährungsbeginn: Übergabe
	• Alles Übrige (z. B. aus Warenlieferungen)	2 Jahre Verjährungsbeginn: Ablieferung

5.3 Außergerichtliches und gerichtliches Mahnverfahren

01. Etwa 6 Wochen nach Absenden der Liquidation wird der Patient, wenn die Forderung noch offen ist, in einem **freundlichen Schreiben** unter Angabe des Betrages und des Rechnungsdatums an die Begleichung der Rechnung erinnert. Geht daraufhin keine Zahlung ein, folgt nach 2-3 Wochen die so genannte **1. Mahnung**. Weitere 2-3 Wochen später folgt die **2. Mahnung**, wenn kein Geldeingang zu verzeichnen ist. Hierbei wird auf die zu tragenden Kosten des Mahnverfahrens und auf ein gerichtliches Mahnverfahren verwiesen. Bei weiterer Zahlungsunwilligkeit folgt die **3. und letzte Mahnung** mit einer letzten Fristsetzung und der Androhung des Mahnbescheids.

02. Das **gerichtliche Mahnverfahren** wird in Gang gesetzt, wenn der Patient nicht zahlen will und das außergerichtliche Mahnverfahren erfolglos bleibt.

03. Der Antrag auf Erlass eines **Mahnbescheids** muss bei dem für den Erfüllungsort zuständigen **Amtsgericht** beantragt werden. Für den Antrag wird in der Regel ein beim Gericht (auch im Büroartikelgeschäft) erhältliches Formular verwendet und in dreifacher Ausfertigung zusammen mit den Beweismitteln (z. B. Auftrag, Rechnungskopien) dem Amtsgericht zugeleitet.

04. Nach **Zustellung eines Mahnbescheids** kann der Schuldner:

- Innerhalb von 2 Wochen an den Gläubiger zahlen. Folge: Die Sache ist erledigt.
- Innerhalb von 2 Wochen beim zuständigen Amtsgericht Widerspruch einlegen. Folge: Gerichtsverhandlung.
- Nichts unternehmen. Folge: Der Gläubiger kann innerhalb von 6 Monaten einen **Vollstreckungsbescheid** gegen den Schuldner beantragen.

5.4 Verjährung

01. Im BGB ist festgelegt, dass Forderungen nach bestimmten Fristen verjähren. Nach Ablauf der **Verjährungsfrist** ist der Schuldner berechtigt, die Leistung zu verweigern (Einrede der Verjährung).

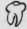
02. Durch die **Unterbrechung der Verjährung** beginnt die Frist von Neuem zu laufen, d. h. sie beginnt erneut. Der Neubeginn der Verjährung ist dann gegeben, wenn der Schuldner dem Gläubiger gegenüber durch eine Abschlagszahlung, Zinszahlung, Sicherheitsleistung oder in anderer Weise die Forderung anerkennt oder eine gerichtliche bzw. behördliche Vollstreckungshandlung beantragt oder vorgenommen wird.

03. Die **Hemmung der Verjährung** verlängert die Verjährungsfrist. Der Zeitraum, während dessen die Verjährung gehemmt ist, wird in die Verjährungsfrist nicht eingerechnet, sondern der Verjährungsdauer hinzugerechnet. Die Verjährung wird z. B. gehemmt durch:

5. Prothetische Behandlung begleiten

- Die Erhebung der Klage auf Leistung oder auf Freistellung des Anspruchs, auf Erteilung der Vollstreckungsklausel oder auf Erlass des Vollstreckungsurteils.
- Die Zustellung des Mahnbescheids im Mahnverfahren.
- Eine Vereinbarung des Schuldners mit dem Gläubiger, die dem Schuldner zur vorübergehenden Verweigerung der Leistung berechtigt.
- Den Beginn der schiedsgerichtlichen Verfahrens.
- Die Geltendmachung der Aufrechnung des Anspruchs im Prozess.

04. Die **wichtigsten Verjährungsfristen** sind z. B.:

3 Jahre	• Regelmäßige Verjährungsfrist
5 Jahre	• Für Ansprüche aus mangelhafter Leistung an einem Bauwerk
10 Jahre	• Für Ansprüche auf Übertragung des Eigentums an einem Grundstück
30 Jahre	• Herausgabeansprüche aus Eigentum und anderen dinglichen Rechten • Familien- und erbrechtliche Ansprüche • Rechtskräftig festgestellte Ansprüche • Ansprüche aus vollstreckbaren Vergleichen oder vollstreckbaren Urkunden • Ansprüche, die durch die im Insolvenzverfahren erfolgte Feststellung vollstreckbar geworden sind

05.

Situation	• Forderungen der freien Berufe (so auch die der Zahnärzte) verjähren nach 3 Jahren (regelmäßige Verjährung). Eintritt der Verjährung in diesem Fall: 31.12.13.

06.

Situation 1	• Beginn der Verjährung: 31.12.11, Ende der Verjährungsfrist: 31.12.14, 24:00 Uhr
Situation 2	• Neubeginn der Verjährung durch Teilzahlung der Patientin: 15.03.11 Ende der Verjährungsfrist: 14.03.14, 24:00 Uhr

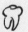

6. Praxisprozesse mitgestalten

6.1 Haftung und strafrechtliche Verfolgung

01. Anspruchsgrundlagen der Haftung des Zahnarztes:

Behandlungsvertrag Vertragshaftung	Unerlaubte Handlung Delikthaftung
• Durch eigenes Verschulden • Durch Verschulden der Mitarbeiter	• Durch eigene unerlaubte Handlungen • Aber auch Haftung für Mitarbeiter

02. **Vertragshaftung:** §§ 611, 631 BGB
    Delikthaftung: § 823 BGB

03. Gegen **Schadenersatzansprüche** seitens der Patienten muss der Zahnarzt eine Haftpflichtversicherung abschließen. Sie deckt die zivilrechtlichen Ansprüche ab, die sich auch gegen die Mitarbeiter richten.

04. Gegen eine **Strafe** aus einem **Gerichtsverfahren** kann sich der **Zahnarzt nicht versichern**.

05. Die **Haftung des Zahnarztes** kann sich ergeben aus:

    • **Behandlungsfehler.** Er liegt vor, wenn dem Zahnarzt ein Verstoß gegen die anerkannten Regeln der zahnmedizinischen Wissenschaft und Technik nachgewiesen werden kann.

    • **Sorgfaltspflichtverletzung.** Sie liegt z. B. vor, wenn nur oberflächlich untersucht oder diagnostiziert wurde oder keine ausreichende Überwachung von übertragenen (delegierten) Aufgaben vorlag.

    • **Verletzung anderer Vertragspflichten**, wie z. B. der ärztlichen Schweigepflicht.

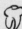
06. In den Fällen **vertraglicher Haftung** ist der materielle Schaden zu ersetzen. So u. a.:

    • **Behandlungskosten** zur Beseitigung des Schadens,
    • **Rehabilitationskosten.**

07. Eine eigene Haftung aus **positiver Vertragsverletzung** kommt für die ZFA nicht infrage, denn nicht sie, sondern der Zahnarzt ist Vertragspartner des Patienten.

08. **Haftungsfälle aus unerlaubter Handlung** können beispielsweise sein:

    • **Unterlassene Hilfeleistung**,
    • **Körperverletzung.**

    In diesen Fällen muss u. U. mit einer Ermittlung der Staatsanwaltschaft gerechnet werden.

6. Praxisprozesse mitgestalten

09. Voraussetzungen für **Haftungsfälle aus unerlaubter Handlung**:

- **Verschulden** (z.B. unvollständige Aufklärung des Patienten, unsachgemäße Behandlung),
- **Schaden** (beweisbarer Gesundheitsschaden),
- **Kausalität** (innerer Zusammenhang zwischen Verschulden des Zahnarztes/ZFA und dem Gesundheitsschaden des Patienten).

10. In den Haftungsfälle aus unerlaubter Handlung gilt die **Beweislastumkehr**, d.h. die beschuldigten Zahnärzte/ZFA müssen beweisen, dass sie korrekt behandelt haben.

11. Die ZFA haftet für Schäden aus unerlaubter Handlung, wenn ihr **Vorsatz** oder **Fahrlässigkeit** nachgewiesen werden kann.

12. **Haftung der ZFA bei Verstößen:**
- Unterlassene Hilfeleistung,
- Fehler bei der Vorbereitung von Spritzen,
- Verstöße gegen die Schweigepflicht,
- Nichtbeachtung der Hygiene- und Unfallverhütungsvorschriften,
- mangelnde Desinfektion und Sterilisation.

13. Der Patient kann seine **Schadensersatzansprüche** geltend machen gegenüber
- der ZFA,
- dem Zahnarzt,
- der Berufshaftpflichtversicherung des Zahnarztes,
- allen genannten Personen gemeinsam.

14. Der so genannte **Regressanspruch** des Zahnarztes gegenüber der ZFA ist ein **Rückgriffsrecht**, d.h. Schadensersatzansprüche des Patienten, der in grob fahrlässigen oder vorsätzlichen verursachten Schäden durch die ZFA begründet ist, wird vom Zahnarzt an die ZFA weitergegeben.

15. Die **Haftung von Auszubildenden** – so auch zur ZFA – ist in allen Fällen stark eingeschränkt, da ihr sowieso nur solche Aufgaben übertragen werden dürfen, die ihrem Ausbildungsstand entsprechen und zu ihrer Ausbildung gehören.

6.2 Mitarbeiterführung

01. C, D, B, A

02. A, B, B, B, C

03. Der **Führungsstil** eines Zahnarztes hängt von folgenden Faktoren ab:

- Seiner eigenen Persönlichkeitsstruktur und Qualifikation,
- der Persönlichkeit und Qualifikation des/der Mitarbeiter,
- dem Praxisteam als Team,
- der konkreten Situation, in der Führung gefragt ist.

04. Folgen eines **falschen Führungsstils** bei den Mitarbeitern:

- Zustand der Frustration,
- Widerstand,
- Resignation,
- „Burn-Out-Syndrom",
- „innere Kündigung",
- psychosomatische Erkrankungen.

05.

Motivationsfördernde Führungsmittel	Motivationshemmende Führungsmittel
Mitarbeitergespräch	Drohungen
Lob	Tadel
Anerkennung	Sanktionen
Förderung	Abmahnung

06. Eine erfolgreiche **Mitarbeiterführung** ist in erster Linie am **guten Betriebsklima** und einer niedrigen Fluktuationsrate unter den Mitarbeitern zu erkennen.

6.3 Dienstplan, Urlaubsplan

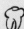

01. Folgende Gesichtspunkte müssen bei der **Einsatzplanung** des Personals in einer Zahnarztpraxis u. a. berücksichtigt werden:

- Wirtschaftlichkeit der Praxis,
- Qualifikation der Mitarbeiter/-innen,
- Vereinbarungen des Tarifvertrags,
- Gesetze und Vorschriften des Jugendschutzes und Arbeitsrechts.

02. Die **Regelarbeitszeit** in der 6-Tage-Woche soll 8 Stunden nicht überschreiten, so laut Arbeitszeitgesetz. Aber: Die Arbeitszeit kann auf 10 Stunden erhöht werden, wenn die wöchentliche Regelarbeitszeit dabei im Durchschnitt von 24 Wochen nicht überschritten wird.

03. Wenn die Praxis es erfordert, **darf und muss am Samstagvormittag vom Personal gearbeitet** werden. Für Jugendliche gelten besondere Bedingungen: Für sie ist die Beschäftigung nur im ärztlichen **Notdienst** möglich; 2 Samstage sollen und 2 Sonntage müssen frei bleiben.

6. Praxisprozesse mitgestalten

04. Nur wenn der Zahnarzt selbst nach Absprache mit den ärztlichen Körperschaften oder Kollegen zum **Notfalldienst** eingeteilt ist, besteht auch für die ZFA die Verpflichtung daran teilzunehmen.

05. Beim **Bereitschaftsdienst** besteht die Verpflichtung einer ZFA, sich außerhalb der regelmäßigen Arbeitszeit an einem vom Zahnarzt bestimmten Ort aufzuhalten; bei der **Rufbereitschaft** hält sich ZFA auf Abruf an einem dem Zahnarzt anzuzeigenden Ort auf.

06. Es muss rechtzeitig abgestimmt werden, wer welche Dienste zu welcher Zeit in der Praxis übernimmt. Auch Vertretungen im Falle der Erkrankungen von Kollegen sind im Voraus zu regeln. Grundsätzlich ist eine **Personaleinsatzplanung** mit der **Sprechstundenplanung** abzustimmen. Es empfiehlt sich einerseits, so genau wie möglich zu planen (Tages-, Wochen- und Monatspläne), andererseits aber auch genug Flexibilität einfließen zu lassen, um auf unvorhersehbare Ereignisse angemessen reagieren zu können.

07. Kompetenzunsicherheiten und -streitigkeiten, die sich aus dem Personaleinsatzplan u. U. ergeben, können vermindert oder sogar vermieden werden, wenn detaillierte **Arbeitsplatz-, Stellen- und Funktionsbeschreibungen** für die Mitarbeiter der Praxis vorliegen.

08. Auszubildende müssen ihren **Urlaub** in den **Berufsschulferien** nehmen.

09. Eine **Urlaubsplanung** entfällt, wenn die Praxis zu bestimmten Zeiten – meist in den großen Ferien des entsprechenden Bundeslandes, in der die Zahnarztpraxis liegt – geschlossen wird.

10. Eine bestimmende Rolle bei der **Urlaubsplanung** können u. a. spielen:
    - Die Termine der Schulferien des eigenen Bundeslandes (Patienten machen Urlaub).
    - In Gemeinschaftspraxen: Die Abstimmung der Termine zwischen den Praxisinhabern, damit die Praxis mit vermindertem, aber doch ausreichend qualifiziertem Personal geöffnet bleiben kann.
    - Mitarbeiter, die schulpflichtige Kinder haben, sollten die Schulferien zum Urlaub nutzen können, andere Mitarbeiter müssen dann andere Zeiten wählen.
    - Besonders beliebte Ferienzeiten sollten im Rotationsverfahren vergeben werden, sodass jeder Mitarbeiter in den Genuss dieser „schönsten" Zeiten kommt.
    - Die Urlaubszeit des Ehe- bzw. Lebenspartners, damit gemeinsame Ferien mit ihm möglich sind.
    - Gesetzliche und tarifliche Regelungen (z. B. Tarifvertrag, Jugendarbeitsschutzgesetz).

11. Als **Hilfsmittel bei der Urlaubsplanung** könnten z. B. eingesetzt werden:
    - Kalenderübersichten,
    - Säulen-, bzw. Blockdiagramme,
    - Urlaubslisten.

6.4 Arbeitsschutzgesetze

01. „Die Ziele und Arbeitsschwerpunkte der **Bundesanstalt für Arbeitsschutz** und Arbeitsmedizin (BAuA) orientieren sich gemäß der ihr übertragenen Aufgaben am Grundanliegen der **Wahrung und Verbesserung von Sicherheit und Gesundheitsschutz bei der Arbeit**. Leitbilder hierfür sind die sichere Gestaltung von Technik und die menschengerechte Gestaltung der Arbeitsbedingungen. Dazu gehören auch wesentlich der Erhalt und die Förderung von Gesundheit und Arbeitsfähigkeit auf der Grundlage eines umfassenden Gesundheitsverständnisses und -verhaltens."

02. Das **Arbeitsschutzgesetz** dient dazu, Sicherheit und Gesundheitsschutz der Beschäftigten bei der Arbeit durch Maßnahmen des Arbeitsschutzes zu sichern und zu verbessern. Es gilt in allen Tätigkeitsbereichen.

03. Der Arbeitgeber hat nach Maßgabe des Arbeitssicherheits-Gesetzes **Betriebsärzte** und **Fachkräfte für Arbeitssicherheit** zu bestellen. Diese sollen ihn beim Arbeitsschutz und bei der **Unfallverhütung** unterstützen. Damit soll erreicht werden, dass
    * die dem Arbeitsschutz und der **Unfallverhütung dienenden Vorschriften** den besonderen Betriebsverhältnissen entsprechend angewandt werden,
    * gesicherte arbeitsmedizinische und sicherheitstechnische Erkenntnisse zur **Verbesserung des Arbeitsschutzes** und der Unfallverhütung verwirklicht werden können,
    * die dem Arbeitsschutz und der Unfallverhütung dienenden Maßnahmen einen möglichst hohen Wirkungsgrad erreichen.

04. **Zweck des Medizinproduktegesetzes** ist es, den Verkehr mit Medizinprodukten zu regeln und dadurch für die Sicherheit, Eignung und Leistung der Medizinprodukte sowie die Gesundheit und den erforderlichen Schutz der Patienten, Anwender und Dritter zu sorgen.

05. **Zweck des Chemikalien-Gesetzes** ist es, den Menschen und die Umwelt vor schädlichen Einwirkungen gefährlicher Stoffe und Zubereitungen zu schützen, insbesondere sie erkennbar zu machen, sie abzuwenden und ihrem Entstehen vorzubeugen.

06. Das **Gesetz über technische Arbeitsmittel (Gerätesicherheitsgesetz – GSG)** gilt für das Inverkehrbringen und Ausstellen technischer Arbeitsmittel, das gewerbsmäßig oder selbstständig im Rahmen einer wirtschaftlichen Unternehmung erfolgt.

07. Gesetz zur Verhütung und Bekämpfung von Infektionskrankheiten beim Menschen (**Infektionsschutzgesetz – IfSG**):
    * Zweck des Gesetzes ist es, übertragbaren Krankheiten beim Menschen vorzubeugen, Infektionen frühzeitig zu erkennen und ihre Weiterverbreitung zu verhindern.
    * Die hierfür notwendige Mitwirkung und Zusammenarbeit von Behörden des Bundes, der Länder und der Kommunen, Ärzten, Tierärzten, Krankenhäusern, wissenschaftlichen Einrichtungen sowie sonstigen Beteiligten soll entsprechend dem jeweiligen Stand der medizinischen und epidemiologischen Wissenschaft

und Technik gestaltet und unterstützt werden. Die Eigenverantwortung der Träger und Leiter von Gemeinschaftseinrichtungen, Lebensmittelbetrieben, Gesundheitseinrichtungen sowie des Einzelnen bei der Prävention übertragbarer Krankheiten soll verdeutlicht und gefördert werden.

08. Allgemeine Anforderungen der Verordnung über Arbeitsstätten (**Arbeitsstättenverordnung** – ArbStättV):

Der Arbeitgeber hat

- die Arbeitsstätte nach dieser Verordnung, den sonst geltenden **Arbeitsschutz- und Unfallverhütungsvorschriften** und nach den allgemein anerkannten sicherheitstechnischen, arbeitsmedizinischen und hygienischen Regeln sowie den sonstigen gesicherten arbeitswissenschaftlichen Erkenntnissen einzurichten und zu betreiben,
- den in der Arbeitsstätte beschäftigten Arbeitnehmern die Räume und Einrichtungen zur Verfügung zu stellen, die in dieser Verordnung vorgeschrieben sind.

09. Verordnung über den Schutz vor Schäden durch Röntgenstrahlen (**Röntgenverordnung** – RöV):

Diese Verordnung gilt für Röntgeneinrichtungen und Störstrahler, in denen Röntgenstrahlung mit einer Grenzenergie von mindestens fünf Kiloelektronvolt durch beschleunigte Elektronen erzeugt werden kann und bei denen die Beschleunigung der Elektronen auf eine Energie von einem Megaelektronvolt begrenzt ist.

10. Allgemeine Anforderungen an Bildschirmarbeitsplätze durch die (**Bildschirmarbeitsverordnung** – BildSchArbV):

- Sehtests sind für an Bildschirmarbeitsplätzen tätige Personen vorgeschrieben.
- Die Arbeitsplatte sollte beige oder grau sein, eine Fläche von 160 x 80 cm haben und frei von Blendwirkungen sein.
- Verstellbarer Tisch von 68 – 76 cm.
- Bürodrehstuhl mit fünfarmigen Fußkreuz, verstellbar im Höhen- und Neigungswinkel.
- Der Bildschirm sollte flimmerfrei (Frequenz über 80 Hz) sein und schwarze Zeichen auf weißen Grund darstellen.
- Die Beleuchtung sollte keine Spiegelungen und Reflexionen hervorrufen und ausreichend hell sein.
- Das Raumklima soll bei 21-23 °C und 50-65 % Luftfeuchtigkeit liegen.
- Der Lärmpegel (PC-Lüfter) soll gering gehalten werden.

11. Die **Ergonomie**, die Lehre von der menschlichen Arbeit, befasst sich mit den Arbeitsbedingungen. Erkenntnisse über den menschlichen Organismus werden verwandt, um die Arbeit, die Arbeitsplätze und die Umwelt den menschlichen Erfordernissen entsprechend zu gestalten. Dabei werden **Arbeitsbedingungen unter mehreren Aspekten untersucht**, wie z. B.:

- Sicherheitstechnisch, indem Maßnahmen zur Unfallverhütung vorgeschlagen und vom Gesetzgeber umgesetzt werden.
- Anthropometrisch, indem Arbeitsplatz und Arbeitsmittel an die menschlichen Körpermaße angepasst werden.
- Physiologisch, indem die Umgebungseinflüsse (Licht, Klima, Lärm, Staub, Strahlung) auf den Körper untersucht und sie für den Menschen erträglicher gemacht werden.
- Psychologisch, indem dem Menschen eine angenehme Arbeitsumwelt geboten wird.
- Organisatorisch, indem die Aufgabenstellung und die zeitliche Beanspruchung des Mitarbeiters an den Arbeitsablauf angepasst werden.

6.5 Bewerbungsgespräch

01. • Unterschiedlicher können die beiden Stellenanzeigen auf den Internetseiten der Bundesagentur für Arbeit wohl kaum sein. Die eine Anzeige, die der zahnärztlichen Gemeinschaftspraxis in Kassel, gibt eine sehr ausführliche Stellenbeschreibung wieder, in der anderen Anzeige heißt es lediglich: Nur für die Rezeption.

Stellenbeschreibung Gemeinschaftspraxis Kassel

Prophylaxe, Füllungspolituren, Provisorienherstellung. Selbstständiges Arbeiten, flexibel, teamfähig und patientenorientierte Arbeitsweise. Allg. berufstypische Kenntnisse mit Schwerpunkt in der Prophylaxeabteilung.
Unser Gemeinschaftspraxis sucht zum nächstmöglichen Zeitpunkt
ZMF, ZMF in Ausbildung
oder
ZAH bzw. ZFA mit den Bausteinen für Prophylaxe, Füllungspolituren, Provisorienherstellung.
Sie sollten in der Lage sein, selbstständig zu planen und zu arbeiten. Die Leitung und Organisation der Prophylaxe einer modernen, fortbildungsorientierten Praxis gehört zu Ihrem Aufgabengebiet.
Wir bieten die Übernahme einer gut etablierten Prophylaxeabteilung mit viel gestalterischem Spielraum, ein eigenes Prophylaxezimmer, modernste Geräte und ein ausgeklügeltes Bestellsystem im Schichtdienst.
Wir suchen: Teamfähigkeit, Flexibilität in der Arbeitszeitgestaltung, patientenorientierte Behandlungsweise.

Stellenbeschreibung Praxis Braunschweig

Nur für die Rezeption, mit abgeschlossener Berufsausbildung und Berufspraxis, ***** Nur Vollzeit!!!! ****

Beide Praxen suchen keine Berufsanfänger; die Gemeinschaftspraxis sogar eine ZFM oder ZFA mit speziellen Kenntnissen, die durch Weiterbildung erworben wurden. Über die monatliche Vergütung ist in beiden Anzeigen nichts erwähnt. Offensichtlich geht man davon aus, dass dies in einem Vorstellungsgespräch geklärt wird.

Susanne wird sich besser auf beide Anzeigen nicht bewerben, da sie Berufsanfängerin ist. Zu einer Bewerbung gehören bestimmte Unterlagen und eine Vorbereitung auf das Vorstellungsgespräch.

Zu den Bewerbungsunterlagen gehören in einer Mappe:

- Anschreiben
- Tabellarischer Lebenslauf mit Foto
- Zeugnisse (als Kopie)
- Ggf. Zertifikate für Fort- und Weiterbildung (als Kopie)
- Ggf. frankierter Rückumschlag für die Bewerbungsunterlagen

Vor dem Bewerbungsgespräch:

Bereiten Sie sich auf das Gespräch vor. Überlegen Sie sich, warum Sie sich genau auf diese bestimmte Stelle beworben haben. Kommen Sie ausgeruht und pünktlich zum Vorstellungsgespräch. Ein gepflegtes Äußeres ist gerade in Gesundheitsberufen besonders wichtig.

Während des Bewerbungsgesprächs:

Halten Sie nicht mit Ihren besonderen Fähigkeiten hinter dem Berg. Neben den fachlichen Kenntnissen sind heute besonders Teamfähigkeit, Flexibilität und der Wille zur Fortbildung gefragt. Ein freundliches patientenorientiertes Auftreten ist bestimmt von Vorteil.

02. Personalchefs (Zahnärzte) haben i.d.R. viele Bewerbungen vor sich liegen. Die **Lebensläufe** der Bewerber helfen dabei, den Überblick zu behalten und hauptsächlich, einen ersten Eindruck von dem Kandidaten zu bekommen. Bereits beim Lebenslauf wird auch zwischen den Zeilen gelesen. Er muss sowohl inhaltlich als auch äußerlich der Form entsprechen: Keine abgekickten Ecken am Papier, selbstverständlich keine Flecken auf den Bögen. Lücken im Lebenslauf werfen beim Leser Fragen auf, Praktika und Fortbildungsveranstaltungen dagegen weisen auf Engagement des Bewerbers hin.

03. Es ist heute üblich den **Lebenslauf in tabellarischer Form** zu schreiben. Nur wenn es ausdrücklich in der Stellenanzeige verlangt wird, ist ein handschriftlicher Lebenslauf anzufertigen.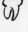

04. **Folgende Punkte sollte der Lebenslauf enthalten:**

- Name, Anschrift, Telefonnummer
- Geburtsdatum und -ort
- Nationalität, wenn der Bewerber nicht deutscher Staatsangehöriger ist
- Schul- und Berufsausbildung, Abschlüsse

- Fortbildung, Seminare, Schulungen
- Persönliche und fachliche Qualifikation (z. B. PC-, Sprachkenntnisse)
- Ggf. Auslandsaufenthalte

05. Nach bestandener Abschlussprüfung und anschließender Berufstätigkeit hat **die ZFA** folgende Möglichkeiten der **Ausbildungsfortbildung**:

- **Zahnmedizinische Fachassistentin/-helferin (ZMF)**
- **Zahnmedizinische Prophylaxeassistentin/-helferin (ZMP)**
- **Zahnmedizinische Verwaltungsassistentin/-helferin (ZMV)**
- **Zahnmedizinische Kieferorthopädieassistentin**

Weiterhin kann die ZFA eine auf die ZMF/ZMP aufbauende Qualifizierung zur **Dentalhygienikerin (DH)** Aufstiegsfortbildung absolvieren.

Stichwortverzeichnis

Stichwortverzeichnis

Ä 1 .... 91, 437
Abdrucklöffel 420
Abdrucknahme 420
Abformmaterialien 85
Abformtechniken 85
Ablage 187, 586
Ablauforganisation .... 180 f., 580
Abmahnung 155, 565
Abrechnungsgesellschaft 215
Abrechnungswesen 91
Abstands-Quadrat-Gesetz 359
Abszess 309
AIDS 269
Akalien 253
Alginate 86
Alginatverarbeitungsregeln 422
Allgemeine Geschäftsbedingungen 211
Alveolarfortsatz 280
Amalgame 291
Anamnese 22, 238
Anästhesien 97, 448
Anästhesieverfahren 44, 304
Anfallsleiden 269
Anfrage 191, 587
Angebot 210
Angebotsvergleich 193, 588
Annahme 191
Antibiotika 335
Antiplaquemittel 78
Antrag 191
Aphthen 62
API 387
Approximalraummesspunkte 388
Äquivalentdosis 360
Arbeitsentgelt 158
Arbeitsgerichtsbarkeit 158, 567
Arbeitsschutzgesetz 225, 610
Arbeitssicherheit 150, 563
Arbeitssicherheitsgesetz 225
Arbeitsunfall 161
Arbeitsverhältnis 155

Arbeitsvertrag 155, 564
Arbeitszeit 154
Artefakt 367
Artikulation 416
Arzneimittelgruppe 55, 333
Arzneimittellehre 54, 331
Asepsis 252
Atmungsapparat 278
Atmungssystem 32, 277
Attachment 177
Aufbewahrung 332
Aufbewahrungsfristen 64
Aufbissaufnahme 65
Aufnahmetechniken 365
Aufstiegsfortbildung 227
Ausgleichsabgabe 158
Autoklav 27

Bauchspeicheldrüse 75
Beförderungskosten 197
Behandlung, chirurgische 99
Behinderung 340
Beitragssatz 164, 571
Beleg 217
Belichtungszeit 359
Bereitschaftsdienst 609
Berufsausbildungsvertrag 151
Berufsbildungsgesetz 151
Beschäftigungsverbot 566
Bestandsverzeichnis 217
Bestellpraxis 171
Betriebsklima 170
Betriebsvereinbarung 155
Bewerbungsgespräch 225
Bewerbungsschreiben 226
Bewerbungsunterlagen 226, 613
Bezugskosten 196
Bezugsquellenermittlung 189
Bissflügelaufnahme 96, 364
Bleifolien 67
Blutgerinnungsstörungen 269
Blutkörperchen 275

Blutkreislauf	32, 275
Blutungsarten	31
bMF	94
Bohrer, diamantierte	284
Boni	196
Brücken	428
Brückenarten	88
Buchführung	601
Buchführungsbücher	217
Buchstabiertabelle	184
Bundesdatenschutzgesetz	580
Bundeszahnärztekammer	149
Bürstentechnik	79
Chemie	252
Chemikaliengesetz	225
Chirurgie	325
Computeranlagen	172
Computervirus	176
Cover-Denture	425
Datenschutz	176, 579
Datensicherung	176
Dekubitus	90, 435
Dentalhygienikerin	614
Dentition	33
Desinfektion	26, 251
Devitalisation	312
Dienstleistungsgewerkschaft	560
Dienstplan	224, 608
DIN-Regeln	187
Dispo-Limit	201
Dunkelkammerprüfung	64
Dysgnathien	414
Edelamalgam	37
Einstandspreis	197
Elastomeren	86
Empyem	309
Endodontie	46, 310
Endoinstrumente	28
Entwickler	372
Ernährungsberatung	75
Essgewohnheiten	70
Exzision	51
Filmentwicklung	372
Fistel	46
Fixkauf	212, 216
Flächendesinfektion	28, 264
Fluoridgehalt	393
Fluoridierungsmaßnahmen	408
Fluorprophylaxe	80
Forderung	221
Freibeträge	164
Führungsstil	223, 608
Füllungsmaterialien	289
Füllungstherapie	36
Funktionstherapie	353
Gangrän	308
Gangränbehandlung	47
Gebührenordnung	125
Gefahrenquelle	25
Gehaltsabrechnung	164, 569
Gehaltsforderung	156
Gelenk	42
Gerätesicherheitsgesetz	610
Geschmacksempfindungen	21, 238
Gesetz	150
Gesetzgebungskompetenz	561
Gesichtsschädel	296
Gesundheitserziehung	376
Gewährleistung	220, 603
Gewährleistungsansprüche	220
Gewährleistungsrechte	597
Gewebsarten	239
Gingiva	342
Gingivaindices	389
Gingivitis	343
Gipsadrücke	422
Goldgussfüllung	294
Gruppe	182
Güterbeförderung	188
Haderupsystem	231
Halbwinkeltechnik	364
Hämostyptika	334
Händedesinfektion	253
Hartmetallbohrer	284
Heilberufe	149
Heißluftsterilisation	255
Helix Testkörper	260
Hepatitis	269
Herpes	62
Herz	276

Stichwortverzeichnis

Hirnschädel 296
Histologie 279
Home-Banking 200
Homepage 175
Hormonsystem 75, 394
Hygiene 25, 249
Hygieneempfehlungen 251
Hygienekette 261
Hygienemaßnahmen 265
Hygieneplan 250
Hypoplasien 82

Immediatprothese 433
Immunisierung 25, 247
Impfung 248
Implantatformen 326
Implantationssysteme 326
Implantologie .... 52 f.
Individualprophylaxe 91, 437
Individualversicherung 159
Infektion 24, 245
Infektionsquellen 25
Infektionsschutzgesetz 610
Informationsbeschaffung 191
Inlay 38
Instrumente 319
-, chirurgische 49
Instrumentenablagetablett 285
Instrumentenhygiene 263
Inzision 51
ISO-Symbole 311

Jahresurlaub 154
Jahresurlaubsgesetz 564
Jugendarbeitsschutzgesetz ..... 152 f.

KAI-Methode 79
Kapitallebensversicherung 163
Karies 34, 281
Kariesentstehung 283
Kariesfrühdiagnostik 389
Kariesindices 389
Kariesprophylaxe 80
Kariestherapie 33
Karzinom 49
Kauf auf Abruf 212
Kauf auf Probe 211
Kauf nach Besichtigung 211

Kauf nach Probe 211
Kauf zur Probe 211
Kaufvertrag 171, 210
Kaumuskel 42
Keimfreimachung 255
Keramikinlay 38
Kieferbereich 413
Kiefergelenk 298
Kieferhöhlentrepanation 52
Kieferklemme 330
Kiefermodelle 412
Kieferorthopädie ... 53, 82, 328, 357, 411
Kieferquadranten 231
Klarsichtsterilisierverpackungen ... 27
Knirschen 42
Knochen 39
Knochengewebe 300
Kohlenhydrate 76
Kollaps 271
Kommunikationstechnik 170, 575
Konfliktmanagement 182, 581
Konkremente 345
Kontamination 24
Kontoauszug 201
Körperbautyp 57
Körperflüssigkeit 237
Korrekturabdruck 86
Krankenversicherung 164
Krankenvorgeschichte 238
Kreislaufsystem 32
Kritik 182, 581
Krone 233
Kronenarten 87
Kündigung 565
Kündigungsschutz 565
Kürettage 352

Labor 602
Lagerhaltung 217
Lappenoperation 61, 353
Lastschrift-Einzugsverfahren 200
Lebenslauf 227
Leitungsanästhesien 306
Lieferungsverzug 215, 598
Lockerungsgrade 350
Lohnsteuer 164
Lohnsteuerkarte 169
Lymphe 32

Mahngebühren 206
Mahnverfahren 221
Mailbox 177, 184
Mängel 591
Mängelansprüche 220
Mantelkrone 103
Manteltarifvertrag 157
Materialverbrauch 218
Matrizen 36
Matrizenarten 286
Medizinprodukte 260
Medizinproduktegesetz
  (MPG) 225, 563
Mikroorganismen 243
Milchgebiss 17, 232
Mitarbeiterführung 223, 607
Mitose 242
Mobbing 182
Multibandapparatur 84
Mundhöhle 19, 235
Mundhygiene .... 71 d.
Mundschleimhaut 342, 354
Muttermilch 380
Mutterschutzgesetz 566

Nachbesserung 597
Nachblutungen 31, 274
Nacherfüllungsanspruch 603
Nahrungsmittel 74
Narkose-Zwischenfallbesteck 274
Narkosearten 307
Narkosestadien 307
Nekrose 308
Nervensystem 43, 301
Neulieferung 597
Normung 187
Notfall 30
Notfalldienst 439
Notfallsituation 267
Nutzenstrahlfeld 363

Oberkiefer 41
Ohnmacht 271
Onlay 38
Ordnungssystem 186
Orthopantomograph 366
Osteotomie 323

Panoramaaufnahme 65
Papillenarten 21
PAR-Erkrankungen 344
Parodontaler Screening Index 343
Parodontalstatus 60, 348
Parodontium 34, 343
Parodontopathien 59, 346
Partsch I und II 324
Pathologie 48, 317
Patienten, ältere 418
Patientengruppen 125
Patientenkarte 186
Patientenkartei 186
Patientenmotivation 387
Personalaufwendungen 168
Personaleinsatzplan 224
Pfeilervermehrung 327
Phlegmone 309
Phosphatzement 288
Planungsmodelle 133
Plaqueanfärbung 387
Plaqueindices 72
Plaques 34
Polymerisationsvorgang 290
Prädilektionsstellen 282
Präventivmaßnahmen 267
Praxisabfallentsorgung 29, 266
Praxisabläufe 180, 580
Praxisgestaltung 170
Praxishygiene 22, 239
Praxisinformation 183
Praxisprozesse 222, 606
Praxisteam 181, 581
Privatpatient 95, 136
Probezeit 152
Problempatient 57
Professionelle Zahnreinigung 407
Progenie 415
Prognathie 83, 415
Prophylaxe 68, 376
Prophylaxebehandlung 377
Prophylaxemaßnahmen 68, 377
Prothetik 87
Prüfkörperaufnahme 64, 361
PSI 343
Psychodontie 57, 337
Pulpa 279, 308

Pulpenentzündungen 45

Quecksilber 292
Quickwert 270

Rabatte... 196
Reanimation 31
reattachment 351
Regelarbeitszeit 224, 608
Rentenversicherung 161
Reparaturen..................................... 434
Rezept 56, 335
Risikolebensversicherung 163
Risikopatient.............................. 30, 268
Röntgenaufnahmen 356
Röntgenaufnahmeverfahren 64, 363
Röntgenfilme, Verarbeitung 370
Röntgenleistungen 441
Röntgenröhre..................................... 62
Röntgenstrahlen .... 62, 355 f.
Röntgenverordnung............ 63, 225, 358
Ruhepausen 154

Säuren 252
Schädel 39
Schädellöcher.................................. 297
Schleimhaut 23
Schmerzausschaltung 44, 303
Schneidezahn 18, 232
Schriftgutablage 186, 585
Schrubbertechnik 404
Schutzfristen 155
Schwanger 58
Schwangerschaft............................. 155
Sharpey'sche Fasern....................... 234
Skelett 300
Skonti 196
Skontoberechnung 204
SMS... 178
Sofortkauf.. 212
Solidaritätsprinzip 160
Solidaritätszuschlag 569
Sondermüll 266
Sozialabgaben 160, 569
Sozialversicherung 159, 567
Speichel... 237
Speicheldrüsen......................... 20, 236
Speichelreaktion 237

Sporenpäckchen 259
Sprechstunde 92
Sprechstundeneinnahmebuch 601
Standardsoftware 172, 579
Staphylokokken............................... 244
Stellenbeschreibung........................ 612
Sterilisation.............................. 26, 251
Sterilisationsvorgang 27, 256
Sterilisationszyklen 27
Steuerklassen 164
Strahlenschutz.................................. 63
Strahlenschutzverordnung 358
Strahlenschutzvorschriften.............. 150
Strahlentherapie 68, 374
Streustrahlen 67, 371
Substitutionsprinzip 180
Süßungsmittel 396

Tablettenfluoridierung 81
Tarifautonomie......................... 155, 565
Tarifverträge.................................... 157
Taschentiefe 350
Teambesprechungen 581
Telefonnotiz .... 183 f.
Telekommunikation 177
Terminkauf 212
Terminverschiebungen 576
Thermodesinfektor 262
Totalprothese 89
Tray 36
Tumor 49, 318
Turbinenanwendung 35

UMTS 178
Unfallverhütungsvor-
    schriften 26, 150, 563
Unfallversicherung 163
Unterkiefer 41
Unterschrift 213
Urlaubsplan 224
Urlaubsplanung 224, 609

Verdauungsapparat 74, 392
Verhornung 342
Verjährung 221, 604
Verjährungsfristen 221
Verrechnungsscheck 200
Versendungsarten 187, 586

Versicherte, gesetzlich............. 105, 465
Versicherungsträger 160
Versiegelung 71
Vertragshaftung 606
Vertragsrecht 578
Verzug 214
Viruserkrankungen 244
Vitalerhaltungsmethoden 310
Vitalexstirpation 47, 97, 313
Vitamine 74

Wachsmodell 294
Waren 189
Wareneingang 199, 591
Wartebereich 170
Wasserdampf 257
Werklieferungsvertrag 220
Werkvertrag 220
Wettbewerbsvorteil 184
Winkelzeichen 231
Würgereiz 368
Wurzel 18, 233
Wurzelfüllstifte 316
Wurzelfüllung 315
Wurzelspitze 233

Zahlungsmöglichkeit 179
Zahlungsverkehr 199, 592
Zahlungsverzug 213, 598
Zahn 17
Zahnanomalien 415
Zahnärztekammer 149, 559
Zahnarztpraxis 174

Zahnbett 17
Zahnbürste 77, 398
Zahnentfernung 51, 321
Zahnerhaltung 284
Zahnersatz 87, 89, 425
-, festsitzender 425
-, herausnehmbarer 425
-, kombinierter 425
Zahnersatzfälle 125, 503
Zahnersatzleistungen 103
Zahnhalteapparat 58, 234
Zahnhartsubstanz .... 280 f.
Zahnkennzeichnungssysteme 17, 231
Zahnmark 308
Zahnpaste 77
Zahnputzmethoden 79
Zahnputztechniken 78, 403
Zahnreinigung 76, 398
Zahnseide 406
Zahnstein 345
Zahnsteinentfernung 60, 93, 357
Zahnweichsubstanz 279
Zelle 22
Zentralnervensystem 301
Zentralstrahl 364
Zeugnis 157
Zuckerarten 395
Zuckerersatzstoffe 74, 395
Zunge 21, 237
Zusatzbeitrag 571
Zwischenfälle 270
Zyste 309
Zystektomie 324